新体系看護学全書

基礎看護学❸
基礎看護技術II

メヂカルフレンド社

本書デジタルコンテンツの利用方法

本書のデジタルコンテンツは、専用Webサイト「mee connect」上で無料でご利用いただけます。

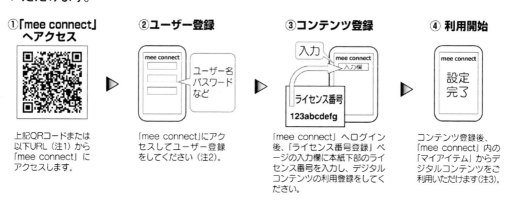

① 「mee connect」へアクセス

上記QRコードまたは以下URL（注1）から「mee connect」にアクセスします。

② ユーザー登録

ユーザー名
パスワード
など

「mee connect」にアクセスしてユーザー登録をしてください（注2）。

③ コンテンツ登録

入力

ライセンス番号
123abcdefg

「mee connect」へログイン後、「ライセンス番号登録」ページの入力欄に本紙下部のライセンス番号を入力し、デジタルコンテンツの利用登録をしてください。

④ 利用開始

設定
完了

コンテンツ登録後、「mee connect」内の「マイアイテム」からデジタルコンテンツをご利用いただけます（注3）。

注1：https://www.medical-friend.co.jp/websystem/01.html
注2：「mee connect」のユーザー登録がお済みの方は、②の手順は不要です。
注3：デジタルコンテンツは一度コンテンツ登録をすれば、以後ライセンス番号を入力せずにご利用いただけます。

ライセンス番号　　a023 0503 spm4mv

※コンテンツ登録ができないなど、デジタルコンテンツに関するお困りごとがございましたら、「mee connect」内の「お問い合わせ」ページ、もしくはdigital@medical-friend.co.jpまでご連絡ください。

　わが国において，看護学の怒濤のような進化が始まって30年あまりになる。その進化は，看護学教育の大学化・大学院化や専門性に特化した看護系学会の誕生にみられる。看護系大学は1990（平成2）年に11校であったが2021（令和3）年には290校に，学術団体として組織された看護学系学会の数は48団体にのぼる。1995（平成7）年に日本看護協会によって制度化された看護職のスペシャリスト養成は，認定看護師が2万名を超え，専門看護師も2700名も超えた。さらに，2015（平成27）年，看護師が一部の医療行為を（医師の指示のもとに）実施できるようにするための特定行為研修制度が始まった。同時に，修士号をもつ看護師は珍しくなくなり，博士号をもつ看護師も実践の場で活動する時代になった。

　この背景には，疾病構造の変化や人口の超高齢化，何より高度医療の発展がある。このような社会状況で人々の健康や保健への意識が高まり，医師とともに医療の最前線を活動の場とする"看護職"への要求と期待の高まりが，社会や政治を動かし，看護の「教育」と「学問」を進化・発展させる契機となったといえよう。

　さて，教育と研究の枠組み（組織・体制）の整備を受け，看護はこれまで大量に積み残してきた看護技術の学問的裏づけ，すなわちエビデンス探究に本格的に取り組み始めた。医学が，その長い歴史の中で科学と共に臨床を発展させてきた。看護も科学的根拠をもつ，質の保証された専門技術を提供し，さらにそれを進化・発展させていく時代に入った。もっと言えば，医療社会や一般の人々の関心が看護学に向けられるようになった。これは，新型コロナウイルス（COVID-19）感染症の世界的流行（パンデミック）という，21世紀の世界が未曽有の試練を強いられている状況下で静かに高まりつつある。しかしながら，複雑な人間と人間が織りなす健康問題を対象とする看護学が抱える課題は膨大である。人材（本格的な研究者）もエビデンス（完成度の高い論文）もまだ十分ではない。ここに，この時代に看護学を学ぶ者への教育が担うべき大きな役割がある。その意味で，教科書には社会のニーズを反映し，さらに時代を先見する視点が必要になる。

　本書の初版は「新体系看護学」として2002（平成14）年に刊行された。メヂカルフレンド社からの強い要請を受けた編者（深井）が本書で取り組んだことは，生理学や看護学領域の研究データを積極的に示すことであった。これは看護の初学者教育において，基礎看護技術は科学的な基盤をもつべきであるとの教科書をとおしての主張であり，挑戦でもあった。生理学出身の編者に対するメヂカルフレンド社の期待は，新時代の看護学者への社会の期待が反映されていたと思う。その後，基礎看護技術の理論が科学的根拠に基づいて体系化されるべきことは，いわば常識と

なった感があるが，本書はそうした時代のさきがけであったともいえよう。

　さて，初版から19年が経過し，看護の実践も教育・研究も急激な進化を遂げつつある中，当然ながら，本書も時代に応じて進化していかなければならない。そこで，今回は，下記の方針で改訂作業にあたった。もちろん，その内容の大部分は従来方針の延長上にあり，さらに強化したものであることはいうまでもない。

1. 患者の"安全・安楽・自立"という看護技術の大前提を適宜示し，倫理的側面に配慮した記述を原則とする。
2. 手順のみを漫然と示すことを避け，何のためにこの技術を実施するのか，なぜこの手順で行い，なぜこの点に留意するのかを常に読者に意識させ，個々の患者への応用が考えられる，本質を理解したうえでの柔軟な思考を促す記述を目指す。
3. この分野の学問的進歩や臨床実践の変化を踏まえ，今日の基礎看護技術で扱うべき範囲とは何かを検討し内容を構成する。その際，国より公表されている「看護師国家試験出題基準」「看護師教育の技術項目と卒業時の到達度」も参考にする。
4. 記述にあたっては，最近の重要な研究成果もなるべく多く参照して内容の刷新を図るとともに，記述の根拠を示す。時には，研究途上にあり，今後変わっていく可能性のある内容もありのままに紹介し，看護技術が今後も発展し続けるダイナミックな領域であることを示す。
5. 今日の読者にとってのわかりやすさに配慮し平易な表現とする。看護基礎教育の場で求められてきている項目を取り入れる。看護技術の手順的な内容を表組みにして参照しやすいよう配慮し，必要に応じて動画教材を挿入する。

　本書をご覧になれば，これらの方針が随所に生きていることがご理解いただけると思う。特徴としては写真を多用していることと，手順を表形式としていることであろう。看護学はいずれの分野も，実践と根拠がかみ合わなければならない。特に基礎看護技術は実践が伴わなければ，根拠に何の意味もない。今回の写真と手順表は，この実践と根拠を学び，咀嚼し，よくかみ合った状態にするための工夫である。

　個々の看護技術の根拠は，今回の改訂でも初版刊行以来の研究の蓄積を踏まえ，記述の全面的な刷新を図った。とはいえ，すべての看護技術に科学的根拠（エビデンス）を提供するに足る研究資産を，残念ながら今の看護学はまだもっていない。しかし，本書で学んだ初学者たちは，看護技術のエビデンスが看護学の発展とともに増えていくものであることを学ぶはずである。本書を利用して育っていくであろう若い看護職者たちが，今日の研究成果を引き継ぎ，さらに新しいエビデンスを積み重ねてくれることを願ってやまない。本書がそのような看護の明日をつくる人々の基礎力を養う役割の一端を担えるなら，この上ない幸せである。

2021年12月

深井 喜代子

執筆者一覧

編集

深井喜代子　　東京慈恵会医科大学医学部看護学科教授

執筆（執筆順）

《第4編》

池田　理恵　　岡山県立大学特任教授

西田　直子　　京都先端科学大学健康医療学部看護学科教授

大倉　美穂　　川崎医療福祉大学保健看護学部保健看護学科講師

中村　晴美　　岡山大学病院看護部／皮膚・排泄ケア認定看護師

岩脇　陽子　　京都府立医科大学名誉教授

岡田　淳子　　県立広島大学保健福祉学部看護学科教授

《第5編》

肥後すみ子　　前純真学園大学大学院教授

三宅　麻希　　岡山大学病院看護部／医療リンパドレナージセラピスト，
　　　　　　　弾性ストッキング・圧迫療法コンダクター

岡田　淳子　　県立広島大学保健福祉学部看護学科教授

徳永なみじ　　愛媛県立医療技術大学保健科学部看護学科准教授

赤松　公子　　人間環境大学松山看護学部看護学科教授

阪本みどり　　川崎医療短期大学看護科教授

西田　直子　　京都先端科学大学健康医療学部看護学科教授

目次

●本文の理解を助けるための動画を収録した項目に VIDEO のアイコンを付しています。

視聴方法：本文中に上記アイコンとともに付しているQRコードをタブレットやスマートフォン等の機器で読み込むと、動画を視聴することができます。

新体系看護学全書『基礎看護技術』
動画資料のご案内

本書には看護技術の動画が付いています。是非ご活用ください。

■挿入箇所
本文中に，参照すべき動画には **VIDEO** のアイコンを付しています。

■視聴方法
本文中に上記アイコンとともに付している QR コードからは個別の動画に直接アクセスすること
ができます（QR コードがうまく読み込めない場合は，ズーム機能で QR コードを拡大すると読み込み
やすくなります）。
また，下記の URL または QR コードより，『基礎看護技術 付属動画のご案内』にアクセスしてい
ただくと，動画の一覧をご覧いただくことができます。ここからご希望の動画を選択して視聴で
きます。

■ 『基礎看護技術 付属動画のご案内』（動画一覧ページ）
http://medical-friend.co.jp/douga_zen/mc/douga_gijutu2.html

第1章

環境を整える技術

この章では

- 環境にはどのような要素があるか理解したうえで，その調整のしかたを説明できる。
- 空調，照明，換気，プライバシーの保護などの病室における環境調整の方法をまとめられる。
- 医療施設で利用される主なベッドや寝具を取り上げ，病床における環境調整の方法を演習で行える。
- ベッドメーキングおよび寝たきり患者のシーツ交換の方法を演習で行える。

「日常生活の援助技術」とは，食べる，排泄する，活動する，眠る，清潔に保つなどの，私たちが日常生活を送るうえで通常自立して行っている様々な行為を，自立して行えなくなった患者の程度に応じて，援助するための技術である。

これらは患者がその人らしく生きるために欠かせない技術である。食べる，排泄する，活動する，眠る，清潔に保つ，いずれが欠けても人としての尊厳は脅かされる。健康障害により日常生活が自立して行えなくなった患者にとって，看護師が提供する日常生活の援助は**人間らしい生を支える技術**であり，看護の本領といえる。

第4編ではこの「日常生活の援助技術」を扱う。この章では，「環境を整える技術」という側面からみていこう。

I 環境の諸要素とその調整

▶ **看護の重要なテーマである「環境」** 「環境を整える」という看護実践で病人の健康を回復させる大切さを証明したのは，近代看護の祖であるナイチンゲール（Nightingale, F.）であろう。その著『看護覚え書』においても，換気，物音，ベッドや寝具，陽光，部屋の清潔など，環境整備の諸要素とその調整について非常に多くのページを割いて記述している。

これ以降，現在に至るまで，多くの看護理論家が「環境と人間との相互作用」について論じている。フォーセットはその著書『フォーセット 看護理論の分析と評価』のなかで「看護学において特に関心がもたれている現象は，人間，環境，健康，および看護という4つの概念によって説明されている」[1]と述べ，多くの看護理論を，その4つの概念で説明した。

▶ **健康に向かわせる積極的な援助** 環境とは人間を取り巻く物理的環境のみならず，人的環境や社会的環境も含む。不適切な環境が患者の健康状態を悪化させていることもある。環境を整えることは，患者自身が持っている自然治癒力を高め，健康へと向かわせる積極的な援助なのである。

A プライバシーと環境整備

1. 共有スペース

病院には**居住スペース**である病室や，**共有スペース**である食堂，談話室などがある。**食堂**ではほかの患者と一緒に，病室とは異なる環境で食事をし，**談話室**ではほかの患者や面会人との会話を楽しむことができる。

表1-1に共有スペースに対する患者の声をアンケート結果から抜粋した。共有スペースを利用することは疾患の治療に専念する患者にとって，気分を和らげ，治療中に生じる様々

第
4
編

日常生活の援助技術

1
環境を整える
技術

技術
摂取の援助
生活と栄養

2

3
排泄の援助技術

4
活動・休息の
援助技術

5
清潔・衣生活の
援助技術

表 1-1　共有スペースに対する患者の声

- １人になれたり家族と泣けたりする場所があるといい（32 歳・女性）
- インターネット，音楽を楽しめる場所があるといい（41 歳・女性）
- コーヒーショップやネットカフェがほしい（39 歳・女性）
- 図書コーナー，医学専門書があるといいですね（60 歳・男性）
- ソファでくつろげるところがほしい（25 歳・女性）
- 見舞い客とゆっくり話ができる空間があったら（57 歳・女性）
- 中庭が１人になれ落ち着けました（46 歳・女性）
- 同じ病気の人と会話ができるスペースがほしいです（30 歳・女性）
- 窓から外が眺められ，緑がある場所があったら……（55 歳・女性）

調査概要
　対象：入院体験のある全国の男女（男 18 人・女 38 人）。期間：2006 年 7 月 10 日〜 7 月 25 日。方法：NPO 法人「楽患ねっ
　と（www.rakkan.net）」を通じたモニターを中心としたインターネットによるアンケート調査
出典／「環境調整」のための 10 のヒント，ナーシング・トゥデイ，21（11）：18-31，2006.

表 1-2　病院の構造設備基準

	一般病床	療養病床
１病室の病床数	基準なし	４床以下
病室の床面積（内法）	患者１人につき 6.4m² 以上。既設*の場合は１人につき 6.3m² 以上，２人以上入院させる病室は１人につき 4.3m² 以上	患者１人につき 6.4m² 以上。既設*の場合は１人につき 6.0m² 以上
廊下幅（内法）	片側居室の場合 1.8m 以上 両側居室の場合 2.1m 以上	※片側居室の場合は一般病床に同じ 両側居室の場合 2.7m 以上
所要設備	各科専門の診察室，手術室，処置室，臨床検査施設，X 線装置，調剤所，給食施設，消毒施設，洗濯施設など	一般病床における必置施設のほか，機能訓練室（40m² 以上），談話室（談話を楽しむのに十分な広さ），食堂（患者１人当たり１m² 以上の広さ），浴室（身体の不自由な者が利用するのに適したもの）

＊既設とは，2001（平成 13）年 3 月 1 日時点ですでに開設許可を受けている場合

なストレスを癒やす効果が期待できる。医療法施行規則には，療養病床*について，長い
期間の入院療養に対応するために十分なスペースの談話室や食堂などの設置が定められて
いる（表 1-2）。一般病床には療養病床の基準は適応されないが，療養に適した施設設備は
一般病床においても考慮されるべきであろう。

2. 居住スペース

▶ 個室と多床室　　一方，病室は居住スペースであり，治療や診察，療養の場となる。病室
には個室（図 1-1 ①②③）と多床室（図 1-1 ④⑤）があり，一般病床および療養病床の病室の
面積は，「医療法施行規則」第 16 条により，原則として患者 1 人当たり 6.4m² 以上と定
められている（表 1-2）。

　日本では病院の機能性が重視され，多床室中心で，狭く殺風景な病室が珍しくなかった。
今日では快適性や個人のプライバシーを尊重するため，個室を中心に病棟を構成した病院
も登場している。多床室であっても図 1-1 ④のように個室的要素を取り入れ，プライバシー
を重視した設計がされるようになった。この例では隣どうしの患者のベッドが段違いにな

＊ 療養病床：医療法に定められた病床区分の一つで，主として長期にわたり療養を必要とする患者を入院させるため
のもの。病床区分には，ほかに精神病床，感染症病床，結核病床，一般病床がある。

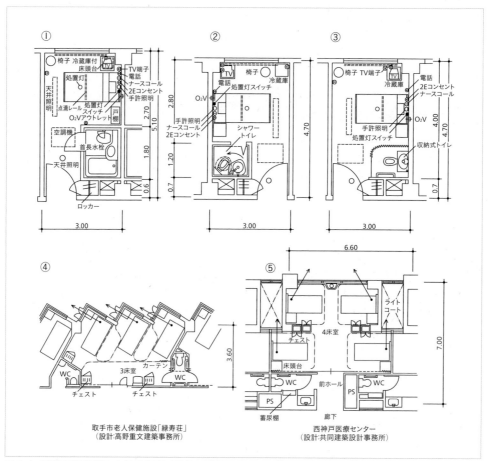

図1-1 保健医療施設における病室・居室の例（①〜③は個室[2]　④,⑤は多床室[3]）

るように配置され，各人に窓がある構造になっている。また，自然の光や風，風景，アートなどを取り入れた病院設計も行われている。

▶ **プライバシーの4つの側面と病室**　表1-3[4]は，ウェスティン*のプライバシー分類からみた個室，多床室の比較である。プライバシーには「孤独」「匿名」「親密」「沈黙」の4つの基本的状態がある。個人のプライバシーとしての，だれにも邪魔されず1人でいられる「孤独」，大勢の人々のなかでほかの人に干渉されずだれであるか特定されない「匿名」，集団のプライバシーとしての，家族や友人などの親しい人と個人的な情報を共有している「親密」，親しい人にも知られたくない「沈黙」という状態である。

　個室では個人のプライバシーは守られるが，社会的な側面である集団のプライバシーの欲求は満たされない。多床室ではお互いを思いやったり相談に乗ったりすることがあり，その場合，「親密」というプライバシーが満たされる。また，療養の過程において，清拭や導尿のように，健康なときには他人には知られないプライバシーをさらさなければなら

＊ ウェスティン（Westin,A.F.）：『Privacy and Freedom』（1967）を著し，アメリカにおけるプライバシー関連法の考え方に多くの影響を与えた。

表1-3 ウェスティンのプライバシー分類からみた個室・多床室の比較

		個室	多床室
基本的な状態	孤独	守られている それだけに個人の領域意識が強い 孤独への心理的援助が必要	ほとんど守られない 病室外に独りになる場の工夫や, ベッド周辺の物的環境の工夫が必要
	匿名	病室・病棟では, このプライバシーは得られない 外来や売店, 談話室, 屋外などの病棟の外へ出かけることで得ることができる	
	親密	個室は患者1人の生活空間なので, このようなプライバシーは基本的にはない。しかし病室空間が治療・看護の場でもあるとするなら, 家族や医療スタッフは, このようなプライバシーの共同体として考えられる	同室者どうしで共有している。このようなプライバシーは, 同室者どうしの人間関係の持たれ方によって異なる
	沈黙		同室者どうしの関係のなかで個々人が持っている。病室内の物的環境の工夫や同室者どうしの人間関係が重要

出典／川口孝泰, 勝田仁美：病床環境の調整〈坪井良子, 松田たみ子編：考える基礎看護技術Ⅱ〉, 第3版, ヌーヴェルヒロカワ, 2006, p.43.

表1-4 入院生活のストレスの有無と病床環境

ストレスあり	ストレスなし
• 同室患者との生活習慣の違い, いびきやテレビの音（39歳・女性） • プライバシーがない。大部屋で排泄をさせられたが音が気になりできなかった（25歳・女性） • いろんな病気の人と同じ部屋だったためかなり気を遣った（30歳・女性） • 食堂での食事（57歳・女性） • 同室患者の室温の感じ方の相違, いびき, 廊下でのおしゃべりの声（68歳・女性） • 1人になれる場所がない, 空調や明るさが自由にならないこと（41歳・女性）	• 個室で快適だった（60歳・男性） • 同室の人とうまくやっていけた（33歳・男性） • 大部屋だったが周囲の干渉がなかった。初めての入院ですべてが新鮮だった（64歳・男性） • 同室の人がいい人ばかりだったし, 窓からの眺めがよく気持ちよかった（40歳・女性） • 窓際で景色がよかった, 医師は信頼でき, 看護師の皆さんはよく気がつき生き生きとし賢かった（56歳・男性）

調査概要
　対象：入院体験のある全国の男女（男18人・女38人）
　期間：2006年7月10日～7月25日
　方法：NPO法人「楽患ねっと（www.rakkan.net）」を通じたモニターを中心としたインターネットによるアンケート調査
出典／「環境調整」のための10のヒント, ナーシング・トゥデイ, 21（11）：18-31, 2006.

ない場合もある。このときには気心の知れた集団のなかでも個人的に恥ずかしい側面をほかの人に見せないプライバシー「沈黙」が侵害されることになる。

　表1-4は入院生活についてアンケートを行った回答のなかから, 病床環境に関する意見を抜粋したものである。同じような体験でも個人によってストレスの原因となったりならなかったりしているのがわかる。医療従事者との間に信頼関係が築け, 同室者とのコミュニケーションが良好であればストレスも少ないようである。

B 換気と臭気の排除

1. 換気

　近年では気密性の高い建築物が多く, そのため意図的に換気を行わなければ室内の空気は汚染されてしまうことに留意しなければならない。人工換気が行われている場合でも,

清浄な外気を取り入れることができているかどうかの点検は怠ってはならない。

▍2. 臭気

病室におけるにおいの発生原因には尿尿臭，膿臭，体臭，下水臭，建築材料臭，薬品臭，食物臭などがある。臭気は揮発性が高く空気より軽い気体が，上鼻甲介に達することにより生じる。表1-5に一般的なにおいの除去方法を示す。

C 室温と湿度の保持

▍1. 室内気候に関する基礎知識

室内気候は室内の**温度，湿度，気流，放射**によって構成されている。どのような室内気候が快適かという問題は，それら4つの要素が複雑に影響し合い，感じる人の個人差も加わるので，画一的に定めることは難しい。しかし，それぞれの環境に応じて用いれば有用な指標はいくつかあり，不快指数などがよく用いられる。

▶ **不快指数** 不快指数とは，アメリカの気象局が作成し，気温と湿度が高いときに人が蒸し暑いと感じる不快感を表す指標である。不快指数 = 0.72（乾球温度＋湿球温度*）＋ 40.6の式で表され，70以上では一般に不快に感じる人が出始め，85以上でほとんどの人が不快に感じるとされている。

一般に適切とされる室温，湿度を表1-6に示した。

▍2. 快適な温度の保持

1 | 窓の開閉による調節

窓を開けることにより戸外の風を取り入れ，室温や湿度を調節することができる。暑いと感じるときには，室温の調節に加え，涼しい風を取り入れることで室内に生じた気流が

表1-5 一般的なにおいの除去方法

方法	原理
拡散	大気を用いて臭気物質の密度を低下させる
分解	臭気物質を化学反応させて分解し，消臭効果を得る
吸着	気体を吸着する性質の物質を用いる方法。活性炭やシリカゲルなど
マスキング	ほかの香りを用いて悪臭を気にならなくさせる

表1-6 適切な室温と湿度

	室温	湿度
夏期	22〜24℃	45〜65%
冬期	18〜22℃	40〜60%

＊ 乾球温度と湿球温度：乾球温度は普通の温度計（乾球温度計）で測定した温度で，湿球温度は先端を湿ったガーゼで包んだ温度計（湿球温度計）で測定した温度。湿球温度はガーゼから水分が蒸発するので熱が奪われ，乾球温度に比べ測定値が低くなる。つまり湿度が低いとガーゼから蒸発する水分量が多いため，湿球温度は低下し，乾球温度との差が大きくなる。逆に温度差がないとガーゼの水分が蒸発しない状態で，湿度が高いことが示される。

第4編 日常生活の援助技術

1 環境を整える技術
2 食生活と栄養摂取の援助技術
3 排泄の援助技術
4 活動・休息の援助技術
清潔・衣生活の援助技術

体表面から気化熱を奪い，清涼感を与える。また，自然の風には独特のゆらぎがあり，リラックスすることにもつながる。ただし，体調が悪い患者の場合や高齢者や子どもなど体温調節機能が不十分な患者は，風に当たることで疲労し，体温低下を招くおそれがあるので，風量や窓を開ける持続時間と，風が直接当たっていないかなどに注意する。

2 暖房による室温の調節

暖房の方式には全体暖房と局所暖房がある。全体暖房には建物全体を暖房するため，病室と廊下など病室以外の場所との温度差が少ないという特徴がある。一方，局所暖房では逆に病室と病室以外の場所との温度差ができるが，部屋ごとに異なる温度に調整することが可能である。エアコンなどの温風暖房の場合，暖められた空気は上昇し，床と天井ではかなりの温度差があることが多い。温度計は，患者のベッドの高さに設置して室温を確認し，部屋の中の空気を攪拌（かくはん）する工夫が必要である。

3 冷房による室温の調節

冷房を行う場合には，外気温との差を5℃以内に抑えることが望ましい。強過ぎる冷房は，頭痛や疲労感，膀胱炎（ぼうこう），かぜなどの原因となることがある。また，病室ではケアや診察のために患者が肌を露出する機会が多いことを考慮する。

3. 適切な湿度の保持

空気が乾燥するうえに，暖房の使用によりさらに室内の湿度が低下する冬期には，湿度の保持に心がけなければならない。湿度の低下は上気道の感染や，皮膚の乾燥によるかゆみを引き起こすなど，健康に影響することがあり，加湿器の使用が効果的である。加湿器には加温式と送風式があるが，加温式は蒸気による熱傷（ねっしょう），送風式は使用する水質の管理（長時間放置しておくと，レジオネラ菌*に汚染されることがある）に注意する。加湿器が使用できない場合は，ぬれたタオルなどを室内にかけておくことでも加湿することができる。

D 騒音の原因と排除

1. 騒音とその原因

音は一般に音の強さを音圧で示したデシベル（dB）で表される。騒音は，聴力の低下，耳鳴（じめい），注意力散漫，不快感，睡眠障害など，健康にも影響を及ぼす。一般の病室では，夜間は40デシベル以下，昼間で50デシベル以下が望ましいとされている（表1-7）。不快な音は個人の感じ方により差があるので，病室における騒音は音の大きさや強さだけで推し

＊ **レジオネラ菌**：グラム陰性の桿菌（かんきん）で環境中に常在する。感染性は低いが，病者や高齢者など抵抗力の少ない人では，レジオネラ肺炎を起こすことがある。

表1-7 騒音にかかわる環境基準

地域の類型	基準値	
	昼間	夜間
AA	50 デシベル以下	40 デシベル以下
AおよびB	55 デシベル以下	45 デシベル以下
C	60 デシベル以下	50 デシベル以下

注：1) 時間の区分は，昼間を午前 6 時から午後 10 時までの間とし，夜間を午後 10 時から翌日の午前 6 時までの間とする。
2) AA を当てはめる地域は，療養施設，社会福祉施設などが集合して設置される地域など特に静穏を要する地域とする。
3) A を当てはめる地域は，もっぱら住居の用に供される地域とする。
4) B を当てはめる地域は，主として住居の用に供される地域とする。
5) C を当てはめる地域は，相当数の住居と併せて商業，工業などの用に供される地域とする。
資料／「環境基本法」第 16 条第 1 項をもとに作成．

表1-8 病院各部門推奨照度

部門		照度（lx）
病室	全般	100
	枕元（読書）	300
	深夜	5
手術室	全般	1,000
	術野	10,000〜100,000
検査室	全般	500
	局部（穿刺部位など）	1,000
診察室・処置室	全般	500〜1,000
廊下（病棟）	昼	200
	夕	50
	深夜	5

資料／照明基準総則（JIS Z9110-2010，JIS Z9125-2007）をもとに作成．

量ることはできない。病室で日常的に発生する音が患者にとって騒音になる可能性を理解しておかなければならない。

2. 騒音の排除

　看護師は騒音の原因となるものを理解し，足音，ストレッチャーやワゴンのキャスターの音，ブラインドやドアの開け閉めの音など，自分の動作により不必要な音を発生させないように注意を払うことが大切である。また，患者が入院する際には，不快な音の存在を理解してもらえるようにオリエンテーションを行うとよい。さらに，設備や医療機器に関する音に対しては，原因を究明し対策を講じる必要がある。

E 採光と照明

1. 自然採光

　自然採光とは太陽の光を部屋の中に取り入れることである。これにより，明るさや暖かさだけでなく，紫外線による殺菌効果も得られ，湿度を低く保つことができ，衛生的な環境を提供することにつながる。自然の光はエネルギーに満ち，気持ちを明るくするが，暑くまぶし過ぎることもあるので，季節や天候，窓の大きさなどを考慮しブラインドやカーテンを用いて調整する。「建築基準法施行令」第 19 条により，病院，診療所の病室は，床面積の 1/7 以上の有効採光面積が必要と規定されている。

2. 人工照明

　人工照明には直接照明と間接照明の 2 種類がある。直接照明は明るく光の利用度が高い

第 4 編　日常生活の援助技術

1　技術　環境を整える

2　摂取の援助技術　食生活と栄養

3　排泄の援助技術

4　活動・休息の援助技術

5　清潔・衣生活の援助技術

が，まぶしさや影が生じやすい。一方，間接照明は光を壁などに反射させて利用するので効率は悪くなるが，まぶしさはなく，影もできにくい。一般に，活動するときには直接照明を，リラックスしてくつろぐときには間接照明を用いる。

3. 病室の照明

　病室の照明は患者が休息をとる際のある程度の暗さと観察や処置の際に必要な明るさの両方が調節できなければならない。病室の照度基準は表1-8 のように定められている。部屋全体を明るくする全体照明と電気スタンドのような局所照明とを，必要に応じて調整して用いるとよい。

Ⅱ　病室と病床の環境調整

Ⓐ　病室の環境調整

　これまで述べてきた知識をもとに，看護師は患者が安全かつ快適に過ごせるよう環境を調整することが大切である。

▶ 患者を取り巻く人間関係を調整し，プライバシーを守る　看護師は病床の構造や患者個人の性格，治療内容を十分理解し，医療従事者や同室者との関係調整にも気を配る必要がある。また，ベッドや柵，カーテン，スクリーンを効果的に配置し，ケアの際に周囲に漏れる音やにおいに配慮して，プライバシー保護に留意した環境整備を心がけなければならない。

▶ 空気を清浄に保つ　シーツ交換時にはほこりが立つので室内の空気と外気を入れ換えるようにする。排泄援助後は，便器や尿器の蓋をすぐに閉め，汚物室に下げて，においが広がらないようにする。さらに窓を開け，換気をし，部屋ごとに調整できる空調があれば活用するなどして，臭気を拡散させ，においがこもらないようにする。臭気の除去が不十分な場合には消臭スプレーを用いるのも効果的である。

▶ 快適な温度，湿度を整える　快適な温度や湿度は個人差が大きい。換気や冷暖房のほか，かけ物や衣類などでこまめに調整する必要がある。

▶ 騒音を減らす　健康なときには気にならなかった小さな物音が，入院生活では不快に感じることがある。同室者や医療従事者の会話が，人間関係によっては気になることもある。看護師は患者の状況を理解し対応することが大切である。

▶ 適切な明るさ　患者の活動や休息，病状により，適した明るさになるよう配慮する。

　病院では以上のような一般的な環境調整に加えて，さらに押さえておきたいいくつかの点があるので，それを以下にみていく。

B 色彩と備品の調和

　これまで病院内の壁やベッドは清潔感のある白色が用いられてきたが，白一色では安らぎがなく，手術に立ち会う医師や看護師は眼が疲れ疲労が増すということも指摘されるようになり，今日では草色やベージュなど柔らかな色調に変化してきた。色には心理的な効果も期待できることから病室には，安らぎを感じ，疲労感を与えない色彩を用いるとよい。

　病室には，ベッド，床頭台，椅子，オーバーベッドテーブル，カーテン，ロッカーなどの備品がある。これらは壁や床の色を基調に調和のとれたものを選ぶべきである。また色彩だけでなく，たとえば天然木を用いたものは暖かく安らぐとされており，素材の質感も考慮しなければならない。

C 病院で用いられる主なベッド

1. 病院で用いられる主なベッドの種類

病院で用いられる主なベッドには以下のようなものがある。

1 ｜ ギャッチベッド

　ギャッチベッドは上半身や膝，ベッドの高さがハンドルで調節できる（図1-2 ①）。上半身のみ挙上できる半ギャッチベッド，上半身と膝が挙上できる両ギャッチベッド，ベッドの高さが調節できる高低調節機能付き両ギャッチベッドがある。自分で座位になることが難しい患者は，ギャッチベッドを使用することによって無理なく座位になることができる。上半身のみの挙上ではからだがずり落ちてしまう患者は，両ギャッチベッドがよい。高低調節機能付き両ギャッチベッドは，看護師の動作に合わせて高くすることができるので，姿勢に無理がなく介助を行うことができる。

2 ｜ 電動ベッド

　電動ベッドでは，患者が横になったまま手元のスイッチでベッドの上下や上半身の挙上などの操作ができるため，ベッド上で過ごすことの多い患者には便利である（図1-2 ②）。また，患者がベッドを昇降するときには低くできるので，動作が容易で安全である。

3 ｜ 特殊・専門ベッド

　ICUベッド，牽引装置付きベッド，新生児用ベッド，小児用ベッドなど目的に応じて機能の異なる特殊なベッドがある。

▶ICUベッド　集中治療を行う患者に用いられ，キャスターが大きくベッドを高くでき，

日常生活の援助技術

第4編

1

技術 環境を整える

技術 摂取の援助 食生活と栄養

排泄の援助技術

援助技術 活動・休息の

援助技術 清潔・衣生活の

柵の取りはずしも可能で，移動や治療が行いやすいようになっている（図1-2③）。

▶牽引装置付きベッド　牽引に用いられ，フレームと滑車がついている（図1-2④）。

▶新生児用ベッド　新生児のからだの大きさ（体重3000g，身長50cm程度）に合わせて，小型に作られており，掃除や消毒もしやすい。母親のベッドサイドから新生児室へと移動させることも多いので，移動が簡便で振動が少ないようにキャスターが付いている（図1-2⑤）。

▶小児用ベッド　子どもの体格に合わせて大きさが選べるが，成人用ベッドより小さく，柵が高いのが特徴である。柵は，子どもが乗り越えてけがをしないように，四方に取り付けてある（図1-2⑥）。

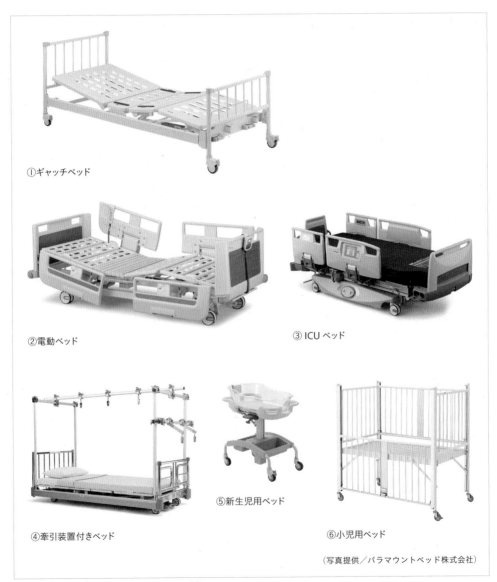

①ギャッチベッド

②電動ベッド

③ICUベッド

④牽引装置付きベッド

⑤新生児用ベッド

⑥小児用ベッド

（写真提供／パラマウントベッド株式会社）

図1-2　病院で用いられる主なベッドの例

2. 病院で用いられるベッドの条件

　病院の普通ベッドについては日本工業規格（JIS），病院用ギャッチベッドについては日本病院設備協会規格によって規格が定められている。

　一般に，病院で用いられるベッドは次のような条件を備えているとよい。

❶移動しやすいようにキャスターが付いている。安全のためストッパーも必要である。
❷患者の転落防止や寝具がずり落ちるのを防ぐため，柵が付いている。
❸点滴立てを立てることができる。
❹頭部，足元のボードが取りはずし可能であると，ベッド上での洗髪や治療の際に便利である。
❺蓄尿袋などが下げられる。
❻消毒できる材質である。
❼急性期の患者などで，看護師のケアが多く必要となる場合は，高さ調節ができ，ボディメカニクスの観点からみて看護がしやすい位置にできるもの（看護師にとっては床から60〜70cm，患者にとっては40〜55cmが安全で安楽である）。

D 寝具 (マットレス)

　マットレス（mattress）は弾力性のある敷布団で，ベッド台の上に置いて用いる。表1-9に主なマットレスの種類と特徴を示した。マットレスは，硬さの好みが合わないと寝苦しく，常に同じ部位に圧力がかかると褥瘡の原因になることもあり，患者に合ったものを選ぶ必要がある。

E ベッドメーキング

　ベッドは患者が生活時間の多くを過ごす場である。そのため，安全で快適でなければな

表1-9 マットレスの種類と特徴

マットレスの種類	特徴
スプリングマットレス	• 一般的によく使用される。弾力性と支持感があり，寝心地がよい • 長く使用を続けると，スプリングが弱り，からだが落ち込むことがある。硬さの好みは個人差があるが，あまり柔らかいものはからだが沈み込んでよくないとされている
パームマットレス	• ヤシの繊維で作られており，吸湿・透水性に富み，むれないが硬い
プロフィルカット加工の ポリウレタンマットレス	• 表面の凹凸で体圧を分散し，褥瘡予防に効果がある • マットレスパッドは使用せず，直接シーツをかけて使用する
ポリエステルマットレス	• 硬く，マットレスパッドの種類に工夫が必要である • 耐久性，難燃性があり，リサイクル廃棄処理に適している
エアマットレス	• マットレス全体にエアが吹き込まれる噴気式と，いくつものセルから成り立ち順番にセルにエアが吹き込まれるエアセルタイプがある。褥瘡予防に適している
ウォーターマットレス	• マットレスの中に，流体の水を使用し，体圧の放散に優れている。水のほか，樹脂やジェル（ジェルマットレス）を使用したものなども開発されている

第4編 日常生活の援助技術

1 環境を整える技術

摂取の援助技術 食生活と栄養

排泄の援助技術

援助技術 活動・休息の

清潔・衣生活の 援助技術

らない。ベッドで長時間過ごす患者にとっては，少しのしわが褥瘡の原因となることもある。清潔でしわやたるみがなく崩れにくいように，しっかりと作られていることが大切である。ベッドメーキングは，最近，看護師の業務から離れている傾向がある。しかし，急なベッド汚染や夜間の緊急入院時あるいは重症患者のシーツ交換時など，看護師が行わなくてはならない場面は少なくない。したがって，看護師は基本的なベッドメーキングの方法を習得していなければならない。

1. クローズドベッドの作成の方法

基本はクローズドベッドで，患者の入院に備えて用意しておく。ここでは，2人でベッドメーキングを行う場合について述べる。

〈使用物品〉**1**　　　　　　　　　　　　　　　　　　　　　　　

マットレスパッド，シーツ（下シーツ，横シーツ，上シーツ），スプレッド，防水シーツ，毛布（必要枚数，必要に応じて布団），枕，枕カバー，粘着式ほこり取りローラー

	手順	技術のポイント（根拠・留意点）
1	**準備** ❶リネン類は使用しやすいようにたたみ，輪を手前にして床頭台の上に順に重ねておく。 ❷窓やカーテンを開け，ベッドの高さが調節できる場合は，高くしておく。 ❸ベッドのストッパーをかけ，ギャッチベッドではハンドルを収める。 ❹床頭台，オーバーベッドテーブル，椅子は人が通れる程度にベッドから離す。 ❺枕は，椅子の上に置く。 ❻マットレスやベッドのほこりを粘着式ほこり取りローラーで取る。	❶リネン類は清潔に取り扱う。使用する順に重ねて置くと無駄のない動作でベッドを作ることができる。 ❷ほこりが舞い上がりやすいので換気をよくする。ベッドの高さが低いと腰に負担がかかる。 ❸看護師の動線がスムーズで危険がないようにする。 ❹看護師の作業スペースを確保する。 ❺多床室でシーツ交換を行う際には，衛生上椅子の上が適当であるため。個室で長椅子などがある際には，そちらを使用する。
2	**マットレスパッドを敷く** ❶看護師はベッドの両側に立つ。 ❷マットレスの中央線を合わせてマットレスパッドを敷く。	❶看護師はボディメカニクスを活用し，無理のない姿勢で行う。2人で行う場合は，両側から同時に同じ動作で実施すると効率がよい。 ❷マットレスパッドがマットレスの長さより短い場合は患者の状態に合わせて上端，下端のどちらかに揃える。
3	**下シーツを敷く** ❶中央線を合わせて広げる **2**。 ❷シーツの頭部側をマットレスの下に入れる。2人で枕元のマットレスを持ち上げ，一方の手でシーツの先端をつかみマットレスの下に引き入れ，マットレスを下ろす。シーツをつかむ手は手背（しゅはい）がマットレス側にくるようにする。	❶中央線を合わせることで，素早く左右の長さを均等にすることができる。 ❷シーツにしわ，たるみがないようにし，体動によって崩れないようにしっかりと作る。

	手順	技術のポイント（根拠・留意点）
3	❸マットレス側面の角のシーツは三角に作る **3** **4** **5**。 ❹足元も同様に行う。 ❺マットレスの側面に垂れたシーツをマットレスの下に入れる。	
4	**下シーツの上に防水シーツを敷く** ❶中央線を合わせて置き **6**，マットレスから垂れた部分はそのまま垂れた状態としておく。	❶防水シーツは，手術後など，シーツの汚染が想定される場合に用いる。
5	**防水シーツの上に横シーツを敷く** ❶シーツを2つに折って横シーツとして用いる場合，輪のほうを頭部側にしてマットレスの上端から20cmほど足元側へずらした位置に，中央線を合わせて置く **7**。 ❷マットレスから垂れた部分はマットレスの下に入れる **8**。	❶横シーツは防水シーツを覆うために使用する。 • 横シーツは，足元側でヘム（シーツの上下にある生地が折り返してある縫い目）どうしが重ならないようにする。
6	**上シーツをかける** ❶シーツの裏面を上にして中央線を合わせ，マットレスの上端にシーツの端を合わせて広げる。 ❷シーツの長さに余裕があれば，足元にゆるみを作り，5〜10cmのタック（ひだ）を作る **9**。 ❸足元のシーツをマットレスの下に入れる。 ❹足元の側面の角を四角に処理し，40〜50cmマットレスの下に入れる **10**。枕元の残りのシーツは下に垂らしておく。	❶患者のからだに直接触れるほうがシーツの表面になるようにする。 ❷足元にゆとりを作っておくと足部を自由に動かすことができるので尖足予防になる。 ❹足元を四角にすると，足を入れたときに適度にゆるみやすく，見た目もあまり崩れない。
7	**毛布をかける** ❶マットレスの上端から約15cm下に毛布の上端を置く **11**。 ❷毛布の足元をマットレスの下に入れ，上シーツと同様に足元にタックを作り，角を四角に処理し，40〜50cmマットレスの下に入れる **12**。 ❸上シーツのえり元を，毛布を覆うように折り返す **13**。	
8	**枕にカバーをかける** ❶カバーが大きい場合は，縫い目の部分を内側に折り込む。 ❷カバーの口が余った部分は内側に折り込む **14**。	❶皮膚が傷つきやすい患者は，縫い目が当たり皮膚に損傷を受けることがある。また，快適性の観点からも縫い目が皮膚に当たらないほうが心地よい。
9	**スプレッドをかける** ❶スプレッドの上端をマットレスの上端に合わせて広げる。 ❷スプレッドの足元をマットレスの下に入れ，三角に処理する。 ❸スプレッドの垂れている部分はそのままにしておく。	
10	**整える** ❶枕の向きを整え（カバーの底が病室の入り口から見える方向または床頭台側にくるように），ベッドの頭部に置く。	❶美観を考えてのことである。

第4編 日常生活の援助技術

1 環境を整える技術
食生活と栄養摂取の援助技術
排泄の援助技術
活動・休息の援助技術
清潔・衣生活の援助技術

手順	技術のポイント（根拠・留意点）
10 ❷床頭台，オーバーベッドテーブル，椅子を元の位置に戻す。	❷終了後は，ベッドやナースコールの位置，ベッドのストッパーや高さを確認する。ほこりが立たなくなってから窓を閉める。同室者がいる場合には，物音や話し声などにも配慮する。

使用物品

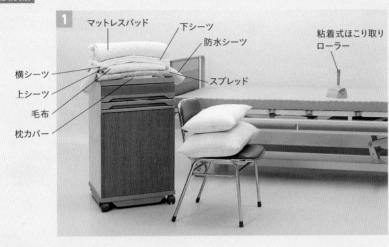

1
マットレスパッド
下シーツ
防水シーツ
横シーツ
上シーツ
毛布
枕カバー
スプレッド
粘着式ほこり取りローラー

手順 3

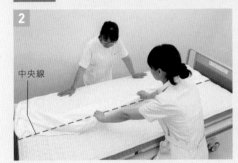

2
中央線
中央線を合わせ，下シーツを敷く。

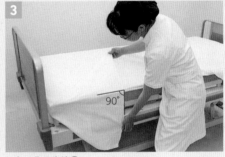

3
90°
三角に作る方法①

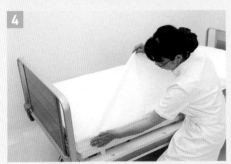

4
三角に作る方法②

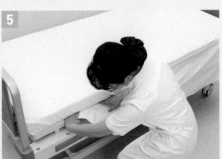

5
三角に作る方法③

手順 4

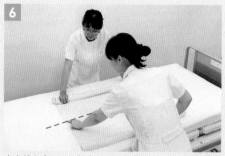

中央線を合わせ，防水シーツを敷く。

手順 5

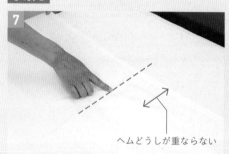

ヘムどうしが重ならない

中央線を合わせ，横シーツを敷く。

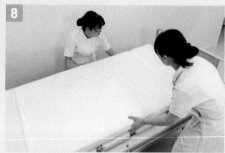

垂れたシーツをマットレス下に入れる。

手順 6

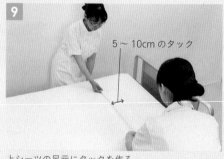

5 〜 10cm のタック

上シーツの足元にタックを作る。

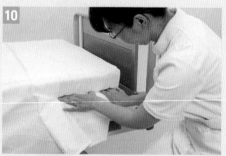

上シーツの足元を四角に処理する。

手順 7

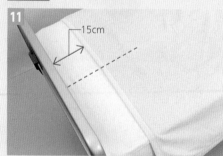

15cm

中央線を合わせて，毛布をかける。

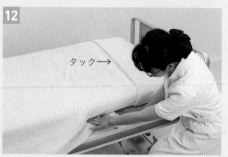

タック→

毛布の足元にタックを作る。

第
4
編

日常生活の援助技術

1

環境を整える
技術

技術

2

食生活と栄養
摂取の援助技術

3

排泄の援助
技術

4

活動・休息の
援助技術

5

清潔・衣生活の
援助技術

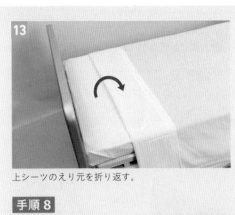

上シーツのえり元を折り返す。

手順 8

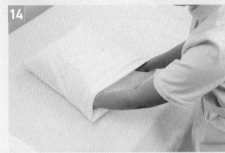

枕カバーの余りを内側に折り込む。

2. オープンベッドの作成の方法

クローズドベッドに対し，患者がいつでも使えるようにかけ物を開いたベッドをオープンベッドという。始めから作る場合と，クローズドベッドから作る場合がある。ここでは，クローズドベッドの開き方について述べる。

〈使用物品〉
クローズドベッドの項と同じ

VIDEO

	手順	技術のポイント（根拠・留意点）
1	**えり元を処理する** ❶スプレッドの上端を持って下げ，上シーツのえり元の折り返しを伸ばす。 ❷スプレッドの上端を毛布の下に折り込み**1**，上シーツのえり元を折り返し，スプレッドを覆う**2**。 ❸枕を頭部に置く。	

	手順	技術のポイント（根拠・留意点）
2	**かけ物を足元に寄せる** ❶かけ物（上シーツ，毛布，スプレッド）をベッドの足元に向けて扇子折りにする❸。	❶入院した患者がベッドに入りやすいように開いておく。
3	**整える** ❶床頭台，オーバーベッドテーブル，椅子を元の位置に戻す❹。	

手順1

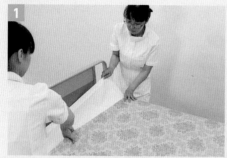

スプレッドの上端を毛布の下に折り込む。

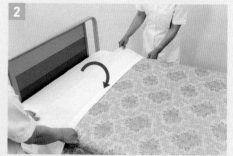

上シーツのえり元を折り返す。

手順2

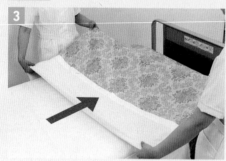

かけ物を足元側に寄せる。

手順3

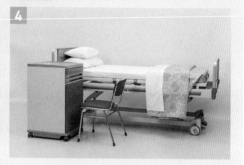

▌3. 寝たきり患者のシーツ交換の方法

　患者がベッド上に臥床したままで下シーツの交換を実施しなければならないときのおおまかな留意点と手順は以下のとおりである。ここでは2人で行う方法について述べる。実施にあたっては適切な時間帯を選び，換気を行う。できる限りスムーズに実施する必要があるため，作業の段取りを考え，必要物品を準備して臨む。また，患者の体格や自立の程度を考慮し，必要な人数で行う。

〈使用物品〉
シーツ（下シーツ，上シーツ），枕カバー，粘着式ほこり取りローラー，綿毛布

	手順	技術のポイント（根拠・留意点）
1	**準備** ❶患者の状態を確認する。患者に目的と方法を説明する。 ❷患者にかけ物の下から綿毛布をかけ，上がけを取りはずす。	❶患者には1つの動作を行うごとに声をかけ，患者が不安に思わないように気を配る。また，体位変換時には観察を十分行い，無理な姿勢を避け，疲労させないようにする。 ❷室温を確認し，かけ物で覆うなど，保温に留意する。
2	**片側のシーツを入れ替える** ❶患者に左側臥位になってもらう（物品の配置などによって，左右どちらから始めてもよいが，ここでは左側臥位とした場合を例として述べる）**1**。 ❷ベッドの右半分の下シーツのマットレスの下に敷き込んである部分を，頭から足元まではずし，内側に丸めるようにして患者のからだの下に折り込む**2**。 ❸新しい下シーツをベッドの右半分にきれいに広げ，左半分は古いシーツと同じく丸めるようにして患者のからだの下に折り込む**3 4**。	❶患者にはベッド柵を持ってもらうか，1人の看護師が患者側に立ち，患者を支える。 ❷内側に丸めるようにすると，使用したシーツの汚染がほかに飛散しない。 ❸患者の体位保持が困難で速やかに済ませる必要がある場合，シーツの交換を優先し，角を作るのは後にする。
3	**逆側のシーツを入れ替える** ❶患者に左側臥位から右側臥位に変わってもらう。患者側の看護師が患者を支え，反対側の看護師が汚れたシーツを丸めながら抜き取る**5**。 ❷新しいシーツを引き出して，ベッドの左半分にしっかり引っ張って広げ，マットレスの角を作る**6**。	❶使用済みのシーツはすぐにランドリーバッグに入れ，ほかの場所の汚染を防ぐ。床に置くとシーツに床の細菌が付着し，それを運ぶ手や看護師の着衣が汚染される。 ❷特にからだがのる部分はしわができやすいので，シーツのたるみを十分に引っ張って伸ばす。
4	**上がけをかけ，環境を整える** ❶患者の体位を仰臥位に戻し，清潔なシーツを用いて上がけをかけ，綿毛布を取りはずす。 ❷患者の状態を確認し，環境を整える。	❷終了後は，特にベッド柵やナースコールの配置など，患者にとって好ましい状態に合わせて環境を整える。

手順2

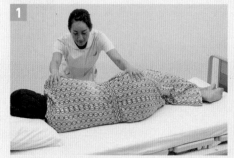

側臥位になってもらう。

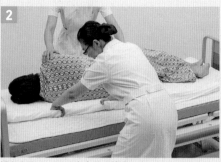

汚れた下シーツの右半分を端から丸める。

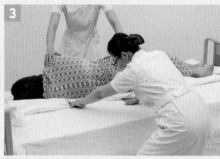

新しいシーツを広げる。

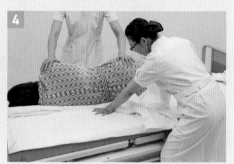

新しいシーツを患者のからだの下に折り込む。

手順3

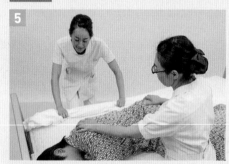

汚れたシーツを丸めながら抜き取る。

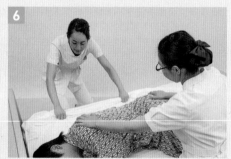

新しいシーツを引き出して広げる。

文献

1) フォーセット, J. 著, 太田喜久子, 筒井真優美監訳：フォーセット 看護理論の分析と評価, 新訂版, 医学書院, 2008, p.4.
2) 知久董：小規模病院の設計；そのチェックポイントと実例, 新訂第3版, 彰国社, 2010, p.133.
3) 前掲書2), p.132.
4) 坪井良子, 松田たみ子編：考える基礎看護技術Ⅱ, 第3版, ヌーヴェルヒロカワ, 2006, p.43.

参考文献

・社団法人日本医療福祉建築協会編：医療・高齢者施設の計画法規ハンドブック, 中央法規, 2006.
・佐藤優：患者に優しい病院をめざして, 九州大学出版会, 2006.

第**2**章

食生活と栄養摂取の援助技術

この章では

- 人間にとっての食事，栄養摂取の意義を説明できる。
- 人間が必要とするエネルギー量や水分量，栄養素などをまとめられる。
- 食事・栄養摂取のアセスメントを行うための基本的事項を述べられる。
- 経口摂取可能な患者のための食事の種類や形態，具体的な介助の方法を演習で行える。
- 経腸栄養（経管栄養，胃瘻栄養）の種類や特性をまとめられる。
- 経腸栄養を必要とする患者への具体的な援助技術（チューブ挿入法や栄養剤の注入速度など）を学ぶ。
- 中心静脈栄養，末梢静脈栄養を行う際の援助の方法を手順とともに説明できる。

I 食事・栄養摂取の意義とそのしくみと働き

1. 食事・栄養摂取の意義

　食べることは人間の基本的ニーズの一つである。食事には次のような生理的，心理的，および社会的・文化的意義をあげることができる。

❶生理的な意義：空腹感を満たし，生命維持ならびに正常な身体機能の発揮に必要なエネルギーと栄養素を得る。からだの構成要素となる栄養素を得る。

❷心理的な意義：おいしく楽しく食べることをとおして，また季節感のある食材や美しい食器などにより豊かな気持ちになり，満足感を得る。これまでの生活のなかで形成された食習慣や嗜好は満足感に影響する。

❸社会的・文化的な意義：人と一緒に摂る食事の場は団欒となり，交流を深める機会となる。地域や民族ごとの食に関する伝統，慣習は，食事の社会的・文化的要素であり，患者の食事を考えるうえで忘れてはならない。

　看護師は患者の食事について，適切で効果的な栄養摂取となっているかという観点からみていくことが必要であるが，それだけでなく，おいしく楽しく食べることが生きる喜びにさえつながることを踏まえ，患者の食習慣や嗜好を考慮した援助をしていくことが大切である。

2. 食事・栄養摂取のしくみと働き

1 ｜ 食欲

　食欲は，健康な食生活が成り立つために欠かせない要素である。食欲とは，食物を求め，食べたいとする欲求であり，健康な食欲は食事を喜びとし，食後の満足感をもたらす。そのことが消化液の分泌を促して栄養の吸収に貢献する。

　食欲は主として間脳の視床下部にある満腹中枢と摂食中枢が司っており，この中枢の働きはからだの状態や心理的な要因にも大いに影響される。

　健康な食生活を送っている者にとって，空腹感と食欲は密接な関係にある。食物をしばらく摂らないと胃に空腹感を覚える。これは心窩部に感じられる周期的な不快感で，飢餓収縮による。これに対して食欲は快の感覚で，飢餓状態でなくても起こる。胃の緊張と関係があると考えられている。

▶ **食欲の異常**　身体的・精神的な要因のために，食欲不振や食欲の異常な亢進が起こることがある。特に食欲不振は，運動不足，便秘，抑うつ，単調な病院食などを原因として入院患者にしばしばみられる症状であり，看護の対応を必要とすることが多い。

第4編 日常生活の援助技術

1 環境を整える技術

2 食生活と栄養摂取の援助技術

3 排泄の援助技術

4 活動・休息の援助技術

5 清潔・衣生活の援助技術

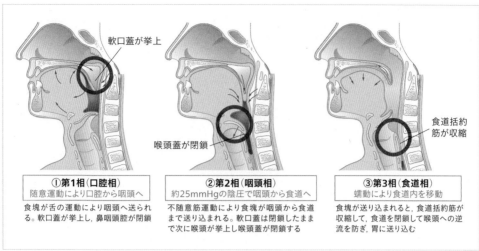

①第1相（口腔相）
随意運動により口腔から咽頭へ
食塊が舌の運動により咽頭へ送られる。軟口蓋が挙上し，鼻咽頭腔が閉鎖

②第2相（咽頭相）
約25mmHgの陰圧で咽頭から食道へ
不随意筋運動により食塊が咽頭から食道まで送り込まれる。軟口蓋は閉鎖したままで次に喉頭が挙上し喉頭蓋が閉鎖する

③第3相（食道相）
蠕動により食道内を移動
食塊が送り込まれると，食道括約筋が収縮して，食道を閉鎖して喉頭への逆流を防ぎ，胃に送り込む

軟口蓋が挙上

喉頭蓋が閉鎖

食道括約筋が収縮

図2-1 嚥下のしくみ

2 嚥下のしくみと働き

食物は口腔内で咀嚼され細かくかみ砕かれ，嚥下を経て胃に送られる。嚥下には，次の3つの段階がある（図2-1）。

❶**第1相**（口腔相）：舌が後上方に持ち上がり，食塊を軟口蓋に押しつける。そして，食塊は口腔から咽頭に押し出される。

❷**第2相**（咽頭相）：食塊が咽頭に触れると嚥下中枢が刺激され，咽頭が持ち上げられ，咽頭上部筋が収縮し蠕動運動が生じる。喉頭蓋筋が収縮することで喉頭蓋が下がり喉頭口を閉鎖し（同時に声帯も閉鎖），気管側に食塊が入らないようにする。このしくみがうまく働かないと，**誤嚥**が生じる。

❸**第3相**（食道相）：食道に入った食塊は不随意的な蠕動運動で移動し，8～12秒で下部食道括約筋を広げて胃に送られる。

3 消化吸収のしくみと働き

▶ **胃・十二指腸**　胃に送られた食物は，ペプシンによる化学的消化と蠕動運動による機械的刺激によって粥状態になり，1～2時間で十二指腸に送られる。胃の蠕動運動の力が幽門括約筋の収縮力を上回り1回数 mL の粥状の食物が十二指腸に移動する。十二指腸では胆汁や膵液の分泌を受ける。

▶ **小腸**　小腸で食物は液状態になり，小腸の粘膜（輪状ヒダ，絨毛，微絨毛）から，糖質，たんぱく質，脂肪が吸収される。

▶ **大腸**　食物は小腸の蠕動運動により4～6時間で大腸に移動する。大腸では，上行結腸，横行結腸，下行結腸，S状結腸と移動し，この間に水分が吸収されて固形状態に変化し，摂取から24～72時間で直腸を経て便として排出される（図2-2）。

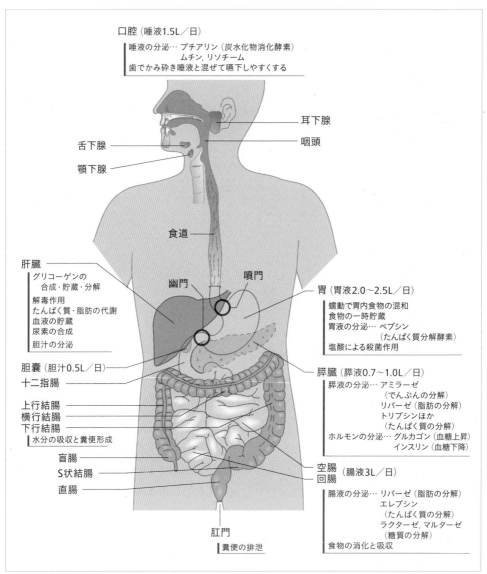

口腔 (唾液1.5L／日)
唾液の分泌… プチアリン (炭水化物消化酵素)
　　　　　　 ムチン, リソチーム
歯でかみ砕き唾液と混ぜて嚥下しやすくする

耳下腺
咽頭
舌下腺
顎下腺

食道

肝臓
　グリコーゲンの
　　合成・貯蔵・分解
　解毒作用
　たんぱく質・脂肪の代謝
　血液の貯蔵
　尿素の合成
　胆汁の分泌

幽門
噴門

胃 (胃液2.0〜2.5L／日)
蠕動で胃内食物の混和
食物の一時貯蔵
胃液の分泌… ペプシン
　　　　　　 (たんぱく質分解酵素)
塩酸による殺菌作用

胆囊 (胆汁0.5L／日)
十二指腸

膵臓 (膵液0.7〜1.0L／日)
膵液の分泌… アミラーゼ
　　　　　　 (でんぷんの分解)
　　　　　　 リパーゼ (脂肪の分解)
　　　　　　 トリプシンほか
　　　　　　 (たんぱく質の分解)
ホルモンの分泌… グルカゴン (血糖上昇)
　　　　　　　　 インスリン (血糖下降)

上行結腸
横行結腸
下行結腸
　水分の吸収と糞便形成

盲腸
S状結腸
直腸

空腸 (腸液3L／日)
回腸

腸液の分泌… リパーゼ (脂肪の分解)
　　　　　　 エレプシン
　　　　　　 (たんぱく質の分解)
　　　　　　 ラクターゼ, マルターゼ
　　　　　　 (糖質の分解)
食物の消化と吸収

肛門
　糞便の排泄

図2-2 消化経路と各器官の働き

▶ **肝臓**　肝臓は，グリコーゲンの合成・貯蔵・分解や，たんぱく質・脂肪の代謝，胆汁の産生を行う。胆汁は胆囊で濃縮され，十二指腸に排出される。胆汁の機能は，脂質，その分解産物の排泄，ビリルビンの排泄である。

▶ **胆囊**　胆囊は，肝臓下面の右前部にある浅い溝に付着した袋である。肝臓と共に腹膜に包まれている。

▶ **膵臓**　膵臓では，アミラーゼ，リパーゼ，トリプシンなどの消化酵素を含んだ膵液が分泌される。また，膵島 (ランゲルハンス島) からグルカゴン，インスリンのホルモンが分泌される。

日常生活の援助技術

第4編

環境を整える技術

食生活と栄養摂取の援助技術

排泄の援助技術

活動・休息の援助技術

清潔・衣生活の援助技術

Ⅱ 食事・栄養摂取のアセスメント

食事・栄養摂取の援助では，
①栄養学の基礎知識を活用して食生活・栄養状態をアセスメントすること
②嚥下機能や消化機能についてアセスメントすること
③アセスメントに基づきニーズに合った援助を行うこと
が必要になる。

1. 栄養状態のアセスメント

栄養のアセスメントは，問診，身体的判定，機能的判定，臨床検査が重要な観察項目である。問診は主観的包括的栄養評価（subjective global assessment；SGA）（図2-3）や簡易栄養状態評価（mini nutritional assessment；MNA®-SF）を用いて栄養スクリーニングを行う。その後身体的判定として，体格として身長と体重を計測し，BMI（body mass index）を算出する。BMIは，体重（kg）÷〔身長（m）〕^{2}で計算される。日本肥満学会の「肥満症診療ガイドライン2016」の肥満度分類によると，BMIが22（標準体重），18.5未満（低体重），

```
A 病歴
  1. 体重変化
     過去6か月間の体重減少：_____kg      減少率：_____％
     過去2週間の体重減少：  □増加      □無変化      □減少
  2. 食物摂取変化
     □変化なし
     □変化あり：(期間)_____(月，週，日)
     食事内容：□固形食      □経腸栄養      □経静脈栄養      □その他
  3. 消化器症状
     □なし      □悪心      □嘔吐      □下痢      □食欲不振
  4. 機能性
     □機能障害なし
     □機能障害あり：(期間)_____(月，週，日)
              タイプ：□期限ある労働      □歩行可能      □寝たきり
  5. 疾患と栄養必要量
     診断名：
     代謝性ストレス：□なし      □軽度      □中程度      □高度
B 身体（スコア：0＝正常，1＝軽度，2＝中等度，3＝高度）
     皮下脂肪の喪失（三頭筋，胸部）：_____
     筋肉喪失（四頭筋，三角筋）：_____
     くるぶし部浮腫：_____  仙骨浮腫：_____  浮腫：_____
C 主観的総括評価
     A. □栄養状態良好      B. □中等度の栄養不良      C. □高度の栄養不良
```

出典／栢下淳，上西一弘編：応用栄養学，改訂第2版，羊土社，2020，p.12.，Detsky AS, et al.:What is Subjective Global Assessment of Nutritional Status?, J Parenter Enteral Nutr, 11:8-13，1987．一部改変．

図2-3 SGA（subjective global assessment）

18.5 以上 25 未満（普通体重），25 以上 30 未満（肥満［1度］），30 以上 35 未満（肥満［2度］），35 以上 40 未満（肥満［3度］），40 以上（肥満［4度］）と判定される。

▶ 判定　身体的判定，機能的判定，臨床検査の判定は，栄養状態の判定に有効である（表2-1）。

表2-1 栄養状態の判定

視　点	項目と標準値		
体格	身長・体重 体格指数：BMI 　BMI ＝体重（kg）÷〔身長（m）〕^{2} 　標準体重（kg）＝身長（m）×身長（m）× 22 　BMI ＝ 22.0…標準体重　BMI ＜ 18.5…低体重　18.5 ≦ BMI ＜ 25.0…普通体重 　BMI ≧ 25.0…肥満 ブローカ指数：体重（kg）/ 身長（cm）− 100 ローレル指数：体重（kg）/〔身長（cm）〕^{3} × 10^7　（小児の体格指数）		
身体的判定	皮膚の状態，肉づき 腹囲（へそまわり）男性≧ 85cm　　女性≧ 90cm 　　メタボリックシンドローム（内臓脂肪面積　男女とも≧ 100） ％上腕三頭筋皮下脂肪厚　男性 8.3mm　女性 15.3mm　（90%以下 栄養不良） ％上腕周囲　　　　　　　男性 27.4cm　女性 25.8cm　（90%以下 栄養不良） ％上腕三頭筋囲　　　　　男性 24.8cm　女性 21.0cm　（90%以下 栄養不良） 体脂肪率： 　男性：〔4.57 ÷（1.0913 − 0.00116 ×皮脂厚）− 4.142〕× 100 　女性：〔4.57 ÷（1.0897 − 0.00133 ×皮脂厚）− 4.142〕× 100 　　皮脂厚　上腕三頭筋皮下脂肪厚＋肩甲骨下脂肪厚（mm）		
機能的判定	成人（正常範囲）　脈拍（60〜 80 回 / 分），血圧（100〜 140/90〜 60mmHg），肺活量，瞬発力，持続筋力，神経系機能		
臨床検査		検査項目	標準値
	尿検査	たんぱく 尿糖 アセトン（ケトン体） クレアチニン	陰性 陰性 陰性 男性 23mg/ 標準体重（kg） 女性 18mg/ 標準体重（kg）
	血液一般	赤血球数（RBC） ヘモグロビン（Hb） ヘマトクリット 白血球数（WBC） リンパ球数	男性 450〜 610 × 10^4/ μL 女性 370〜 470 × 10^4/ μL 男性 13〜 18g/dL 女性 11〜 16g/dL 男性 37〜 49% 女性 36〜 46% 4,000〜 10,000/ μL 1,500〜 4,000/ μL
	生化学　たんぱく質 　　　　脂質 　　　　糖質 　　　　電解質	血清総たんぱく TP 血清総アルブミン プレアルブミン 鉄結合能（TIBC） 血中尿素窒素（BUN） 総コレステロール（TC） 中性脂肪 血糖 ヘモグロビン A1c Na K Ca	6.5〜 8.0g/dL 3.9〜 4.9g/dL 16〜 40mg/dL 男性 260〜 398 μg/dL 女性 261〜 421 μg/dL 9〜 20mg/dL 130〜 250mg/dL 男性 35〜 150mg/dL 空腹時　65〜 110mg/dL NGSP 値：6.2% 未満 138〜 146mEq/L 3.7〜 5.0mEq/L 9.2〜 10.7mEq/L

出典／日本病態栄養学会編：認定 NST ガイドブック 2014, 改訂第 4 版，メディカルレビュー社，2014, p.13-15 をもとに作成.

第4編 日常生活の援助技術

1 環境を整える技術
2 食生活と栄養摂取の援助技術
3 排泄の援助技術
4 活動・休息の援助技術
5 清潔・衣生活の援助技術

▶ 臨床検査　臨床診査として，全身状態の観察や身体特徴について，問診，視診を行う。

2. 食事の摂取内容のアセスメント

　食事の内容については，1日のエネルギー摂取量は適当であるか，5つの栄養素（炭水化物，脂質，たんぱく質，無機質，ビタミン）および水分の摂取量が適当であるかどうかを調べる。

　これらの摂取量が適当であるかをみるうえで目安となるのは，厚生労働省「日本人の食事摂取基準」策定検討会による「**日本人の食事摂取基準**」である。この基準は，生活習慣病の予防を重視しつつ，今日の日本人の生活にふさわしい適切な食事摂取量を示すことを目的に2005年から策定され，2020年版が最新のものである。

　エネルギー摂取量については，年齢別・性別・身体活動レベル別に基準が示されているので（表2-2），それを目安とする。身体活動レベルのⅠ，Ⅱ，Ⅲは，身体活動のレベルを3タイプに分けたうえで，それぞれの基準を示すためのもので，表2-3のような内容となっている[1]。

　5つの栄養素（炭水化物，脂質，たんぱく質，無機質，ビタミン）の摂取量が適当であるかどうかをみるためには，それぞれの目安を知っておくのもよい。表2-4にその目安の例を示しておく。

表2-2　エネルギーの食事摂取基準：推定エネルギー必要量（kcal/日）

性別	男性			女性		
身体活動レベル[1]	Ⅰ	Ⅱ	Ⅲ	Ⅰ	Ⅱ	Ⅲ
0〜5（か月）	−	550	−	−	500	−
6〜8（か月）	−	650	−	−	600	−
9〜11（か月）	−	700	−	−	650	−
1〜2（歳）	−	950	−	−	900	−
3〜5（歳）	−	1,300	−	−	1,250	−
6〜7（歳）	1,350	1,550	1,750	1,250	1,450	1,650
8〜9（歳）	1,600	1,850	2,100	1,500	1,700	1,900
10〜11（歳）	1,950	2,250	2,500	1,850	2,100	2,350
12〜14（歳）	2,300	2,600	2,900	2,150	2,400	2,700
15〜17（歳）	2,500	2,800	3,150	2,050	2,300	2,550
18〜29（歳）	2,300	2,650	3,050	1,700	2,000	2,300
30〜49（歳）	2,300	2,700	3,050	1,750	2,050	2,350
50〜64（歳）	2,200	2,600	2,950	1,650	1,950	2,250
65〜74（歳）	2,050	2,400	2,750	1,550	1,850	2,100
75以上（歳）[2]	1,800	2,100	−	1,400	1,650	−
妊婦（付加量）[3]　初期 中期 後期				＋50 ＋250 ＋450	＋50 ＋250 ＋450	＋50 ＋250 ＋450
授乳婦（付加量）				＋350	＋350	＋350

1）身体活動レベルは，低い，普通，高いの3つのレベルとして，それぞれⅠ，Ⅱ，Ⅲで示した。
2）レベルⅡは自立している者，レベルⅠは自宅にいてほとんど外出しない者に相当する。レベルⅠは高齢者施設で自立に近い状態で過ごしている者にも適用できる値である。
3）妊婦個々の体格や妊娠中の体重増加量および胎児の発育状況の評価を行うことが必要である。
資料／厚生労働省：「日本人の食事摂取基準（2020年版）」策定検討会報告書，2019，p. 84.

表2-3 身体活動レベル別にみた活動内容と活動時間の代表例

身体活動レベル[1]	低い（Ⅰ）	ふつう（Ⅱ）	高い（Ⅲ）
	1.50（1.40～1.60）	1.75（1.60～1.90）	2.00（1.90～2.20）
日常生活の内容[2]	生活の大部分が座位で，静的な活動が中心の場合	座位中心の仕事だが，職場内での移動や立位での作業・接客など，通勤・買い物での歩行，家事，軽いスポーツ，のいずれかを含む場合	移動や立位の多い仕事への従事者，あるいは，スポーツなど余暇における活発な運動習慣を持っている場合
中程度の強度（3.0～5.9メッツ）の身体活動の1日当たりの合計時間（時間/日）[3]	1.65	2.06	2.53
仕事での1日当たりの合計歩行時間（時間/日）[3]	0.25	0.54	1.00

1) 代表値。（ ）内はおよその範囲。
2) Black, et al. 4），Ishikawa-Takata, et al. 5）を参考に，身体活動レベル（PAL）に及ぼす仕事時間中の労作の影響が大きいことを考慮して作成。
3) Ishikawa-Takata, et al. 6）による。
4) Black AE, Coward WA, Cole TJ, et al. Human energy expenditure in affluent societies:an analysis of 574 doubly-labelled water measurements. Eur J Clin Nutr 1996; 50: 72-92.
5) Ishikawa-Takata K, Tabata I, Sasaki S, et al. Physical activity level in healthy freeliving Japanese estimated by doubly labelled water method and International Physical Activity Questionnaire. Eur J Clin Nutr 2008; 62: 885-91.
6) Ishikawa-Takata K, Naito Y, Tanaka S, et al. Use of doubly labeled water to validate a physical activity questionnaire developed for the Japanese population. J Epidemiol 2011; 21: 114-21.
資料／厚生労働省：「日本人の食事摂取基準（2020年版）」策定検討会報告書，2019，p. 76.

3. 水分の摂取と排泄のアセスメント

　体内の水分すなわち体液は，細胞内液と細胞外液に分けられる。人の体液の重さは体重の60%を占め，このうち細胞内液が体重の40%，細胞外液が20%となる。この細胞外液の2/3が血管外にある水すなわち組織間液（間質液）で，1/3が血管内にある水すなわち血漿である。

▶ 通常の生活における水分出納　水分摂取量（intake）と水分排泄量（output）の収支のことを水分出納という。通常の生活における人の水分摂取量は飲水，食物中の水分，燃焼水（代謝水）*の量の合計である。排泄量は尿，便中の水分，不感蒸泄*の量の合計である。健康な成人の場合は1日1000～2000mLの水分の出入があり，不感蒸泄と最低必要な尿量を維持するには約1100mLの水分の摂取が必要である。しかし，水分や栄養を経口的に摂取できなくなった場合や大量の体液の喪失（嘔吐，下痢，出血，排液）があった場合には，経静脈的に水分や電解質を与えて（これを輸液という），内部環境の改善を図る。

▶ 患者の水分出納の記録　疾患によっては水分出納の正確な記録が重要になる。こうした場合，水分摂取量は経口摂取量，輸液量，体腔内の洗浄の際の水分量，代謝水（1日約200mL）などを計測・記録する。経口摂取量は可能な限り看護師が量を記録し，やむを得ない場合は患者や家族に指導して記録してもらう。輸液量や洗浄の際の水分量は正確に測

* 燃焼水（代謝水）：体内で栄養物質が酸化されるときにできる水のこと。各栄養素100gの酸化で，たんぱく質ならば水41mL，脂肪ならば水107mL，糖質ならば水60mLが生成される。
* 不感蒸泄：生体の水分放散のうち，呼吸器と皮膚から放散されるものをいう。われわれはこの放散を自ら感じることはない。不感蒸泄の量は，成人では1日600～1000mL（平均700mL），0.5～0.6mL/kg/時（kgは体重），乳幼児では1.0～1.3mL/kg/時といわれている。

第4編 日常生活の援助技術

環境を整える技術

2 食生活と栄養摂取の援助技術

排泄の援助技術

活動・休息の援助技術

清潔・衣生活の援助技術

表2-4 各栄養素の食事摂取基準

栄養素	基準と算出式
エネルギー	必要1日エネルギー量（kcal）＝生活活動強度*×標準体重　標準体重（kg）＝身長（m)^2×22 *生活活動強度の目安：やや低い（25～30kcal/kg），適度（30～35kcal/kg），高い（35～kcal/kg） 必要エネルギー量（kcal/日）＝基礎代謝量（kcal/日）×活動係数×ストレス係数 1日の基礎代謝量＝年齢別・性別基礎代謝基準値（kcal/kg/日）×体重（kg） 基礎代謝●20～22（kcal/kg/日） 　　　　●Harris Benedict 式（kcal/日） 　　　　　　男性：66.5＋13.75×体重（kg）＋5×身長（cm）－6.75×年齢 　　　　　　女性：655.1＋9.56×体重（kg）＋1.84×身長（cm）－4.67×年齢 　　　　●簡易式（kcal/日）　男性：14.1×体重（kg）＋620 　　　　　　　　　　　　　　女性：10.8×体重（kg）＋620 活動係数（AF）：1.2（自力歩行），1.3（軽労作），1.4～1.5（中労作），1.5～2.0（重労作） ストレス係数（SF）：1.1～1.2（手術），1.15～1.7（外傷，骨折），1.5～2.05（熱傷），体温が36.5℃から1℃上昇ごとに0.2増加
たんぱく質	必要たんぱく質量（g/日）＝（必要エネルギー÷C/N*）×6.25　*比150～200 推定平均必要量（成人）：男性50（g/日），女性40（g/日） 体重あたり：（ストレスなし）0.8g/kg/日，（内科的患者）1.1g/kg/日，（外科的患者）1.1～1.6g/kg/日
脂質	推定平均必要量（成人）＝エネルギー所要量×0.25÷9（kcal/g）
炭水化物	炭水化物（g）＝［必要エネルギー量（kcal）－必要たんぱく質量（g）×4（kcal）－必要脂質量（g）×9（kcal）］÷4（kcal）
ビタミンA	推定平均必要量（成人）：男性600～650（μRE/日），女性450～500（μRE/日）
ビタミンB₁	推定平均必要量（成人）：0.9～1.2（mg/日）
ビタミンB₂	推定平均必要量（成人）：1.0～1.3（mg/日）
ビタミンB₆	推定平均必要量（成人）：1.0～1.1（mg/日）
ビタミンB₁₂	推定平均必要量（成人）：2.0（μg/日）
ナイアシン	推定平均必要量（成人）：男性11～13（mgNE/日），女性10～12（mgNE/日）
ビタミンD	目安量（成人）：8.5（μg/日）
ビタミンE	目安量（成人）：5.0～7.0（mg/日）
ビタミンK	目安量（成人）：150（μg/日）
カルシウム	推定平均必要量（成人）：男性600（mg/日），女性550（mg/日）
マグネシウム	推定平均必要量（成人）：男性280～310（mg/日），女性240～240（mg/日）
リン	目安量（成人）：男性1000（mg/日），女性800（mg/日）
鉄	推定平均必要量（成人）：男性6.0～6.5（mg/日），女性5.0～5.5（mg/日）
ナトリウム	推定平均必要量（成人）：600（mg/日）
食物繊維摂取量	目標量：18～20（g/日）
水分摂取量	（尿量＋不感蒸泄量＋便の水分量＋排液量）＝（水分量＋代謝量） *不感蒸泄量（mL/日）：15×体重（kg）＋200［×（体温-36.8℃)］ 　成人概算式（mL/日）：15mL×体重（kg）×体温上昇に伴う係数（38℃：1.15，39℃:1.30，40℃:1.45） *排液量：嘔吐，下痢，出血，胃管などドレーン *代謝水（mL/日日）：13mL×摂取エネルギー量（kcal/日）÷100kcal 　簡易代謝水の求め方（mL）＝5mL/kg/日×体重（kg） 　簡易必要水分量（mL/日）＝25～30mL/kg/日×体重（kg）

資料／厚生労働省：「日本人の食事摂取基準（2020年版）」策定検討会報告書，2019，p.166-309．日本病態栄養学会編：認定NSTガイドブック2017，改訂第5版，南江堂，2019，p.19-23．をもとに作成．

定し記録する。

　患者の排泄量は尿量，不感蒸泄，発汗量，嘔吐量，ドレーンの排液量，滲出液の量，便の性状・量などから計測する。1日の発汗量は体温が1℃上昇すると200mL増加する。ガーゼ・おむつ類は事前に重さを量っておくと排泄量が正確に測定できる。

4. 食事の質，食習慣のアセスメント

　食欲が得られているか，楽しく食事ができているか，おいしく食べられるか，変化をつけた食材や調理法や献立で食事ができているか，といった食事の「質」の部分，また1日の食事の回数や時間帯，食事にかける時間，間食の状況といった食習慣も，栄養状態ないし健康状態に影響する要因であるため，必要に応じ情報収集・アセスメントを行う。

5. 食事動作のアセスメント

　食事に必要な動作（姿勢保持，箸やスプーンの使用など）は自立しているか，介助が必要ならばどの程度必要か，上肢の運動障害，歯や義歯の障害はあるか，咀嚼や嚥下の問題があるかについて検討する。これは，患者が経口摂取を続けていくためにどのような援助が必要かをアセスメントすることにほかならない。

6. 食事を妨げる要因のアセスメント

　消化器系の器質的・機能的障害はないか，味覚障害，視覚障害，痛み・発熱などの症状が食事を妨げる要因になっていないかについて情報収集・アセスメントする。また，食事をする環境は不適切ではないか，運動不足や心理的な問題はないかについてもみていく。このほか，精神障害・知的障害や知識不足のために食事の意義が適切に理解できないこともあるので，そうした点についても確認する。

　以下に，消化器系の機能障害について確認すべきポイントをあげる。

1 ｜ 嚥下機能

　嚥下のしくみ（本章1-2「食事・栄養摂取のしくみと働き」参照）で述べたように，嚥下の第2段階（咽頭相）で，喉頭蓋により気管入口が閉ざされたところを食塊が通るとき，その協調運動が間に合わず，食塊が鼻に抜けたり，気管に入って（誤嚥）むせたりすることがある。高齢者は老化による咽頭周囲組織の下垂に加えて嚥下反射が減退していることもあり，誤嚥が起こりやすく肺炎（誤嚥性肺炎）につながる危険性が高い。水がスムーズに飲み込めるか，とろみの食品が飲み込めるかなどの嚥下機能の観察が重要である。

2 ｜ 消化機能

　疾患やその治療により口腔の障害，特に咀嚼運動の障害や唾液の分泌障害が生じている場合，障害の内容に応じて，どのような食事が可能か検討の必要がある。

　消化に果たす胃液，胆汁，膵液などの役割は大きく，それらの消化液を分泌する組織や臓器の障害は消化機能に大きな影響を与えるため，適切な食事の援助を考えていくうえで重要な情報となる。たとえば，胃粘膜の炎症や潰瘍により蠕動運動とともに胃液の分泌の障害が生じていないか，結石や腫瘍による胆管の閉鎖，またその治療による胆嚢の喪失，

日常生活の援助技術

第4編

環境を整える技術

1

摂取の援助技術 食生活と栄養

2

排泄の援助技術

3

活動・休息の援助技術

4

清潔・衣生活の援助技術

膵臓や肝臓の障害により，胆汁や膵液の分泌低下が生じていないかについて，必要に応じ情報収集・アセスメントする。

また，小腸での栄養の吸収や大腸の水分吸収が障害されると，便秘，下痢，腹痛などが生じ，看護の対応が必要となる（排泄の援助については本編‐第3章「排泄の援助技術」参照）。

Ⅲ 患者への食事の援助

先に述べた食事の意義は疾病があっても変わるものではなく，疾病時の食事は健康の回復に貢献するものである。患者は身体組織の障害や体力低下を抱えているため，適切な栄養を身体組織に供給しなければ，健康回復は遅れるばかりである。疾病時の食事は，必要かつ十分な栄養素を摂れるものであって，かつ疾病によって低下した消化吸収能力に応じた内容でなくてはならない。また，そのように作られた食事であっても，患者がそれをきちんと食べることができなければ健康回復には役立たない。このような点を踏まえて情報収集・アセスメントを行い，一人ひとり個別に援助を行う必要がある。

健康なとき，私たちは当然のこととして経口摂取を行っているが，健康障害が生じると，非経口的な栄養法に頼らざるを得なくなることがある。患者の食事・栄養摂取の援助では，経口摂取が可能かどうかで内容が大きく異なる。ここではまず経口摂取可能な患者の食事援助について述べる。

Ⓐ 医療施設で提供される食事

病院で入院患者に提供される食事は，医師の指示に基づいて病院の栄養部門で献立作成および調理が行われたものである。

▶ **食事の場所**　食事は，設備や患者の状況にもよるが，食堂に用意される場合や，病室内に運ばれる場合もある。可能ならば食堂まで行って食事するほうが，生活習慣の点からも，精神的な張りになるという点からも，よいと考えられる。

1. 食事の種類

入院患者用の食事は，一般食，治療食，小児食，検査食に大別される。どの内容の食事が提供されるかは，医師の指示する処方箋に基づく。

治療食は従来，疾患別に分類されていたが，最近では一般食も特別食も，栄養成分別分類*による考え方のもとで個々の患者に適用する施設が多い（表 2-5，6）。

---

* **栄養成分別分類**：エネルギーコントロール食，たんぱく質コントロール食，脂質コントロール食の3種類があり，それぞれが細かくレベル分けされている。この分類のもとで，患者の個別の状態に合った食事が検討される。一般食（1200kcal 以上）はエネルギーコントロール食の成分表を用いる。

2. 食事の形態

食事の形態には常食，軟食，流動食などがあり（表2-5），患者の病状や消化吸収能力，咀嚼力などによって決められる。

▶ 常食　常食は健康な人と同様の形態の食事で，普通に炊いた米飯，あるいはパン，麺類の主食と，副食によるものである。義歯を使用するため噛み切る力が弱い高齢者などが食べやすいようにしたきざみ食，誤嚥を起こりにくくした「とろみ食」などの様々な種類がある*。

表2-5　一般治療食の種類

種類	エネルギー (kcal)	たんぱく質 (g)	脂質（g）	炭水化物（g）	備考
常食	1800〜2300	75	55	300	食品基準に応じた栄養素量
全粥	1600	60〜65	40	240	軟食・半固形食
五分粥	1400	55	35	210	
三分粥	1200	45	30	190	
流動食	600〜700				固形分を含まない流動状で消化がよい
嚥下食Ⅰ（ゼリー食）	120	2	5	17	摂食嚥下障害があるので水分量が200g
嚥下食Ⅱ（ゼリー食・ペースト食）	400	10	15	60	摂食嚥下障害が軽減し水分量が870g
嚥下食Ⅲ（ペースト食）	1200	50	30	185	水分量が1400g

出典／本田佳子編：臨床栄養学＜基礎編＞，改訂第2版，羊土社，2016,p.97,99 をもとに作成.

表2-6　特別治療食の種類と特徴

種類	特徴
胃・腸疾患食	胃潰瘍・クローン病・潰瘍性大腸炎などの胃腸の機能が低下している場合に，繊維の少ない食品で消化・吸収しやすく調理されたもの
肝・胆疾患食	脂肪を制限して肝細胞の修復のためたんぱく質や糖質などで調理されたもの 脂肪を制限し，糖質を主とし徐々にたんぱく質を増加していく
膵臓疾患食	膵炎の急性期に糖質の流動食からはじめ，徐々にたんぱく質を増やし脂肪は制限する
心臓疾患食	減塩と低エネルギーで低脂肪にする
高血圧食	減塩と低エネルギーで低脂肪にする
腎臓食	急性・慢性腎炎ではたんぱく質・塩分・水分を制限したもの，またはネフローゼ症候群ではたんぱく質の補給と塩分制限をしたもの
糖尿病食	糖尿病のため年齢・性別・体重・運動量・症状に合わせて糖質とエネルギー量の制限によるもの
貧血食	血中のヘモグロビン濃度が低く，鉄分を多く含んだ食品と，エネルギーとたんぱく質を考えたバランスのよいもの
術後食	侵襲の大きい手術により絶食となり流動食，五分粥，全粥，常食の順に栄養化を高めるもの
乳児期	調乳が大部分を占める時期
食離乳食	離乳食が大部分を占める時期
幼児期食	就学前の幼児期にある
潜血食	消化管の出血傾向があるときに潜血反応に影響する食品を避けた食物を摂る
乾燥食	腎機能検査の濃縮試験のときに乾燥した食品を中心に献立されたもの
低残食	腸管の注腸試験などで繊維の多い食品を避けたもの

＊ 嚥下しやすい食事：最も嚥下しやすい食物形態は半固形物で，摂取する体位は半座位（ファーラー位）が最もよいという研究結果が発表されている[2]。

第4編 日常生活の援助技術

環境を整える技術

2 食生活と栄養摂取の援助技術

排泄の援助技術

活動・休息の援助技術

清潔・衣生活の援助技術

▶ 軟食　軟食は，口腔や歯の障害のある患者，消化機能の低下した患者に処方される。主食を粥（全粥，七分粥など）とし，副食は食物繊維の少ない食材を軟らかく調理したものである。

▶ 流動食　流動食は，固形分を含まない液状の食物で，おもゆ，くず湯，果汁，スープ，牛乳などである。消化管の術後の患者などに処方される。そのほか経腸栄養法でも用いる。

軟食・流動食は消化しやすい形態だが，粥やおもゆなどは栄養価が低く，ほかのもので栄養を補わずに長期間続けると，エネルギー不足，たんぱく質不足となる。

B 経口摂取できる患者の食事介助

1. 食事介助の目的と根拠

食事介助の目的は，食事動作が自立してできない患者に対し，その動作を支援するとともに，リラックスしておいしく食べられるように苦痛の軽減を図るなど，心身がよりよい状態で食事できるように働きかけることである。これにより，必要な栄養を摂取でき，病状の回復につながる。

2. 食事介助のアセスメントのポイント

食事介助の前に意識が覚醒し，食物の認識や食事行為の理解があるか，口腔・咀嚼機能があるか，嚥下機能があるか，気道防御機能があるか，上肢の運動機能があるか，姿勢を保持できるかを確認して，その障害のレベルに合わせて介助する。

3. 食事介助の方法

経口摂取はできるが食事に介助を要する患者の，ベッドでの食事介助の一般的な方法を以下に示す。

〈使用物品〉
おしぼり，おしぼり台，エプロン，ティッシュ，フォークまたは箸，スプーン，ナイフ，ストロー，トレイ，必要時：お茶碗，介護用皿，吸い呑み，取っ手付きコップ＝マグカップ

	手順	技術のポイント（根拠・留意点）
1	**患者の準備** ❶排泄の有無など，患者の食事を準備してよいか確認し，環境を整える。	❶食事中の排泄は，まわりも患者も不快となる。清潔で明るい環境のなかで，楽しく食べられるよう環境*を確認する。

＊ **食事をする環境**：食事をする環境は清潔で騒音や不快なにおいなどがなく，一般に色彩の柔らかい部屋がよいとされる。明るさ（照度）や温度・湿度も食欲に影響するので，必要に応じて調節する。照度 200 ～ 500 ルクス，気温 20℃前後，湿度 60％前後が適切であるといわれている。

	手順	技術のポイント（根拠・留意点）
1	❷ 誤嚥を招きやすい体位とならないよう調整する。	❷ 患者の病状に応じた，可能な範囲での体位の挙上（30°以上）を行い，頭部を起こし顎を引くと，誤嚥を防ぎやすくなる。
	❸ 食事するのに必要な上肢機能などを観察する。	❸ 利き手の状況，麻痺（まひ）の状況などにより，自助具を使えば自らの上肢で食事ができるようであれば，適切な自助具を準備し，スムーズに食べられるようにする。
	❹ 患者に食事の必要性と方法について説明し同意を得る。	❹ 患者に食事療法や栄養の必要性を説明し，病気との関連性を理解してもらうことで食事への意欲をもってもらう。
	❺ 患者の手をおしぼりで拭くか，自分で拭いてもらう。	❺ 口腔からの細菌やウイルスなどの侵入を防ぐため手指の衛生に努める。可能な限り石けんで洗うことが望ましい。
	❻ 食事用のエプロンをつける。	❻ こぼれても衣類や周囲が汚れないようにするため。
	❼ 必要時，義歯の確認を行う。	
2	**食事の準備** ❶ 患者の食事が医師の指示や治療内容に適合しているか確認する。	❶ 疾患によっては絶食になる場合もあるので必ず医師の指示を確認する。
	❷ 料理の温度，盛り付け，患者の咀嚼や嚥下機能の観点から，適切な食事内容かどうか確認する。	❷ 料理の温度*にも気をつけ，熱いものはできるだけ熱いうちに，冷たいものは冷たいうちに食べられるようにし，食欲が増すよう盛り付けにも配慮する。また，咀嚼できないと消化吸収を妨げる原因になる。嚥下機能の低下は誤嚥性肺炎や窒息などの原因になる。
	❸ 患者および看護師の位置・動作に合わせて，トレイ，食器を準備し，配置を整える。	❸ 患者の状態・状況に合わせた食器などを配置する。患者に片麻痺など運動障害がどの程度あるのか，関節可動域，握力などはどうか確認し，自助具を使えば自らの上肢で食事ができるようであれば準備する 1 2 3 4。
3	**食事の介助** ❶ 多過ぎず少な過ぎず適切な一口量を口に入れる 5。お茶など水分を与えながら介助する。	❶ 自らの上肢で食事ができる患者の場合は適切に食事ができるか観察し見守る 6。
	❷ 患者の希望を聞いて一口ずつ運ぶ。	❷ 飲み込まないうちに次々と口に入れない。
	❸ 粥やとろみのものはスプーンを使用する。	❸ 甲状軟骨（のど仏）の動きで"ゴクン"と飲み込んだかどうかを確かめる。むせたら，治まるまで休む。
	❹ 固形のものはフォークまたは箸を使用する。	❹ 食べるものが何かがわかるように，スプーンを見せながら口に持っていく（片麻痺の患者で半側無視の強い場合は健側から介助する）。
4	**食後の介助** ❶ 食べ終わったら下膳する前に摂取量を確認する。 ❷ 食器などを下膳する。	❷ 汚れた食器や残飯を残すことは衛生上も問題がある。感染の原因にならないよう専用の戸棚（とだな）にかたづける。
	❸ 口腔ケアを行う。自力でできない場合は介助により行う。	❸ 食後の口腔ケアは，う歯や口臭の予防とともに，歯周病（歯槽膿漏（しそうのうろう））の予防ともなる。

＊ **料理の温度**：たとえば，水は 10 ～ 15℃，みそ汁は 62 ～ 68℃，うどんは 58 ～ 70℃がおいしく食べられる温度である。

日常生活の援助技術

第4編

技術 環境を整える

2 食生活と栄養

摂取の援助技術

排泄の援助技術

活動・休息の援助技術

清潔・衣生活の援助技術

手順	技術のポイント（根拠・留意点）
5 観察・記録 ❶食事摂取行動の状態，嚥下状態，食事の体位，食事の種類と摂取量，食事の満足度，口腔内の状態について観察し記録する。 ❷悪心・嘔吐，腹部膨満感などがないか観察し記録する。	❶誤嚥のサインともなる，むせ，チアノーゼ，発熱，肺雑音，膿性痰，呼吸が苦しそうな様子，炎症反応などがないか，よく観察する。 ❷発症の時間や持続も観察する。

手順 2

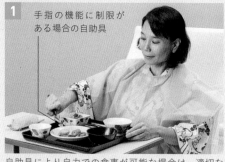

1 手指の機能に制限がある場合の自助具

自助具により自力での食事が可能な場合は，適切な自助具を用意する。

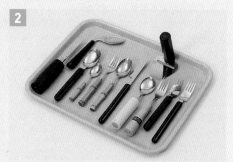

2

食事用自助具の例。グリップの太さやサスペンダーを工夫して使用。

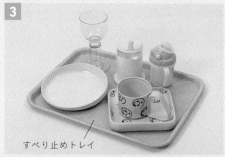

3

すべり止めトレイ

食事補助具として，すべり止めトレイ，皿，マグカップなどを用いる。

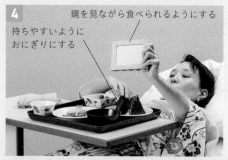

4 鏡を見ながら食べられるようにする

持ちやすいようにおにぎりにする

仰臥位を長期間保たなくてはならない場合，適切な物品，食事の工夫を行う。

手順 3

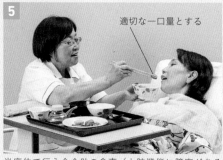

5 適切な一口量とする

半座位で行う全介助の食事（上肢機能に障害がある場合）。

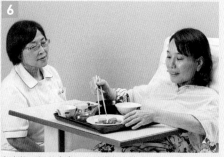

6

半座位で行う食事。上肢機能に障害がない場合，適切に食事ができるか観察し見守る。

・食欲不振のときの援助

患者が食欲不振を訴えているときに食事を強く勧めても効果がないばかりか，いっそう患者の気持ちを暗くしてしまうことがある。悪心・嘔吐がある場合などは，リラックスさせるようにする。精神的なダメージを受けて食欲がない場合は，散歩などの気分転換をしたり，多少なりとも食べられたことをほめたりすることのほうが有効な場合もある。歯や義歯，口腔粘膜などに問題があって食べられない場合があることも念頭に置いておく。患者自身にも原因が認識できていないこともある。口臭や舌苔にも気をつけ，気持ちよく食べられるよう食前に含嗽を勧めると有効な場合もある。

・嚥下障害がある場合

口腔内の状態，患者の嚥下能力をよく観察する。食器の種類にも注意し，食物の形態を流動物にとろみをつけて徐々に嚥下食（とろみ食），嚥下ミキサー食と段階的に工夫する。上体をなるべく起こし，誤嚥を起こしていないか嚥下の状態に気をつけて介助する。嚥下障害を改善していくため，頸部のストレッチ運動，発声訓練，舌運動，咽頭アイスマッサージなどを計画的に行う。

・自助具により上肢の運動障害を補える場合

上肢に麻痺や拘縮があって利き手で箸やスプーンが使えないなどの運動障害があっても自助具により障害を補える場合は，なるべく座位をとり，自力で食事ができるように適切な自助具を選択する **1** **2** **3**。あるいは，健側の上肢を使って食事ができるように練習を勧め援助する。また，主食をおにぎりにし食べやすくする。

・体位が制限される場合

脊髄損傷，頸椎の手術後など，仰臥位を長期間保たなくてはならない場合は，オーバーベッドテーブルに食事を置いて鏡で見ながら食べる，持ちやすいようにおにぎりにする，などの工夫をする **4**。側臥位が可能であれば，利き手が上になるように側臥位にし，背部に枕を当てて支え，自分で食べられるようにする。

C 治療食と食生活の指導

▶ **治療食の指導**　治療食では食事そのものが直接の治療手段でもあるので，治療食をきちんと食べることの必要性を患者が理解できるように説明し，患者がすすんで食事療法を実践するよう動機づける。

　治療食は退院後も長期にわたって続けなくてはならない場合が多く，患者本人だけでなく同居の家族などに対しても指導を行う必要がある。

▶ **食生活の指導**　食事時間が不規則な人や，菓子や清涼飲料を食事代わりにする人も増加しているといわれる。生活習慣病の一つである肥満の増加が問題になっている一方で，高齢者や若い女性では，やせの割合が大きい。

　個々の事情を考慮しながらも，正しい食生活に向けてできるだけ改善するように指導していく。成人では1日3食，規則正しく食べること（幼児は間食も1回の食事とみなして栄養的に十分なものを摂取し，間食を含めて1日4食とする），できるだけ多種類の食材を用いた食事を摂ること，硬い食物も食べること，よくかんで消化を促進すること，などを習慣として身につけるよう働きかける。

第4編 日常生活の援助技術

技術 環境を整える

2 食生活と栄養 摂取の援助技術

排泄の援助技術

活動・休息の 援助技術

清潔・衣生活の 援助技術

Ⅳ 経腸栄養（経管栄養）

▶ **非経口栄養法**　健康が障害されると，疾病<small>しっぺい</small>や症状，治療方法によっては，経口摂取ができない状態や，できても量が不十分な状態が生じることがある。そのような場合の特殊な栄養補給方法として，消化管にチューブを挿入して栄養剤を注入する方法（経腸栄養，enteral nutrition：EN）や，静脈にカテーテルを刺入して栄養を供給する方法（静脈栄養，parenteral nutrition：PN）がある。このような非経口栄養法の発展によって，意識障害，嚥下障害，重度の摂食障害，手術後の患者などに対する積極的な栄養の管理が可能になった。疾病時の栄養摂取方法の全体像を図2-4に示す。

▶ **経腸栄養と静脈栄養**　このうち，経腸栄養は消化管をとおして栄養を供給するので，静脈栄養より自然に近く，感染の危険も小さい。そのため，経口摂取が不可能なときは，経腸栄養，静脈栄養の順に選択されるが，両者が併用される場合もある。

　これらは経口摂取ができない場合の有効な栄養補給法であり，器具の開発も進んでおり，専門職の援助を受けながら在宅で行われるまでに発展した。ただし，非生理的で，食べる楽しみを伴わない強制的な栄養方法であることから，できる限り短期間で終了させて，口から食べる「食事」という自然な形に戻すことが望ましい。

Ⓐ 経腸栄養とは

▶ **経腸栄養の適応**　経腸栄養は，患者が飲食物を摂取することが不可能あるいは困難であ

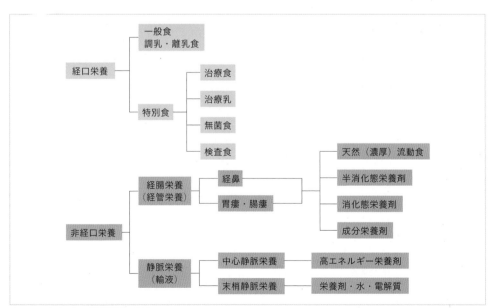

図2-4　疾病時の栄養摂取方法

るが，消化吸収機能は十分に腸管に存在する場合に実施する。

▶ 経腸栄養の特性　体外からチューブを胃または空腸内に挿入し，栄養剤を注入する。栄養は腸管から吸収され代謝される。静脈栄養と比べると，感染症その他の合併症が起こる危険性が比較的小さく，肝臓にかかる負担が小さい。

1. チューブ挿入の経路

経腸栄養におけるチューブ挿入の経路は以下の3種類である（図2-5）。

❶経鼻胃チューブ：鼻腔（びくう）から食道を経由して胃までチューブを挿入する。

❷胃瘻チューブ：経皮内視鏡的胃瘻造設術（けいひろうぞうせつじゅつ）（percutaneous endoscopic gastrostomy；PEG）によって，皮膚表面から胃内に通じる瘻孔（ろうこう）（胃瘻；gastric stoma）をあけ，胃にチューブを挿入する。

❸腸瘻チューブ：外科手術によって皮膚表面から空腸（小腸）に通じる瘻孔をあけ，空腸にチューブを挿入する。

経鼻胃チューブ（①）は経腸栄養の予定が比較的短期間（4週間以内）で，誤嚥（ごえん）*の危険が小さい患者に対して行われる。胃瘻（②）・腸瘻（③）は，長期の必要が見込まれるときに造設される。

2. 経腸栄養剤の種類

経腸栄養で用いる食品または栄養剤には，各種栄養素がバランスよく消化吸収しやすい形態で配合してある。種類としては以下のようなものがある（表2-7，8）。

❶自然（濃厚）流動食：天然食品を素材にして作られている。栄養素はすべて自然のままの形で含まれる。

❷半消化態栄養剤：たんぱく質が完全な形かまたは若干加水分解されて消化しやすくなっ

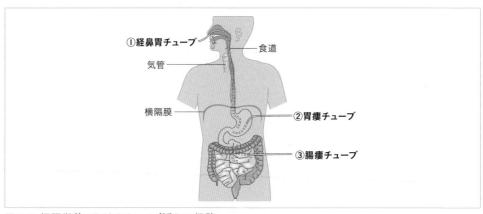

①経鼻胃チューブ
食道
気管
横隔膜
②胃瘻チューブ
③腸瘻チューブ

図2-5　経腸栄養におけるチューブ挿入の経路

＊ 経鼻胃チューブと誤嚥：経鼻胃チューブを行う場合，胃に注入した栄養剤が食道を逆流して誤嚥を引き起こすことがある。

日常生活の援助技術

第
4
編

技術　環境を整える

2

摂取の援助技術　食生活と栄養

排泄の援助技術

活動・休息の援助技術

清潔・衣生活の援助技術

表2-7　経腸栄養剤の種類と特徴

分類		適応	消化・吸収	長期投与の留意点
人工濃厚流動食	成分栄養剤	消化管機能障害（クローン病，潰瘍性大腸炎，たんぱく漏出腸炎，膵炎など），消化管術後，吸収障害，短腸症候群など	高度の消化吸収障害がある	必須脂肪酸欠乏
	消化態栄養剤		中程度の消化吸収障害がある	必須脂肪酸欠乏微量元素欠乏
	半消化態栄養剤	栄養障害，食欲不振，口腔・咽頭機能障害，食道閉塞，がん化学療法，放射線療法との併用	軽度の消化吸収障害がある	微量元素欠乏
天然濃厚流動食	自然食品流動食		消化吸収障害がない	微量元素欠乏

出典／東口高志編：治る力を引き出す実践！臨床栄養学〈JJNスペシャル〉，医学書院，2010，p.274．より抜粋。

表2-8　経腸栄養剤の種類

栄養剤の分類	天然食品流動食	人工濃厚流動食	人工濃厚流動食		
	ミキサー食	天然濃厚流動食	半消化態栄養剤	消化態栄養剤	
				消化態栄養剤	成分栄養剤
	天然食品を液状にしたもの	天然食品を液状にして濃縮したもの	天然食品を人工的に濃縮，ほとんどがリキッドタイプ	パウダータイプ，リキッドタイプ	化学的製品，パウダータイプ
区分	食品	食品	食品・医薬品	医薬品	医薬品
適応	● 消化吸収機能がある● 経口摂取が可能である。または経管投与が必要である	● 消化吸収機能がある● 経口摂取が可能である。または経管投与が必要である	● 胃での消化能力が低下している	● 十二指腸や小腸の障害により，消化吸収機能が著しく低下している● 消化管の安静を図る必要がある	● 十二指腸や小腸の障害により，消化吸収機能が著しく低下している● 消化管の安静を図る必要がある
消化の必要性	要（咀嚼以外の消化が必要）	要（咀嚼以外の消化が必要）	一部要	不要	不要
食物繊維	含まれている	含まれている	含まれない（一部の製品には含むものもある）	含まれない	含まれない
残渣	多い	多い	少ない（低残渣食）	きわめて少ない（無残渣食）	無残渣食
流動性	低	低	やや低	やや高	高
粘稠性	高	高	やや高	やや低	低

出典／東口高志編：全科に必要な栄養管理Q&A；初歩的な知識からNSTの実際まで〈ナーシングケアQ&A20〉，改訂版，総合医学社，2008，p.137．

たものを成分とする。栄養を吸収するときに消化酵素の働きが必要であり，その機能が正常な病態で用いられる。

❸**消化態栄養剤**：ある程度加水分解された形のたんぱく質が含まれ，栄養を吸収するときに消化酵素は必要ない。

❹**成分栄養剤**：完全に加水分解された形で栄養素が含まれている。脂肪の含有量が少なく，消化吸収障害が高度であっても使用できる。

❺**高エネルギー経腸栄養剤**：1.5kcal/mL以上の栄養剤。

▶ 経腸栄養剤の特性からくる注意事項　経腸栄養剤の浸透圧が高いため，下痢を起こしやすい。成分栄養剤の使用時は特に下痢をしやすい。経腸栄養剤の使用時によくある消化器系合併症には，このほか腹部膨満，悪心・嘔吐などがある。

B 経鼻胃チューブによる栄養摂取の援助

■ 1. 経鼻胃チューブによる栄養摂取の目的と根拠

経鼻胃チューブによる栄養摂取が，適切かつ安全・安楽に実施されるよう援助する。経口で栄養が摂れない患者に消化機能の低下が生じないようにするため，必要な援助である。

経管栄養の方法は，意識不明の場合，食事の嚥下障害，開口障害，摂食障害，口腔や咽頭などの消化器疾患の術後などで栄養状態の改善が必要な場合に行う。

■ 2. 経鼻胃チューブによる栄養摂取の方法

1 | 用いる機材

経鼻胃チューブ（nasogastric tube；NG tube）による栄養摂取には，イリゲーター（経腸栄養剤を入れる容器）およびチューブが必要である。注入する方法としては，輸液スタンドを利用して重力による自然落下で注入する場合が多いが，正確な速度で実施できるよう経腸栄養専用ポンプを用いることもある。なお，留置した経鼻胃チューブから薬物（経口薬）の投与を行う場合もある。

経腸栄養剤を入れるイリゲーターには，従来はガラス製のものが使用されたが，現在では軽くて操作性がよく，可燃物として廃棄することのできるポリエチレンやポリプロピレン製のディスポーザブル製品が使われるようになっている。また，細菌混入の機会を少なくするために，あらかじめバッグに栄養剤が充塡された製品も市販されている。

2 | 踏まえておくべき事項

経腸栄養剤は指示どおりに調製し，温度，濃度，量，1日の注入回数，注入速度などは注入計画に従う。

▶ 温度　栄養剤の温度は，体温よりやや高めで38〜40℃が望ましい。チューブの先端部で38〜40℃が保てるように，湯煎温度，室温を配慮する。チューブの先端温（℃）は，「湯煎温度＋室温＋体温」を3で除した数（すなわちそれらの平均）に1（℃）を加えて求めることができる[3]。

▶ 濃度　濃度は栄養剤によって異なるが，高いと下痢を起こしやすいため，低いものから開始して調整する。

▶ 量・1日の注入回数　量は胃の容量を考慮する。消化器や循環器が正常の場合，1回量400〜600mL/時とし，1日4〜5回投与する。

▶ 注入速度　速度はチューブの内径，胃と液面の高低差，栄養剤の粘稠度により変化する。チューブの内径が大きくなると落下速度は速くなる。胃と液面の高低差が大きくなると速

第4編 日常生活の援助技術

1 技術　環境を整える

2 食生活と栄養摂取の援助技術

3 排泄の援助技術

4 活動・休息の援助技術

清潔・衣生活の援助技術

度は速くなる。栄養剤の粘稠度が大きい（粘り気が強い）と速度は遅くなる。栄養剤の温度が高いほど粘稠度は小さくなり，したがって速度は速くなる。

3 ｜ 一般的手順

経鼻胃チューブによる栄養摂取の援助の一般的な方法を以下に示す。

〈使用物品〉
胃チューブ（成人用 12〜18Fr，先端から 45，55，65cm に印が入ったもの），ガーゼ，舌圧子，聴診器，はさみ，固定用絆創膏（ばんそうこう），水，コップ，胃チューブ用注射器（10〜20mL），水溶性潤滑剤（キシロカインゼリー），口腔用膿盆（くうのうぼん），経腸栄養剤，イリゲーター，白湯（さゆ），スタンド，手袋，リトマス試験紙，タオル，エプロン

	手順	技術のポイント（根拠・留意点）
1	**経腸栄養剤の準備** ❶ 指示された経腸栄養剤と量を確認する。 ❷ 1日分を 3〜4回に分けて使用する。 ❸ 1回ごとイリゲーターに入れて使用する **1**。	
2	**患者の準備** ❶ 意識状態（覚醒状態，嚥下などができるかどうかなど）を確認する。 ❷ 排泄の必要がないか確認する。 ❸ 衣服や寝具が汚れないようにタオルやエプロンを頸部に着ける。 ❹ 患者に経腸栄養の目的や方法について説明し同意を得る。 ❺ 口腔内や鼻腔に唾液や鼻水があれば，吸引して取り除く。 ❻ 鼻腔に異物がないか確認する。 ❼ 義歯は取りはずしておく。 ❽ 仰向けにし，リラックスできるように少しからだを起こす。ベッドを 15°は挙げる。	❶ 意識のない場合は，チューブ挿入中，チューブが気管に入っても，むせなどの反射がみられないので注意を要する。 ❷ 胃チューブによる栄養摂取時間は 30 分程度要するため，その前に排泄行動をとっておく。 ❹ 患者に意識がない場合は家族に説明し同意を得る。 ❺ 誤嚥（ごえん）しやすいため。 ❻ 鼻腔に鼻汁（びじゅう）がある場合，スムーズに胃チューブが入らないため。 ❼ チューブ挿入中に義歯がずれたりすると中断を余儀なくされる。
3	**チューブの挿入** ❶ 看護師は処置用の手袋を着用する。 ❷ 挿入するチューブの長さは鼻孔（びこう）から外耳孔を経て剣状突起までの距離が目安となる **2**。 ❸ チューブの先端にガーゼに出した潤滑油をつける。 ❹ チューブの先端＋10cm の位置を持って，挿入する反対方向に頸部を回旋し伸展してもらい，鼻孔から鼻腔底（硬口蓋）に向けてゆっくり咽頭部（いんとう）まで入れる **3**。 ❺ いったん止めて頸部を前屈し，唾液をゴクッと飲むタイミングに合わせて，気管をふさいだ喉頭蓋（こうとう）の上を通過させる **3**。 ❻ もう一度唾液を嚥下してもらい，嚥下運動に合わせて約 45cm の位置（食道入口）までチューブを進める。	❶ 感染予防のため。 ❷ 成人の男性で ・鼻孔から外耳孔 15cm ・外耳孔を経て剣状突起までの距離 30cm ・胃腔内の長さ 5〜7cm 以上を足すと約 50cm となる。 ❸ 鼻腔や咽頭の粘膜の損傷を防ぐ。 ❹ チューブの先端が固定できる長さで持つ。 ❺ むせ込んだり，顔色が悪くなったりする場合は，すぐにチューブを抜いて落ち着いてから入れ直す。チューブが口腔内に丸まっていないか確認する。チューブが気管に入ると，嗄声（させい），咳嗽（がいそう）が生じ，チューブから呼吸音が聞こえる。

	手順	技術のポイント（根拠・留意点）
3	❼挿入が終わったら，チューブの先端が胃の中に入っているか確認する。 ・チューブに注射器を接続し胃液を吸引しリトマス試験紙で酸性であることを確認する。 ・または，空気を注射器で数 mL 注入し聴診器の膜面を胃部に当て気泡音の確認を行う ❹。	❼誤って気管内にチューブが入り，誤嚥性肺炎になる危険性があるため，確認を行う。チューブの先端が胃液に達していれば気泡音が聞こえる。胃液に達していないと空気の音がする。そのときはもう数 cm 挿入する。
4	**チューブの管理** ❶固定用絆創膏（2cm 幅）は 8 cm に切り半分を残して二股に切っておく。 ❷患者の鼻尖から鼻背に絆創膏を貼り，チューブに切った先を巻き付け固定する ❺ ❻ ❼ ❽。 ❸抜去予防のため，頬に絆創膏で固定する。 ❹チューブの位置の移動がわかるように印をつける。	 ❷チューブを固定するとき，鼻孔に潰瘍ができないようにゆとりをもって固定する。 ❹抜けてきた場合に早く発見できる。
5	**注入とその管理** ❶体位を半座位（ファーラー位）以上にし，枕などで頭部をなるべく挙上する。 ❷患者の頸部にタオルを巻く。 ❸点滴スタンドと，経腸栄養剤を入れたイリゲーターを用意する。 ❹チューブが胃に入っていることを確認する。 ❺イリゲーターの高さを調整する。 ❻チューブとイリゲーターの先端とを接続し，注入を開始する。 ❼自己抜去のおそれのある患者では，抜去予防のため，本人または家族の承諾のうえ，ミトンなどを用いる場合もある。	❶胃に入った栄養剤の食道への逆流や気管への流入を予防する。 ❷消化管の刺激により流涎が起こりやすくなる。 ❹チューブが胃内に達していない場合は一度抜去して挿入する。 ❺胃と液面の高低差が 50cm になるようにする。 ❻重大な事故につながるため，点滴ラインと経鼻胃チューブを間違えてはならない。
6	**注入後の管理** ❶栄養剤の注入終了後，チューブから 50mL 程度の白湯を注入する。 ❷食後 30〜60 分ほどは半座位以上の体位を維持する。	❶チューブ内の閉塞予防と細菌増殖防止のために行う。 ❷胃の内部に注入した栄養剤の逆流や誤嚥による逆流性食道炎や誤嚥性肺炎を防ぐため。 ※この危険性が高い患者では，栄養剤注入にポンプを使用し，ゆるい注入速度で管理する場合もある。
7	**観察・記録** ❶チューブを入れた日時を記入する。 ❷経鼻胃チューブは鼻孔周囲や咽頭が圧迫されて苦痛・不快感を伴うので，このような症状がないか観察し，記録する。 ❸消化器系などの合併症を起こしていないか観察し，記録する。	 ❸下痢（成分栄養剤の使用時は特に注意），腹部膨満，悪心・嘔吐，便秘，脱水，高血糖など。
8	**持続投与する場合の管理** ❶持続投与する場合，イリゲーターは 8 時間ごとに交換する。	❶経腸栄養剤はイリゲーター内で 8 時間以上経過すると細菌が増殖する可能性が高くなることから[4]。
9	**チューブを留置する場合の管理** 〈チューブの管理〉 ❶チューブはポリウレタンやシリコン製の場合，2 週間に 1 回は交換する。	 ❶チューブの内径は狭く湯煎して通していても経腸栄養剤が残り，不潔になったり通りにくくなるため。

第4編 日常生活の援助技術

1 技術 環境を整える

2 食生活と栄養摂取の援助技術

3 排泄の援助技術

4 活動・休息の援助技術

清潔・衣生活の援助技術

	手順	技術のポイント（根拠・留意点）
9	❷使用しないときは巻いて固定しておくかポケットに入れておく。 ❸使用のたびに，留置したチューブが正しい位置からずれていないことを確認する。 〈皮膚・口腔の観察とケア〉 ❶固定用の絆創膏は毎日交換する。 ❷チューブ挿入部位の皮膚に発赤・びらんが生じていないかよく観察する。 ❸経腸栄養施行中は口腔内を清潔に保つよう気をつける。	❷抜去予防のため ❶かぶれなどを予防する。 ❸唾液の分泌が減少して口腔内が汚れやすい。
10	**チューブの抜去** ❶抜去する場合は膿盆を持ってもらい，素早く抜く。	❶抜去時に嘔吐反射が生じやすいので膿盆やタオルを胸に当てる。

手順1

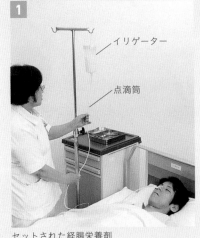

セットされた経腸栄養剤

手順3

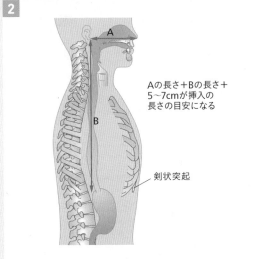

Aの長さ＋Bの長さ＋5〜7cmが挿入の長さの目安になる

胃管を挿入する長さの目安

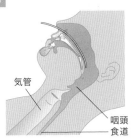

①鼻孔から鼻腔の下方に向けてゆっくり咽頭部まで進める

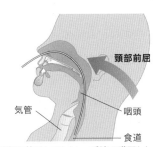

②頸部を前屈してもらい，唾液の嚥下とともに，食道入口に進める

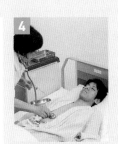

胃部に聴診器を当て，気泡音を確認する。

手順4

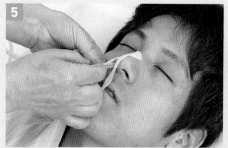
絆創膏（2cm幅）を8cmに切り，半分まで中央を切り，鼻翼に切らないほうを貼る。

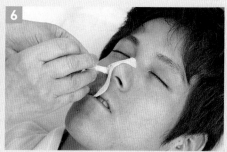
二股に切った絆創膏の一方を鼻孔から出ている胃チューブに巻く。

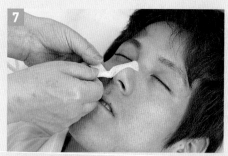
もう一方を逆方向に巻く。

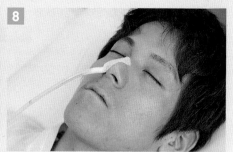
固定されているか確認し，鼻孔の出口の位置に印をつけておく。

C 胃瘻による栄養摂取の援助

1. 胃瘻による栄養摂取の目的と根拠

　胃瘻を通して必要な栄養が十分確保されるように，また胃瘻による栄養摂取が安全・安楽に実施されるよう援助する。

　胃瘻の方法は，意識不明の場合，食事の嚥下障害，開口障害，摂食障害，口腔や喉頭などの術後などで栄養状態の改善が2か月間以上必要な場合に行う。経管栄養に比べて，吐いたり，むせたりすることがなく，誤嚥性肺炎になる危険性も減り，普通の食事と同じように胃腸を使うので，消化機能を維持できる。また，外見的にも目立たないため，患者の心理的負担も軽減できる。

2. 胃瘻による栄養摂取の方法

1 ┃ 踏まえておくべき事項

　胃瘻に取り付ける胃瘻カテーテルには，胃内の固定板のタイプ（バルーン式とバンパー式）

第4編 日常生活の援助技術

技術 環境を整える

2 摂取の援助技術 食生活と栄養

排泄の援助技術

4 援助技術 活動・休息の

清潔・衣生活の援助技術

表2-9 胃瘻カテーテルの種類

種類		メリット	デメリット
ボタン型バルーン	体外 腹壁 胃壁 胃内	• 交換が容易 • 目立ちにくく，動作の邪魔にならない • 事故抜去の可能性が低い • 逆流防止機能つきである	• バルーン破裂の危険性 • 交換が短期間 • ボタンの開閉がしにくいことがある
チューブ型バルーン		• 栄養チューブとの接続が容易	• バルーン破裂の危険性 • 腹部に出ており，チューブが動作の邪魔になる • 事故抜去の可能性が高い • チューブ内が汚染されやすい
ボタン型バンパー		• カテーテルが抜けにくい • 交換まで長期間 • 目立ちにくく，動作の邪魔にならない • 事故抜去の可能性が低い • 逆流防止機能つきである	• 交換時に痛み，圧迫感を感じる • ボタンの開閉がしにくいことがある
チューブ型バンパー		• カテーテルが抜けにくい • 交換まで長期間 • 栄養チューブとの接続が容易	• 交換時に痛み，圧迫感を感じる • 腹部に出ており，チューブが動作の邪魔になる • 事故抜去の可能性が高い • チューブ内が汚染されやすい

と体表の形状（ボタン型とチューブ型）により，表2-9に示すような種類がある（いずれも定期的な交換が必要である）。胃瘻造設後1～2週間で栄養剤注入が開始される。

栄養剤は指示どおりに調製し，温度・濃度・量・1日の注入回数・注入速度などは注入計画に従う（経鼻胃チューブの場合と同様）。

2 一般的手順

胃瘻（いろう）による栄養摂取の援助の一般的な方法を以下に示す。

〈使用物品〉
胃瘻カテーテル，栄養剤，イリゲーター（栄養バッグ），手袋，ガーゼ，聴診器，はさみ，絆創膏（ばんそうこう），白湯（さゆ），コップ，注射器（5～20mL），口腔用膿盆（こうくうようのうぼん），タオル，エプロン，石けん

	手順	技術のポイント（根拠・留意点）
1	患者の準備 ❶患者の意識状態を確認し，胃瘻からの栄養剤注入の目的や方法について説明し同意を得る。 ❷患者のベッドを半座位または座位にする。	❶意識のない場合は家族に了解を得て行う。 ❷胃に入った栄養剤が食道に上ってくることを防ぐ（誤嚥防止）。

	手順	技術のポイント（根拠・留意点）
1	❸排泄の必要がないか確認する。 ❹衣服や寝具が汚れないように接続部にはガーゼを敷く。	❸胃瘻から栄養剤を注入するのに 30 分程度はかかるため，途中で排泄を催さないようにする。
2	**注入方法** ❶栄養剤を，体温程度に温める。 ❷イリゲーターに温めた栄養剤を入れる。 ❸手袋を装着し，腔内に分泌物がある場合は，事前に吸引する。 ❹胃チューブを胃瘻に挿入する前に，胃瘻の入口に取り付けてある胃瘻カテーテルの位置や固定状態の確認，胃瘻孔の観察を行う。 ❺胃瘻カテーテルのチューブ（ボタン型の場合は，ボタンに接続された接続チューブ）に注射器をつなぎ，空気を入れ，聴診器を胃部にあて聴きとる。次に吸引する。吸引された胃内容物の量と性状に異常がないかを確認する。 ❻接続チューブを胃瘻カテーテル内に 5 cm 挿入し，注入を開始する。 ❼滴下速度は，1 時間に 500mL とする。	❶栄養剤の温度が低い場合は下痢を起こす場合があるので注意する。 ❹ボタン型の胃瘻カテーテルを使用している場合は，付属の接続チューブをボタンに接続して準備をする。 ❻注入中にチューブが抜けないように，胃瘻カテーテルに接続チューブの先を十分に入れる。また，胃瘻カテーテル（ボタン型）は長さが 5 cm あるため，それ以上は入らない。
3	**注入後の管理** ❶注入終了後，チューブから 10mL 程度の白湯を注入する。 ❷注入終了後 30〜60 分は，半座位以上の体位を維持する。 ❸胃瘻チューブの交換は 6 か月ごとに行う。 ❹カテーテルが 360°回転するかを確認する。 ❺胃瘻孔周辺の皮膚トラブルを予防するため，皮膚の消毒または石けんでガーゼを用いて清拭洗浄する。	❶チューブの閉塞や，チューブ内部での腐敗を防ぐ。 ❸チューブを湯煎しても長期になるとチューブ内に栄養剤がこびりつき，感染する可能性があるため。 ❹カテーテルが癒着していないかを確認する。
4	**観察・記録** ❶胃瘻周囲の皮膚の状態（発赤，びらん，出血，肉芽［にくがとも読む］形成）を観察し，記録する。 ❷消化器系などの合併症を起こしていないか観察し，記録する。	❶胃瘻周囲の発赤，びらん，出血，肉芽形成を認めた場合は，医師に報告する。 ❷下痢（成分栄養剤の使用時は特に注意），腹部膨満，悪心・嘔吐，便秘，脱水，高血糖など。

Ｄ 腸瘻による栄養摂取の援助

1. 腸瘻による栄養摂取の目的と根拠

　腸瘻による栄養摂取は，口腔，喉頭，食道，胃，十二指腸などの上部消化器における疾患や障害があり，栄養状態の改善が長期間（2 か月間以上）必要な場合に行う。口から嚥下することが困難でも，栄養を摂取できる。胃瘻と同様に誤嚥性肺炎が起こりにくく，消化管の運動や消化液の分泌などの機能が促進され，腸管に備わる免疫システムが維持され，全身の免疫力の改善につながる。腸瘻は，鼻孔から食道→胃→十二指腸を経て空腸に栄養

第4編 日常生活の援助技術

技術 環境を整える

2 摂取の援助技術 食生活と栄養

排泄の援助技術

援助技術 活動・休息の

援助技術 清潔・衣生活の

チューブを挿入する経鼻的腸瘻，胃瘻を通して栄養チューブを十二指腸に挿入する経胃瘻的十二指腸瘻，手術により腹腔外から経皮的に空腸内に栄養チューブを挿入する空腸瘻がある。

▌2. 腸瘻による栄養摂取の方法

1 ┃ 踏まえておくべき事項

腸瘻造設後1週間は，①皮膚の状態の観察や発赤・腫脹（しゅちょう）・痛みの有無，②皮膚の消毒（消毒薬［ポビドンヨード液］）を行い，ガーゼなどで保護を行う，③挿入部位の位置を観察し，固定して留めてあるか，抜けていないかをチェックすることが重要である。

2 ┃ 一般的手順

腸瘻による栄養摂取の援助の一般的な方法を以下に示す。

〈使用物品〉
腸瘻カテーテル，経腸栄養剤，イリゲーター，カテーテルチップ，ガーゼ，はさみ，絆創膏（ばんそうこう），白湯（さゆ），コップ，注射器（5～20mL），手袋，タオル，防水シーツ

	手順	技術のポイント（根拠・留意点）
1	**患者の準備** ❶患者の意識状態を確認し，患者に経管方法の目的や方法について説明し，同意を得る。 ❷患者のベッドを半座位にする。 ❸排泄の必要がないか確認する。 ❹衣服や寝具が汚れないようにタオルや防水シートを敷く。 ❺患者を仰臥位にし，リラックスできるように少しからだを起こす。	❶意識のない場合は家族に了解を得る。 ❷胃腔に栄養剤が入らないように上半身を挙上し，栄養剤の逆流を防ぐ。 ❸腸瘻からの栄養剤を注入するのに1時間程度はかかるため，途中で排泄を催さないようにする。 ❹腸瘻孔（ろうこう）周辺の皮膚の状態を観察する。
2	**注入方法** ❶注入物を体温程度に温める。 ❷姿勢は，座位，または仰臥位ならば上体を高くするか右向きにする。 ❸注入前には，カテーテルの位置や固定の確認，腸瘻孔の観察を行う。 ❹腸瘻カテーテルを使用している場合は，付属のチューブを接続する。 ❺医師の指示と栄養剤の確認をするときには「指さし，声出し」を行い，3回は確認する。 ❻栄養剤をイリゲーターの中に入れる。	 ❸チューブの基端を水の入ったコップに入れ，空気の泡が出ないかを確認する。その後，チューブを5cm挿入する。留置したチューブは，1週間に1回は新しいものと交換する。 ・腸瘻周囲の発赤，びらん，出血，肉芽形成を認めた場合は医師に報告する。 ❹腸瘻カテーテルが固定されているかを確認する。 ❺このときカテーテルチップでしっかり留めていることを確認する。

	手順	技術のポイント（根拠・留意点）
2	❼腸瘻のキャップを開ける前にクランプを必ずしてから開けるようにする。 ❽患者の氏名を確認し，イリゲーターと腸瘻チューブをつなぎクランプを開放する。	❼クランプをしないで腸瘻チューブの蓋を開けると腸液が出てきてしまうため。 ❽下痢気味のときは遅くするようにして調整する。
3	**注入中の管理** ❶栄養剤は医師の指示どおりに調製し，温度・濃度・量・注入速度・1日の注入回数などは注入計画に従う。 ❷注入の速度は1時間に100mL程度落とすようにする。 ❸注入終了後，チューブから10mL程度の白湯を注入し，チューブの閉塞や，チューブ内部での腐敗を防ぐ。 ❹注入終了後30分から60分は半座位以上の体位で維持する。	❶温度：栄養剤の温度は，体温よりやや高めの38〜40℃が望ましい。チューブの先端部で38〜40℃が保てるように，湯煎温度，室温を配慮する。チューブの先端温（℃）＝湯煎温度＋室温＋体温／3＋1で求めることができる[5]。 ●濃度：栄養剤によって異なるが，高いと下痢を起こしやすいため，低いものから開始して調整する。 ●量：100mL/60分，注入回数は4〜6回／日が良いとされている。 ❷速度：チューブの内径・高さ・栄養剤の粘稠度により速度は変化する。 ●内径が大きくなると落下速度が速くなる。 ●高さが高くなると落下速度が速くなる。 ●粘稠度が大きい（粘り気が強い）と速度が遅くなる。栄養剤の温度が高いほど粘稠度は小さくなり，速度は速くなる。 ❸カテーテルやボタンが抜けないよう日々の管理が大切だが，万一抜けてしまった場合はすぐ医師に連絡を入れ，指示に従う。
4	**観察・記録** ❶腸瘻周囲の皮膚の状態（発赤，びらん，出血，肉芽形成）を観察し，記録する。 ❷消化器系などの合併症など腹部症状を観察する。	❶腸瘻周囲の発赤，びらん，出血，肉芽形成を認めた場合は，医師に報告する。 ❷下痢，腹部膨満，悪心・嘔吐，便秘，脱水，高血糖。

中心静脈栄養

Ⓐ 中心静脈栄養の基礎知識

1 中心静脈栄養とは

　静脈栄養（輸液）には中心静脈栄養と末梢静脈栄養がある。このうち，中心静脈栄養（total parenteral nutrition：TPN，intravenous hyper-alimentation：IVH）は，患者が飲食物を経口摂取することが不可能あるいは困難なとき，なおかつ経腸栄養も不可能な状態のときに実

第4編 日常生活の援助技術

1 環境を整える技術

2 食生活と栄養摂取の援助技術

3 排泄の援助技術

活動・休息の援助技術

清潔・衣生活の援助技術

施する。上大静脈または下大静脈（これらを中心静脈という）内に中心静脈栄養カテーテルを留置し，フィルターを通して高エネルギー輸液剤を持続点滴注入する。フィルターは，細菌や異物を取り除くために使用する。通常，孔径 0.22 ～ 0.45 μm のものが使われる。

2 | 高エネルギー輸液剤

高エネルギー輸液剤は，末梢静脈からでは十分に補給できない。高濃度のブドウ糖を末梢で輸液すると，血管壁を傷つけ，静脈炎を起こすからである。中心静脈は血流量が多く，流れが速いので，血管壁を傷つけることなく，高濃度のブドウ糖やアミノ酸，ビタミン，電解質を注入できる。また，脂肪乳剤＊を末梢静脈から追加することで，微量元素以外の栄養素を十分に補給できるようになった。

糖と電解質を配合した高エネルギー輸液基本液や，これにアミノ酸を加えた製品が市販されている。これらの利用により，臨床現場で調製しなくてすみ，細菌混入の機会を最小限に抑えられる。

B 中心静脈栄養を行う患者の援助

1. 目的と根拠

中心静脈栄養カテーテルの挿入という医師による処置，ならびに留置された輸液ラインの管理が適切かつ安全・安楽に実施されるように援助する。これによって患者の置かれた状況下での最大限望ましい栄養摂取が行えることを目指す。

中心静脈栄養法（interavenous hyperalimentation；IVH）は栄養補給を目的として，高張液を中心静脈から点滴静脈注射する方法である。末梢静脈から高張液を投与すると静脈炎を起こすため，中心静脈に高張液を投与する。末梢静脈に投与するのは等張液であり，高カロリーを摂取するためには液量が多くなる。

2. 方法

1 | 踏まえておくべき事項

▶ カテーテル挿入部位　カテーテルの挿入部位を図2-6 に示す。カテーテルは鎖骨下静脈を穿刺して挿入することが最も多い。先端を上大静脈内に進めて留置する。医師が施行するが，施行者・介助者共にすべて無菌操作で実施する。刺入後，胸部X線撮影を行って，医師がカテーテル先端の位置を確認する。

▶ 感染防止　カテーテル感染（敗血症）を起こさないよう次のような点に注意する。患者は

＊ **脂肪乳剤**：粘度が高く，一般の高エネルギー輸液用のフィルターを通過しないので，ほかの栄養素と同じラインから注入することができない。しかし，脂肪乳剤は血漿浸透圧と等張であり，末梢静脈から注入することができる。

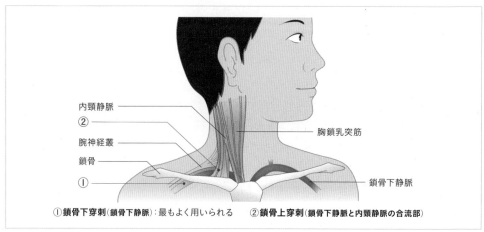

内頸静脈
②
腕神経叢
鎖骨
①
胸鎖乳突筋
鎖骨下静脈

①**鎖骨下穿刺**(鎖骨下静脈):最もよく用いられる　②**鎖骨上穿刺**(鎖骨下静脈と内頸静脈の合流部)

図2-6 中心静脈栄養のカテーテル挿入の穿刺部位

免疫力が低下していることが多いので，感染は致命的である。

①輸液剤調製時に細菌混入が起こらないように無菌操作の手順で行う。

②輸液ライン連結部からの感染が起こらないように無菌操作で行う。

③輸液ラインとドレッシングを規定の時間ごとに交換して清潔を保つ。

④感染徴候を注意深く観察する。

▶ **ドレッシング材** 穿刺部位の皮膚の状態を観察しやすい透明なフィルム材など，皮膚炎や感染の予防を目的とした素材が開発されている。

2 ｜ 一般的手順

中心静脈栄養法の一般的な方法を以下に示す。

〈使用物品〉
消毒薬（ポビドンヨード液），綿球，鑷子，膿盆，局所麻酔薬（1％プロカイン液），注射器，23 G針，縫合セット（持針器・縫合糸），滅菌の穴あきドレープ，滅菌手袋，滅菌ガーゼ，カテラン針（23 G），中心静脈栄養カテーテルキット，生理食塩水 100mL（輸液セットをつけ延長チューブを接続したもの），点滴スタンド，固定用絆創膏，はさみ，処置用シーツ，小枕，透明フィルムドレッシング材，処方箋

	手順	技術のポイント（根拠・留意点）
1	**物品の準備** ❶ 看護師は手洗いをする。 ❷ 使用物品を確認する。	
2	**患者の準備** ❶ 患者に中心静脈栄養法の目的や方法について，医師から説明を受けているかを確認し，実施の同意を得る。 ❷ 排泄の必要がないか確認する。 ❸ 使用物品を患者の側にそろえる。	❶ 医師からの説明でわからない場合は補足する。 ❷ 1回の実施で 30〜60 分を要するので説明しておく。

日常生活の援助技術

第4編

技術

1 環境を整える

2 摂取の援助技術 食生活と栄養

排泄の援助技術

4 活動・休息の援助技術

清潔・衣生活の援助技術

	手順	技術のポイント（根拠・留意点）
2	④患者に仰向けに寝てもらい，肩の下に小枕を入れ，穿刺部位である鎖骨下が見やすい体位としてトレンデレンブルグ体位とする。	④頭部を低位にすると上半身の静脈圧が上がり静脈が太くなるため，穿刺が容易になる。
	⑤衣服が汚れないように処置用シーツを頸部から肩部に敷く。	⑤処置中に消毒液や血液が流れる場合がある。
	⑥医師が操作しやすいように物品を配置する。	
3	**カテーテルの挿入と点滴の開始** ❶医師は消毒薬（ポビドンヨード液）を綿球に浸し，鑷子を用いて穿刺部位を消毒する。使用した綿球は膿盆に入れる。	❶穿刺部位を中心にして広範囲に最低2回は消毒する。
	❷医師は処置用の手袋を着用する。	❷滅菌操作を厳重に行う。
	❸看護師は縫合セットから滅菌の穴あきドレープを出し，穴あき部分が穿刺部に当たるように敷く。	❸穴あきドレープがずれないように端を固定しておく。
	❹看護師は局所麻酔薬のアンプルをカットし，医師が滅菌の注射器と23G針を接合し，麻酔薬を吸い上げられるようアンプルを保持する。	
	❺医師は穿刺部位周辺に局所麻酔薬を注射する。	❺局所麻酔剤は30分～1時間効果があるので時間を見ておく。穿刺の前に痛みがないか確認する。
	❻看護師は試験穿刺用のカテラン針を医師に渡す。医師はカテラン針を鎖骨下静脈に到達させる。静脈血が吸引できたら，看護師は中心静脈栄養カテーテルキットを医師に渡す。	❻穿刺中は患者の緊張が強いので，穿刺部と患者の状態を観察する（気胸，血胸，動脈穿刺，空気塞栓などの徴候がないか）。
	❼医師は試験穿刺針を抜去し，同じ刺入点から中心静脈栄養カテーテルを挿入し，先端を上大静脈の位置まで進める。	❼鎖骨下静脈からの刺入を行う場合，カテーテルは30cmのものを使用する。カテーテルが鎖骨下静脈に入ったら，頸部を右に向けるようにして，頸静脈に行かないようにする。
	❽看護師は穿刺中および穿刺後の観察を行い，誤刺入の早期発見に努める（胸部X線撮影による確認まで）。	
	❾医師は，刺入部位からカテーテルが抜けないようループを作り，縫合糸で3か所は皮膚と縫合し固定する。	
	❿医師はカテーテルから静脈血が吸引されることを確認した後，輸液ルートと接続し，生理食塩水100mLでカテーテルの内腔を満たす。	
	⓫看護師は刺入部の皮膚の状態を観察し，透明フィルムドレッシング材を当て，固定する **1** 。	⓫ルートが抜けないようにループなどをつくり，絆創膏で固定してドレッシング材を貼る。
4	**点滴中の管理** ❶この輸液ルートを用い，医師から指示された輸液計画（輸液剤の品名，1回量，滴下速度など）に従い，輸液剤の点滴を行う。	❶患者氏名，日時，輸液剤の品名，1回量，滴下速度，投与方法などを指差し，声出しを3回行う。
	❷滴下速度は，輸液ポンプを使用し管理する。	❷点滴速度が速いと，血糖が高くなる場合や，肺水腫になる場合があるので注意する。
5	**カテーテル留置中の管理** 〈ドレッシング材の交換〉 ❶1週間に2回はドレッシング材の交換を行う。 〈合併症の観察〉	❶感染防止のため。
	❶カテーテル挿入部位を観察し，感染徴候がないか注意する。	❶挿入部位の出血，発赤，腫脹，痛みなどについて観察する。
	❷穿刺に関連する合併症（気胸，動脈穿刺など）の徴候がないか観察する。	❷気胸の徴候として呼吸苦，特徴ある呼吸音，動脈穿刺の徴候として出血，血圧低下，意識不明がある。

	手順	技術のポイント（根拠・留意点）
5	❸血糖値および尿糖値を定期的に測定する。 〈安全管理のための観察〉 ❶点滴スタンドの位置，輸液ルートのねじれ，屈曲，圧迫などを観察する。 ❷ナースコールの位置などに危険な要素はないか，観察する。	❸注入速度や輸液剤の濃度などの要因により，高血糖などの代謝合併症を起こす場合がある。 ❶血液の逆流，輸液ラインの屈曲などによりカテーテル閉塞が起こることがある。

手順3

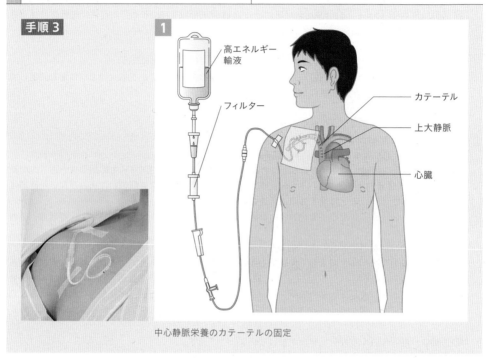

中心静脈栄養のカテーテルの固定

VI 末梢静脈栄養

A 末梢静脈栄養の基礎知識

1 末梢静脈栄養とは

　末梢静脈栄養（peripheral parenteral nutrition；PPN）とは，四肢の末梢静脈から，糖質液，アミノ酸液，脂肪乳剤，電解質液を混合して点滴静脈内注射をすることをいう。末梢静脈からの輸液では，体重（kg）当たり補給できるエネルギーは1日10〜15kcal/kg以下であり，長期間栄養を維持する手段にはなり得ないが，経口栄養を補助する手段として，また水および電解質の補正のために実施される。

第4編 日常生活の援助技術

1 環境を整える技術

2 食生活と栄養摂取の援助技術

排泄の援助技術

活動・休息の援助技術

清潔・衣生活の援助技術

2 │ 輸液剤

❶**糖質液**：水補給の目的では，5％ブドウ糖液（等張液）が使用される。10％以上の濃度の液は末梢静脈では使用できない。

❷**電解質液**：生理食塩水（0.9％ NaCl 液）が等張である。リンゲル液（生理食塩水にカルシウム，カリウムを加えたもの），乳酸化リンゲル液，酢酸化リンゲル液も使用される。

❸**アミノ酸混合液**：標準アミノ酸液，および様々な組成の病態別のアミノ酸液がある。

❹**脂肪乳剤**：エネルギーおよび必須脂肪酸を補給する。

❺**その他**：栄養補給以外の目的で行う輸液もある。血漿，アルブミン，抗菌薬，利尿薬など。

3 │ 器具

　びん針，クレンメ，点滴筒，チューブなどがまとめて滅菌包装されたディスポーザブルの輸液セットを使用するのが一般的である。末梢静脈に刺入する留置針は，翼状針または静脈留置針を使用する。テフロン針のほうが漏れにくいうえ血管壁の損傷の危険が小さい。

Ⓑ 末梢静脈栄養を行う患者の援助

1. 目的と根拠

　末梢静脈栄養における末梢静脈路確保と輸液ラインの管理を適切かつ安全・安楽に実施する。これによって患者の置かれた状況下での最大限望ましい栄養摂取が行えることを目指す。

2. 方法

1 │ 踏まえておくべき事項

▶ **穿刺部位**　四肢の末梢静脈を使用する。前腕の皮静脈が穿刺しやすく固定しやすいので，最も多く使用される（第5編 - 図 3-19 参照）。下肢は上肢よりも静脈炎を起こしやすい。手の甲は穿刺しやすいが，動きやすい部位なのでしばしば痛みが大きくなる。

▶ **滴下数の計算**　用いる輸液剤の品名，1回量，滴下速度などは，輸液計画（医師からの指示）に従う。1分間の滴下数の計算方法は次のとおりである。

> **1mL ＝ 20 滴の場合（1mL を滴下するのに 20 滴を要する輸液セットの場合）**
> 　1 時間当たりの指示量（mL）
> 　　　＝（1 時間当たりの滴下数）÷（1mL 滴下するのに要する滴下数）
> 　　　＝（1 分間の滴下数× 60 分）÷（20 滴）

1分間の滴下数
　　＝ 1 時間当たりの指示量（mL）÷ 60 分× 20 滴
　　＝ 1 時間当たりの指示量（mL）÷ 3
1mL = 60 滴の場合（1mL を滴下するのに 60 滴を要する輸液セットの場合）
　 1分間の滴下数＝ 1 時間当たりの指示量（mL）

2 ｜ 一般的手順

末梢静脈栄養法の一般的な方法を以下に示す。

〈使用物品〉
アルコール綿，指示された輸液剤，膿盆，輸液セット，翼状針または静脈留置針，手袋，点滴スタンド，固定用絆創膏，はさみ，処置用シーツ，肘枕，時計，小ドレッシング材，処方箋，注射針廃棄容器，駆血帯

	手順	技術のポイント（根拠・留意点）
1	**物品の準備** ❶ 看護師は手洗いをする。 ❷ 使用物品の確認を行う。 ❸ 用意された輸液剤が注射処方箋と一致しているか確認する。 ❹ 輸液セットを取り出し，クレンメを閉じておく。 ❺ 輸液セットに三方活栓と延長チューブ，翼状針などを接続する。 ❻ 点滴スタンドに点滴ボトルをつるす。 ❼ 輸液セットの点滴筒をつまみ，1/2〜 1/3 を満たし，クレンメをゆるめ，チューブ内に輸液剤を満たす。	❶ 操作はすべて無菌操作で行う。 ❷ 滅菌の日時も確認する。 ❸ 患者氏名，日時，輸液剤の品名，1 回量，滴下速度，投与方法などを指差し，声出しを 3 回行う。 ❹ 点滴ボトルと接続しても輸液剤がチューブを流れ落ちないようにする。 ❻ 点滴スタンドがない場合は，点滴台の吊り金具につるす。 ❼ 空気塞栓の予防のため，輸液チューブ内に空気などが入っていないか確認する。
2	**患者の準備** ❶ 患者に末梢静脈栄養法の目的や方法について，医師から説明を受けているかを確認し，実施の同意を得る。 ❷ 排泄の必要がないか確認する。 ❸ 使用物品を患者のベッドサイドにそろえる。 ❹ 患者の氏名と処方箋の氏名の一致を確認する。 ❺ 患者に仰臥位に寝てもらい，注射する側のスペースをあけてもらう。 ❻ 患者の衣類が汚れないように，処置シーツを敷く。 ❼ 医師が操作しやすいように物品を配置する。	❶ 医師からの説明でわからない場合は補足する。 ❷ 1 回の実施に 30〜 60 分を要することを説明しておく。 ❺ 仰臥位のほうが静脈が太くなり刺しやすい。 ❻ 消毒液や血液が流れる場合がある。
3	**穿刺部位の決定** ❶ 肘枕を肘の下に置き，刺入部を伸展する。穿刺部位を消毒する。 ❷ 駆血帯を刺入部より 10cm 上を指 2 本ぐらい入る程度で閉める。 ❸ 母指を中にして握ってもらい，静脈の怒張を確認する。	❶ 穿刺部を中心にして広範囲に最低 2 回は消毒する。 ❷ 輸液剤と患者のネームバンドを照合する。 ❸ 穿刺部位の確認のため駆血したが，長時間駆血すると血液データに変動が生じるため，いったん血流を回復させる。

第4編 日常生活の援助技術

1 環境を整える技術

2 食生活と栄養摂取の援助技術

3 排泄の援助技術

4 活動・休息の援助技術

5 清潔・衣生活の援助技術

	手順	技術のポイント（根拠・留意点）
3	❹静脈の太さ，走行，緊張，深さなどを確認し，穿刺部位を選ぶ（第5編図 3-19 参照）。 ❺駆血帯をゆるめ手を開いてもらう。	
4	**静脈針の刺入と点滴の開始** ❶看護師は手袋を着ける。 ❷3 の手順で穿刺部位の選択をしたときと同様に，駆血帯を閉め，手を握ってもらう。 ❸穿刺部を中心に円を描くようにアルコール綿で消毒をする。 ❹刺入部より末梢側 5 cm の位置で皮膚を針を持たない側の指で引っ張り伸展する。 ❺針の切面が上にくるように針を持ち，皮膚面に 10～ 20°の角度で刺入する（第5編第3章 326 頁内手順表 1-❼参照）。 ❻チューブ側への血液の逆流を認めたら駆血帯をはずし，握った手をゆるめてもらう。 ❼クレンメをゆるめ滴下するか確認し，針とチューブの固定を行う（第5編 325 頁内手順表 4-❿⓫参照）。 ❽穿入部の針を絆創膏を用いて固定する。 ❾輸液計画の滴下数に合わせ，点滴を開始する。	❶実際に穿刺するときに，感染が生じないよう予防するために手袋を着ける。 ❼チューブにループを作り，抜けないように固定する。 ❾輸液計画どおりの輸液剤，量，滴下速度であることを改めて確認する。
5	**点滴中の管理** ❶刺入部位に出血，発赤，腫脹などがないか観察し，また痛みなどがないか患者の訴えに注意する。	❶合併症として穿刺部位の血管痛や静脈炎が起こることがある。
6	**カテーテル留置中の管理** ❶カテーテル挿入部位を観察し，感染症状の観察を行う。 ❷1 週間に 2 回はドレッシング材の交換を行う。 ❸点滴スタンドの位置，輸液チューブのねじれ，屈曲，圧迫などを観察する。 ❹ナースコールの位置は適切か確認する。	 ❷感染防止のため。 ❸血液の逆流，輸液ラインの屈曲などによりカテーテル閉塞が起こることがある。

文献

1) 厚生労働省：「日本人の食事摂取基準（2020 年版）」策定検討会報告書，2019.
2) 關戸啓子，深井喜代子：看護学生に対する「嚥下と体位及び食物形態に関する実習」の試行，川崎医療福祉学会誌，9（2）：217-223，1999.
3) 平田雅子：経管栄養に関する実験研究および理論的考察，看護教育，43（11）：986-997，2002.
4) 日本静脈経腸栄養学会編：コメディカルのための静脈・経管栄養手技マニュアル，南江堂，2003，p.170.
5) 東サトエ，他：経管栄養における一考察（その 2）；チューブ湯煎の効果について，神戸市立看護短期大学紀要，2：51-60，1983.

第3章

排泄の援助技術

この章では

● 排泄のメカニズムが説明できる。
● 排泄の意義と患者の尊厳を踏まえた援助の基本が述べられる。
● 排泄の援助の必要性を判断する指標が説明でき，アセスメントすることができる。
● 患者の病態およびADLに応じた排泄援助が選択できる。
● 排便障害，排尿障害の種類と原因ごとに，患者への援助が説明できる。
● 浣腸，摘便，導尿を必要とする患者に対して行う援助の留意事項が説明できる。

I 排泄の意義とそのしくみと働き

1. 排泄の意義と援助の基本

1 排泄の意義

　生物は生命を維持し活動するために必要な酸素や水・食物を外界から摂取し，消化・吸収して代謝過程を進行させる。その間に不要となった代謝産物や有害物質は体外に排出する。この働きを排泄といい，排泄物には，便，尿，汗，肺からの二酸化炭素，痰，月経血などがある。

　排泄のなかでも排便・排尿という行為は日常生活動作（activities of daily living：ADL）の一部であり，健康に障害が起こると援助が必要になることがある。援助に際しては，排便・排尿の様々な意義を把握しておく。

❶生理的な意義：生命維持，健康維持のための重要な機能である。排泄機能に障害が起こると，排出されるべき物質が体内に蓄積し生命がおびやかされることもある。また，排泄状態や排泄物の性状から，健康状態についての情報が得られる。排泄は，飲食・睡眠・活動といった日常生活の要素や感情の動きと関係が深く，これらは疾病を疑ったとき，あるいは生活を再検討する際の資料にもなる。

❷心理的および社会的・文化的な意義：快適な排泄によってからだだけでなく気分も爽快になり，満足感が得られる。排泄の自立は自尊感情と深くかかわり，特に日本人は排泄に関して汚いもの，恥ずかしいもの，という否定的なイメージが強いとされ，排泄に介助を要するようになると自己否定的な気持ちになりがちである。また，排泄の自立は幼児期のしつけに根ざすものだが，幼児期に排泄の自立を獲得する過程は衣服の着脱や清潔について学ぶ機会でもあり，多方面の発達および自立を促される過程でもある。

2 援助の基本

▶ **リラックスできる環境づくり**　排泄行為は精神状態やその変化に敏感に反応し，リラックスできる環境が整っていないと順調に遂行することができない。プライバシーが保たれ，安心できる心地よい清潔な場所で，ゆっくりと排泄できるように環境を整えることが，援助の基本である。特に多床室で排泄を行う場合は，カーテンなどを利用して他者からの目を遮断し，羞恥心への配慮を行う。

　心地よい場所という観点からは，適当な採光と照明，換気が必要であるが，そのほか消臭剤を使用して排泄物の臭気を取り除く，絵や写真，草花を飾るなどすることも，くつろげる雰囲気をつくることに寄与する。

▶ **自尊心を傷つけない言動・態度**　介助が必要な場合，看護師は患者の気持ちを理解しニー

第4編 日常生活の援助技術

1 環境を整える技術
2 食生活と栄養摂取の援助技術
3 排泄の援助技術
4 活動・休息の援助技術
5 清潔・衣生活の援助技術

ズを表出しやすいように言葉をかけ，自尊心を傷つけないよう配慮する。

▌ 2. 排泄のしくみと働き

1 ┃ 排便のしくみと働き

▶ 糞便の形成　食物は口腔，食道，胃を経て小腸で完全に消化され，栄養の吸収もほぼ終わる。大腸ではさらに水分が吸収され，残渣が糞便として形成される。食物は摂取後24〜72時間で糞便として排泄される。食物が口腔から回腸に達するのに約4〜15時間，S状結腸に達するのに12〜24時間を要する。大腸には10時間以上とどまる。特にS状結腸に長くとどまり，ここで糞便が形成される（図3-1）。

▶ 排便反射　排便は，結腸，直腸，肛門およびその周辺，さらに呼吸筋，姿勢筋の運動を含む一連の排便反射機構の働きによって，大腸の内容物を一気に排出する反射動作である。

　大腸の蠕動運動（peristalsis）によって，排便時以外は空虚である直腸付近まで便が移送される。やがて便は量を増して直腸壁を伸展し，その内圧が40〜50mmHg（直腸内容150〜200mL）に達すると，求心性の興奮が骨盤神経，脊髄を通って大脳皮質に送られて**便意**を感じる。便意が生じると排便反射（defecation reflex）が起こる。この反射は，内肛門括約筋，さらには外肛門括約筋を弛緩させ，肛門挙筋を収縮させて，肛門を上方へ引き上げる。これに伴ってS状結腸，直腸が収縮して糞便は排出される（図3-2）。

　便意は排便欲求という臓器感覚だが，直腸に急激な強い伸展刺激があった場合，下腹部痛（内臓痛）として認識される。

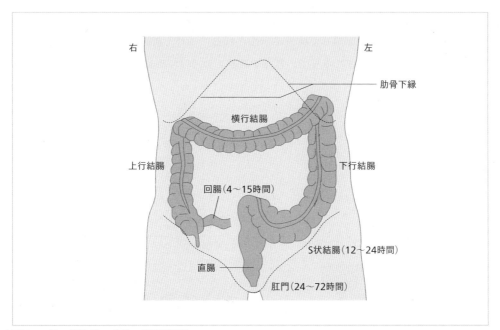

図3-1 経口摂取後の食物の到達時間

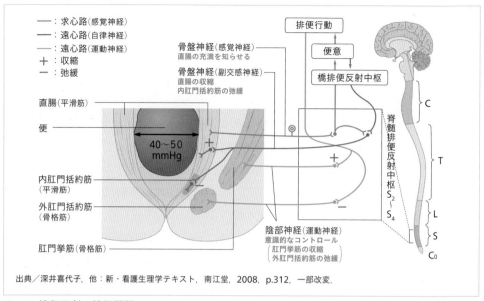

凡例
— ：求心路（感覚神経）
— ：遠心路（自律神経）
— ：遠心路（運動神経）
＋：収縮
－：弛緩

骨盤神経（感覚神経）
直腸の充満を知らせる

骨盤神経（副交感神経）
直腸の収縮
内肛門括約筋の弛緩

排便行動
便意
橋排便反射中枢

脊髄排便反射中枢 S₂〜S₄

直腸（平滑筋）
便
40〜50 mmHg
内肛門括約筋（平滑筋）
外肛門括約筋（骨格筋）
肛門挙筋（骨格筋）

陰部神経（運動神経）
意識的なコントロール
（肛門挙筋の収縮
外肛門括約筋の弛緩）

出典／深井喜代子, 他：新・看護生理学テキスト, 南江堂, 2008, p.312, 一部改変.

図3-2 排便反射の神経機構

▶ いきみ　人は便意を催すとトイレに行って排便姿勢をとり，さらに腹圧をかけて骨盤腔内の圧を高めること（約100mmHg）によって，排便のスムーズな遂行を助ける。吸息した状態で横隔膜と腹筋群を同時に収縮させることで，腹圧を亢進させる。これら一連の動作はいきみ（straining）とよばれる。

2 ｜ 排尿のしくみと働き

▶ 尿路　尿は腎臓で生成されて，尿管の蠕動運動によって膀胱に輸送され，そこにたまる。一定量に達すると，尿道を通って体外に排出される。これを排尿（urination）という。腎臓で生成された尿が排出されるまでの経路を尿路という（図3-3）。尿管，膀胱，尿道とい

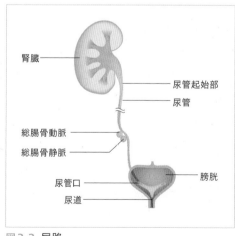

腎臓
尿管起始部
尿管
総腸骨動脈
総腸骨静脈
尿管口
尿道
膀胱

図3-3 尿路

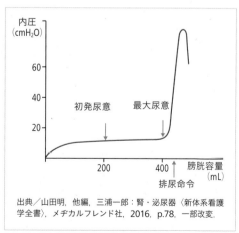

内圧（cmH₂O）

初発尿意　最大尿意

膀胱容量（mL）
排尿命令

出典／山田明, 他編, 三浦一郎：腎・泌尿器〈新体系看護学全書〉, メヂカルフレンド社, 2016, p.78, 一部改変.

図3-4 膀胱容量－内圧曲線

第4編 日常生活の援助技術

技術 環境を整える

食生活と栄養 摂取の援助技術

3 排泄の援助技術

活動・休息の 援助技術

清潔・衣生活の 援助技術

う尿路のいずれかの部位に障害があると正常な排尿ができなくなる。

▶ 貯尿期　尿管口部では，尿管が膀胱壁に斜めに陥入していて，尿の逆流を防いでいる。膀胱内に尿がたまる貯尿期では，膀胱壁が少しずつ弛緩するので，尿量が増えても膀胱内圧はごくわずかずつしか上昇しない（図3-4）。膀胱容量が約150mL，内圧で約10cmH$_2$Oを超えると，求心性の興奮が大脳皮質に達し，初めて**尿意**（micturition desire）が生じる。

▶ 排尿期　膀胱容量が400mL近くになると，膀胱充満感を覚え，排尿可能な環境下で排尿を行うことになる。このとき，橋の排尿反射中枢，および骨盤神経を介して，膀胱壁が収縮するとともに尿道括約筋が弛緩して，膀胱内の尿が一気に排出される（排尿期）。また，会陰筋は弛緩し，腹筋や横隔膜は収縮して膀胱を圧迫し尿の排出に貢献する。この一連の反射を排尿反射（micturition reflex）という（図3-5）。排尿時の最大尿流量は20〜25mL/秒である。通常，膀胱にたまった尿は完全に排泄することができ残尿がない状態になる。

▶ 排尿の抑制　尿意を感じても意識的に排尿を抑制することは可能である。大脳皮質が，橋の排尿反射中枢の活動を抑制することで膀胱が収縮しないようにし，尿道括約筋の緊張を高めて排尿を妨げる。

外尿道口付近にある外尿道括約筋は，陰部神経が支配する横紋筋（随意筋）であり，この筋は，排尿反射が始まらない限り，陰部神経の働きで外尿道口を常に閉鎖状態に保ちコンチネンス＊に寄与している。

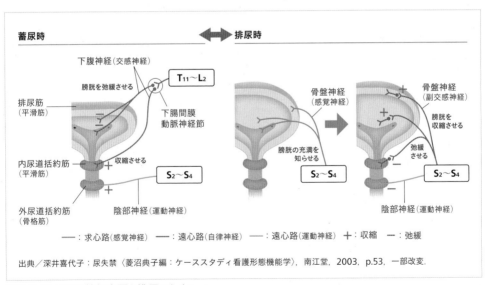

図3-5 泌尿器の神経支配と排尿のしくみ

出典／深井喜代子：尿失禁〈菱沼典子編：ケーススタディ看護形態機能学〉，南江堂，2003，p.53，一部改変．

＊ **コンチネンス**：排便・排尿を意図しないときに便漏れ・尿漏れなしでいられること，排便・排尿が正常なコントロール下にあることをコンチネンス（continence）という。反対に，意図しない便や尿の排出が生じることを失禁（incontinence）という。

Ⅱ 排泄のアセスメント

排泄に関する援助の必要性を判断するため，観察・情報収集とアセスメントを行う。生理的な側面だけでなく，心理的，社会的な面にも目を向け，生活全体を把握する。以下にそのための視点を示す。

❶排泄物の性状：便・尿の性状の正常と異常を表 3-1，2 に示す。

❷排泄の状況：表 3-3 の項目について情報収集・アセスメントを行う。

❸排泄動作：排泄を遂行するためには，寝返り・起立などの体位変換，歩行などの移動動作，排泄中の体位保持，衣服の着脱動作，腹圧をかけること，排泄後の後始末，手洗いなどの動作が清潔に行えなくてはならない。介助が必要な場合，一連の動作のどこに障害があるかを観察する。

❹生活習慣：表 3-4 のようないくつかの視点で情報収集・アセスメントを行う。

表 3-1 便の性状

項目	正常（成人）	異常
量	1回量　100〜250g	
形状	有形軟便	兎糞状便：乾燥して硬い便 泥状便：液体に近い便 水様便：液状
色調	黄褐色	黒色，タール様：上部消化管からの出血 鮮紅色：下部消化管出血 濃褐色：溶血性黄疸 灰白色：胆汁分泌不足，閉塞性黄疸 黒褐色：肉類摂取過剰，鉄剤服用
臭気	スカトール（たんぱく質の分解生成物）などによる臭気	酸臭：下痢便の場合，消化不良，胆汁欠乏，脂肪の過食 　　　一般に，糖質を多くとることによる発酵亢進 腐敗臭：膵疾患，慢性腸炎，直腸がん 　　　一般に，肉類などのたんぱく質の分解
混入物	なし	血液，粘膜，膿汁，寄生虫

表 3-2 尿の性状

項目	正常（成人）	異常
量	1回量　150〜300mL 1日量　500〜2000mL	無尿：完全無尿（1日の総尿量がまったくない），不完全無尿（100mL/日以下） 乏尿：400mL/日以下 多尿：3000mL/日以上
比重	1.015〜1.025 pH 5〜7	
色調	淡黄色〜淡黄褐色	暗黄色，暗赤褐色，肉汁様
臭気	無臭（放置するとアンモニア臭）	アンモニア臭，アセトン臭
混入物	水分 95%・固形物 5%	血尿：沈渣で赤血球 400 倍，各視野 5 個以上混入 たんぱく尿：たんぱく質 150mg/日混入 膿尿：炎症後，膿球となった白血球と細胞の残りが混入 乳び尿：脂肪とたんぱく質により混濁

第4編 日常生活の援助技術

1 技術 環境を整える

2 摂取の援助技術 食生活と栄養

3 排泄の援助技術

4 援助技術 活動・休息の

5 援助技術 清潔・衣生活の

表3-3 排泄の状況についての情報収集・アセスメント項目

排便	排便回数，排便時の様子，腸音，腹部膨満感，排ガス，悪心・嘔吐，下腹部痛などの自覚症状の有無
排尿	排尿回数，排尿時の様子，発汗量，水分摂取量，排尿時痛，残尿感などの自覚症状の有無

表3-4 生活習慣についての情報収集・アセスメントの視点

日常の生活リズム	生活全体の不規則・不摂生，また，旅行・入院など日常生活の変化は，自律神経を興奮させ排泄に影響を及ぼすことが多い。その因果関係が自覚されないと問題を慢性化させる。
排泄リズム	個々の日常生活のなかで，その人なりの排泄習慣が形成されている。日常の排泄習慣を阻害する要因の有無をみるとともに，健康障害がある人では障害に応じた排泄習慣が形成されているかをみる。
食習慣	食事の内容や水分の摂取量は排泄に大きな影響を及ぼす。食事時間の規則性や回数，栄養のバランス，嗜好品の摂取なども排泄との関係が深い。
運動	運動により不感蒸泄，発汗の量が変化し，排泄に影響する。下肢の運動や全身運動は腸蠕動に影響する。

❺精神的要因：排泄機能は自律神経の支配を受けて調節されているため，不快，不安，気がね，心配，緊張，興奮などの情動は，排泄に大きく影響する。

❻疾病・治療などの影響：循環器系，消化器系，脳神経系などの疾患や治療，疾病時の精神状態や生活の変化が排泄に及ぼす影響は大きい。薬物や安静による影響も考慮する。

III 排泄の援助

▶ 自然排便・排尿の援助　疾病を抱えていても，排便・排尿の機能そのものには障害をもたない場合，だれもができるだけ自立した健常者の生活に近い形での排泄を望むのは当然である。しかし，入院中の患者でトイレまで歩行ができない，座位がとれない，ベッドに寝たまま起きることができないなど，病態，ADLの程度に応じて，自然な排泄を行うのにも援助が必要な場合がある。患者の状態に応じた援助の方法を以下に述べる。

Ⓐ トイレを使用した排泄の援助

　病者であっても，健常者の一般社会生活と同じように，排泄は可能ならばトイレで行うことが望ましい。トイレまでの歩行が禁止されていない限り，トイレを利用できるよう援助する。歩行できない患者でも，トイレの使用が可能ならば，車椅子などを利用し，トイレまで誘導を行う。

▶ トイレ　安全で安楽に排泄できるよう，トイレの床は段差がなく滑りにくい材質が望ましい。必要時は外からも開けられるドア，手すり，ナースコール，温度調節の装置などの整備も必要である。さらに，トイレは介助しやすい広さであることが望ましい。最初に使用するとき，患者に手すり・ナースコールの位置と使い方を説明する。

▶ 便器　便器には，便座の暖房装置や洗浄・乾燥機能の付いたものを使用するとよい。シャ

ワー浴ができない場合でも，肛門部・外陰部を清潔に保つことができる。

▶ **トイレ使用に際しての付添い・介助**　高齢の患者，長期就床患者などで，起立性低血圧や転倒の危険が少しでもあれば，安全確保のため付き添うことが必要である。なお，衣服の着脱や排便後の始末は，必要に応じて介助を行う。

Ⓑ ポータブルトイレを使用した排泄の援助

　トイレまでの歩行ができない，あるいはトイレまで間に合わない，また安静度上トイレでの排泄が禁止されている患者でも，ベッドから降りることができ自力で座位を保つことができる人は，病室内でポータブルトイレを利用することが望ましい。夜間，トイレまで行くことが困難な高齢者などにも好都合である。

1. 目的と根拠

　トイレでの排泄を行うことができない患者は，できる限り病室内においてもトイレに近い状況で排泄を行うようにする。ただし，病室内においては，人間としての尊厳・プライバシーが守られた状況下で，安全・安楽に排泄が行えるよう援助する。

2. アセスメントのポイント

　患者の安静度や移動に際しての禁忌事項を確認しておく。患者が排泄動作により呼吸，循環動態に異常をきたさないか，移乗時の立位や排泄時の座位保持ができるか，痛みの有無など，患者の状態を把握し危険予測を行って援助方法を考える。また，排泄物の性状などを観察する。

3. 方法

　ポータブルトイレには図3-6に示すような種類がある。
　ポータブルトイレを使用した排泄の援助の一般的方法を以下に示す。

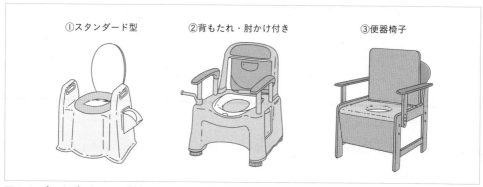

①スタンダード型　　②背もたれ・肘かけ付き　　③便器椅子

図3-6 ポータブルトイレの種類

第4編 日常生活の援助技術

技術 環境を整える

2 摂取の援助技術 食生活と栄養

3 排泄の援助技術

援助技術 活動・休息の

援助技術 清潔・衣生活の

〈使用物品〉
ポータブルトイレ，トイレットペーパー，ディスポーザブル手袋，おしぼりタオル（排泄後手洗い用），
タオルなど（膝かけ用）

	手順	技術のポイント（根拠・留意点）
1	**環境の準備** ❶排泄できる環境を整える。 ● においへの配慮（換気，消臭剤など） ● 音への配慮（トイレットペーパーをバケツ内に敷くなど） ● プライバシーへの配慮（カーテンなど）	❶できるだけ個室に近い環境をつくる。特に，多床室の場合は他者の目から守るために環境調整を行う。
2	**物品の準備** ❶使用する患者の体形，ADLに合ったポータブルトイレを選択する。 ● 便座に座ったときに足底がしっかりと床につくか。 ● 便座の大きさが患者の殿部に合っているか。 ❷ポータブルトイレを設置する。 ● 移動時にからだを支えることができる手すり（ベッド柵など）をつかみやすい位置に配置する。 ❸トイレットペーパーを患者が使いやすい位置に置く。	❶ポータブルトイレが使用可能かどうか確認する。 ● バケツはセットされているか ● 背もたれや便座の破損はないか　など ❷転倒予防のため，ポータブルトイレ自体が不安定にならないように置く。
3	**実施手順** ❶ポータブルトイレに座れるように移動の介助をする（本編第4章IV -B「車椅子・ストレッチャーでの移動の援助」参照）。 ❷患者がポータブルトイレで安定した座位が保てるように整える。 ❸タオルなどを膝にかけ，不必要な露出を防ぐ。 ❹ナースコールを渡し看護師はその場を離れ，排泄してもらう。 ❺排泄終了後，陰部・肛門部を拭く。 ❻衣類を整え，ベッドへの移動の介助を行う。 ❼排泄後の手の清潔を保つ（手洗い，おしぼりタオルなど）。	❶患者の立位が不安定な場合は，無理をせず，2人で介助する。その場合，1人は立位を支え，もう1人は下着を下ろすなど役割を明確にする。 ❷❹患者が転倒しないよう安全を守りながら援助する。 ❺状況によっては，陰部洗浄などを行い陰部・肛門部の清潔を保つ。拭くときは皮膚粘膜の保護のために押さえ拭きをする。 ❻立位が安定してから着衣を引き上げる。患者が立ち上がれなくなったときは，転倒防止のため，患者が倒れないように支え，ナースコールで人を呼び複数で介助する。 ❼陰部を自分で拭いた場合は特に留意する。 ● 洗面器などを用いて手浴を行ってもよい。
4	**後かたづけ** ❶排泄後は，すぐに排泄物をかたづける。 ❷換気を行い，臭気への配慮を行う。	❶排泄物の放置時間が長いと臭気が発生しやすくなり，感染源にもなり得る。

C 差し込み便器を使用したベッド上での排便の援助

ベッドから降りることのできない患者，ベッド上安静が必要な患者では，ベッド上にて排便を行うことが必要になる。その場合には差し込み便器を使用する。ベッド上という健常者の一般社会生活ではあり得ない場所での行為であり，このような場所で排便をせざるを得ない人の気持ちに十分に配慮する。また，できる限りトイレで行う状態に近いかたちで排便が行えるよう援助する。

1. 目的と根拠

ベッド上で排泄を行わなければならない患者が，ベッド上での排泄をスムーズに行えるように援助する必要がある。つまり，ベッド上という尊厳・プライバシーが守られにくい場でありながらも，これを最大限に守り，患者の排便が安全に，気持ちよく，安心して行えるようにする。

2. アセスメントのポイント

患者の安静度，ベッド上での体位や肢位の医師からの指示を確認しておく。患者の身体機能（呼吸循環機能），肛門周囲や仙骨部などの皮膚状態，座位の保持の可否，体格・体形，便意・尿意の有無，排便状況（最終排便日，便量，便性状），緩下剤などの薬物服用の有無，服用時間，殿部挙上の可否，いきみの可否，痛み・腹痛の有無など，患者の状態を把握し，物品選択，排便体位，具体的な援助方法を考える。

疼痛がある場合は，便意が消失したり，いきむことができなくなったりする可能性があるため，疼痛コントロールが重要である。

3. 方法

差し込み便器の種類を図3-7に例示する。

差し込み便器を使用したベッド上での排泄の援助の一般的方法を以下に示す。

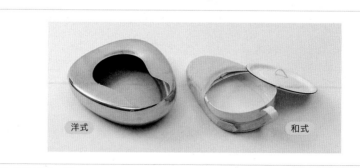

洋式　　和式

図3-7 差し込み便器の例

第4編 日常生活の援助技術

技術
環境を整える
摂取の援助技術 食生活と栄養
3 排泄の援助技術
援助技術 活動・休息の
援助技術 清潔・衣生活の

〈使用物品〉
差し込み便器, 便器カバー, 便器用パッド（必要時）, トイレットペーパー, 処置用シーツ, ディスポーザブル手袋, 尿器（男性の場合）, 綿毛布, 洗面器・湯・タオル（手洗い用）, 陰部洗浄用ボトル（必要時）

	手順	技術のポイント（根拠・留意点）
1	**患者と環境の準備** ❶患者に目的と方法を説明し, 同意を得る。 ❷患者のかけ物をはずして足元に折り返し, 綿毛布をかける。寒い場合は, かけ寝具を利用するなど工夫する。 ❸におい・音などの影響が最小限になるよう配慮する。カーテンなどを用いてプライバシーを確保する。	❷❸ベッド上での排泄はかなりの羞恥心を伴うため, 排泄が困難になる場合がある。環境に配慮し, できるだけ個室に近い環境にする。
2	**物品の準備** ❶患者の体格や状態に適した排泄器具を選択する。 ❷使用前に清潔で破損がないことを確認する。便器のタイプにより, 温める, パッドを取り付けるなどの準備をする。 ❸便の後始末がしやすいよう, トイレットペーパーを数枚重ねて便器の底に敷いておく。	❷便器の冷たさは不快であるだけでなく, 尿意・便意を消失させるものでもあるため, 便器を保温庫などで温めておくとよい。
3	**差し込み便器の使用** ❶患者の膝を立てる。寝衣を腰の上まで上げ, 下着を膝まで下げる。必要に応じて介助する。 ❷患者の殿部を挙上し, 看護師が患者の腰の下に片腕を差し入れて支え, 処置用シーツおよび便器を差し入れる 1 。 • 殿部を挙上できない場合：患者を側臥位にして便器を正しい位置に当て, 仰臥位に戻す 3 4 。 ❸排便時に排尿が起こることも考え, その準備をしておく。 ❹医師に許可された範囲で上半身を挙上し, 腹圧がかかりやすく排泄しやすい姿勢にする 5 。 ❺自分で排泄できる患者の場合は, トイレットペーパーとナースコールを手の届く所に用意し, 排泄が終わったら連絡するように説明して席をはずす。 〈便器・尿器共通の後始末〉 ❶排泄が終わったら, 陰部をトイレットペーパーで拭く。女性の場合は, 感染を避けるために尿道口から肛門部に向かって拭く。自分で拭けない場合は, 看護師が拭き, さらに便器をはずすと同時に側臥位にして不十分であれば再度拭き取る。 ❷便器は蓋をしてカバーをかけ, 処置用シーツを取り除く。下着・寝衣・寝具を元に戻す。	❶❷着衣を下げる際や便器を挿入する際は, 皮膚のトラブルを予防するため, 皮膚をこすらないように注意する。腰が十分に上がらない状態で便器を挿入すると, 皮膚がこすれ, 褥瘡の原因にもなる。 ❷仙骨部の殿裂が消失する手前あたりが便器の穴の上縁に当たるように調節すると, 便器の中央部に肛門が位置するように殿部が載る 2 。 ❸男性の場合, 別途用意しておいた尿器をあてる（本節 -D「尿器を使用したベッド上での排尿の援助」参照）。女性の場合, 細長く縦に折ったトイレットペーパーを便器の底につかないように外陰部に当てて尿を誘導し, 尿の飛散を防ぐ（本節 -D「尿器を使用したベッド上での排尿の援助」参照）。トイレットペーパーには消音効果もある。 ❶便が軟らかく, 紙で拭いただけでは汚れが取れない場合は, 陰部清拭または洗浄を行い, 清潔を保つ。排尿後あるいは洗浄後は殿裂部まで尿や洗浄水が達するので, 液が流れる下側までよく拭くようにする。
4	**観察・記録** ❶必要事項を記録する。	

手順	技術のポイント（根拠・留意点）
5 **後かたづけ** ❶ 洗面器に湯を用意して患者の手を洗うかおしぼりタオルで拭く。 ❷ スクリーンなどを取り除き，換気をする。 ❸ 排泄物を観察し，必要に応じ測定・採取する。便器を洗浄・消毒する。	❸ 便器をワゴンに載せる場合は，汚物が見えないようにカバーをかけるなどして下段に置く。ワゴンで運搬すると震動で汚物がこぼれる場合があるので，通常は看護師が直接運搬することが多い。

手順 3

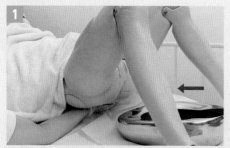

処置用シーツと便器を差し入れる。

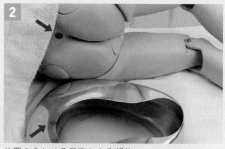

位置を合わせる目安とする部位

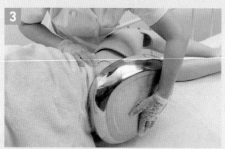

殿部を挙上できない場合①

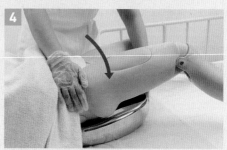

殿部を挙上できない場合②

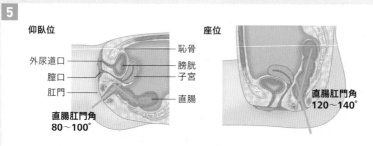

直腸肛門角と体位（女性の場合）を示す。仰臥位より座位のほうが，便の通り道がまっすぐになる。

出典／深井喜代子，他：新・看護生理学テキスト，南江堂，2008，p.312，一部改変．

第4編 日常生活の援助技術

1 環境を整える技術

2 食生活と栄養摂取の援助技術

3 排泄の援助技術

4 活動・休息の援助技術

5 清潔・衣生活の援助技術

D 尿器を使用したベッド上での排尿の援助

ベッド上での排尿には尿器を用いる。やむを得ずベッド上で排尿する患者の排尿の援助について述べる。

1. 目的と根拠

ベッドという場でも，患者の尊厳・プライバシーを守り，安全・安楽に，排尿が行えるようにする。つまり，排尿のにおいや音への配慮をしながら，排泄物がリネンや寝衣を汚染しないように援助を行う必要がある。

2. アセスメントのポイント

患者の安静度，ベッド上での体位や肢位の医師からの指示を確認しておく。患者の尿器保持の可否，座位維持の可否，便意・尿意の有無，排尿状況（最終排尿時間，排尿にかかる時間，排尿回数），疼痛・腹痛の有無など，患者の状態を把握し，物品選択，排尿体位，具体的な援助方法を考える。

3. 方法

尿器には筒型尿器と安楽尿器（採尿器型）があり，それぞれ男性用と女性用がある。筒型尿器はガラス製，プラスチック製，ポリエチレン製がある。尿逆流防止弁の付いた尿器もある（図3-8）。

尿器を使用したベッド上での排尿の援助の一般的な方法を以下に示す。

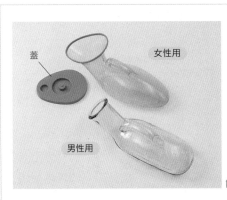

蓋
女性用
男性用
筒型尿器

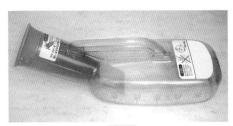

尿逆流防止弁付き尿器　男性用

図3-8 尿器

〈使用物品〉
尿器，尿器カバー，トイレットペーパー，処置用シーツ，ディスポーザブル手袋，綿毛布，洗面器・湯・タオル（手洗い用）

	手順	技術のポイント（根拠・留意点）
1	**患者と環境の準備** 「差し込み便器」の場合と同じ。	「差し込み便器」の場合と同じ。
2	**物品の準備** ❶患者に適した尿器を選択する。 ❷使用前に尿器が清潔で破損のないことを確認する。	
3	**尿器の使用** 〈女性の場合〉 ❶許可された範囲で，上半身を挙上するなど，腹圧がかけやすく排尿しやすい体位にする。 ❷両膝を立て，尿器の受尿口の先端を会陰下部に密着させ，尿器をベッド上に安定させて保持する 1。 ❸陰部に便器の場合と同様に，トイレットペーパーを当てて尿の飛散を防ぐ 2。 〈男性の場合〉 ❶医師に許可された範囲で腹圧がかけやすく排尿しやすい体位にする。 ❷尿口に陰茎を入れる 3。 〈便器・尿器共通の後始末〉 「差し込み便器」の場合と同じ。	❷自分で尿器を保持できない場合は，看護師が尿器を保持し援助する。 ❶可能であれば端座位をとるのもよい。 「差し込み便器」の場合と同じ。
4	**観察・記録** 「差し込み便器」の場合と同じ。	「差し込み便器」の場合と同じ。
5	**後かたづけ** 「差し込み便器」の場合と同じ。	「差し込み便器」の場合と同じ。

手順 3 〈女性の場合〉

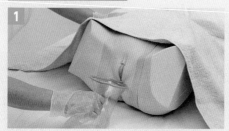

会陰下部に密着させベッド上に安定させる。

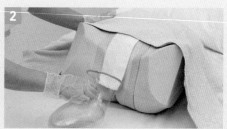

尿の飛散を防ぐ。

第4編 日常生活の援助技術

環境を整える技術

食生活と栄養摂取の援助技術

3 排泄の援助技術

活動・休息の援助技術

清潔・衣生活の援助技術

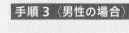
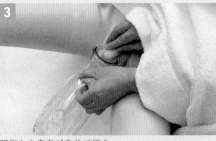

可能なら患者が自分で行う。

E おむつ交換

　排泄のコントロールが極度に低下し，便・尿失禁がいつ起こるかわからない状態となっている患者に対して，やむを得ずおむつを使用する場合がある。これは，人間の自尊感情に深くかかわる「排泄の自立」に反する状態であり，使用せざるを得ない時期があったとしても，できる限り早く自立の状態に戻すように努める。

　おむつ使用は，患者の自己否定的感情を助長するだけでなく，皮膚炎，尿路感染症の温床となる。また，排泄物と皮膚との長時間の接触は，不快であるだけでなく，皮膚トラブルを起こし褥瘡を引き起こす可能性があるため，排泄がありしだい，速やかにおむつ交換を行う。

1. 目的と根拠

　おむつの排泄物を除去し，陰部，殿部の皮膚を清潔に保つために行う。つまり，おむつ着用による2次感染を予防し，患者が安楽に療養生活が送れるようにする。

2. アセスメントのポイント

　患者の安静度，ベッド上での体位や肢位の医師からの指示を確認しておく。排泄物の量・

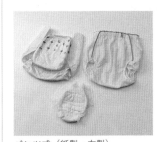
パンツ式（紙製・布製）

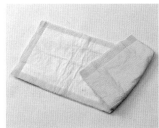
フラットタイプ

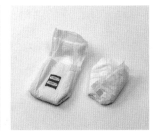
尿とりパッド

図3-9　おむつの種類

性状，患者の体格・体形，皮膚の状態をもとにおむつを選択し，援助方法を考える。また，排泄物の性状や皮膚の状態などを観察する。

3. 方法

おむつには図 3-9 に示すような種類がある。おむつ交換の一般的な方法を以下に示す。

〈使用物品〉
紙おむつ（パンツ式・テープ式など），もしくは布おむつ（フラット型の紙おむつ）とおむつカバー（布おむつの場合），尿とりパッド（必要時），トイレットペーパー，処置用シーツ，陰部・殿部用タオル，汚れたおむつを入れるもの（バケツ，廃棄用袋など），綿毛布（または大判バスタオル），ディスポーザブル手袋，陰部洗浄用品（必要時）

	手順	技術のポイント（根拠・留意点）
1	**患者と環境の準備** 「差し込み便器」の場合と同じ。	「差し込み便器」の場合と同じ。
2	**物品の準備** ❶患者に合ったおむつの種類を選択する。選択の際に考慮する点：排尿・排便の量や性状，皮膚の状態。 ❷感染予防のため，汚染されたおむつを包んで廃棄するための廃棄用袋（ビニール袋など）を用意する。	❶新しいおむつでも不快感を伴う場合があるので，枕元には置かない。 ❷排泄物は感染源ともなり得るので，看護師は手袋をするなど排泄物の取り扱いには気をつける。
3	**おむつの交換** ❶装着しているおむつを開くために，おむつカバーのマジックテープ類をはずす。 ❷汚れたおむつの横に開いた部分を内側にまるめて患者のからだに近づけておく。 ❸患者を側臥位にするか，患者の協力を得て腰を上げてもらい汚れているおむつを取り除く。 ❹汚れたおむつは汚れを内側にして丸め，廃棄用袋に入れる。 ❺温めた陰部・殿部用タオルで，陰部→殿部→肛門部の順に拭く。排泄物が多い場合はタオルで拭く前に，トイレットペーパーで便を取り除く。 ❻皮膚が乾燥したら，新しいおむつの左右中央がからだの中央にくるようにして，陰部におむつの吸水部がくるように当てる 2。 ❼体位を元に戻す 3。 ❽前開き部分を引き上げて当てる 4。 ❾鼠径部より指を入れておむつのギャザーを外側に立てながらおむつを整える 5。 ❿体位，衣類を整え，かけ物を戻す。	❸仰臥位のまま腰を上げずにおむつを引っ張って取り除くと，摩擦で皮膚を損傷する可能性があるので注意する。 ❹使用済みのおむつは感染予防のため，床には置かない。また，廃棄用袋には黒いビニール袋を用いて中身が見えないようにするなど，プライバシーへの配慮を行う。 ❺失禁状態にある場合は，陰部・肛門周囲の皮膚機能が損なわれやすいため，適切なケアを行う 1。 ❼仰臥位に戻すとき，おむつの中央がずれないように留意する。 ❾ギャザーが内側に入り込むと，皮膚を圧迫し皮膚トラブルの原因になる。また，おむつから排泄物の漏れが生じる可能性もある。 ❿おむつ装着は褥瘡の誘因となる。体位，衣類のしわ，陰部の清潔保持に留意する。
4	**観察・記録** ❶皮膚炎などのおむつ装着に伴うトラブルを予防するために，観察を行う。 ❷排泄物の量・性状，皮膚状態，おむつ漏れの有無，皮膚の状態などのアセスメントを記録に残しケアに生かす。	❶皮膚トラブルについては，皮膚・排泄に関して専門知識のある看護師に相談・検討し，ともに皮膚ケアを行う。

第4編 日常生活の援助技術

1 技術 環境を整える

2 摂取の援助技術 食生活と栄養

3 排泄の援助技術

4 活動・休息の援助技術

清潔・衣生活の援助技術

	手順	技術のポイント（根拠・留意点）
5	後かたづけ ❶ おむつは所定の場所に分別して廃棄する。	❶ 特に感染性のある排泄物の場合は取り扱いに留意する。

手順 3

1

失禁のある患者の皮膚・粘膜の保護
- 弱酸性の石けんを用いる
- 皮膚はこすらず押さえ拭きをする。場合によって陰部洗浄を行い，優しく洗う
- 保湿・撥水性クリームなどで皮膚を保護する

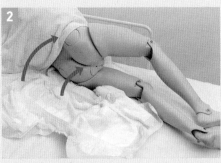
陰部におむつを当てる。

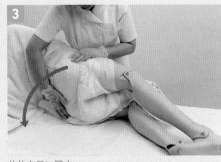
体位を元に戻す。

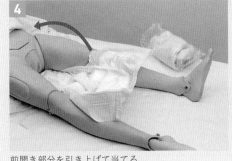
前開き部分を引き上げて当てる。

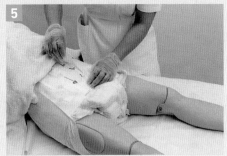
おむつを整える。

IV 排便障害のある患者の援助

　健康時には排便機能に何の問題ももたなかった人でも，疾病や治療，もしくは治療のための入院生活が原因となって，健康時と同じような排便ができなくなる場合がある。そのような排便障害をもつ患者への対応を，看護技術の観点から述べる。

A 便秘

　便秘（constipation）とは，腸管内に便が長時間停滞している状態をいう。

1. 原因

便秘を発生機序からみると，大腸全体の機能障害によるものと，大腸の末端の直腸における排便機能の障害によるものの2つに分けられる（表3-5，図3-10）。

▶ **大腸性便秘**　大腸の機能障害による便秘には，大腸壁の緊張低下，中枢神経系障害などによる弛緩性（しかんせい）便秘と，横行結腸以下で結腸が痙攣（けいれん）性に収縮（内容物の運搬に寄与できない収縮）し大腸の内容物の通過が阻害された場合の痙攣性便秘がある。また，大腸の腫瘍（しゅよう）や腸閉塞（へいそく）などの器質的原因により管腔（かんくう）の閉塞を起こし，通過障害を起こすものもある（器質的通過障害）。

▶ **直腸性便秘**　直腸の排便機能障害による便秘には，直腸に糞便（ふんべん）が移送され便意を感じても排便行動をとらず，便意を我慢し続けることによって起こる習慣性便秘がある。

そのほかに，脊髄損傷（せきずい）などによる排便反射の障害によって起こる便秘もある。

2. アセスメントのポイント

▶ **情報収集内容**　対象となる人の生活習慣を中心に多角的情報を集める必要がある。対象者の現症と既往歴から便秘と関係する情報を得ると同時に，便秘自覚の有無，排便頻度，便の硬さ，腹部膨満感（ぼうまん），腸音，下剤の使用状況，および食事内容を把握する。女性の場合は，月経周期も排便と関係がある。

▶ **評価尺度**　便秘症状を簡便に客観的に把握できる普遍的な日本語版便秘評価尺度

表3-5　便秘の分類

	種類	原因
大腸性便秘	弛緩性便秘	大腸壁の緊張低下（蠕動不良）
	痙攣性便秘	腸壁痙攣による通過遅延
	器質的通過障害	大腸の狭窄
直腸性便秘	習慣性便秘	便意抑制による直腸充満
その他	排便反射の障害	脊髄損傷など

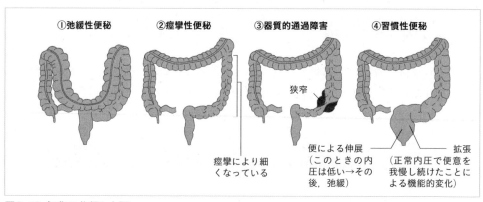

図3-10　便秘の分類と大腸

日常生活の援助技術

第4編

技術

1 環境を整える

2 摂取の援助技術

3 排泄の援助技術

4 活動・休息の援助技術

5 清潔・衣生活の援助技術

(constipation assessment scale：CAS)[1] が作成されている (column 参照)。さらに，腸音 (bowel sound) は，Cannon[2] によって「ガス混在下で腸管内を内容物が通過するとき発生する音」と定義され，腹腔内消化管運動に対応することが確認されており，便秘の評価をするうえで重要な情報の一つである[*]。

以上のように様々な情報から便秘の原因や程度をアセスメントして援助方法を考える。

3. 方法

1 | 生活行動を見直す

入院などの環境の変化による一時的な便秘の原因は，安静の必要性からくる運動不足や食生活の変化 (病院食が合わないなど)，検査や治療による生活時間の拘束 (便意の抑制)，病気への不安 (精神的ストレス) が関係していることが多い。

入院している患者の状況に合わせて生活調整を行う。そのため，患者自身の健康時 (便秘で困っていなかったとき) の生活パターンを一緒に振り返り，できる範囲で入院生活を健康時に近づけようとすることが重要である。

Column 便秘のアセスメントの基準は？

深井らは，McMillan ら[1] の原版をもとに，日本語版の便秘評価尺度 (CAS) を作成した[2]。これは，項目ごとに「大いに問題あり」「いくらか問題あり」「まったく問題なし」の3段階の選択肢を設けて本人に回答してもらい，2～0点の得点をつける16点満点の質問紙である。合計点が5点以上の人は，明らかに看護上の問題のある便秘傾向者である。排便習慣に関する客観的情報とともに，便秘の程度の判断基準の一つとして役立つ。

便秘評価尺度 (CAS) の質問項目

1. おなかがはった感じ，ふくれた感じ
2. 排ガス
3. 便の回数
4. 直腸に便が充満している感じ
5. 排便時の肛門の痛み
6. 便の量
7. 便の排泄状態
8. 下痢または水様便

1) McMillan, S.C., Williams, F.A.：Validity and reliability of the constipation assessment scale. Cancer Nurse. 12 (3)：183-188, 1989.
2) 深井喜代子，他：日本語版便秘評価尺度の検討，看護研究，28 (3)：201-208, 1995.

---

[*] **消化管運動と腸音**：Cannon (1905)[3] は消化管運動 (内圧曲線) と腸音 (心音用マイクロフォンで記録) を同時記録し，腸音が胃や腸蠕動に一致して増減することを明らかにした。この原理を利用して腸音を便秘のアセスメントに活用することができる。すなわち，下腹部に聴診器を当て，1分間の腸音発生時間 (秒) を計測し，さらにそのリズム，連続性を観察する。この腸音情報と CAS 得点そして食事情報や生活ストレスなどを総合して，より適切な便秘評価を行うことができる。

2 | 食生活を調整する

食習慣を規則正しく整え，朝食を摂取して胃—直腸反射を誘発し，朝の排便を習慣化すること，便意を催したときは我慢せず排便を行うことが必要である。また，水分摂取は，消化管輸送時間の短縮や便の軟化，排便頻度の増加をもたらす[4), 5]。摂取すべき水分量は1日平均の水分の入出量を査定して決めることができるが，主治医と水分負荷の良否および負荷量を協議することが必要である。

3 | 適度な運動を行う

散歩，ジョギングなど適度な全身運動を行うことは，全身の血流を増加させ腸蠕動を亢進させるので，便秘に有効である[6]。腹圧の低下により便秘を起こしている場合は，腹圧を強化する目的で腹筋を強める運動を行うとよい。入院中は移動できる範囲は限られるので，病棟内階段や廊下などを利用し，また，ベッド上でもできる運動の指導を行い，生活のなかに運動が取り入れられるように援助する。

4 | 温罨法を行う

腹部[7]や腰背部[8]の温罨法は，腸蠕動を亢進させ便通を促す（図3-11）。腰背部の場合は，第12胸神経から第1～5腰神経，および第1・2仙骨神経に温罨法を行うのが有効である。これは，横行結腸2/3より末梢の結腸の交感神経（T_{12}～L_3）および副交感神経（S_2～S_4）の中枢とほぼ一致しているからである（図3-12）。

ただし，温罨法は禁忌の場合があるので注意する。消化管の穿孔や閉塞がある場合，出

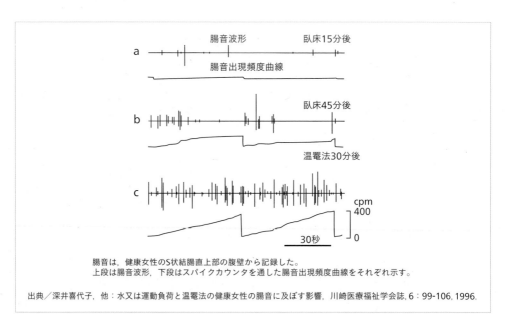

腸音は，健康女性のS状結腸直上部の腹壁から記録した。
上段は腸音波形，下段はスパイクカウンタを通した腸音出現頻度曲線をそれぞれ示す。

出典／深井喜代子，他：水又は運動負荷と温罨法の健康女性の腸音に及ぼす影響，川崎医療福祉学会誌，6：99-106，1996.

図3-11 温罨法実施前後の腸音の変化

第4編 日常生活の援助技術

技術 環境を整える

食生活と栄養 摂取の援助技術

3 排泄の援助技術

活動・休息の 援助技術

清潔・衣生活の 援助技術

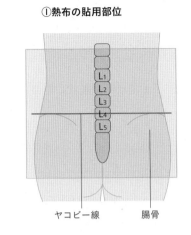
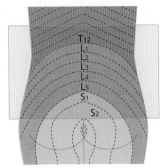

①熱布の貼用部位　②熱布の貼用部位の皮膚節

ヤコビー線　腸骨

横行結腸の2/3より以下を支配する
交感神経はT12〜L3，副交感神経はS2
〜S4から出ている

出典／①川島みどり：排便；排ガスの技術—腰背部の温罨法，ナーシング・トゥデイ，9（4）：8-11，1994，一部改変.
②菱沼典子：整腸作用をもたらす腰部温罨法〈小松浩子，菱沼典子編：Evidence-Based Nursing 看護実践の根拠
を問う〉，改訂第2版，南江堂，1998，p.106.

図3-12 腰背部の温罨法

血傾向がある場合，全身衰弱が激しい場合，血圧の変動が激しい場合，貼用部位に皮膚の異常がある場合などは避ける。

5 | 腹部をマッサージする

　腹部を時計回りに，握り拳または手掌で，円を描く「の」の字マッサージは，腸管へ直接機械的刺激を与えるので，腸蠕動が亢進し便通を促す（図3-13）[9]。この方法は看護師が行うだけでなく，正しいマッサージ方法を指導することにより，患者自身でいつでも簡単に工夫してできる。ただし，このとき大腸の位置を把握して行わなければ有効ではない。

6 | 薬剤を使用する

　看護ケアでも便秘が改善されない場合は，薬剤を用いる。看護師は，排便状態をよく観察し，患者にとってできるだけ負担の少ない下剤の種類と量を決定する。便秘薬には緩下

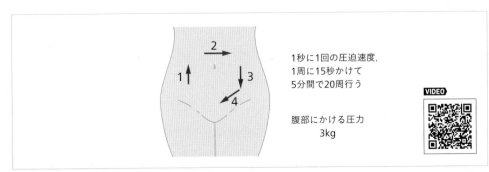

1秒に1回の圧迫速度，
1周に15秒かけて
5分間で20周行う

腹部にかける圧力
3kg

VIDEO

図3-13 腹部マッサージ

剤や坐薬があるが，坐薬は緩下剤や摘便と併用すると効果的である。

Ⓑ 下痢

下痢（diarrhea）とは，糞便中の水分が増加し，液状または半流動状の場合（糞便中の液体が 200mL/ 日以上）をいう。

1. 原因

下痢には，腸管での水分吸収や分泌の異常（浸透圧性下痢，分泌性下痢，滲出性下痢），および腸管運動の異常に伴うものがある。

▶ 浸透圧性下痢　腸管内に存在する高浸透圧物質により，水分の吸収が阻害される病態である。これは下剤（マグネシウム製剤など）の乱用やアルコールの飲み過ぎなどが原因となる。

▶ 分泌性下痢　毒素やホルモンの影響で水分が腸管内へ分泌される病態であり，コレラ，黄色ブドウ球菌食中毒，病原性大腸菌感染症などで起こる。

▶ 滲出性下痢　クローン病や潰瘍性大腸炎などの炎症性腸疾患や，細菌性赤痢，偽膜性大腸炎などの腸管自体の病変による粘膜障害のために，滲出液が増加し，吸収が低下することによって起こる。

▶ 腸管運動の異常に伴う下痢　腸管運動の亢進による場合と運動の低下による場合がある。甲状腺機能亢進症による腸管運動の亢進は，分泌の増加とともに下痢を引き起こす。糖尿病などによる腸管運動の低下は，腸内容の停滞をきたし，腸内細菌の過増殖に伴う胆汁酸，脂肪酸の変性により，分泌・浸透圧性下痢を起こす。

2. アセスメントのポイント

▶ 情報収集の留意点　下痢に伴う諸症状を観察し，原因究明のため便検査，血液検査などを行い，診断の手がかりとなる情報を集める。その際には，患者の疲労が最小限になるように援助する。

▶ 観察のポイント　下痢が頻回に続くと，水分の欠乏とともにナトリウム，カリウム，塩素などの喪失による電解質の異常が起こる。特に小児や高齢者の場合は，容易に脱水状態に陥る危険性がある。発熱，意識状態，皮膚のつやなど，脱水症状の観察は重要である。

3. 方法

1 安静と保温に留意する

▶ 安静　下痢症状があると，水だけでなく栄養素も吸収されないため，体力の消耗が激しく，疲労感が強くなる。また，体動によって下痢を誘発することもあるので，できるだけ楽な体位で安静を守らせる。安静に臥床し，腹部内臓の循環血液量を増加させ，消化・吸

第4編 日常生活の援助技術

技術 環境を整える

摂取の援助技術 食生活と栄養

3 排泄の援助技術

援助技術 活動・休息の

援助技術 清潔・衣生活の

収を助けて腸管の炎症の回復を図ることが大切である。

▶ 保温　腹部や下肢の保温により腹部の循環血液量を増加させ，腸蠕動の異常亢進を抑制し腹痛を緩和する。室内，ベッド内を暖かくし，腹巻や下着を重ねたり，カイロ，温湿布を用いて保温に努める。ただし，出血を随伴する場合，保温は行わない。

2　水分と栄養を補給する

▶ 水分　口渇，皮膚の乾燥，水分の摂取量と排出量をチェックする。経口摂取ができる場合は，水分・電解質（温かく薄いお茶，スポーツドリンク，野菜スープなど）を少量ずつ何回も与えて補給をする。

▶ 栄養　腸の安静を図り，状態をみながら流動食から軟食（粥，白身魚，煮込みうどんなど）に進める。脂肪や繊維を多く含んだもの，冷たいもの，腸で発酵・腐敗しやすいものは腸粘膜を刺激し下痢を誘発するので避ける。

▶ 食事はよくかんで少量ずつ　唾液を十分出すことにより食物の消化が促進され，さらに腸の粘膜の修復が促進されるとされており，食物は20回程度よくかみながら少量ずつゆっくりと摂取するとよい。

▶ 輸液　下痢や嘔吐が激しい場合は，点滴静脈内注射などの輸液療法が行われる。

3　清潔に留意する

▶ 口腔　水分の欠乏，唾液分泌の低下，食事摂取量の減少などで口腔内が乾燥し細菌が増殖する可能性があるので，含嗽や歯磨きを経時的に行う。

▶ 肛門周辺　下痢便のため肛門周囲が不潔になりただれやすくなる。陰部洗浄（温水洗浄式便座）や座浴を行い清潔と乾燥に気をつける。

4　薬剤を使用する

下痢には，止痢薬を用いるが，投与量が過剰にならないように便の状態を観察しながら使用する。

Ⓒ 便失禁

便失禁（fecal incontinence）とは，不随意あるいは無意識に便が排出されることであり，不適切な状況下で便の排出が起こる状態である。

1. 原因

主な原因は肛門括約筋（内・外肛門括約筋）機能の低下である。また，排便中枢の障害，排便反射の障害，激しい下痢症などの場合でも便失禁が生じる。ほかに原因として，先天性の直腸肛門の形成異常，外傷性（痔核・痔瘻，出産による産道裂傷など）の直腸・肛門疾患，

神経因性がある。

2. アセスメントのポイント

便失禁の原因および病態を把握し，それに応じた援助方法をアセスメントする。おむつを使用する場合は，便の量や性状，皮膚の状態を把握し，失禁による二次障害が起きない援助を考える。

3. 方法

1 | 苦痛や悩みを軽減する

便失禁は様々な原因で起こる。便が漏れるという身体的状況は，直接生命をおびやかす問題にはならない。しかし，皮膚・粘膜への影響，不快さ，清潔を保ちにくいなど日常生活上の支障が生じる。また，臭気による他人の反応，人間としての尊厳の失墜などが生じ，その人にとって大きな心理的・社会的問題となり，生き方が変わってしまうほどの大きな問題となる場合もある。看護師は，このような身体的・心理的・社会的に生じる苦痛や悩みを受け止め，本人および家族とともに対処していく必要がある。

2 | 原因・病態に応じて対応する

便失禁の原因・病態は複雑であるが，治療効果の上がらない場合も，おむつ装着をすればよいとあきらめるのではなく，排便のしくみや患者の病態を踏まえ，どうすれば改善できるのか考えていく必要がある。たとえば，認知症のために便意があってもトイレの場所がわからず間に合わなかったりする場合，その人の排便パターンを観察してトイレに誘導し，排泄の準備を整えることができる。

3 | 排便訓練を行う

肛門括約筋の機能低下が原因である場合，次のような排便訓練を根気よく行うことで，ある程度排便がコントロールできるようになる場合がある。

❶**生活を整える**：その人の排便パターンを見いだし，下痢・便秘傾向があれば，日常生活リズム，食事・水分摂取，運動などで調整を行う。

❷**一定時刻に排便する**：一定の時刻にトイレに座り，水分摂取や坐薬などで排便反射を誘発させ，便通を促す。

❸**排便にかかわる筋肉を鍛える**：腹筋を強めるための運動と外肛門括約筋・骨盤底筋群の意識的収縮運動を根気よく繰り返し，排便にかかわる筋肉を鍛えることにより，失禁が起きにくい状態をつくる努力をする。

第4編 日常生活の援助技術

技術

環境を整える

食生活と栄養
摂取の援助技術

排泄の援助技術

活動・休息の
援助技術

清潔・衣生活の
援助技術

4 | おむつを装着する

便失禁の治療によっても効果がなく，排便訓練によってもなお便失禁がある場合は，おむつを使用することになる（本章-Ⅲ-E「おむつ交換」参照）。

おむつを使用することにした場合でも，できるだけ排便パターンを見いだしてトイレへ誘導したり，室内用の便器を使ったりして，失禁の回数を減らす努力をする。

5 | 皮膚・粘膜の保護を行う

便失禁が頻回にある場合，そのたびに便が肛門周囲を汚染することになる。肛門周囲の清潔を保つため，そのたびに便を取り去り拭くことになり，それが皮膚・粘膜を傷つけることになる。

頻繁に排便がみられる場合は，拭き取りタオルなども刺激が少ないものを利用し，ごしごしと強く拭き取らないようにする（本章-Ⅲ-E「おむつ交換」内手順3−**1**参照）。

V | 排尿障害のある患者の援助

膀胱以下の下部尿路の形態または機能の異常により，スムーズに排尿ができない状態を排尿障害という（表3-2参照）。排尿障害をもつ患者への対応を，看護技術の観点から述べる。

A 頻尿と尿失禁

1日の排尿回数は通常4〜6回であるが，10回以上の場合に**頻尿**（pollakiuria）という。逆に，1日の尿回数が正常より極度に少ない場合を**稀尿**（oligakisuria）という。頻尿のなかで，特に夜間に頻尿が起こる**夜間頻尿**（nocturia）がある。

尿失禁（urinary incontinence）とは，膀胱に貯留した尿が，不随意または無意識のうちに漏れる状態をいう。また，夜尿は3歳以降にみられ朝まで尿を保つことができず就寝中に失禁してしまう状態をいう。

1. 原因

▶ **頻尿**　頻尿の原因としては，①細菌感染などによる膀胱粘膜の刺激，②前立腺肥大（男性の場合）などで尿が一度に排泄できず膀胱に残る量（残尿量）が多くなることによる機能的膀胱容量の減少（膀胱が充満するまでの空き容量の減少），③膀胱排尿筋の萎縮による器質的膀胱容量の減少，④加齢による膀胱活動の亢進のための排尿筋の無抑制収縮などがある。また，水分多量摂取，降圧薬の内服，気象条件，尿濃縮力の低下，心因性要因などによっても起こる。

表3-6 尿失禁の分類

腹圧性尿失禁	咳，くしゃみ，重い物を持つこと，体動などにより，腹圧が急激に上昇したときに尿が漏れる状態をいう。出産や加齢による骨盤底筋群の脆弱化によるものが多く，経産婦や肥満の中高年女性によくみられる。前立腺手術後の尿道括約筋または骨盤底筋群の機能不全によっても起こる。
機能性尿失禁	尿の膀胱内保持も排尿も可能であるが，日常生活動作の障害があるために，排尿動作がうまくいかず，我慢できずに尿を漏らしてしまう状態をいう。高齢者に多い。
切迫性尿失禁	排尿の抑制ができないため，尿意を感じたらすぐにトイレに行かないと漏れてしまう。あるいは下着を下ろしている間に漏れてしまう場合もある。原因は，膀胱容量が小さい，感覚が過敏になっている，大脳の抑制ルートに問題があるなどである。
反射性尿失禁	尿意がなく，ある程度膀胱に尿がたまると反射的に膀胱が収縮し，尿が多量に漏れる状態をいう。仙髄の排尿中枢より上部の脊髄損傷などで起こる。下腹部や大腿部を刺激することで脊髄排尿反射を誘発することができ，これを利用して，本人のコントロール下での排尿が，ある程度可能になることがある。

▶ **尿失禁**　尿失禁は，下部尿路の器質的あるいは機能的障害のために，膀胱内圧が尿道抵抗より大きくなることで起こる。尿失禁は表3-6のように分類される。

▶ **夜尿**　夜尿の原因には，多くの尿を蓄えることのできない中枢性または末梢性の膀胱平滑筋の過緊張と，覚醒困難をもたらす中枢神経系の機能不全の両方が関与する場合が多い。そのほか精神的・身体的ストレスによる睡眠−覚醒機能の変化や，夜間の抗利尿ホルモンの分泌の低下による多尿が原因で夜尿が起こる場合もある。

▌ 2. アセスメントのポイント

　人に知られたくない問題だけに，細心の配慮をしながら情報を得る。

　患者の主訴，失禁の期間，どんな状況で起こったか，頻度，尿の肉眼的所見，尿意の有無，症状は改善しつつあるか悪化しつつあるか，頻尿・残尿感の有無，排便状態（便秘，下痢，便失禁などはないか），水分摂取量，過去の手術，出産（難産，回数など），受けている治療などについて聴取する。

　次に排尿の記録をする。できれば1週間ぐらい排尿日誌に排尿時刻と量，失禁時刻と量，残尿感の有無，水分摂取時刻と量などを記入してもらい，これらの情報から排尿のパターンやどのようなときにどのように漏れているかを判断し，対処を考える。

▌ 3. 方法

1 ▏苦痛や悩みの軽減を図る

　尿失禁の状態にある人は，皮膚のただれや不快さ，日常生活上の支障が生じるだけでなく，人間としての尊厳が傷つけられ，社会生活が制限されたり，おむつを使用する生活に人間としての生きがいを失ったりして，心理的・社会的にも大きな苦痛や悩みを抱えて生活することになる。しかも，尿失禁が重大な病気に起因する患者は医療ケアを受けている

日常生活の援助技術

第
4
編

1
環境を整える
技術

2
食生活と栄養
摂取の援助技術

3
排泄の援助
技術

4
活動・休息の
援助技術

5
清潔・衣生活の
援助技術

が，腹圧性尿失禁患者は，医療者に相談もできず1人で悩んでいる場合も少なくない。看護師は，このような患者の気持ちを十分に受け止め，患者，他職種の人々とともに問題に対処していかなければならない。

2 │ 訓練を行う

原因に応じて次のような訓練がある。

❶排尿訓練：認知症や機能性尿失禁のある人に対する排尿訓練として，その人の排尿パターンに沿って定期的にトイレまで誘導する方法がある。その人が漏らさなくてすむ間隔でトイレに誘導し，1日に10〜15分ずつその間隔を広げて，排尿訓練をしていくことで効果が上がることもある。

❷骨盤底筋訓練：骨盤底筋の弛緩を原因とする腹圧性尿失禁の場合は，便器に座っている間，会陰の筋肉や下腹部の筋肉を収縮させて排尿を停止する訓練や，骨盤底筋群の強化訓練が有効である。

3 │ 陰部・殿部の清潔を保つ

尿失禁や頻尿があると陰部・殿部が頻回に汚染される。皮膚および粘膜の湿潤は細菌感染の誘因となり，臥床患者の場合は褥瘡の原因にもなり得る。

汚れた場合に清拭するのはもちろんだが，陰部洗浄（温水洗浄式便座）や座浴を併用するとよい（本章-Ⅲ-E「おむつ交換」内手順3-**1**参照）。

4 │ 用具を使用する

失禁患者の使用する用具は，おむつ・おむつカバー類，装着型特殊尿器，その他がある。用具は，失禁の量，パターン，動作能力（寝たきり，寝返り，座位，ポータブルトイレ使用，歩行，外出，スポーツなど），手先の自由度，失禁以外の症状，精神状況，介護者の状況，経済状況，受けられる公的援助など，様々な要素を考慮して決められる。

Ⓑ 排尿困難と尿閉

排尿を試みるが尿排出時に困難を覚え，排尿が始まるまでに時間がかかったり，腹圧を加えなければならなかったりする状態を**排尿困難**（dysuria）という。

尿閉（urinary retention）は，排尿困難の最も著しい状態で，膀胱内に尿が充満しているにもかかわらず，まったく排尿ができない状態をいう。急性尿閉と慢性尿閉がある。

1. 原因

▶ 排尿困難　排尿を試みてから排尿開始までに時間を要する状態を**遷延性排尿**（retarded micturition）といい，前立腺肥大症などにみられる。また，排尿開始までは容易であるが，

尿線が細く排尿に時間がかかる状態を**苒延性排尿**（protracted micturition）といい，尿道狭窄などのときにみられる。

▶ **尿閉**　急性尿閉では，膀胱排尿筋は正常なことが多く，前立腺肥大症を有する患者が飲酒した場合や感冒薬の服薬後にみられることがある。慢性尿閉では，徐々に下部尿路閉塞が進行し，それに伴い残尿が多くなり，膀胱に尿が充満した状態になる。尿意を感じなくなり，尿が少しずつ漏れる状態になる。

2. アセスメントのポイント

排尿状況（排尿までに要する時間，排尿にかかる時間など），残尿感，排尿回数，尿意の有無などの情報収集を行い，排尿困難の原因および病態をアセスメントしたうえで具体的な援助方法を考える。

3. 方法

看護師は，できる限り自然排尿が可能になるような排尿訓練を，原因，病態に沿って根気よく行うことが大切である。同時に，精神的な苦痛や不安の軽減を図ることも重要である。

1 ｜ 環境調整

本章のⅠ-1において「援助の基本」として述べたような考え方で環境調整を行う。

2 ｜ 排泄時の体位の工夫

尿の排泄には腹圧が大きくかかわっている。体位・体動に制限がない場合には，座位での排尿が最も望ましい。ベッド上でも可能な限り上半身を挙上する。

3 ｜ 排尿誘導

尿意を誘発するために，水の流れる音を聴かせる聴覚刺激や会陰部に微温湯をかけるなどの温度刺激がある。また膀胱の収縮が弱い場合は，恥骨結合上部（膀胱部）を指掌でゆっくりと肛門部に向かって軽く圧迫すると膀胱壁の筋の収縮が起こる。その人に合った方法を探すことが大切である。

4 ｜ 排尿訓練

心因性の排尿困難や尿閉に対しては，その不安・恐怖，緊張状態を緩和する援助が必要である。たとえば，手術後に排尿障害が考えられる場合は，手術前にベッド上での排尿訓練を行う。実際にベッド上で便器を用いて臥位での排尿感覚を経験し，排泄への不安を緩和する。

日常生活の援助技術

第4編

1 環境を整える技術

2 食生活と栄養摂取の援助技術

3 排泄の援助技術

4 活動・休息の援助技術

5 清潔・衣生活の援助技術

VI 排泄に関する処置

　疾病をもった人が何らかの原因で健康時と同じような排便・排尿ができなくなったとき，まずは自然な排便・排尿を促すための働きかけをする必要がある。しかし，それでも効果がない場合は何らかの処置が必要となる。以下，排泄に関するそれぞれの処置について述べる。

A 浣腸

　排便を促すなどの目的で，肛門から直腸に直腸管またはカテーテルを通して薬剤を入れる処置を浣腸という。目的により次のような種類に分けられる。

❶催下浣腸（排便浣腸）：排便を促す。大腸の蠕動運動を亢進させて，腸内容を排出させる。グリセリン浣腸，石けん浣腸などがある（表3-7）。

❷駆風浣腸：排ガスを促す。腹部膨満を緩和させる。

❸バリウム浣腸：検査・診断を目的とする。X線撮影を行う際，造影剤のバリウムを注入する。

❹緩和浣腸：治療を目的とする。腸粘膜の炎症・びらんに対し，消炎鎮痛薬を注入する。

　排便障害に対する処置としては，収集した情報から看護師が判断して，医師の許可を得て行う。排便のしくみに関する生理学および大腸の解剖学をよく学んでおく必要がある。

1. 目的と根拠

　腸内に便が貯留している患者の便を排出する目的で行う。浣腸液を肛門より注入することによって便を軟化させ，便と直腸壁の潤滑剤とさせて排出しやすくし，結腸内の腸壁を

表3-7 浣腸液の種類，濃度，量，効果

種類	濃度	1回量（mL）				作用
		成人	乳児	幼児	学童	
グリセリン	50%	80〜120	20〜30	30〜50	50〜80	グリセリンが水を奪うため直腸を刺激し，蠕動運動を促進する。また，グリセリンが粘滑剤となり排便を容易にする
食塩液	生理食塩水（0.9%）または1%	500〜1000	250〜500（医師の指示による）			結腸の膨張により，蠕動運動を促進する。生理食塩水は細胞液と等張であり障害が少ないので洗浄に用いることが多い
石けん液	1〜2%	500〜1000				石けん液はアルカリ性のため腸粘膜を刺激し，蠕動運動を促進する。また，石けん液は油脂の乳化作用と洗浄作用があり，便を軟化する
温湯		500〜1000				水圧による物理的刺激と，結腸の膨張により蠕動運動を促進する

刺激し蠕動運動を引き起こさせ，排便を促す。

2. アセスメントのポイント

　医師からの指示（薬剤名，量，実施日時）および浣腸実施の目的を確認する。最終排便日とそのときの量や性状，排便回数，緩下剤などの薬物使用状況，便秘を引き起こす薬剤使用の有無，腹痛・腹部膨満感の有無，腸音，患者の身体状況（呼吸循環機能，腸管の癒着や狭窄の有無，出血傾向の有無），肛門周囲の状態や痔瘻の有無，患者の移動動作状況，周囲の環境を把握し浣腸の必要性および浣腸実施による患者のリスクをアセスメントして，安全・安楽に浣腸が実施できるように援助方法を考える。

3. 方法

　ディスポーザブルのグリセリン浣腸器を用いた浣腸の方法を以下に示す。
　事前に浣腸液の種類，量について，医師の指示と一致していることを確認してから始める。

〈使用物品〉 **1**
ディスポーザブル浣腸器（グリセリン液入り）**2**，クレンメまたは鉗子，潤滑剤，膿盆，トイレットペーパー，処置用シーツ，綿毛布，便器，尿器（必要時），ディスポーザブル手袋

	手順	技術のポイント（根拠・留意点）
1	**患者と環境の準備** ❶患者に目的と方法を十分説明し，了解を得る。患者には事前に排尿をすませておいてもらう。 ❷カーテンまたはスクリーンをして患者のプライバシーを守る。	❶尿意があると便意は抑制される。また，便とともに尿が流出し汚染する可能性もある。
2	**物品の準備** ❶ディスポーザブル浣腸器のカテーテルの先端まで浣腸液（グリセリン液）を満たすように静かに押し出し，カテーテルの元をクレンメまたは鉗子で止める。 ❷浣腸器のストッパーは，チューブ先端から約6cmの位置に固定する。 ❸ディスポーザブル浣腸器を湯に浸けて，浣腸液（グリセリン液）を温める（約40℃）。	❶腸内への不必要な空気の注入を防ぐ。 ❷直腸損傷の危険性がある5cm以上の挿入を防ぐために固定するが，挿入時には，挿入の長さを5cm以内とする。 ❸浣腸器内のグリセリンは，1L 50℃の湯に5分間浸けると40℃になる。また，浣腸液は室温25℃では約10分で38℃まで下降する。
3	**浣腸の実施** ❶ディスポーザブル手袋を装着する。 ❷寝衣を腰の上まで上げ，処置用シーツを殿部に敷いて下着をずらす。 ❸殿部のみを露出し，他部分は綿毛布などで覆う。 ❹体位を左側臥位にし，足を曲げて体位を安定させる。	❷浣腸中・後に浣腸液や便汁が排出され，シーツが汚染されてしまう可能性があるため。 ❹グリセリン浣腸実施時の体位は「立位」で行わない（88ページ「技術のエビデンス」参照）。

日常生活の援助技術

第4編

技術

環境を整える

摂取の援助技術
食生活と栄養

排泄の援助技術

活動・休息の
援助技術

清潔・衣生活の
援助技術

手順	技術のポイント（根拠・留意点）
3 ❺ディスポーザブル浣腸器のカテーテルの先端周囲に潤滑剤をつける。 ❻ディスポーザブル浣腸器のカテーテルを4～5cm挿入する **3** 。 肛門は精神的緊張で収縮するので，挿入時は口呼吸をしてもらう。 ❼クレンメまたは鉗子をはずし，浣腸液（グリセリン液）を注入する。徐々にしぼって注入するが，途中手をゆるめると吸引状態になり便の混入した液が逆流し患者が不快感を覚えるので，最後まで手をゆるめない **4** 。 ❽手をゆるめずカテーテルを抜き取る。 ❾トイレットペーパーなどで肛門を圧迫し，しばらく我慢してから排便するように説明する。 ❿ディスポーザブル手袋をはずす。 ⓫歩行できる場合はトイレに誘導する。場合によっては便器などを使用して床上排泄をしてもらう。 ⓬排便が終わったら衣類を整え，かけ物をして換気する。	❻直腸は8～10cmのところで後壁に背屈しており，8cm以上挿入すると腸壁を損傷する危険がある。近年の報告によると，挿入の長さは4～5cmが望ましい[10), 11)]。 ・口呼吸により腹圧を下げると，外肛門括約筋（かつやくきん）の緊張が緩みカテーテルの挿入がスムーズになり患者の苦痛が軽減する[12)]。 ❼直腸または結腸を，徐々に拡張させて蠕動運動を起こさせるためには，浣腸液が十分に作用するまでとどまっているように，ゆっくりと低圧で注入する必要がある（グリセリン浣腸：50mL/15秒以上，高圧浣腸：100mL/分）。患者をよく観察し，苦痛・不快感を訴えるようであれば注入速度を遅くする。 ・逆流防止弁のついた浣腸器もある。 ❾患者には無理のないように我慢してもらう。便の硬さにもよるが，数分の我慢では便の軟化は期待できない。また，我慢の時間を長くすると患者の苦痛が増すだけである[13)]。
4 観察・記録 ❶排泄後の排泄物および患者の観察を行い，物品をかたづける。 ❷必要事項を記録する。	

使用物品

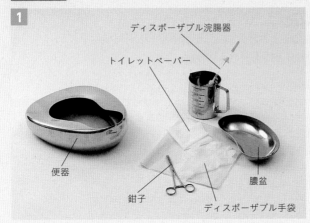

1
ディスポーザブル浣腸器
トイレットペーパー
便器
鉗子
ディスポーザブル手袋
膿盆

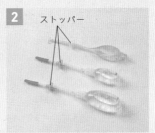

2
ストッパー
ディスポーザブル浣腸器

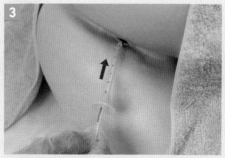

浣腸器のカテーテルを4〜5cm挿入する。

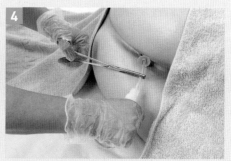

鉗子をはずし注入する。

技術のエビデンス

浣腸の実施（▶手順2）関連事項

・実施時の体位

立位で浣腸を行った場合，①直腸の形態が変化し，直腸横ひだにカテーテルが接触するため傷つきやすい，②患者の緊張がとれにくく，直腸の収縮によってカテーテルの挿入が安全にできない，③実施者の視野が確保できず，挿入の長さを確認しにくい，④挿入したカテーテルの安定を保ちにくく，過長挿入やカテーテルの脱出が生じやすい，という4点の問題点が指摘されている[14]。日本看護協会が提供した医療安全情報では，事故事例が発生した医療機関の取り組みとして，浣腸を実施する際には「左側臥位」を基本とし，慎重に行う必要があることを報告している[15]。

・カテーテル挿入の長さ

グリセリン浣腸による部位別の損傷件数では，肛門縁から5cm以上の部位の損傷が，5cm未満の部位より多く報告されている。また，肛門縁から5cm以上の直腸粘膜は円柱上皮であるため機械的刺激に弱く，適切な長さとして近年では4〜5cmが推奨されている[16]。

応用の視点

・左側臥位になれない患者への応用

浣腸実施時の体位は，解剖学的に左側臥位が適切であるが，できなければ仰臥位とする。ただし，仰臥位の場合，カテーテル挿入方向は肛門より脊椎に添わせる方向に進めるため，やや斜め下に向かって進めるように挿入する。

・高圧浣腸を行う患者への応用

高所につり下げたイリゲーター（浣腸用溶液の入った容器）から，水圧を使って薬剤を注入する高圧浣腸という方式で行う場合（大量の薬剤を注入する場合など），イリゲーターの高さは肛門から50cm以内とし，250〜300mLほど注入したら状態を観察し，異常がないことを確認する。異常がなければ残量を注入する。

B 摘便

　糞便が長時間排泄されず腸管内にとどまっていると（宿便），水分が吸収され硬くなり，便意があっても自力では排便できない状態になる。排便が数日間まったくないか，兎糞様のコロコロした硬便が少量ずつ出る程度で放置すると，便塊が直腸内だけでなく結腸内にも広がり，腹部膨満感が強く，腹壁からでも触知できるようになる。このような状態の患

第4編 日常生活の援助技術

1 環境を整える技術

2 食生活と栄養摂取の援助技術

3 排泄の援助技術

活動・休息の援助技術

清潔・衣生活の援助技術

者に浣腸を行うと浣腸液のみ排出されて効果がないだけでなく，粘膜の損傷・穿孔，腹圧をかけることによる血圧の上昇，ショックなどの危険性もある。このような場合，直腸下部にある硬便を手指で取り出し，排便させる方法が摘便である。

摘便を行わなくてもよいような援助，すなわち水分が吸収しつくされた硬便が直腸に堆積しないための援助を日頃から行っていることが重要である。

┃ 1. 目的と根拠

直腸内に貯留した便がどうしても取り除けないとき，徒手的に直腸内の便塊を取り除く。つまり，摘便は，患者の便出力がない場合，もしくは弱い場合の便排出の一助である。

┃ 2. アセスメントのポイント

医師からの便秘改善の指示内容を確認する。最終排便日とそのときの便の量や性状，下剤の使用状況とその効果，腹痛や腹部膨満感の有無，腸音，便秘を引き起こす薬剤使用の

Column 浣腸 事故事例に学ぶ

浣腸による有害事象には，直腸穿孔，直腸粘膜損傷，穿孔による血色素尿や溶血，下血などが報告されている[1]。

2007（平成19）年に日本医療機能評価機構より医療安全情報 No.3「グリセリン浣腸実施に伴う直腸穿孔」が提供されて以降，厚生労働省，日本看護協会では，浣腸実施の体位については「立位」で行わないように情報提供を行っている。また，医薬品医療機器総合機構は，2012（平成24）年に PMDA 医療安全情報 No.34「グリセリン浣腸の取り扱い時の注意について」を公表した[2]。しかし，その後 2016（平成28）年までに，医療安全情報 No.3 の再発・類似事例は 17 件発生し[3]，2018（平成30）年には，浣腸を立位で行った事故事例が発生している[4]。浣腸実施者は医療安全情報や事例分析から立位での浣腸の危険性を理解し「左側臥位」で浣腸を行う必要がある。また，2010（平成22）年に発生した 5 件の事故事例では，浣腸実施時の体位はすべて左側臥位で行われており立位ではなかった。しかし，カテーテル挿入の長さが 5cm 以上となっている事例が 4 件あり，挿入の長さについても注意する必要がある[5]。その後，2011（平成23）年には事故は発生しなかったが，2012（平成24）年には 2 件発生している。これは，患者の状況で右側臥位で実施していた。やはり，浣腸実施の体位は左側臥位を基本とすることが重要である[2]。

1) 武田利明，他：グリセリン浣腸による有害事象の現状と今後の課題，日本看護技術学会誌，5 (2)：4-11，2006.
2) 医薬品医療機器総合機構ホームページ：PMDA 医療安全情報 No.34（2012 年 10 月），https://www.pmda.go.jp/files/000143821.pdf（最終アクセス日：2021/6/21）.
3) 日本医療機能評価機構医療事故防止事業部：I 再発・類似事例の一覧表，医療事故情報収集等事業第 50 回報告書 別冊：5，2017.
4) 日本医療機能評価機構医療事故防止事業部：III 事例の分析 4 事例紹介，医療事故情報収集等事業第 56 回報告書：74，2018.
5) 日本医療機能評価機構医療事故防止事業部：III 医療事故情報等分析作業の現況 3 再発・類似事例の発生状況，医療事故情報収集等事業第 22 年年報：306, 308, 370, 2011.

有無，患者の身体状況（呼吸循環機能，腸管の癒着や狭窄の有無，出血傾向の有無），肛門周囲の状態や痔瘻の有無，摘便経験の有無などの情報収集を行い，摘便の必要性および有効性を十分にアセスメントをして実施する。

3. 方法

摘便の方法を以下に示す。

〈使用物品〉
潤滑剤（ワセリンなど），ガーゼ，ディスポーザブル手袋，処置用シーツ，トイレットペーパー，綿毛布，便器（便器カバー），おむつ（必要時），尿器（男性の場合），排便後の清拭用タオル，陰部洗浄用品（必要時）

	手順	技術のポイント（根拠・留意点）
1	**患者と環境の準備** 「浣腸」の場合と同じ。	「浣腸」の場合と同じ。
2	**実施** ❶手袋を装着する。 ❷示指（人さし指）に潤滑剤を付ける。 ❸肛門を確認し，肛門括約筋を緩める目的で，肛門周囲を輪状にマッサージする。 ❹口呼吸をしてもらいながら，指を直腸壁に沿ってらせんを描きながら挿入し，便塊を直腸粘膜からはがす ❺肛門に近い便塊から少しずつ砕きながらかき出す。 ❻硬便を取り出した後は，残便が自然に出ることがあるので，便器またはおむつを当てて様子をみる。	❶2枚装着をしておくとよい。 •手袋が破損したときの感染予防。 •摘便中に手袋が著しく汚染された場合，1枚目をはずして使用することができる。 ❹口呼吸を行うことで腹圧を下げ，肛門括約筋の緊張がゆるみ，指を挿入しやすくなる[17]。 ❺❻排便を促すために，患者に腹圧をかけるように促したり，患者の下腹部にマッサージや圧迫を行う場合もある。
3	**観察と記録** ❶直腸内の便塊の有無，便意の有無を確認する。 ❷摘便後の出血の有無を確認する。 ❸必要事項を記録する。	

手順2 **1**

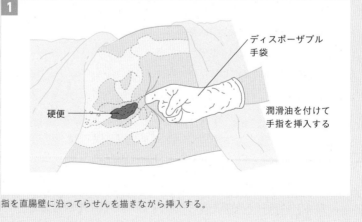

ディスポーザブル手袋

硬便

潤滑油を付けて手指を挿入する

指を直腸壁に沿ってらせんを描きながら挿入する。

第4編 日常生活の援助技術

技術

環境を整える

摂取の援助技術 食生活と栄養

3 排泄の援助技術

援助技術 活動・休息の

援助技術 清潔・衣生活の

> **技術のエビデンス**
>
> 摘便の実施（▶手順2）関連事項
> ・摘便に関するエビデンスは示されていない現状がある[18]。しかし，浣腸の項で述べているのと同様に出血や直腸粘膜損傷・穿孔が起きる危険性はかなり高い[19]。

C ストーマケア

ストーマ（stoma）とはギリシャ語で「口」の意味であり，「消化管や尿路を人為的に体外に誘導して造設した開放口」[20]と定義されている。便や尿の排泄経路に障害があり，排泄経路を変える必要がある場合にストーマが造設される。ストーマからの排泄は，尿を一時的にためるために必要な膀胱や便を一時的に貯留する直腸などがなく，また便意や尿意をコントロールする括約筋がないために常に起こっている。そのため，ストーマ造設後は，排泄物をためるための専用の装具を腹壁に貼って排泄管理を行う。ストーマ装具は2〜3日ごとに交換することが多く，装具交換時にストーマ周囲皮膚のスキンケアを行う。

1. ストーマの種類と装具

1 ストーマの種類

ストーマは腸や尿管を直接腹壁から体外に出して作られた排泄口で，排泄経路により消化管ストーマ，尿路ストーマに大きく分けられる（表3-8）。消化管ストーマは回腸に造設されたイレオストミー（ileostomy）と，結腸に造設されたコロストミー（colostomy）に分けられる（図3-14）。一方，尿路ストーマ（urostomy：ウロストミー）は尿管を直接腹壁の皮膚に吻合する尿管皮膚瘻と，回腸の一部を使って尿を体外へ誘導する管を造りその管に尿

表3-8 消化管ストーマと尿路ストーマの分類

■消化管ストーマの分類

期間・目的による分類	・一時的ストーマ ・永久的ストーマ
部位・造設臓器による分類	・結腸ストーマ（コロストミー） ・小腸ストーマ（イレオストミー）
開口部の数による分類	・単孔式ストーマ（出口が1つ） ・双孔式ストーマ（出口が2つ）

■尿路ストーマの分類

分類	特徴	尿路変向術の方法
失禁型（非禁制型）ストーマ	・ストーマ装具や蓄尿袋が必要 ・導尿は不要	・回腸導管 ・尿管皮膚瘻 ・腎瘻 ・膀胱瘻
非失禁型（禁制型）ストーマ	・ストーマ装具は不要 ・導尿が必要	・自排尿型代用膀胱 ・自己導尿型膀胱

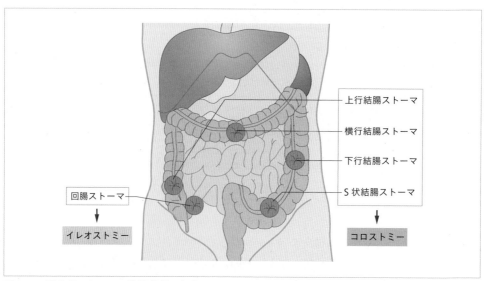

図3-14 消化管ストーマの造設部位と名称

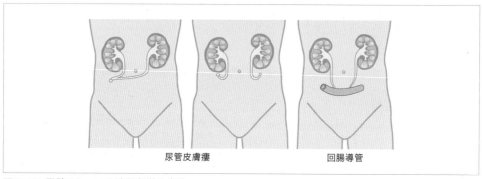

図3-15 尿路ストーマの造設部位と名称

管を吻合する回腸導管がある（図3-15）。

2 ｜ ストーマ装具

　ストーマ装具はストーマ袋と面板で構成されている。ストーマ袋と面板が一体となった単品系装具（ワンピース装具）とストーマ袋と面板が分離することができる二品系装具（ツーピース装具）がある（図3-16）。

▶ **ストーマ袋**　排泄物の形状やストーマの種類によって排出口が異なる。消化管ストーマは便の排出口がある開放部型と，便の排出口がない閉鎖型に分けられる。開放部型には，通常は排出口から便が排出しないようにクリップなどの排出口閉鎖具を付けるが，ストーマ袋に内蔵されているものもある。また，回腸ストーマ用の管状・キャップ型がある。ガスを排出するための脱臭フィルターも付いている。尿路ストーマは排出口が管状であり，ストーマ袋の中で尿が逆流して尿路感染を起こさないように逆流防止弁が付いている。蓄尿袋に接続する場合には，専用の接続管が必要となるので注意する。

第
4
編

日常生活の援助技術

環境を整える
技術

食生活と栄養
摂取の援助技術

3
排泄の
援助技術

活動・休息の
援助技術

清潔・衣生活の
援助技術

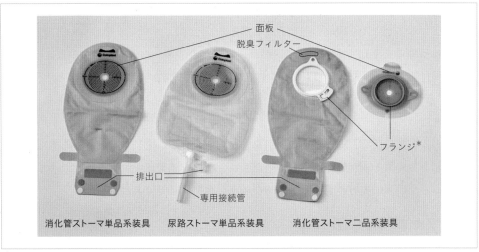

図3-16 ストーマ装具

表3-9 親水性ポリマーと疎水性ポリマー

親水性ポリマー	ペクチン（P）	柑橘類，りんごなど由来の多糖類。水分を吸収すると溶け崩れてゲル化する。
	CMC：カルボキシメチルセルロース（C）	植物由来の多糖類。水分を吸収すると溶け崩れてゲル化する。
疎水性ポリマー	PIB：ポリイソブチレン（B）	粘着性のある合成樹脂。
	SIS：スチレン・イソプレン・スチレン（S）	単体では粘着力がなく，水や排泄物を吸って膨潤する。

▶ 面板　面板は皮膚保護剤（skin protecting barrier）でできており，ストーマ周囲の皮膚を排泄物から保護する。形状は，患者の体形などに合わせて選択できるように，丸，楕円，四角などがある。全面皮膚保護剤のもの，外周部にテープが付いているものがある。

▶ 皮膚保護剤　皮膚保護剤は，排泄・分泌物の皮膚接触を防止し，皮膚を生理的状態に保つ作用がある吸水性粘着剤である。組成は親水性ポリマーと疎水性ポリマーである（表3-9）[21]。

皮膚保護剤の主な作用には以下の4点があげられる。

①排泄物を直接皮膚に付着させない作用

②アルカリ性の腸液や感染尿を吸収して皮膚表面を弱酸性に近づける作用（pH緩衝作用）

③細菌が繁殖しにくいpH環境にする（細菌繁殖阻止作用）

④発汗や不感蒸泄を吸収し，皮膚を浸軟から防ぐ作用（吸収作用）

2. 目的と根拠

ストーマは粘膜であり，通常は痛みを伴わない。痛覚がないので，ストーマの早期異常

＊ フランジ（flange）：円筒形あるいは部材からはみ出すように出っ張った部分の総称。ストーマ装具では二品系装具において面板とストーマ袋を合わせる部分のことを指す。

の発見のために，ストーマケア時の観察が必要である。消化管壁を構成する平滑筋は，収縮・伸展することにより腹痛を生じることがある。

真皮には痛みを感知する侵害受容器が存在するため，ストーマ周囲の皮膚は，「排泄物が長時間付着する」「面板を無理に剝がす」といった不適切なケアを継続すると，びらん*や潰瘍*などの皮膚障害を起こし，真皮や皮下組織が露出するときに痛みが生じる（皮膚の構造については，本編 - 第5章図5-1参照）。また，スキンケアが不十分なことにより，ストーマ周囲の皮膚に真菌などによる感染を引き起こすと，炎症が生じて発赤や瘙痒感などを伴うことがある。ストーマ周囲に皮膚障害を起こさない排泄管理をするために，ストーマ粘膜・ストーマ周囲の皮膚の観察と予防的なスキンケアが必要である。

3. アセスメントのポイント

①ストーマ粘膜を観察し，ストーマ粘膜に異常がないかを評価する（図3-17）。

②ストーマ周囲の皮膚を観察し，皮膚障害の有無を評価する。皮膚障害の部位により，その原因が何かを評価する（図3-17）。

③貼っていた面板の裏側を観察し，装具交換のタイミングを決める。

4. 方法

ストーマ造設の手術後に，患者は手術室で装具を貼って病棟に帰り，その後は病棟で定

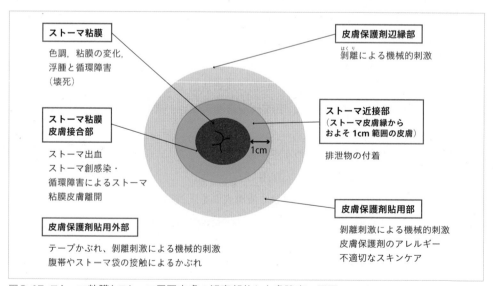

図3-17 ストーマ粘膜とストーマ周囲皮膚の観察部位と皮膚障害の原因

---

* **びらん**：表皮が剝離してただれ・かぶれのある傷。水疱が形成された後にできやすく，湿潤した状態となる。
* **潰瘍**：真皮以下の組織に達する皮膚の傷。びらんよりも深い傷なので，陥没している。出血をしたり，滲出液が出たりする。

第4編 日常生活の援助技術

技術 環境を整える

食生活と栄養 摂取の援助技術

3 排泄の援助技術

活動・休息の 援助技術

清潔・衣生活の 援助技術

期的な装具交換が必要となる。手術後は看護師が装具交換を行うが，患者の自立に合わせて患者自身が行えるように指導する。看護師の姿勢が患者のストーマのイメージに影響を与えることも考慮して指導することを心がける。

　ここでは手術後にベッドで臥床（がしょう）している患者のストーマ装具を看護師が交換する際の手順を示す。

〈使用物品〉**1**
手袋，ビニールエプロン，ディスポーザブル膿盆（のうぼん）または洗浄された洗面器，拭き取り用清拭布，ティッシュ，ビニール袋，汚染防止用シーツ，粘着剝離剤，弱酸性洗浄剤，ノギス，ストーマ用はさみ，使用予定のストーマ装具（写真はワンピース装具），フィルムドレッシング，カメラ，油性ペン

	手順	技術のポイント（根拠・留意点）
1	**患者と環境の準備** ❶患者に目的と方法を十分説明し，了解を得る。事前にストーマ袋から排泄物を破棄しておく。 ❷カーテンまたはスクリーンをして患者のプライバシーを守る。	• 装具交換中の排泄を避けるため，食事摂取後は避ける。装具交換の時間帯を考慮する。 • 今回は術後初回を想定しているが，次回からは前回記録を参照する。
2	**実施** ❶流水と石けんで手洗いを行い，手袋・エプロンを装着する。 ❷患者の体位を仰臥位（ぎょうがい）にするように介助し，患者の腹部を露出する。ビニール袋をフィルムドレッシングで患者の腹部に貼付する。または汚染防止用シーツ，フラット型おむつを使用する。 ❸剝離剤を使用し，腹部を指で押さえながら，面板をゆっくり剝がす**2**。 ❹剝がした面板の裏側の観察をする。必要時には面板の裏側とストーマ周囲の皮膚を，患者に同意を得てカメラ撮影し，記録する**3**。 ❺次回の交換日の設定をする。 ❻ストーマ周囲を洗浄する。 • 付着した排泄物や剝離剤をティッシュで拭き取る**4**。 • 弱酸性洗浄剤で洗浄する**5**。 ❼ディスポーザブル膿盆（のうぼん）に入った微温湯で洗い流す。 • 清拭布（せいしき）で4〜5回程度押さえ拭きをし，自然に乾燥させる。 ❽ストーマの外径（mm）の大きさを測定する。ストーマの縦×横×高さ（mm）を測定する**6**。 ❾ストーマ周囲の皮膚を観察する。必要時には患者に了承を得て，カメラで撮影し記録する。 ❿測定したストーマサイズを新しい装具の面板の裏に油性ペンで書く。	❶医療者が行う場合，感染防止を図るため。 ❷患者の衣服が汚れないように工夫する。 ❸創痛を増強させないように事前の鎮痛剤の使用も考慮する。 ❹皮膚保護剤の溶解・膨潤の程度を観察する。観察後は面板をおり重ね，臭気がもれないようにビニール袋で密閉する。 ❺皮膚保護剤の溶解・膨潤が5mm〜1cmが目安となる[22]。5mm以下の場合は装具の交換間隔を延ばしてもよい。1cm以上の場合は装具の交換間隔を短くする。 ❻ストーマ周囲皮膚への摩擦（まさつ）を避け，厚みのある泡で汚れをつつみこませるためにしっかり泡立てる。 • 尿路ストーマは内側から外側に向かって洗浄する。消化管ストーマは汚物が拡散しないように外側から内側に向かって洗浄する。 ❽ストーマの高さは実際に排泄物が出ている位置を測定する。 ❾ストーマ粘膜，ストーマ周囲皮膚，腹壁の状態を観察する。また，手術創部，ドレーン挿入部も含めて観察を行う。

	手順	技術のポイント（根拠・留意点）
2	⑪ ストーマよりやや大きめに面板のストーマ孔を開ける 7 。	⑪ 通常はストーマ周囲 2〜3mm 程度大きめにストーマ孔を開ける。手術直後は浮腫があるためストーマ粘膜を傷つけないようにストーマ周囲 5mm 程度大きめにストーマ孔を開ける。 • 単品系の装具はストーマ袋を切らないように注意する。ストーマ袋と面板をしっかり離してからストーマ用はさみで切る。
	⑫ 面板の裏紙を剝がして装具を腹部のストーマに貼る。 • ストーマ近接部から外側に向かって手で押さえる。 • 二品系装具の場合は，まず面板を貼り，それから面板とストーマ袋のフランジ部分を合わせてストーマ袋を装着する 8 。	⑫ 貼用部分がぬれていると皮膚保護剤の粘着力が低下してしまうため，装着する前に皮膚保護剤貼用部が乾燥していることを確認する。 • 単品系装具の場合は患者の自立度に合わせて排出口の向きに注意する。患者が便を破棄できるようになれば，排出口を下向きに貼る。
	⑬ 装具を貼った後，しばらくは同じ体位をとってもらうように患者に説明する。	⑬ 皮膚保護剤は温度が高まるとともに徐々に粘着力が上がるため，患者に同じ体位をとってもらい，手を軽く当てて温める。
	⑭ 装具の排出口を閉鎖する 9 。 ⑮ 排泄口が閉鎖しているかを確認する。	⑭ 消化管ストーマの場合，排出口からストーマ袋に消臭潤滑剤を入れておくと，排泄処理がしやすくなる。
3	**観察・記録** ❶ 患者の全身状態を観察し，物品をかたづける。 ❷ カルテにストーマサイズ（縦×横×高さ），粘膜色（淡赤・赤・暗赤），粘膜浮腫（あり・なし），粘膜皮膚接合部（正常・離開），腹壁のしわや硬さやくぼみ，ストーマ周囲皮膚の状態（発赤・びらん・潰瘍など），排泄物の性状・量について記録をする。	❶ 下着の位置でストーマ粘膜を圧迫したり傷つけたりしないようにするために患者の下着の位置に配慮する。

使用物品

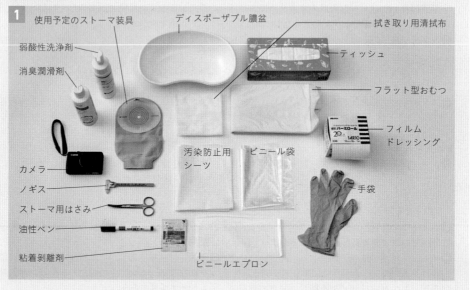

1 使用予定のストーマ装具　ディスポーザブル膿盆　拭き取り用清拭布　弱酸性洗浄剤　消臭潤滑剤　ティッシュ　フラット型おむつ　汚染防止用シーツ　ビニール袋　フィルムドレッシング　カメラ　ノギス　ストーマ用はさみ　油性ペン　粘着剝離剤　手袋　ビニールエプロン

第4編 日常生活の援助技術

環境を整える技術

食生活と栄養摂取の援助技術

3 排泄の援助技術

活動・休息の援助技術

清潔・衣生活の援助技術

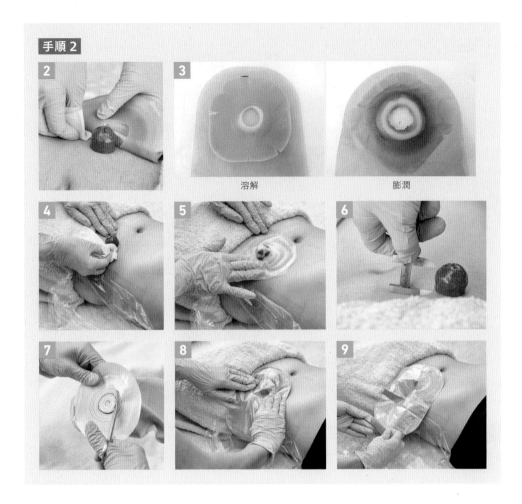

手順2

溶解　膨潤

D 一時的導尿

　導尿とは，カテーテルを尿道から膀胱内に無菌的に挿入して，貯留している尿を人為的に排泄させる方法である。

　医師が行うこともあるが，排尿障害に対する処置としては，収集した情報から看護師が判断して，医師の許可のもとで看護師が実施することが多い。排尿のしくみなどの生理学および泌尿器の解剖学をよく学び，技術に習熟しておく必要がある（図3-18）。

▶ **一時的導尿とは**　カテーテルを挿入して尿を排出させ，終了したら抜去する方法で，一般に導尿といえば，この一時的導尿を指す。

▌1. 目的と根拠

　一時的導尿は，以下のような目的で行われる。
①尿閉，残尿，尿失禁などの排尿障害に対する処置として行う。

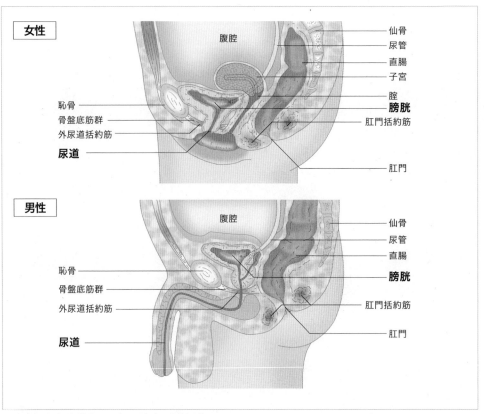

図3-18 骨盤内臓器と下部尿路(正中断面)

②下腹部の診察や手術，分娩などの前処置として行う。

③尿による手術創の汚染を防止する。

④無菌尿を採取する。

つまり，無菌操作により感染予防に努め，プライバシーの保護を行いながら，膀胱内より尿を排出する。

2. アセスメントのポイント

原疾患（前立腺肥大症，経尿道的手術後など）による器質的尿道狭窄の有無など尿路の状態を確認し，導尿の必要性の判断と尿道口に適したサイズのカテーテルを選択する。導尿の経験の有無，患者の身体状況（呼吸循環機能，出血傾向など），排泄状態（最終排尿時間，そのときの量，性状），尿意・残尿感の有無，腹部および膀胱付近の緊満感，In-Out バランス（水分摂取状況，発汗の程度），消毒薬による皮膚障害の有無の情報より，導尿の必要性および導尿による事故予防についてアセスメントする。また，周囲の環境（多床室か個室かなど）や精神状態を把握し，患者のプライバシー保護と精神面の配慮を考える。

第4編 日常生活の援助技術

1 環境を整える技術

2 食生活と栄養摂取の援助技術

3 排泄の援助技術

4 活動・休息の援助技術

5 清潔・衣生活の援助技術

3. 方法

一時的導尿の方法を以下に示す。

〈使用物品〉
滅菌導尿セット（ネラトンカテーテル［成人の場合 12～14Fr］，鑷子，消毒綿，ガーゼ，膿盆），滅菌潤滑剤，消毒液，滅菌手袋，処置用シーツ，尿器，綿毛布またはバスタオル

VIDEO

	手順	技術のポイント（根拠・留意点）
1	**患者と環境の準備** ❶環境を調整してプライバシーを守る。室温調整を行う。 ❷場合によって，尿道口付近の汚れの除去を行う。	❶緊張や寒さのために腹圧がかかると，尿道周囲の筋が収縮しカテーテルの挿入が困難になる。 ❷女性の場合，尿道口付近の汚れが著しいときは，感染予防のため陰部洗浄の後に導尿を行う。
2	**物品の準備** ❶導尿セットは，滅菌されたものを用意する。 ❷環境調整やプライバシーの確保に必要な物品（スクリーンやかけ物）を用意する。	❶健康を損なっているときは細菌に対する抵抗力が低下しており尿路感染を起こしやすい。
3	**一時的導尿の実施** 〈女性の場合〉 ❶患者のかけ物をはずすときは，綿毛布をかけながら足元に折り返すようにする。 ❷寝衣を腰の上まで上げ，下着を取り除く。患者の殿部から大腿部にかけて処置用シーツを敷く。 ❸患者の両膝を立て十分に開いて，外陰部を露出させ，綿毛布の足元部分で両下肢を別々に覆う。綿毛布で覆いきれないときは，バスタオルなどを利用する。 ❹滅菌導尿セットの中を手で触れないように，無菌操作で滅菌導尿セットの包布を開く。外尿道口に近い位置で開く。尿器と膿盆を都合のよい位置に置く。 ❺滅菌手袋を両手に着用する。 ❻カテーテルの先端に滅菌潤滑剤を塗る。 ❼利き手の反対側の手で陰唇を開いて外尿道口を確認し ❶，利き手で陰唇および外尿道口を消毒する。陰唇を開いている手はカテーテルを外尿道口に挿入するまでそのまま把持しておく。消毒は前（腹面）から後ろ方向（背面）へ消毒綿で行い，消毒綿は一拭きごとに換える ❷。拭く順序は外尿道口→右→左→外尿道口とする ❸。 ❽カテーテルを挿入することを患者に伝え，口呼吸をして腹圧をかけないように説明する。	❶寒さで筋が収縮しているとカテーテル挿入が困難になるので，不必要な露出を避け，綿毛布やシーツで両下肢を覆い保温に努める。 ❸両下肢を綿毛布1枚で覆うと，陰部洗浄後に陰部に綿毛布がかかることがあり，陰部の再消毒が必要となることがある。 ❹逆行性尿路感染を予防するため，必ず無菌操作を行う。 ❺カテーテルと粘膜との摩擦を少なくする。 ❼カテーテル挿入前に手を放して陰唇を閉じてしまうと外尿道口は不潔となるので再度消毒が必要となる ❶。 ❽腹圧がかかることでカテーテルを挿入しにくくなり，患者の苦痛がさらに増大する[23]。

手順	技術のポイント（根拠・留意点）
3 ❾カテーテルの末端が尿器の中の尿に浸からない程度に入れて持ち，またカテーテルを閉じるようにしてつまんでおく**4 5**。 ❿外尿道口から 4～6 cm カテーテルを挿入する。 ⓫尿の流出中も，排尿時の腹圧でカテーテルが抜けないように把持する**5**。尿が流出し始めたら，小陰唇は自然な位置に戻す。 ⓬尿の流出が終了したら，残尿感を確認し，患者の恥骨上部を軽く圧迫して**5**，カテーテルを静かに抜き膿盆に入れる。 ⓭ガーゼなどで陰部から殿部にかけて拭く。場合によっては，導尿前と同様に尿道口およびその周囲を消毒する。 ⓮患者に導尿が終了したことを伝え，手袋をはずし，股間に置いた物品をかたづけ，処置用シーツを取り除く。下着，寝衣，寝具を元に戻す。 ⓯物品の後かたづけを行う。 〈男性の場合〉 ※女性の場合と異なるのは以下の点である。 • 体位は仰臥位で足を伸ばしリラックスしてもらう。 • 陰茎を垂直程度まで引き上げ，亀頭を露出させ，尿道口から外側に向かって消毒する。 • 尿道が一直線になるように陰茎を上方に持ち上げ，カテーテルを約 12～15 cm 挿入する**6**。途中，膜様部尿道あたりで抵抗を感じたら陰茎の角度を足元の方向に変えて尿道が直線になるようにし，さらに 5 cm 程度進めて尿の流出を確かめる**7**。	❾カテーテルの末端が尿に浸かると逆行性感染の原因となる。 ❿女性の尿道口は，小陰唇を上後方に引き上げ気味に開いて探す。女性の尿道は約 4cm なので，10cm 以上挿入すると膀胱壁を傷つけるおそれがある。 ⓬恥骨上部を軽く圧迫するのは，膀胱内の残尿を流出させるためである。 • 男性の場合は，挿入時は陰茎をからだと約 90°の角度になるように持ち上げ，尿道が一直線になるようにする。球部から膜様部のあたりにカテーテルがくると，尿道が屈曲しているため，抵抗を感じるようになる。陰茎を倒し，できるかぎり尿道が一直線になるようにして挿入する。尿道括約筋の収縮や尿道狭窄のために，挿入するカテーテルに軽い抵抗を感じることがあるが，抵抗が弱まるのを待って静かに挿入する。カテーテル挿入時に，静かに口呼吸を繰り返すように促すと筋の緊張がとれて挿入しやすく，患者も安楽である。 • 男性の尿道は約 15～20cm である。
4 観察と記録 ❶尿量や，尿の性状を観察し，必要があれば検査室へ提出する。 ❷患者の状態を観察し，必要事項を記録する。	

手順 3 〈女性の場合〉

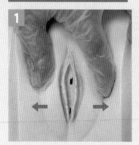

1 カテーテル挿入まで陰唇は開いたままとする。

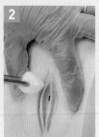

2 一拭きごとに消毒綿を換えて消毒する。

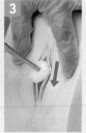

3 消毒は前から後ろ方向へ行う。

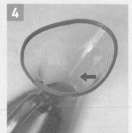

4 カテーテル末端が尿に浸からないようにする。

第
4
編

日常生活の援助技術

環境を整える
技術

食生活と栄養
摂取の援助技術

3
排泄の援助
技術

活動・休息の
援助技術

清潔・衣生活の
援助技術

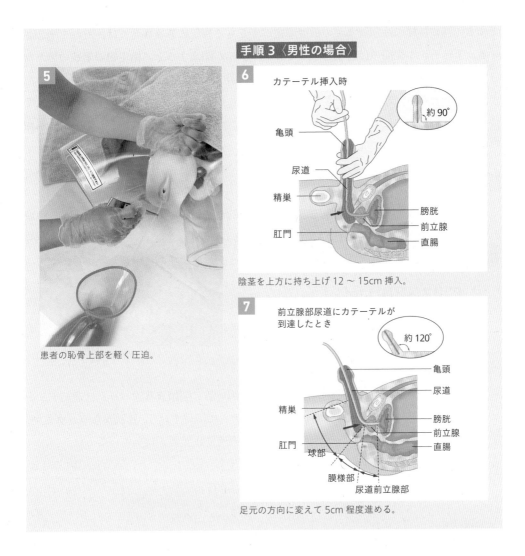

手順3〈男性の場合〉

5 患者の恥骨上部を軽く圧迫。

6 カテーテル挿入時

亀頭

尿道

精巣

肛門

膀胱

前立腺

直腸

約90°

陰茎を上方に持ち上げ12〜15cm挿入。

7 前立腺部尿道にカテーテルが到達したとき

約120°

亀頭

尿道

精巣

肛門

球部

膀胱

前立腺

直腸

膜様部

尿道前立腺部

足元の方向に変えて5cm程度進める。

Ⓔ 持続的導尿（留置カテーテル法）

　持続的導尿とは，カテーテルを膀胱内に挿入してそのまま留置し，膀胱から持続的に尿を排出させるものである。次のような目的で行われる。

　①尿閉，残尿，尿失禁などの排尿障害のために頻回の導尿が必要な場合の処置。

　②膀胱，尿道，前立腺などの手術創の汚染を防止し，安静を保つ。

　③手術後の患者や重篤な症状の患者の尿量をチェックする。

▶ 問題点　持続的導尿は尿路に一定期間カテーテルを留置するので，尿路への影響は一時的導尿よりさらに大きい。カテーテルの刺激は粘膜の感染への防御力を低下させる。粘膜が傷つけられるために萎縮や瘢痕化が起こり，尿路の狭窄を起こす可能性もある。また，膀胱における蓄尿，尿の排出のための筋収縮がまったく行われないので，膀胱の筋力は低

下する。特に神経因性膀胱などの機能障害がもともと膀胱にある場合には，それを増悪させる。カテーテル表面の付着物によってカテーテルが閉塞すると，微生物の繁殖の場となる[24]。さらに，患者の行動が制限されるという問題もある。

以上のことから，留置カテーテルの適応は慎重に考えなければならず，実施にあたっては十分な注意が必要である。感染予防のためにも，できるだけ早期に抜去し，一時的導尿に変更するか自然排尿の促進を行う。

1. 目的と根拠

尿閉，残尿，尿失禁などの排尿障害により一時的な導尿を繰り返していることが，患者の安楽や安静を阻害する場合や，手術創の安静が必要な場合に行う。主には医師が行うが，看護師が実施・介助を行う場合には解剖生理を踏まえ，感染予防に留意しながら行う。

2. アセスメントのポイント

本節 -D「一時的導尿」の「2. アセスメントのポイント」に準ずる。

3. 方法

持続的導尿には滅菌された閉鎖式蓄尿バッグを用いる。閉鎖式蓄尿バッグは連結チューブと蓄尿バッグが一体構造になっており，カテーテルに接続すれば，膀胱からバッグまで，尿は外部から遮断される。バッグの入り口に尿の逆流防止装置が付いている。

持続的導尿の方法を以下に示す。

〈使用物品〉
一時的導尿に必要な物品のほかに以下の物品を用意する。
バルーンカテーテル（フォーリーカテーテル）**1**，滅菌注射器（5〜10mL），注射針（18G），滅菌蒸留水（5〜10mL），閉鎖式蓄尿バッグ，固定用絆創膏

	手順	技術のポイント（根拠・留意点）
1	**患者と環境の準備** 「一時的導尿」の場合と同じ。	「一時的導尿」の場合と同じ。
2	**物品の準備** ❶バルーンカテーテル末端と閉鎖式蓄尿バッグを不潔にしないように接続する。閉鎖式蓄尿バッグは排尿口を必ず閉じておく。	❶使用する物品は清潔部分を理解したうえで取り扱う。
3	**持続的導尿の実施** ❶カテーテルの挿入は一時的導尿と同様の無菌操作で行う。 ❷膀胱内にカテーテルが挿入されたことを尿の流出により確認したら，カテーテル側管より滅菌蒸留水を注入してカテーテル先端のバルーンを膨らませ，膀胱内にカテーテルを留置する。	

第4編 日常生活の援助技術

技術　環境を整える

摂取の援助技術 食生活と栄養

3 排泄の援助技術

活動・休息の援助技術

清潔・衣生活の援助技術

	手順	技術のポイント（根拠・留意点）
3	❸カテーテルは，男性は腹壁に，女性は大腿部（だいたい）に，絆創膏で固定する。 絆創膏を貼った部分の皮膚状態も観察し，絆創膏による損傷を予防する。	❸固定することによってカテーテルの膀胱内へのこれ以上の進入や尿道損傷，感染，自然抜去を予防する。 女性の場合は，腟（ちつ）の分泌物（ぶんぴつ）でカテーテルが汚染されないように上方に向けて固定する。男性の場合は，陰茎・陰嚢（いんのう）角部が圧迫されて皮膚が損傷することのないよう，カテーテルを外側に向けて固定する。
	❹管が折れ曲がったり詰まったりしていないかどうか注意するなど，カテーテルの管理を適切に行う。	❹体動制限のない場合は積極的に体位変換を行い，膀胱内に尿が停滞しないようにする。このとき，カテーテルおよびチューブ内の尿が逆流しないように取り扱いには注意する。
4	観察と記録 ❶尿と流出状態を観察する。尿量，比重のほか，経時的に尿の流出状態を観察する。血尿や血塊の流出，粘膜や膿（のう）などの混入の有無も観察する。 ❷患者の状態を観察し，必要事項を記録する。	❶尿の増加が少ないときは，管が折れ曲がっていないか，圧迫されていないかをチューブに沿って確認する。

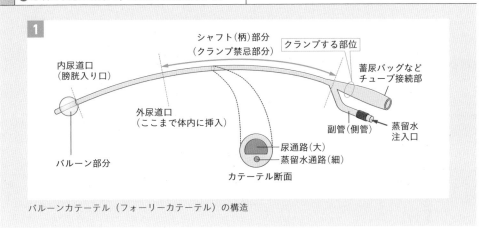

バルーンカテーテル（フォーリーカテーテル）の構造

文献

1) 深井喜代子，他：日本語版便秘評価尺度の検討，看護研究，28（3）：201-208，1995.
2) Cannon, W, B. : Auscultation of the rhythmic sounds produced by the stomach and intestine, The American Journal of Physiology, 14：339-353，1905.
3) 前掲書2).
4) Fukai, K., et al. ：Effect of fluid intake on bowel habits in the elderly, Kawasaki Journal of Medical Welfare，1（1）：109-115，1995.
5) 深井喜代子，他：水又は運動負荷と温罨法の健康女性の腸音に及ぼす影響，川崎医療福祉学会誌，6：99-106，1996.
6) 前掲書5).
7) 前掲書5).
8) 菱沼典子，他：熱布による腰背部温罨法が腸音に及ぼす影響，日本看護科学会誌，17（1）：32-39，1997.
9) 岡崎久美，他：腹部マッサージが腸音と排便習慣に及ぼす影響，臨床看護研究の進歩，12：113-117，2001.
10) 栗田愛，他：グリセリン浣腸による損傷部位や有害事象についての文献検討，日本看護技術学会誌，9（2）：67-73，2010.
11) 春田佳代，他：安全な浣腸カテーテル挿入の長さ：成人下部消化管造影画像を用いての検討，日本看護研究学会雑誌，34（5）：71-75，2011.
12) 江連和久：尿道カテーテル挿入時の口呼吸の意味を考える；看護技術における「呼吸」理解のポイント，埼玉医科大学看護学科紀要，3（1）：55-61，2010.
13) 武田利明，他：グリセリン浣腸の作用に関する実証的研究，岩手県立大学看護学部紀要，12：95-100，2010.
14) 日本看護協会：立位による浣腸実施の事故報告，日本看護協会（online），www.nurse.or.jp/nursing/practice/anzen/pdf/200602.pdf

15）前掲書 14).
16）前掲書 11).
17）前掲書 12).
18）山田正己，他：安全で苦痛の少ない摘便法，EB ナーシング，9（3）：298-305，2009.
19）前掲書 18).
20）日本ストーマ・排泄リハビリテーション学会編：ストーマ・排泄リハビリテーション学用語集 第 4 版，金原出版，2020，p.34.
21）ストーマリハビリテーション講習会実行委員会編：ストーマリハビリテーション；実践と理論，金原出版，2006，p.138-139.
22）日本 ET/WOC 編：ストーマケア；エキスパートの実践と技術，照林社，2007，p.30.
23）前掲書 12).
24）井上都之，他：膀胱留置カテーテル装着患者の尿路感染成立と影響する因子についての検討，看護研究，32（4）：303-311，1999.

第 **4** 章

活動・休息の援助技術

この章では

- 人間の健康な生活にとっての活動と休息の意義を説明できる。
- 廃用症候群のリスクアセスメントとリスク低減のための留意点を説明できる。
- 患者の関節拘縮予防のための援助の方法を演習で行える。
- 運動機能の低下した患者のベッド上での体位変換および車椅子，ストレッチャーへの移乗の技術を演習で行える。
- 運動機能の低下した患者の座位保持，起立動作，歩行の援助について演習で行える。
- 人間にとって最良の休息である睡眠の生理を理解し，良質の睡眠をとるための援助方法を演習で行える。

I 活動と休息

　人間の生活は活動と休息の連続である。人が健康な生活を維持していくためには，活動と休息のバランスがとれていることが重要な要素である。

▶ **活動とは**　一般に活動とは，身体活動のみでなく，思考・情動などの精神活動をも併せて指している。人が病気になり療養が必要になると，その疾患の影響により，もっているエネルギーの多くを病状の改善に注ぎ込むため，全般的な活動性は低下し，健康時のような社会生活，家庭生活が維持できなくなる場合も多い。

▶ **活動の低下による影響**　活動性の低下した状態が長期間続くと（長期臥床（がしょう）など），身体機能の衰えを招くことになる。機能の衰えは，身体面に顕著（けんちょ）に現れているように見える場合もあるが，全般的な活動性の低下は精神面にも影響を及ぼす。このように心身両面の衰えを抱えがちな病者に対して，看護師は心身の活動レベルを維持し，また少しでも高めていくよう働きかける必要がある。

▶ **休息とは**　休息とは，活動をやめて休むことであり，ゆったりした気分でくつろぐことである。人間は活動を活発に行い，休息や睡眠をとり，疲れをとっている。活動と休息の繰り返しは，人間の自然な姿である。活動に応じて，休息を早めにとると疲労は少なくなり，心身の回復は早くなる。休息をとるのが遅くなれば疲労は大きくなり，心身の回復は遅れることになる。活動の大きさや活動の持続時間が増えれば，疲労の回復に必要な時間は増加する。動的な筋肉の緊張が繰り返されるエネルギー消費の大きい活動でも，同じ姿勢を持続するエネルギー消費が小さい静的な筋肉の緊張が繰り返される活動においても，人間にとって休養の必要性は変わらない。人間の生活にとって休息は活動と同様に重要であり，不可欠なものである。

▶ **活動と運動**　このように看護師は，身体面の活動性の維持・向上のみでなく，精神面の活動性の維持・向上に向けても働きかける。精神面に対しては，身体面への働きかけをとおして，または日常の会話によるコミュニケーションをとおして，間接的に行っているため，本章で扱う「活動の援助」としては，身体面における活動の援助を中心にみていくこととする。身体面での活動を端的に表現した言葉は「運動」であり，以下，患者の全般的な活動性の向上を考慮している場合は「活動」といい，身体面に着目している場合は「運動」ということにする。

Ⓐ 人間と運動

1. 運動とは

▶ **2つの運動機能**　人間は運動によって外界に働きかけたり適応したりしながら生きてい

第4編 日常生活の援助技術

1 環境を整える技術

2 食生活と栄養摂取の援助技術

3 排泄の援助技術

4 活動・休息の援助技術

5 清潔・衣生活の援助技術

る。運動機能は，

①適切に体位を保持するといった静的な機能

②からだを動かす動的な機能

の2つからなり，体位と運動の機能がうまく協調し合うことが必要である。

運動機能は骨格筋の収縮によって行われ，骨格筋の収縮によって生じた力は関節に作用し運動を引き起こす。人間の運動は簡単な運動でも多くの筋肉が関与し，筋肉が協調した運動を実現するためには，中枢神経の働きがなくてはならない。

▶ 運動の中枢　運動機能の中枢は，体位・運動のパターンを組み合わせ，実行，点検しながら，目的とした運動を達成させる。新しい運動を学習し，上達に導くのも中枢の働きによる。この運動の形成には，大脳皮質から，脳幹，小脳，脊髄と様々な部位が関与している。脊髄と脳幹には筋への指令を行う運動神経があり，反射などに関与する。脳幹は小脳，脊髄からの情報を受けて姿勢と運動の調節を行う。複雑な随意運動などには，高位の中枢である大脳の働きが関与する。

2. 健康にとっての運動の意義

1　身体諸機能にとっての運動の重要性

人間にとって，適度な運動は，身体の諸機能を，ひいては健康を維持していくうえで必須のことである。

人間がからだのどこかを動かしているとき（運動時）には，臥位または座位で静止した状態（安静時）に比べてより多くのエネルギーが消費されるので，生体内に様々な変化をもたらす。運動時は，呼吸・循環系はより多くの酸素を全身の細胞に運搬し，二酸化炭素を排出する（呼吸・循環系の機能亢進）。また，エネルギー源としての糖質が筋で消費されるため，筋グリコーゲンが分解され，血糖が低下する。それを補うために肝グリコーゲンが分解され，その過程を進めるために内分泌系が働く。発生したエネルギーが熱となり体温を上昇させるため体温調節作用が働く。これら全身の諸機能は，日々，適度に刺激され亢進して，初めて適切に維持されるのである。

▶ 健康づくりにおける運動の効果　さらにトレーニングとして意識的に生活のなかに運動を組み込んでいくことは，健康の増進や生活習慣病の予防，改善にも役立ち*，精神面やひいては QOL（quality of life, 生活の質）にも影響する（表 4-1）。

---

* **生活習慣病に対する運動の効果**：Shigematsu ら[1] は，脂質異常症患者の血清脂質代謝において，運動後にトリグリセリド（TG）値が低下したことから，脂質異常症に効果があることを報告している。また，斉藤ら[2] は，定量的な運動を行うことで，HDL コレステロール（HDLC）が上昇することから循環器疾患の危険因子を軽減するには，運動の継続が必要であることを報告している。

表4-1 健康増進, 生活習慣病予防における運動の効果

体力	● 人間の体力は 18 歳をすぎると低下し始めるといわれるが, 適度に運動すれば, ある年齢までは体力を維持することができる
関節, 筋	● 関節の拘縮, 筋萎縮, 筋力の低下を予防する ● 筋力が増し, ほかの身体活動に対する予備力が得られる
骨	● 摂取したカルシウムを骨に取り込むためには運動によって骨に刺激を与える必要がある。つまり, 運動により骨量の減少を予防できる
心臓	● 運動中は一般に心拍数が増えるが, 一定の運動に対する心拍数は, 訓練により減少し, 1 回心拍出量は増大するといわれている。最大拍出量が大きいと, 心臓の予備力が大きいことを意味し, 全身の持久力も優れていることになる
血圧	● 運動中の血圧変動は, ある運動を継続していると少なくなる。これは, 運動によって末梢血管抵抗が低下し動脈の弾力性が回復するためである。また, 運動中, 収縮期血圧は上昇するが, 拡張期血圧はあまり変化しない。このように, 運動は高血圧の予防や改善につながる
呼吸器	● 運動により呼吸筋の筋力が増すため換気量が増大し, 1 回の呼吸運動で多くの酸素を取り入れることができるようになる
消化器	● 胃・腸の蠕動運動が促進されるため, 食欲が増進し, 排便が順調となる
精神面	● 運動により血中酸素濃度が増し, 脳を含む全身に多くの酸素が送られ, 思考力, 記憶力などが刺激を受け自己イメージを改善させる ● 運動により適度な疲労を得ると, それは良好な睡眠をもたらすため, 気分も爽快になり生活リズムが整えられる
抵抗力	● 運動は交感神経を緊張させ生理機能を高めるほか, 様々なストレスに対する抵抗力を高め, 免疫力や自然治癒力を高める
生活習慣病の予防	● 運動によりエネルギーが消費され, 体脂肪が減少する ● 脂質異常症が改善する ● 基礎代謝が向上し, 肥満予防につながる

2 | 運動機能の低下を防ぐ援助の必要性

疾病に罹患し寝たきりになるなどして運動をしなくなると, 身体の諸機能は急速に低下する。これについては, 本章 - Ⅱ -A「廃用症候群とそのリスクアセスメント」の項で詳しくみていく。運動機能の低下が固定化されると, 人間の生活には大きな支障が生じる。人間の**日常生活動作**（activities of daily living；ADL）は, 運動機能によって営まれている。運動機能の低下により, 食事, 排泄, 清潔などの日常生活動作や, 外出, 仕事をするなどの行動に制限を受けることになる。

つまり, からだを動かすことは人間の基本的なニーズであり, これが満たされないと, そのほかの様々なニーズが満たされなくなっていくのである。看護師は, 患者の年齢, 健康状態, 生活背景, 体格など様々なことを考慮し, あらゆる場面で患者の運動機能の低下を防ぎ, その維持・向上を図っていくことが必要となる。

Ⓑ 人間と休息

身体活動のみならず精神活動を含めて, 一定の活動性を保っていることが, 人間の諸機能の維持のために必要なことであるが, 活動ばかりしていればよいのではない。日々, 一

第4編 日常生活の援助技術

1 技術 環境を整える

2 摂取の援助技術 食生活と栄養

3 排泄の援助技術

4 援助技術 活動・休息の

5 援助技術 清潔・衣生活の

定の活動性を保っているために，また療養に専念するためにも，心身ともに活動せず緊張をゆるめる休息と睡眠の時間を確保しなければならない。「休息と睡眠」は，ヘンダーソン（Henderson, V.）が『看護の基本となるもの』[3]で人間の基本的ニーズの一つとしてあげているように，人間の生活にとって必須のものである。心身の疲れを癒やし，活力や自然治癒力を高めるうえで，休息と睡眠は積極的な意味をもっている。

　自然と触れ合う森林浴などの身体活動を伴う休息もあるが，だれにとっても必要とされる最も基本的で深い休息が睡眠であり，これは人間の生理的ニーズの一つでもある。睡眠は環境に適応するため，生物が進化の過程で獲得してきた行動であり，人類も長い間，日の出とともに起床し，日没とともに休息をとる生活を続けてきた。現代は夜型社会となり，睡眠不足の状態で生活する人も多く，このことは現代人の疾病や入院生活にも多様な影響を及ぼしている。

　睡眠不足は，多くの入院患者が抱える代表的な悩みの一つでもある。睡眠の援助については，本章‐Ⅵ「睡眠の援助」で述べることとする。

Ⅱ　活動のアセスメント

Ⓐ　廃用症候群とそのリスクアセスメント

1. 廃用症候群とは

　疾患そのものによる障害ではなく，疾患の発症時にはみられず，安静臥床や不活動状態が持続することによって生じる様々な症状からなる状態を**廃用症候群**（生活不活発病）という。また，廃用症候群は「身体の不動，無動状態により引き起こされる二次的障害」とも定義されている。

　特に，高齢者，身体・機能障害や慢性疾患をもっている人，活動を制限されている人などは廃用症候群の影響を受けやすい。安静臥床の状態では，抗重力筋を中心に1週間で10〜15%の筋力低下，3〜5週間で50%低下する。筋萎縮も並行して進行し2か月以内に腹筋は半分になる。これらは予防しなければ時間の経過とともに進行し，部分的から全身的な影響へと及ぶことになる。筋力の低下，筋骨格系の機能低下はいっそうの不活動状態をもたらし，それらが心血管系の機能低下，全身の機能低下，不活動状態を招き，ADLの低下や歩行能力の低下に至る悪循環となってしまう。

2. 廃用症候群の症状

1 筋力低下, 筋萎縮

廃用症候群の顕著な症状に, 筋力低下や筋萎縮がある。安静臥床による筋力低下は, 抗重力筋が影響を受けやすい。これを評価する筋力測定法として, 徒手筋力テスト*（manual muscle testing：MMT）が用いられることもある（『基礎看護技術 I 』第 2 編 - 第 1 章参照）。

2 拘縮

皮膚, 筋肉, 関節や靱帯の変化により, 正常の関節の動きが制限された状態が拘縮である。廃用症候群にはよくみられる症状である。拘縮の評価には関節可動域の測定を行う。

3 骨量の減少

骨は人体を支持し, 運動を行ううえで重要であるばかりでなく, 体内のカルシウムの濃度を一定に維持する役割もしている。骨は破骨細胞の骨吸収と骨芽細胞による骨形成を繰り返し, 骨を維持している。骨に対する重力負荷や筋活動が骨を維持するうえで重要な刺激であるため, 安静臥床の結果, 骨量の減少をきたす。これは骨形成の量に対して, 骨吸収の量が上回るためで, 骨から放出されたカルシウムは尿中に排泄される。

4 心血管系の症状

長期の安静臥床の影響による心血管系の諸症状には, 循環血液量の減少, 心機能の低下, 起立性低血圧, 深部静脈血栓症などがある。

▶ 循環血液量の減少　立位では下肢にあった 700mL の血液が臥床状態になると心臓に還流し, 静脈環流量が増加することで心房の圧受容器が刺激される。その結果, 循環調節系は血圧維持の必要性が高くない場合の働きとして, 抗利尿ホルモンの放出を抑制し, 数日で利尿効果による血液量の減少となる。

▶ 心機能の低下　安静臥床による心機能の低下は, 循環血液量の減少や心筋の萎縮によるものと考えられている。

▶ 起立性低血圧　安静臥床が長期に及ぶと, 循環血液量が減少しているうえに, 下肢からの静脈環流量が減少し, 1 回心拍出量の減少や, 脳血流量の減少が起こる。このため, 健康な人でも 3 週間の臥床安静後に起立性低血圧をきたす。高齢者や障害のある人では 2 ～ 3 日で出現することもある。起立性低血圧の症状は, 蒼白, 発汗, めまい, 収縮期血圧の低下, 心拍数の増加であり, 意識消失を起こすこともある。

▶ 深部静脈血栓症　下肢の深部静脈血栓は, 安静臥床により, 下腿三頭筋のポンプ機能が

＊ 徒手筋力テスト：特別な器具を使用せず, 場所も選ばない方法である。抵抗を加えても, 重力に打ち勝って, 関節の全可動域まで動かせる筋力があるかどうかを 6 段階で評価する。

第4編 日常生活の援助技術

1 環境を整える技術

2 食生活と栄養摂取の援助技術

3 排泄の援助技術

4 活動・休息の援助技術

5 清潔・衣生活の援助技術

減少し，血流が停滞することや，循環血液量の減少により，血液量の血漿量が減少し，血液粘稠度が増加することから発生する。静脈血栓は心臓に還流する静脈の流れとともに肺に移動し，肺梗塞の原因になる。

5 呼吸器系の症状

安静臥床による廃用症候群の一つに呼吸器系の症状がある。安静臥床により，横隔膜の位置が頭部側に上昇することに加え，胸郭を動かす肋間筋などの呼吸筋が衰え，その動きが減少する（換気機能の低下）ことから，1回換気量，肺活量などが減少する。呼吸が浅くなり，呼吸回数が増加する，浅く速い呼吸パターンとなる。呼吸筋の機能低下により，喀痰の排出がうまくできなくなる。また，下側（背側）肺の血流量が増加し，肺の重量も加わり，下側の肺が圧迫され，肺胞が虚脱しやすくなる。

6 精神的症状

安静臥床が長期に及ぶと，気分がふさぎこみがちとなり，やる気が起きなくなることがある。また，情緒が不安定になり，抑うつ傾向になる場合もある。家族との人間関係や対人関係にも影響することがある。

3. 廃用症候群のリスクアセスメント

1 廃用症候群のリスク因子

廃用症候群には様々なリスク因子が存在する。これらは発症原因によって異なり，程度や状況によって発症を予測できる。リスク因子には，年齢，悪性腫瘍の有無と生活への影響，心機能・呼吸機能・腎機能・精神機能による生活への影響，痛みによる生活への影響，歩行能力の障害，知的能力障害，認知症による要介護状態，栄養状態の一指標を示すBMI（Body Mass Index）がある。これらは大きく低体重（やせ），普通体重，肥満の3つの水準で分類され，リスクの大きさを示す。

2 リスクアセスメント

廃用症候群の症状の程度を判定するには，活動の程度，活動動作の能力，精神的な機能などをアセスメントする。廃用症候群のリスクをアセスメントすることで，廃用症候群への移行を防ぐ。

3 廃用症候群の予防

廃用症候群は予防が重要である。安静臥床や不活動状態が持続することが予想される場合には，看護の働きかけによって発症を予防するのはもちろんのこと，表4-2 のような症状が起こっていないか観察する。これらの症状がある場合は，リスクが高まっており，重

表4-2 廃用症候群のリスクアセスメント

筋肉・骨格系	● 上腕や下腿の筋萎縮の有無 ● 関節可動域の範囲 ● 関節の拘縮の有無 ● 関節部位の自覚症状，可動性，圧痛などの有無
循環器系	● 安静時と運動負荷時の血圧の変化，脈拍数の変化
呼吸器系	● 呼吸の状態 ● 血中酸素分圧の低下（肺の換気機能の低下）の有無 ● 喘鳴，湿性咳嗽（気道内の分泌物貯留）の有無
代謝系	● 食欲低下の有無 ● 体重減少の有無 ● 血清総たんぱく量の低下の有無
泌尿器系	● 頻尿などの有無
消化器系	● 排便の回数，性状 ● 下腹部の膨満の有無
神経系	● 意識障害の有無 ● コミュニケーション能力
精神的側面	● 不安の有無 ● 自己の価値感 ● 感情の表出状態（無感動など）

点的に対応していかなければならない。

B 運動機能のアセスメント

　廃用症候群は免れている場合でも，現在の運動機能の維持にも困難を感じている患者は少なくない。患者の運動機能の維持・回復に努め，退院後の社会復帰に適応できるようにしていくことが重要である。そのためには患者の現在の運動機能のアセスメントが必要である。

　目の前の患者の運動機能を多方面から評価していくことは，よりよい日常生活の援助を提供していくうえで必要不可欠である。

1. 体位・動作の観察

　運動機能のアセスメントの一つの視点は，立位，座位，臥位などの体位や移動動作などを観察する。

　立位が可能な患者では，よい姿勢であるか，重心線がまっすぐにからだの中心を通っているかを観察する。座位では，座位保持ができているか，筋力や神経系に問題はないかなどを観察する。自力で移動が可能な患者であれば，歩行中の骨・筋肉系などの調和やバランス，日常生活活動を遂行する能力，運動プログラムの参加状況などを観察する。

2. 関節可動域の評価

　関節可動域を評価することは，患者の運動機能を評価するうえで重要である（『基礎看護

技術Ⅰ』第2編-第1章参照）。からだや関節を動かす困難感の有無や，関節可動域に関する既往歴などを患者に質問し，必要に応じて関節可動域を測定する。

3. ADL評価

ADLは生活者としての身体活動の評価である。人間が起きて入眠するまでの生活行動である排泄動作，食事動作，洗面・歯磨きなどの整容動作，衣服の着脱動作，移動動作，入浴動作などである。今日では交通機関の利用や家事動作などを含む生活関連動作も加えた広義の概念としてADLを扱うようになりつつある。

▶ **バーセル評価法** ADLを評価する方法として，バーセル評価法（Barthel index；BI）*などが開発されている。これは評価項目として，食事，車椅子－ベッド間の移乗，整容，トイレ動作，入浴，移動，階段昇降，更衣，排便，排尿の10項目に分類され，それぞれ5〜15点が配点され，全部可能なら100点，全部が不可能なら0点になる。簡便で比較的正確な評価結果が得られる。

Ⅲ 運動機能の維持・回復のための援助

A 廃用症候群の予防の概要

廃用症候群は未然に防ぐことが何より重要である。その予防策の概要をまとめると，表4-3 のようになる。

B 運動機能の維持・回復のための援助

廃用症候群の予防のための援助は，患者の状態に応じて段階的に進めていく。表4-3 の予防策のうち，関節拘縮，筋力低下などの予防のために行われる重要な援助に他動運動*・自動運動*がある。実施にあたっては，患者の状態に合わせ，他動運動から始めて，徐々に自動運動へと進め，患者のもっている力をできる限り引き出しながら行っていく。患者と共通の目標を設定して自立に向けて援助する。以下，他動運動・自動運動の援助について述べる。

---

* **バーセル評価法**：アメリカの理学療法士バーセル（Barthel, D. W.）により開発され，医師らと連名で1965年に公表された。
* **他動運動**：麻痺や筋力の低下などにより自分で動かすことができない場合に，関節の拘縮予防のために，からだのある部位を介助者などによって動かすこと。
* **自動運動**：関節可動域の維持のため，自分でからだを動かすこと。

第4編 日常生活の援助技術

1 環境を整える技術
2 食生活と栄養摂取の援助技術
3 排泄の援助技術
4 活動・休息の援助技術
清潔・衣生活の援助技術

表4-3 廃用症候群の予防策

急性期からの予防	● 疾患の急性期から，ベッドサイドで関節拘縮の予防，筋力低下の予防などの訓練を行う
早期離床と活動の拡大	● 全身状態が落ち着いてきたら離床を進める。座位から立位，歩行へと段階的に進めながら日常生活の活動を拡大していく
筋力低下，筋萎縮の予防	● 筋力低下，筋萎縮の予防には，筋力に応じて自動運動や筋力増強訓練を行う
関節拘縮の予防	● 必要に応じて関節可動域運動を1日2回ずつ行う ● 長期の安静臥床によって拘縮をきたしやすい肩関節，肘関節*，手関節，股関節，膝関節*，足関節は特に注意する
骨量減少の予防	● 座位や立位保持を図る。運動を行う
血液量減少の予防	● 循環血液量の減少は主に血漿量の減少によるものである。血漿量の減少は運動することによってある程度予防できることから，安静臥床中は呼気時にベッド上で下肢に力を入れてもらう運動を毎日取り入れるようにする
起立性低血圧の予防	● 起立性低血圧の予防には，なるべく安静臥床を避け，できるだけ早期からからだを起こし，腹筋や下肢の筋力を訓練することで，筋のポンプ作用により静脈血の還流を促進する。また，血圧に注意しながら，座位，立位を保持する時間を延ばしていく
深部静脈血栓症の予防	● 弾性ストッキングの装着，足関節の自動運動を行う。安静期間を短縮していく
呼吸器系の障害の予防	● 体位変換を行う。自力で体位変換が困難な場合は，左右の側臥位を2時間ごとに行う。可能な場合は臥位に比べて，横隔膜が下降しやすい座位や立位をとる。また，腹式呼吸を意識して行うように指導する ● 自己排痰を促すために，側臥位と腹臥位を組み合わせた体位ドレナージを行う。排痰させたい部位を上にした体位をとり，気道分泌物を誘導し，排出する。併せて，口腔内の清潔を保つ援助を行う

▌1. 他動運動・自動運動実施時の留意点

　関節拘縮，筋力低下などの予防のための他動運動・自動運動は，以下のようなことに留意して行う。

①前提となること

● 事前に患者に目的と方法を説明し，同意を得てから実施する。

● バイタルサインの観察を行い，実施可能であるかを判断してから行う。

②適切な運動を行うための留意点

● 正常な関節可動域を理解したうえで，患者の痛みのない範囲で行う。

● 実施する前に，患者に痛みなどの感覚を確認してから行う。

> Column
> ## 肩関節の実施時には特に注意しよう
>
> 　　肩関節は可動性に優れているが，反面安定性が弱い関節である。肩関節は，屈曲，伸展，内転，外転，水平屈曲，水平伸展，内旋，外旋，そして肩をぐるぐるとまわす運動が可能である。これは，肩甲骨そのものが胸郭上を動いているため可能となる動きである。脳梗塞後の麻痺で肩甲骨の可動性が低下している場合などは，細心の注意が必要であり，90°を超えての外転や屈曲は避ける。

＊**肘関節**：「ひじかんせつ」，「ちゅうかんせつ」と読みが複数ある。
＊**膝関節**：「ひざかんせつ」，「しつかんせつ」と読みが複数ある。

日常生活の援助技術 第4編

1 環境を整える技術
2 食生活と栄養摂取の援助技術
3 排泄の援助技術
4 活動・休息の援助技術
5 清潔・衣生活の援助技術

- 患者の表情，からだの筋肉の抵抗などを観察しながら行う。
- 患者の現在の関節可動域の範囲を超えない程度で行う。
- 健側の上肢，下肢から実施し，麻痺側，障害のある側に移る。
- 運動は，からだの末梢から中枢へと進める。
- 高齢者や麻痺のある患者は関節可動域が狭くなることが多いことを念頭に置き，慎重に実施する。

③患者の準備，環境の整備など
- 事前に排泄を済ませてから実施する。
- 動きやすい衣服，可能であればズボンを着用してもらう。
- 患者のプライバシーの保護のため，必要に応じてカーテンなどを用意する。
- 実施する前には保温に努める。室温を確認し，綿毛布を準備する。
- ベッド上の安全を確認し，環境を整備する。
- 点滴，チューブ類の接続状況を確認する。

④実施の機会
- 清潔の援助，体位変換などの援助の機会にも行うようにする。

2. 他動運動

臥床患者の廃用症候群を予防するための他動運動は以下のように行う。

▶ **全般的留意事項**
- ゆっくりと，長い時間をかけて，あまり力を入れずに行うようにする。
- 患者の疾患，体力，関節や筋肉の状態を観察し，患者の状態に合わせて実施する。
- 関節可動域制限が生じやすい関節や，生活行動に支障をきたす活動などを，患者の状態をもとに判断しながら，継続できる方法で実施していく。

▶ **具体的方法**　他動運動の具体的方法を図 4-1 に示す。

3. 自動運動

自動運動は，これまで他動運動としてみてきたような関節可動域に沿った動きが，自力でできる患者が行う筋力維持の運動である。

運動による疲労に注意して行う。可能ならば1日に2回，1つの関節可動域の運動を5回ずつ行うようにするとよい。患者の関節可動域に合わせて，すべての関節を動かすことが望ましい。座位がとれるようになれば，座位で行う。臥床したままでも，自分で自分の関節を動かしてもらうように指導する。

▶ **看護師の援助**　最初は看護師がそばで見守り，少しずつ自分で関節を動かすことができるように援助していく。患者が自分でできるようになってからも必要に応じて観察していくようにする。

①手指関節（手の指）

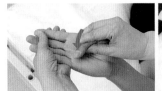

母指の屈曲

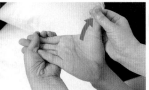

母指の伸展

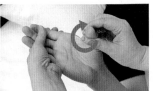

母指をまわす

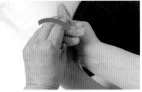

4本の指の屈曲

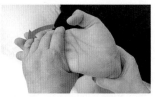

4本の指の伸展

②手関節（手首）

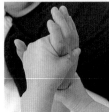

手関節の背屈

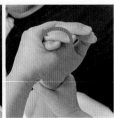

前腕の回外・回内

③肘関節

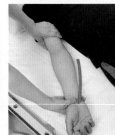

肘関節の伸展

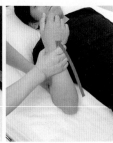

肘関節の屈曲

④肩関節

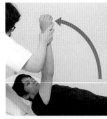

肩関節の屈曲

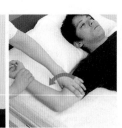

肩関節の外旋

⑤足関節（足首）

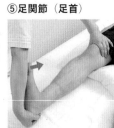

足関節の背屈

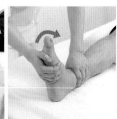

足関節の外返し

⑥膝関節

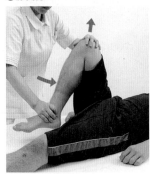

膝関節の屈曲

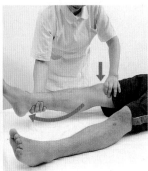

膝関節の伸展

⑦股関節

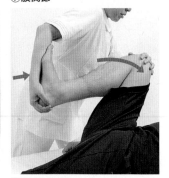

股関節の屈曲

図4-1 他動運動の方法

第
4
編

日常生活の援助技術

環境を整える
技術

食生活と栄養
摂取の援助技術

排泄の援助技術

4
活動・休息の
援助技術

清潔・衣生活の
援助技術

Ⅳ 運動機能の低下した人の援助

　安静臥床その他の影響により筋力低下した患者に必要なことは，低下した筋力では自ら満たせない生活上のニーズを満たすための援助である。ベッド上の生活において自ら満たせないニーズとして援助が必要になるものの一つが体位変換である。

　ここではまず体位変換について述べ，次に移動の援助，そして座位保持，起立動作，歩行の援助について述べることとする。

Ⓐ 体位変換

　通常の運動能力のある人は，臥床している間，睡眠中であってもなくても，定期的に寝返りを打っている。これは目的を意識して打っているのではなく，打たずにはいられないからであり，逆に検査や治療のために一定期間，同一体位をとって臥床していなければならない場合は，それを苦痛に感じるものである。体位変換には生理的な意味と必要性があり，自力で行えない患者に対しては，看護師がその援助を行う必要がある。

1. 体位変換の目的

1 ｜ 同一部位の圧迫による苦痛と障害の予防

　体位変換の目的の一つは，同一体位を続けることの弊害を避けることである。

　からだのすべての部分はそれぞれの重量をもつため，ベッド上に横たわると，身体各部はその重量に応じて患者自身とベッドに圧を加える。同一体位を続けていると，同じ部位の皮膚，血管，筋肉に圧が加わることになり，それが長時間にわたると，血流が阻害され，組織が壊死に陥り，褥瘡を生じさせる。

　褥瘡を予防するには，皮膚を観察し，からだの圧迫部位に虚血性の変化を生じさせない対策が必要となる。そのため，臥床時の体圧を分散する，体位変換が重要となる。また，臥床時，皮膚と軟部組織の間でのずれが外的要因となり，皮膚組織の結合の低下や血流障害を起こす。そのため，ベッドアップ後には必ず，ずれを解除する意味での背抜きが必要となる。患者のからだを前傾姿勢にして，マットレスと背中を離すようにする背抜きを行う。皮膚に過度な圧やずれの負荷が生じないように，必要に応じて体位変換後に背抜きを行う。

　また，同一体位の保持により，痛み，しびれ，だるさなどの感覚異常だけでなく，いらいらなどの精神的苦痛も生じることになる。

2 ｜ 長期間の臥床状態による障害の改善

　安静臥床により上肢や下肢の筋線維の萎縮，関節可動域の縮小，関節拘縮などをきたしやすいのは，運動による刺激が極度に少ないからである。体位変換による運動は，このような運動刺激の少ない状態を多少とも緩和することになる。

　患者は循環血液量が減少し血液循環が緩慢になっているうえに，下肢の筋肉ポンプを働かせないことにより血流が停滞し，血栓ができやすくなっている。体位変換に伴う下肢の運動は，下肢の静脈血の還流促進策の一つになる。

　肺の換気機能が低下し，気道内に分泌物が貯留しやすくなっている患者に対し，体位変換を行うことは，分泌物の排出を図り，呼吸機能を改善することに役立つ。

3 ｜ 精神活動を活発にする

　長期の臥床は精神面にも様々な影響を及ぼす。体位変換は脳の血液循環を改善させ，視界を変化させることで脳に刺激を与え，精神活動を活発にする。

4 ｜ その他の体位変換の目的

　寝衣の交換，清拭などの看護の援助において体位を変えることがしばしば必要になる。また，治療や検査に際しても，その目的に応じた体位をとる必要がある場合がある。患者が自力でこれらを行えない場合は，看護師がその援助を行う。

2. 体位変換の留意点

　上に述べた目的のうち，褥瘡予防のためには，少なくとも2時間に1度は体位変換を行うようにする。ただし2時間はあくまでも目安であり，患者が高齢であったり栄養状態が悪かったりなど，褥瘡が発生しやすい状態にある場合は，その間隔を短くする必要がある。その際，日中に間隔を短くする。

　体位変換は以下のような点に留意して行う。

①患者とのコミュニケーションを心がける

- 患者に目的を十分説明し，同意を得てから行う。
- 患者には専門用語は使わず，わかりやすい言葉で説明する（座る，横になる，起き上がる，立つ，など）。
- 患者に説明する際には，患者と目の高さを合わせる，ほほ笑むなどの非言語的コミュニケーションも使用する。
- 一動作を行うつど患者に説明を行い，不安を除去するとともに，患者に心の準備をしてもらうことで協力を得る。

②患者にとってどうかを第一に考える

- 援助の実施前，実施中，実施後にわたり患者を観察する。患者の反応をとらえ観察し

たことから，常に援助方法を判断する。患者が急変した場合には，直ちに必要な対応を行う（必要な場合には医師に相談する）。

- 常に患者の安楽を考慮しながら行う。患者の支え方，力の入れ方に留意する。患者に安楽かどうか確認する。ボディメカニクスを考慮して実施する（表4-4）。これは看護師の疲労を少なくするとともに，患者の安楽を保つのに役立つ。また，患者のできる範囲で協力を求める。

- 患者を疲労させないように努める（患者と呼吸を合わせる，患者に状態を聞きながら行う，患者に力を入れなくてもよいことを説明する，など）。

- 患者に苦痛を感じさせないように配慮する（手を上からつかんだり，つまんだりしない，患者のからだは下から支えて安楽な体位を保持する，患者のからだの下に上肢を差し入れるときは，マットレスのほうを下へ押しながら滑らせるように差し入れる，患者に痛いところはないか尋ねるようにする，など）。

- 患者の不安を除去するようにする（患者に次に行うことをそのつど説明する，患者に見えない位置にいるときは患者に声をかける，ベッド柵などで転落を防ぐ）。

③患者と環境の適切な準備のうえで行う

- 点滴や胸腔ドレナージなどの治療によるカテーテル・ドレーン類が抜けたり，はずれたりしないように注意するなど，患者の状態に応じた援助を行う。

- 患者のプライバシーを守る（スクリーン，カーテン，綿毛布などで覆う，寝衣のすそや胸元を整える，など）。

- 患者に寒気を感じさせないように配慮する（室内の環境を整える，綿毛布で保温する，事前に看護師の手を温める，寒くないかを患者に確かめる，など）。

④患者の自立の程度に合わせて援助する

- 患者自身の動作を少しずつ増やしていくことは，自立につながるため，患者の自立の程度に合わせてできない部分を手助けする。

表4-4 ボディメカニクスを考慮した体位変換のポイント

①患者のからだを手前に寄せるときは，看護師は足を前後に開き，両膝を深く曲げ，腰を落とす
②患者のからだをベッドの上方あるいは下方に移動する際は，看護師は両足を左右に開き，移動する方向に足先を向ける
③患者のからだの下に手を挿入し支える
④患者の四肢はできるだけ体幹に近づけて，重力の分散を防ぐようにする（患者の膝を曲げたり，手を胸や腹部の上に置いたり，足を重ねるなど）
⑤患者の重心にできるだけ看護師の重心を近づける
⑥できるだけ看護師の正常作業域内で援助を行う
⑦持ち上げるなど上下移動ではなく，できるだけ手前に引く水平移動を行う
⑧看護師の両手に加わる重量が均等になるように患者を支える
⑨患者，看護師とも，姿勢は脊柱をまっすぐにして援助する
⑩無駄な動きを少なくし，動線を考えて援助する
⑪大きな筋群を使い援助する
⑫てこの原理を応用する
⑬慣性の法則を利用した連続運動で援助する

3. 仰臥位から側臥位への体位変換

仰臥位から側臥位への体位変換の方法を以下に示す。例として，左側臥位にする場合を示す。右側臥位にする場合は，左右逆に行う。途中，方法に2通りある部分があり，その部分のみ，表の左右に2つの方法を並べて示した。

VIDEO

〈使用物品〉
ベッド，枕，アルコール消毒液，綿毛布

	手順	技術のポイント（根拠・留意点）
1	**患者の状態の把握と判断** ❶患者の状態を把握する。 • 疾患，障害の部位や程度，自分で動ける範囲，安静の程度，前回の体位変換後の時間，痛みなど • バイタルサイン（必要に応じて） • 痛み，気分，希望する体位などを患者に尋ねる ❷今から体位変換をしてもよいかを判断する。	
2	**説明と同意** ❶患者に体位変換の必要性と方法を説明し，同意を得る。	
3	**患者と環境の準備** ❶患者に排泄が必要でないか聞く。 ❷看護師は手洗いあるいはアルコール消毒を行う。爪が伸びていないか，手が冷たくないか確認する。 ❸室温が適温となっているか確認する。 ❹ベッドのストッパーを確認する。ギャッチベッドのハンドルが収納されているかを確認する。 ❺ベッドの高さを確認する（必要に応じて調節する）。 ❻ベッド上を整える。椅子，床頭台，オーバーテーブルなどを，患者の許可を得たうえで，ベッドから一歩程度移動させる。	❷感染予防に努める。 ❸必要に応じ保温のため綿毛布をかけて行う。 ❹安全のため必ず確認する。 ❺看護師に負担のかからない高さにする。 ❻作業効率と安全を確保するため環境を整える。実施後に元の位置に戻す。
4	**ベッドの片側へ患者を移動させる** ❶今からベッドの右側に移動することを患者に説明する。 ❷患者の手は組んで腹部の上に置く。 ❸患者の右側に立つ。 ❹両足をベッドに対して垂直に開く。ベッドの高さと看護師の上肢の高さが同じになるように，両膝を曲げて腰を低くする。 ❺左上肢を患者の枕の下（患者の頸部から肩），右上肢を患者の腰部に深く差し入れる **1** 。指を広げて患者のからだを支え，引き寄せる。 ❻患者の腰部と大腿上部に，看護師の上肢を差し入れて，引き寄せる **2** 。	❶事前に知らせることで安心してもらい，協力を得やすくする。 ❷からだをなるべく小さくまとめることで移動させやすくする。 ❸患者を移動させる側に立つ。 ❹効率よく重心移動ができる。 ❺引き寄せると同時に，前に出した足から後ろの足へと重心を移動する。 ❺〜❼このように3回に分けて引き寄せるのがポイントである。

第4編 日常生活の援助技術

1 環境を整える技術
2 食生活と栄養摂取の援助技術
3 排泄の援助技術
4 活動・休息の援助技術
5 清潔・衣生活の援助技術

	手順	技術のポイント（根拠・留意点）
4	❼ 患者の膝窩部と足関節に近い部分に，看護師の前腕を差し入れて，引き寄せる **3**。	
	❽ 患者にからだがまっすぐになっているかを確認する。	❽ まっすぐになっていないと違和感があり，十分な安楽さが得られない。
	❾ 組んでいた患者の手を元の位置に戻す。	
	❿ 患者にベッドの片側に移動したことを告げる。	
5	**仰臥位から側臥位にする**	
	❶ 患者に「左を向いてもらう」ことを説明する。	
	❷ 看護師は患者の左側に移動する。	❷ ベッドからの転落を予防するため，必要に応じて，ベッド柵をしてから移動する。
	❸ 枕を手前斜めに寄せる **4**。	
	❹ 患者の左上肢（下になる側の上肢）の前腕を一度伸展させ，肩関節を外転（側方挙上）させてから，肘関節を屈曲させる。	❹ 肩関節の脱臼を防ぐため，一度上肢を伸展させ，肩関節を外転させる。
	❺ 患者の左下肢（下になる側の下肢）は，両手で下から支え手前に引き寄せる。患者の右下肢は下から支え屈曲させ，足底をベッド上で安定させる **5**。	

［肩関節と殿部を支えて行う方法］	［肘関節と膝関節を支えて行う方法］
❻ 両足を前後に開き，患者の右肩関節と大転子に，看護師の指を広げて覆うように当てる **6**。	❻ 患者の右上腕（肘関節）を内側から，右大腿（膝関節）を上から，看護師の手を広げ，しっかりと把持する **9**。

［肩関節と殿部を支えて行う方法］	［肘関節と膝関節を支えて行う方法］
❼ 両上肢を屈曲させながら，手前に引くようにして患者のからだを引き寄せる **7**。同時に前に出したほうの足から後ろの足へ重心を移動する。	❼ 静かに手前に引いて患者のからだを手前に回転させる。そのとき，看護師の両足はベッドに対して垂直にして肩幅程度開き，重心を前足から後ろ足へ移動する **10**。
❽ 患者の腸骨部を両手で把持し，側臥位を安定させる。	❽ 上になっている手（左手）を手前に引くようにし，下になっている手（右手）を押すようにする。
❾ 患者の肩関節を両手で支え，患者のからだを安定させる。	❾ 両下肢は開いた状態とし，循環障害を防ぐ。
❿ 患者の左下肢は手前に引いて安定させ，右下肢（上になる側の下肢）は屈曲させて，安定させる **8**。	
⓫ 患者に安定した安楽な体位であるかを聞く。	

	手順	技術のポイント
6	**観察と記録**	
	❶ 患者の表情，気分，痛いところはないかなどを観察する。	❶ 患者の状態の変化を観察する。
	❷ 患者に終了したことを告げる。	
	❸ 実施中の患者の反応，観察事項などを記録・報告する。	❸ 実施中の患者の反応から，次回の方法や実施時間をアセスメントする。

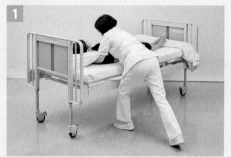

1

頸部と腰部の下に両上肢を差し入れる。

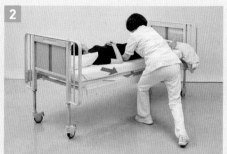

2

患者の腰部と大腿上部に上肢を差し入れて，引き寄せる。

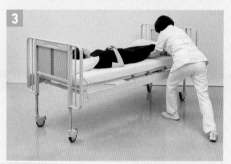

3

患者の膝窩部と下腿を引き寄せる。

手順 5

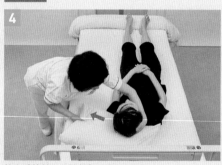

4

枕を手前斜めに引き寄せる。

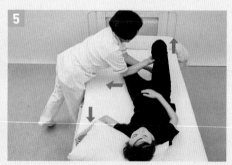

5

側臥位にするための姿勢を整える。

肩関節と殿部を支えて行う方法

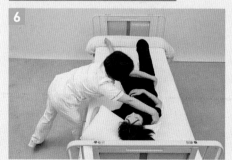

6

方法 1 肩関節と大転子に手を当てる。

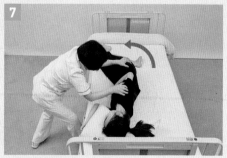

7

手前に患者を引き寄せる。

第4編 日常生活の援助技術

1 環境を整える技術

2 食生活と栄養摂取の援助技術

3 排泄の援助技術

4 活動・休息の援助技術

5 清潔・衣生活の援助技術

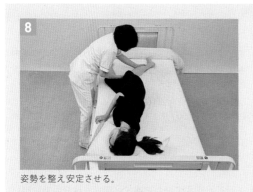

姿勢を整え安定させる。

肘関節と膝関節を支えて行う方法

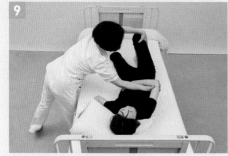

方法2 患者の肘関節と膝関節を把持する。

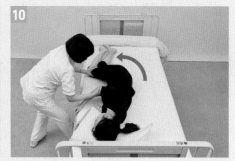

静かに手前に引いて回転させる。

▌4. 枕を除く方法

　枕を除く方法は単独に行う場合もあるし，体位変換の一連の行為のなかに必要に応じ組み入れる場合もある。

1 ▏頭部を支え，枕を除く方法

　患者の右側に看護師が立って行う場合を例に，枕を除く方法を示す（枕を入れる場合は，枕を除く動作の代わりに，枕を入れる動作を行う）。患者が仰臥位となっていることが前提である。前後の過程（共通事項）は省略する（以下，体位変換の方法については，共通事項は省略する）。

	手順

頭部を支え，枕を除く

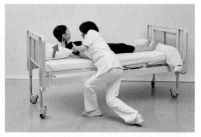

▶ 両足を開き，両膝を曲げて腰を低くする。右手を患者の右腋窩から後頸部まで差し入れ，肘関節を支点に患者の頭部を持ち上げる。
▶ 左手で患者の後頭部を支える。
（患者がからだを動かすことができる場合は，右手で看護師の腕または肩につかまってもらう。）

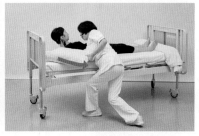

▶ 後頭部を支えていた左手で，素早く枕を手前に引いて取り除く。

2 患者の上体を起こして枕を除く方法

　臥床している患者の枕を除くためのもう一つの方法である。看護師が患者の右側に立って行う場合を以下に示す。患者が仰臥位になっていることが前提である。

	手順

上体を起こして，枕を除く

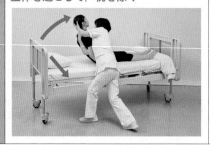

▶ 右手を患者の右腋窩から差し入れ，患者の後頸部，右前腕で患者の右背部を支える。
▶ 左手で後頭部を支え，患者の上体を起こし，枕を取り除く。

5. 側臥位から仰臥位への体位変換

　例として左側臥位から仰臥位への体位変換の方法を以下に示す。以下の行為の前に，状況に応じ「頭部を支え，枕を中央に戻す」ようにする。左側臥位ではベッドの左寄りに枕があるからである。枕を移動する方法は，「枕を除く方法」と同じである。

第4編 日常生活の援助技術

環境を整える技術

食生活と栄養摂取の援助技術

排泄の援助技術

4 活動・休息の援助技術

清潔・衣生活の援助技術

	手順
側臥位から仰臥位へ 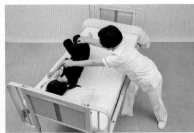	▶ 両足をベッドに対して垂直に開く。 ▶ 肩と殿部（でんぶ）を上から手掌で覆うように把持（はじ）する。
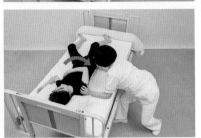	▶ 上肢を曲げながら肩と殿部を手掌で支え，手前に引き寄せ，患者のからだを仰臥位にする。

6. 仰臥位から長座位への体位変換

仰臥位から長座位（ちょうざ）への体位変換の方法には，背中を支えて行う方法や自然なからだの動きに合わせた方法がある。

1 仰臥位から長座位への体位変換（背中を支えて行う方法）

以下では背中を支えて行う方法を，看護師が患者の右側に立った場合を例に示す。

	手順
仰臥位から長座位へ 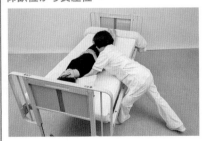	▶ 患者の手を腹部の上にそっと置く。 ▶ 看護師は左上肢を患者の後頸部から差し入れ，肘（ひじ）で患者の頸部を支え，左手の指を広げて患者の左肩を支える。 ▶ 右上肢を患者の背部に差し入れて支える。

	手順
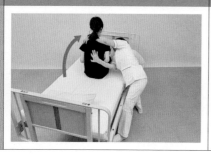	▶ 看護師は右足先をベッドの足元側に向ける。左足を伸展させながら重心を右足に移動させ，患者の上体を起こす。

2 仰臥位から長座位への体位変換（自然なからだの動きに合わせた方法）

　自然なからだの動きに合わせた方法について，看護師が患者の右側に立った場合を述べる。

	手順
仰臥位から長座位へ 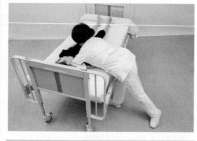	▶ 左上肢を胸から右脇にかけて置いてもらう。右上肢を体幹から少し離れた位置に伸ばしてもらう。 ▶ 看護師は，左上肢の肘関節で患者の頸部を，手掌で患者の左肩を支える。
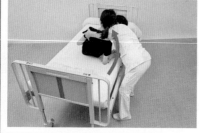	▶ 患者の右前腕を看護師の右手で軽く押さえ，支点としながら，患者の頭部がカーブを描くように患者の上体を起こす。

▌ 7. ベッドの上方へ患者を移動させる方法

　何かの理由で患者がベッドの下方に下がってしまい，上方に移動させる必要があることがある。これ自体は体位変換とはいえないが，体位変換を行う際にも，患者の位置を整えるため，必要になる場合がある。ここでは患者の右側に看護師が立った場合について述べる。なお，以下の行為の前に，「頭部を支え，枕を除く」ことが必要となる。枕を除く方法は前述のとおりである。

第4編 日常生活の援助技術

環境を整える技術

食生活と栄養摂取の援助技術

排泄の援助技術

4 活動・休息の援助技術

清潔・衣生活の援助技術

	手順
ベッドの上方へ 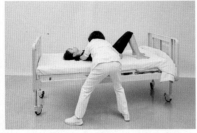	▶ 患者の両膝をできるだけ曲げ，足底をベッドに密着させる。 ▶ 看護師は患者の後頭部の下から，左上肢を左肩まで差し入れ，左肩を支える。 ▶ 右上肢を，患者の大腿部から殿部下に深く入れて支える。
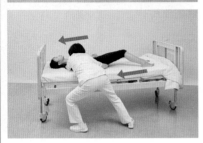	▶ 看護師は，右足を患者の殿部の位置に置き，左足先を移動方向である頭部側に向け，右から左に重心を移動させながら，患者をベッド上方へ移動させる。

8. 仰臥位から腹臥位への体位変換

　腹臥位への体位変換は，患者の上肢を挙上させることが必要になるため，上肢の挙上による肩関節の脱臼などの危険性がないことを確認する。危険性があれば腹臥位にしない。患者が腹臥位をとることが可能であるかどうかも確かめておく。

　また，必要に応じ事前に「頭部を支え，枕の位置を整える」ようにする。さらに，以下の体位変換時に患者が回転するためのスペースを確保するため，「ベッドの片側へ患者を移動させる」ことが必要である（方法は本項-3「仰臥位から側臥位への体位変換」の場合と同じである）。

	手順
仰臥位から腹臥位へ 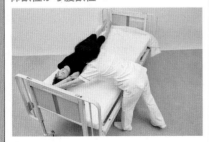	▶ ベッドの中央側の上肢をベッドの上方に挙上させる。 ▶ 患者の顔を挙上している側に向ける。

	手順
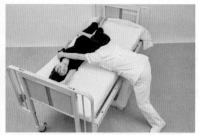	▶ 患者の肩関節と大転子を，手掌でしっかり把持する。
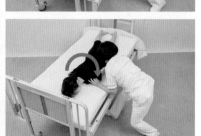	▶ 挙上した上肢を軸にしてからだを回転させ，腹臥位にする。 ▶ 挙上した上肢を元に戻し，患者の顔は横に向ける。

9. 仰臥位から端座位への体位変換

仰臥位から端座位への体位変換の方法を，患者の右側に看護師が立った場合を例に述べる。行う前に，患者が足を下ろす位置に履物を用意しておく。

仰臥位から端座位へ	手順
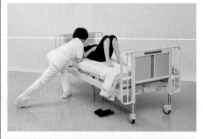	▶ 患者の両膝を曲げる。 ▶ 看護師は患者の後頸部から，左上肢を差し入れて左肩を持ち，上半身を支える。
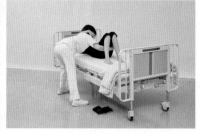	▶ 患者に看護師のほうを向いてもらい，右手を看護師の肩にかけてもらう。 ▶ 右上肢を患者の大腿部から膝にかけて深く差し入れて手前に引き寄せる。

第
4
編
日常生活の援助技術

環境を整える
技術

食生活と栄養
摂取の援助技術

排泄の援助技術

4
活動・休息の
援助技術

清潔・衣生活の
援助技術

	手順
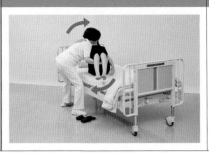	▶左上肢で患者の上体を起こすと同時に，患者の殿部を支点として回転させる。 ▶患者の下肢をベッドの下にゆっくりと下ろす。

10. 端座位から仰臥位への体位変換

端座位から仰臥位への体位変換の方法を，患者の右側に看護師が立った場合を例に以下に述べる。

	手順
端座位から仰臥位へ 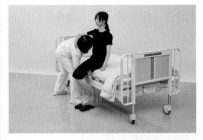	▶患者の右上肢を看護師の肩にかけてもらう。 ▶看護師は左上肢で患者の左側の肩を支え，右前腕で患者の両膝を下から支える。
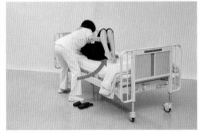	▶左前腕で患者の上体を支え，右前腕で患者の大腿部を支え，患者の殿部を中心に回転させる。 ▶ゆっくりと患者の頭を枕の上に下ろす。患者の下肢を伸ばす。

Ⓑ 車椅子・ストレッチャーでの移動の援助

ベッド上での生活が長引き，移動が制限された状態では，その人の身体的・精神的な生活空間は狭く閉ざされたものになってしまう。運動機能が低下し，自力での移動ができない人においても，できるだけ早期に，可能な限り生活空間が広がるように援助することで，

心身の機能を改善し，自立への意欲を高めることができる。

　ここでは患者の移動に利用する車椅子やストレッチャーの操作方法，およびベッドからそれらへの移乗の援助について述べる。

▶目的　車椅子・ストレッチャー使用の目的は，歩行できない患者や歩行してはならない患者を，目的の場所に安全・安楽に移動することである。車椅子は座位をとることが可能な患者に使用する。

1. 車椅子による移動の援助

▶車椅子の取り扱い方　車椅子の取り扱い方を表4-5に示す。

1 ｜ 患者への配慮

　臥床状態にある患者を車椅子で移動させるには，まず患者の状態を整え，ベッドから車椅子への移乗を行い，その後，出発ということになる。それらの過程で，患者に対して，次のような配慮が必要となる。

①病室を出るための身だしなみを整える

- 準備に際してはスクリーンやカーテンを使用する。かけ物，綿毛布で覆う。
- 身だしなみを整える。寝間着やパジャマの前を整え，髪も整える。可能ならば，鏡を

表4-5 車椅子の取り扱い方

車椅子の構造と各部の名称	座席／ハンドル／アームレスト／背もたれ／ブレーキ／ハンドリム／ティッピングレバー／フットレスト／小車輪／大車輪
点検のポイント	・大車輪，小車輪の回転状況，ブレーキのかかり具合，座席・フットレストの開き具合を点検する ・車椅子が清潔であることを確認する ・大車輪のタイヤの空気の入り具合を確認する
使用時の留意点	・整備状況を確認する ・患者が乗り降りするときはブレーキをかける ・フットレストは，乗り降りする際は上げておき，腰かけた後，元の位置に戻して，患者の足を載せる

VIDEO

日常生活の援助技術

第4編

1 環境を整える技術

2 食生活と栄養摂取の援助技術

3 排泄の援助技術

4 活動・休息の援助技術

5 清潔・衣生活の援助技術

渡して自分自身で整えてもらう。

②不安を除去する

- 移乗，移動のための一つ一つの行為を，そのつど患者に説明してから行う。
- ベッド柵などで危険を防止する。
- 患者の背部にいるときは声をかける。
- 移動中，斜面では頭部を高く保つ。

③寒さを感じさせないようにする

- 適切な室温が保たれた状態にする。
- 車椅子に乗っている間，綿毛布，かけ物，靴下などを使用する。

④患者の疲労と苦痛を最小限にする

- 患者の観察を行う。
- 安楽かどうか患者に確かめる。
- 安楽な体位を保持する。
- 振動を最小限にする。
- 頭部を下げないようにする。

2 | ベッドから車椅子への移乗の方法

立位保持が不安定な患者に，ベッドから車椅子に移乗してもらう方法を，看護師がベッドの右側に立って行う場合を例に説明する。

	手順	技術のポイント（根拠・留意点）
1	**患者の状態の把握と判断** ❶移動する場所の気流，気温，湿度や所要時間を考えて患者の状態を観察し，移動手段と患者への準備を判断する。	
2	**説明と同意** ❶患者に今から車椅子で移動することを説明し，同意を得る。	
3	**患者と環境の準備** ❶車椅子の点検と準備をする。 ❷看護師は手洗いを行い，手が温かいことを確認する。 ❸室温が適温となっているか確認する。 ❹ベッドのストッパーが止まっていることを確認する。ベッド周囲の環境を整える。	❷患者に冷感を与えたり，不快な思いをさせないため。 ❹安全確保のため必ず確認する。

	手順	技術のポイント（根拠・留意点）
3	❺患者の衣服を整える。必要に応じて靴下，上着，かけ物，履物を準備する。	
4	**車椅子を配置し端座位にする** ❶患者に車椅子に移乗することを説明する。 ❷車椅子をベッドの右側の足元に 30°くらいの角度に置く **1**。車椅子のストッパーをかけ，フットレストを上げておく。 ❸患者を仰臥位から端座位にし，履物を履いてもらう **2**。	❷ストッパーをかけ忘れていると思わぬ事故を招くおそれもある。 • フットレストが下がっていると，移乗のじゃまになる。
5	**立位をとってもらう** ❶患者の両前腕を看護師の肩にまわしてもらい，前傾姿勢をとってもらう **3**。 ❷看護師は腕を患者の腰部にまわし，両手を組んで患者の腰を保持する。 ❸左足を患者の両足の間に置き，右足をベッドと車椅子の間（次の動作で回転軸となるべき位置）に置く。 ❹看護師は左足で患者の体重を受け止めながら，患者を引き寄せるようにして立ち上がらせる **4**。患者の重心と看護師の重心をできる限り近づける。	❶前傾姿勢をとることで立位に移行しやすい。 ❹患者と看護師の重心が一体となっているほうが，両者が離れているよりも，効果的に体重を受け止めることができる。
6	**回転させ車椅子に移乗する** ❶看護師は，患者・看護師の重心を，左足から右足に移しながら，右踵を軸に患者と一緒に 90°右へからだを回転させる **5**。 ❷患者の体重を右足側で支えながら車椅子に腰かけてもらう **6**。	❶患者と看護師のからだがなるべく一体となって小さくまとまっているほうが回転しやすい。
7	**車椅子に深く腰かけてもらう** ❶患者の背部に立ち，腋窩から上肢を深く差し込む。 ❷患者の腹部の前で手を組み，足を前後に開き，後ろの足に重心を移しながら，患者の上半身を引き寄せる。患者の腰背部と背もたれの間にすき間をつくらないよう密着させる **7**。	❷患者のからだを安定させるため，患者と背もたれのすき間をつくらないようにする。
8	**車椅子での姿勢を整え出かける準備をする** ❶フットレストを下げ，患者の足をフットレストに置く **8**。 ❷患者の背部と大腿後面のなす角度，膝部の角度，足首の角度がそれぞれ 90°になるよう，患者の姿勢を調整する。 ❸車椅子のストッパーをはずす。 ❹患者の状態を観察し，患者に今から出発することを説明する。	❷車椅子上での身体支持面をできるだけ広くするため。

第
4
編

日常生活の援助技術

環境を整える
技術

食生活と栄養
摂取の援助技術

排泄の援助技術

4
活動・休息の
援助技術

清潔・衣生活の
援助技術

手順4

1

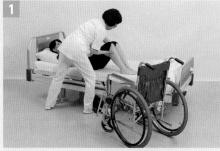

車椅子をベッドの足元約30°の角度に置く。

2

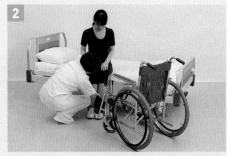

患者を端座位にし履物を履いてもらう。

手順5

3

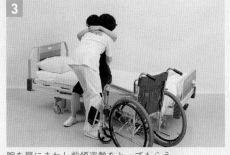

腕を肩にまわし前傾姿勢をとってもらう。

4

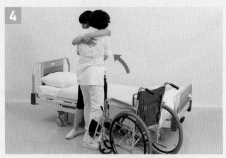

患者を引き寄せるように立ち上がってもらう。

手順6

5

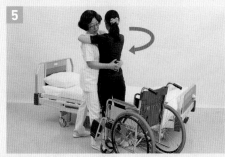

患者と一緒に90°右にからだを回転させる。

6

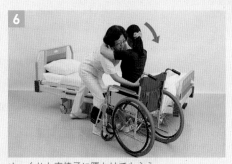

ゆっくりと車椅子に腰かけてもらう。

手順7

7

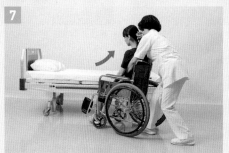

上半身を引き寄せ，深く腰かけてもらう。

手順8

8

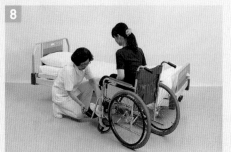

患者の足をフットレストに置く。

3 │ 車椅子での移動の方法

移動中の車椅子の操作方法を表4-6に示す。

表4-6 車椅子の操作方法

	操作方法
進むとき	• 看護師の体重を前方に出した足より車椅子のほうにやや傾けながら車椅子を押していく
直進時	• ハンドルを持つ手に均等な力を入れる
曲がるとき	• 曲がる方向の反対のハンドルに力を入れる
ドアを開けて通過するとき	• 片手でドアを開けながら後ろ向きに進み，その後，車椅子を回転させる
下り坂	• 車椅子を両手で，手前に引っ張るようにして蛇行しながら前向きに下る 　根拠 加速度をつけて下って行かないように，重力に抵抗しながら下る • 急な坂では，後ろ向きになって，肘関節を曲げて両手で車椅子を支え，両足で踏ん張りながら下る 　根拠 後ろ向きになり，確実に車椅子を支える。患者に転落の不安を感じさせない
上り坂	• 肘関節を屈曲させ，両上肢に力を入れながら，前方に出した足を支点に，自分の体重を車椅子にかけながら押していく
段差を上がるとき	• ティッピングレバーを踏み，小車輪を浮かせる　　• ゆっくりと小車輪を降ろし，大車輪を持ち上げて進ませる 　根拠 車椅子は大車輪を支点としたテコの状態となる
段差を降りるとき	• 段差は後ろ向きに降りる。大車輪を浮かせて先に降ろし手前に引く 　根拠 患者の転落のおそれがないよう後ろ向きで降りる　• 次にティッピングレバーを踏むと同時に，ハンドルを下に押して小車輪をゆっくり上げ，そのまま大車輪で後退させる　• 最後に小車輪をゆっくり降ろす

VIDEO

第 4 編

日常生活の援助技術

1 技術 環境を整える

2 食生活と栄養 摂取の援助技術

3 排泄の援助技術

4 活動・休息の 援助技術

5 清潔・衣生活の 援助技術

表4-7 ストレッチャーの取り扱い方

点検のポイント	・キャスターの動き，ブレーキのかかり具合，清潔であるか否かを点検する	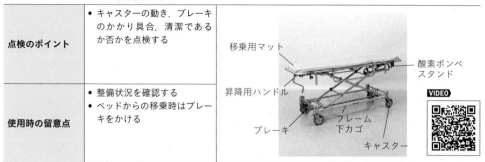
使用時の留意点	・整備状況を確認する ・ベッドからの移乗時はブレーキをかける	

移乗用マット　酸素ボンベスタンド　昇降用ハンドル　ブレーキ　フレーム下カゴ　キャスター　VIDEO

2. ストレッチャーでの移送の援助

ストレッチャーは座位をとれない患者に用いる。ストレッチャーの取り扱い方を表4-7に示す（移乗，移送の際に，患者に配慮すべき点は，車椅子の場合を参照）。

1 | ベッドからストレッチャーへの移乗の方法（3人で行う方法）

ベッドからストレッチャーへの移乗の方法には，看護師3人で行う方法や4人でシーツを用いて行う方法がある。ここではまず3人で行う方法を，患者の右側に立って行う場合を例に，以下に示す。

	手順	技術のポイント（根拠・留意点）
1	**患者の状態の把握と判断** ❶移動する場所の気流，気温，湿度や所要時間を考えて患者の状態を観察し，移動手段と患者への準備を判断する。	
2	**説明と同意** ❶患者にストレッチャーでの移動の目的と方法を説明し，同意を得る。	
3	**患者と環境の準備** ❶床頭台，椅子をベッドから離す。 ❷ベッドの足元にストレッチャーの頭側がくるように置き，ストッパーをかける。 ・ストレッチャーの高さは，後で患者を下ろす際に下ろしやすい高さ（看護師の重心の高さくらい）に合わせる。 ❸患者のかけ物を1枚にし，枕を1つにする。 ❹患者の両手は組んで胸の上に置く。	❶移乗が行いやすいように。 ❷ストッパーをかけ忘れていると，思わぬ事故を招くおそれもある。 ❸患者の姿勢を水平に近くし，3人の共同作業をしやすくする。 ❹からだをなるべく小さくまとまった状態にし，重心を安定させる。

	手順	技術のポイント（根拠・留意点）
4	**患者を持ち上げる準備** ❶看護師A，B，Cは一直線に並ぶ。熟練している者をAに，力がある者をBに配置する。 ❷看護師A，B，Cはそれぞれ患者のからだを支える部位に上肢を差し入れる **1**。 • Aは頭部側に立ち，左手で左肩まで上肢を差し入れて把持し，肘窩部で患者の後頭部を支える。右手で患者の背部の下に深く差し入れて支え，側胸部に手掌を密着させる。 • Bは腰部と大腿の下に上肢を差し入れて支え，手掌を患者のからだに密着させる。 • Cは大腿と下腿の下に深く手を挿入し支え，手掌を患者の下肢に密着させる。	❶熟練者が最も慎重に扱うべき頭部を担当し，力がある者が重量のかかる部分を担当する。
5	**患者を持ち上げ，水平移動させる** ❶患者をベッドの片側に寄せ，看護師は足を前後に開き，合図をして患者を持ち上げる **2**。 • 看護師は肘関節を体幹に密着させ，肘関節を100°程度屈曲させ，患者を前腕に乗せ，背中をやや後方に反らす。 • 患者の頭部は高く保つ。 ❷背中をやや後方に反らした姿勢を保ちながら，患者を水平移動させる。	❶背中をやや後方に反らすことにより，患者の体重を，看護師の前腕と体幹で受け止めることができ，前腕だけで支えるよりも安定性が大幅に高まる。 • 頭部が低くなることで不安感をもつ。頭部がうっ血状態になるおそれもある。 ❷患者の足元方向への移動となり，患者にとってより安心感がある。
6	**患者をストレッチャーに下ろす** ❶看護師はストレッチャーの前で，足を前後にして，合図をしてからだを前傾させながら患者を支えて下ろす。 • 腰部，足部，頭部の順に下ろす。 ❷かけ物，寝衣を整える。	❶頭部を高い位置に保ち，また慎重に扱うべきことから最後にそっと下ろす。

手順4

1

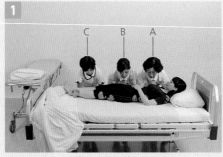

それぞれ支える部位に上肢を差し入れる。

手順5

2

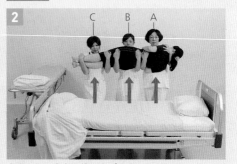

合図をして患者を持ち上げる。

日常生活の援助技術

第4編

環境を整える技術

食生活と栄養摂取の援助技術

排泄の援助技術

4 活動・休息の援助技術

清潔・衣生活の援助技術

2 ベッドからストレッチャーへの移乗の方法（4人でシーツを用いる方法）

　ベッドからストレッチャーへの移乗の方法には，患者がベッドで使用している下シーツをそのまま，移動用具として利用する方法がある。基本的に4人で行う。ベッドの右側にストレッチャーを置く場合を例に，この方法を示す。

	手順
ベッドからストレッチャーへ 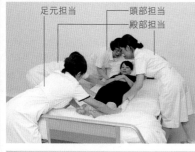 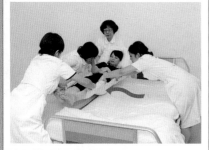	▶下シーツを患者のからだの横まで巻く。 ▶ストレッチャーをベッドの横に置き，ストッパーをかける。 ▶看護師4人はベッドおよびストレッチャーにからだを近づけ，シーツを持つ。シーツを患者側に巻いて，患者のからだになるべく近い部分を持つ。手掌を下にして握り込む。（担当：頭部／足元／殿部右・左） 　根拠　なるべく重心に近い部位で引き上げることで，力を効果的に使うことができる。 ▶合図とともにストレッチャーに患者を移す。 　留意点　ある程度の勢いをつけて移すほうが，ゆっくり移すより，力を効率的に使うことができる（慣性の法則の活用）。

写真ラベル：足元担当／頭部担当／殿部担当

（移乗用のトランスボードを使用する場合 1 2 3）

Column トランスボードを用いたベッドからストレッチャーへの移乗

　ベッドからストレッチャーへの移乗に際して，滑らせて移動させる場合には，移乗用のトランスボード（ロールボード）が使用される。このボードは摩擦を減らすことで移乗を容易にしている。患者を持ち上げない方法なので，患者にとっても身体的，精神的な安定感がある。

　移乗の準備として，患者を側臥位にしてトランスボードを患者のからだの下に敷き込んだ後，ストレッチャーをベッドの横につけ **1**，高さを合わせて固定する。そして，患者が乗ったボードごと，水平に引いて滑らせる **2** **3**。基本的に2名以上の看護師で行う。

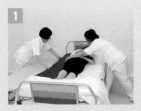
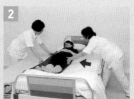
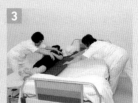

表4-8 ストレッチャーでの移送の方法

	操作方法
全般的に	・患者の足を進行方向に向け，1人が頭部側に立ってストレッチャーを押し，1人が足元側に立って引く。頭部側の看護師は患者の観察を行いながら進む 根拠 患者の頭部を保護するため，足元側が進行方向になるようにする。患者にも安心感がある
曲がるとき	・スピードを落とす
坂道	・上り下りはゆっくり行う ・上り坂では，頭部を進行方向に向けて進む（平らな場所や斜面を下るときと逆） 根拠 上り坂で足を進行方向に向けてしまうと，頭部が下がってうっ血状態となるおそれがある。患者に不快感がある。ストレッチャーが急降下した場合，頭部が危険である ・下るときは重力に抵抗するように緩やかに進むようにする

3 ストレッチャーでの移送の方法

ストレッチャーでの移送の方法を表4-8に示す。

C 座位保持・起立動作の援助

　健康な人でもかぜなどで休んだ後，かぜは治ってもからだが重くてだるいということがある。発熱などの体力の低下もあるが，数日間床につくことで起こる廃用性の筋萎縮の一種でもある。健康な人でも安静などで筋肉を使わなければ筋力は低下し，1日の安静でいったん低下した筋力を回復させるには，1週間程度はかかるとされている。このような筋力の低下は，起立する，歩行する，といった下肢が関与する運動に大きく影響する。体重60kgの人であれば，下肢の筋力も相当なものが必要となる。

　ましてや安静臥床により運動機能の衰えた人が，起立する，歩行する，といった能力を回復するためには，順序を踏んで根気よく訓練を続けていく必要がある。

1 座位保持

　安静臥床などにより運動機能の衰えた人がこれを回復していくためには，まず座位を保持できるようにすることが大切である。

　座位をとることで，姿勢を保持する筋力を向上させ，バランスをとる機能を刺激し活性化する。バランス機能を保持することは立位保持や歩行するためには必須となる。座位になるだけで，肘関節は重力に引かれて伸展し，下肢の股関節，膝関節，足関節も活用されることになる。

▶ 座位保持の援助　座位保持の援助においては，食事などの日常生活の活動場面と結びつ

第4編 日常生活の援助技術

環境を整える技術

食生活と栄養摂取の援助技術

排泄の援助技術

4 活動・休息の援助技術

清潔・衣生活の援助技術

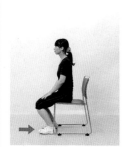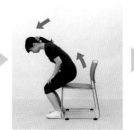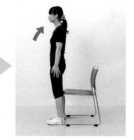

踵を十分に後ろに引く。

頭部を前方に傾け，上体を前傾にする。

カーブを描くように立ち上がる。

図4-2 起立動作

けて行うようにする。また，その人に合わせた趣味などを取り入れながら，座位保持の時間を延ばしていく。

2　立位保持・起立動作

安定した座位保持ができるようになれば，立位保持に進めていく。立位保持は，起立する動作に比べれば少ない筋力ですむ。下肢の筋力の向上には立位保持だけでは不十分であり，起立動作を行っていく。

▶起立動作の訓練　起立動作は，座面の高さが，高ければ少ない筋力でも立つことができる。起立することができるようになれば，座面を低くしていき，膝関節が90°の状態からでも立てるようになるように練習する。その際，ゆっくりと実施することで，起立筋群の運動効果は大きくなる。

日常生活の中で起立動作をする場合，踵を十分に後方に引き，頭部を前方に移動（＝上体を前傾）させてから，いったん前方に移動した頭部が後方へとなめらかなカーブを描くようにして立つようにする（図4-2）。起立動作をすることで，排泄動作などの日常生活を営むために必要な下肢の筋力をつけることにつながる。

D　歩行の援助

トイレまで歩いていくことができなければ排泄にさえも支障が生じるように，歩くことは生活上のニーズを満たすうえで重要なことである。また，歩くことは生活上の必要を満たすだけでなく，社交，生産活動など様々な活動を可能にするものであり，人間にとって非常に重要なものといえる。

歩行とは，直立姿勢によって常に重力に逆らいながら，関節や筋の連続した活動によって2本の脚で交互にからだの重心を支えながら前方に移動していく複雑な動作である（図4-3）。

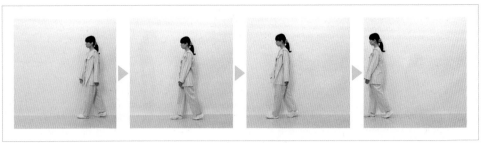

図4-3 歩行動作の流れ

▶ **歩行に使用する筋肉**　歩行に使用する主な下肢の筋肉は，大腿四頭筋，腸腰筋，大殿筋，下腿三頭筋，後大腿筋（ハムストリングス）*，前脛骨筋などのいわゆる抗重力筋である。それぞれ次のような働きをしている。

- 大腿四頭筋は，膝関節を伸ばし，立つときにからだを押し上げる。
- 腸腰筋は，下肢を前に上げる。
- 大殿筋は，下肢を後ろに上げてからだを前に進める。
- 下腿三頭筋は，つま先立ちするときに使い，歩くときに地面をけり，立つときに足と膝を安定させる。
- 後大腿筋は膝を曲げる。
- 前脛骨筋は，つま先を上に上げる。

このような筋肉の運動を訓練していくことも大切となる。

▶ **歩行開始にあたって**　長期間，安静臥床していた患者が歩行を開始するにあたっては，その患者の状態に合った歩行の援助が必要となる。臥床状態が続くと，循環機能や平衡感覚は臥位に慣れてしまい，筋力も低下するので，患者の不安が大きいからである。そのため，歩行までの準備として，必要に応じて「半座位」→「背もたれを用いた座位」→「端座位（背もたれを用いない座位）」→「ベッド周囲に立つ活動」→「ベッドでのつかまり歩行」

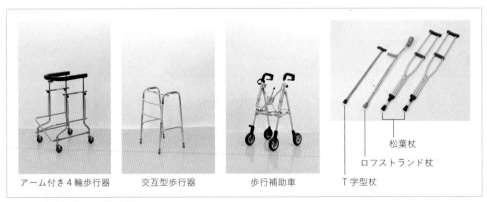

| アーム付き4輪歩行器 | 交互型歩行器 | 歩行補助車 | T字型杖 |

松葉杖
ロフストランド杖

図4-4 歩行のための補助具

---

* **後大腿筋**：膝屈曲筋の総称。ハムをしばるひもに似ていることから，ハムストリングスともよばれる。

第4編 日常生活の援助技術

1 環境を整える技術

2 食生活と栄養摂取の援助技術

3 排泄の援助技術

4 活動・休息の援助技術

清潔・衣生活の援助技術

表4-9 歩行開始の条件

以下の項目についてアセスメントを行い，歩行開始できるか検討する ❶姿勢反射*が保たれており，立位に耐えられる ❷体重を支える筋力がある ❸股関節，膝関節，足関節の可動域が保たれている ❹歩行に対する心の準備ができている

表4-10 歩行介助の際の留意点

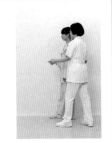

❶患者の歩行を妨げない ❷床の障害物を除いて歩行する環境を整え，危険を防止する ❸歩行の速度を患者に合わせる ❹歩行に適した衣服と履物を選ぶ ❺介助する看護師の立つ位置は，手すりと反対側，あるいは患側とする 　（右図）

→「室内歩行」までを段階的に行う。

　自力歩行のほか，歩行器や杖などの補助具（図4-4）を利用することもある。歩行の方法に応じた援助が必要である。

　歩行開始の条件，歩行介助の際の留意点は表4-9, 10のとおり。

V　安静保持の援助

1. 安静保持の意義

　安静とは，身体が活動していないか，活動が低いレベルにある状態である。運動能力はあるにもかかわらず，診療上の理由で活動を制限している状態も含まれる。これは安静療法といい，その目的は，身体のエネルギー消費を抑制することで，健康を回復させることである。

▶ 安静保持の必要な場合　安静の必要な疾患には，心不全，腎不全，肝硬変，慢性閉塞性肺疾患などがある。手術後や外傷後なども安静を図る必要がある。

　医師の指示によるばかりでなく，時には看護師自身も，患者を病状の悪化から守るために，患者の体動を制限する必要があるかを判断しなければならないことがある。たとえば，ほんの少しの活動で患者の呼吸数や心拍数が上昇する，呼吸困難が出現する，出血の可能

---

* **姿勢反射**：感覚器が受容した刺激に反応して筋が緊張し，からだの位置・姿勢・活動の平衡を維持する反射。

性がある，不整脈が認められる，発熱が持続している，などのように，活動することが著しく患者の心身に負担となり生命の危険性が推測されるときなどである。

▶ 安静保持の程度　安静には，その必要度によっていくつかに区分されている。

①急性心筋梗塞などの生命に危機があるときには，エネルギーの消費を最小限にする基礎代謝に近い状態を保つ**絶対安静**がある。

②主にベッド上で臥床するのが**床上安静**であり，終日臥床からできるだけ臥床している状態まで範囲がある。

③次のレベルが，病室内歩行，病棟内歩行が可能の制限がついている安静である。疾患の回復に伴って安静は解除されていく。

▶ 安静臥床の影響　安静臥床が人間に及ぼす影響は，廃用症候群の項ですでにみたとおりである。すなわち，身体に影響を及ぼすだけでなく，精神的にも刺激が少なく，精神活動の低下が起こりやすいことから，無気力，不安，回復意欲の低下などが生じるおそれがある。このような観点から観察が必要である。

2. 安静保持を強いられる患者の援助

　運動能力はあっても診療上の目的で，体動制限が課せられる状態は，本章の始めに述べた活動のニーズの満たされない状態であり，患者にとっては，時に大きな苦痛となる。骨折などで体動制限のある患者は，不安や焦燥感などの精神的な苦痛も出現する。

▶ 観察と苦痛の緩和　安静保持を強いられる患者は，生命危機を伴う急性期にある場合もある。患者は急激な生体反応の変化が出現する可能性があるため，疾患に応じた観察を行い，安静にしなければならない診療上の目的が適切に果たされているかを観察しながら，患者が自分の疾患を理解し，安静の必要性を受け止められるように具体的に説明していく。行動制限のある患者の苦痛を理解し，患者の思いを受け入れ，対応していく。患者が自然に自分の思いやニーズを表出できるように配慮していく。患者だけでなく家族とも十分にコミュニケーションを図りながら，医療チームで連携して支援していく。

▶ 生活上の基本的ニーズ充足の援助　安静保持を強いられる患者の援助で大切なことは，生活行動の制限が患者に及ぼす影響を考えることである。安静の保持により，様々な基本的ニーズが充足されない状況となるため，基本的なニーズを充足するための援助が必要となる。自分からニーズを表出できないことも多く，安楽な体位の工夫，効果的な体位変換に努め，安楽な寝衣と寝具を工夫し，睡眠への援助を行う。少しでも快適に過ごせるように室内環境を整え，食事，排泄，清潔の援助を，患者の状態に留意しながら実施していく。患者の生活習慣をできる限り取り入れ，からだを動かすことなく行えるレクリエーションの導入を考慮する。

第4編 日常生活の援助技術

環境を整える技術

食生活と栄養摂取の援助技術

排泄の援助技術

4 活動・休息の援助技術

清潔・衣生活の援助技術

VI 睡眠の援助

1. 睡眠の意義

ヒトは一定のリズムによって活動と休息を周期的に繰り返している。その営みのなかで，睡眠はまとまった時間の休息であるといえる。

▶ **サーカディアンリズム**　昼夜も時間もわからない場所で生活していると，活動と睡眠はほぼ25時間で繰り返されるようになることが知られており，周期が1日に近いのでこれを**サーカディアンリズム**（概日リズム）という。この25時間のリズムで生活した場合，実際の時間と徐々に生活時間がずれてしまうが，朝に太陽光を浴びることによって時間がリセットされる。

▶ **昼夜のリズム**　昼間に活動し，夜に眠ることも24時間のリズムを整える因子である。からだは体温やホルモンの分泌などをみても昼間は活動しやすく夜は眠りやすい状態にある。サーカディアンリズムに合わせて睡眠をとることは質のよい休息につながり，健康維持に非常に大切である。

▶ **睡眠が妨げられると**　何らかの原因で睡眠が妨げられると，疲労感が増し，ひいては記憶や意識を失うなど，日中の活動に支障をきたすようになる。また，「過労死」に代表されるように睡眠や休息が不十分な状態が長期間続くと突然死を招くことがある。睡眠は健康に欠かせないというだけでなく，生命維持にも影響する重要な日常生活行動なのである。

2. 睡眠の生理

うとうとと眠り始めて徐々に深い睡眠になっていくときの脳波の特徴から，睡眠の深さは4段階に分類されている。

▶ **レム睡眠とノンレム睡眠**　深い睡眠の後，脳波は覚醒時に似ているが筋が弛緩した状態になる。これは脳は活動していてもからだが休んでいるという特別な状態で，眼球の急速な回転運動が観察されることからレム（rapid eye movement：REM）睡眠とよばれている。このレム睡眠に対して眼球運動を伴わない睡眠を**ノンレム**（non-REM）**睡眠**という。浅い睡眠から深い睡眠（ノンレム睡眠）とそれに続くレム睡眠までを**睡眠周期**とよぶ。睡眠の1周期は約90分で，健康成人では一晩にこの睡眠周期を4〜5回繰り返して覚醒する（図4-5）。明け方になるにつれレム睡眠の割合が増え，深い睡眠の割合が減少していく。

▶ **年齢と睡眠**　睡眠パターンは年齢によっても異なり，新生児は昼夜の区別なく数時間ごとに目覚め，1日の7割程度眠る。その後徐々に夜間にまとまって眠るようになり，小学校に上がる頃ともなれば昼寝もなくなり，成長とともに睡眠時間が減少し，成人では7〜8時間程度である。一般に，高齢になると早寝早起きで睡眠時間が短くなり，昼寝をする傾向がある。

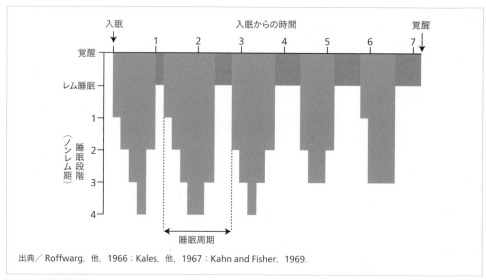

図4-5 睡眠経過図

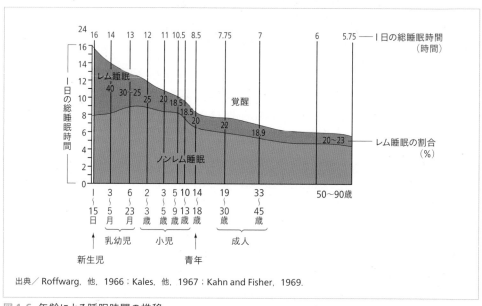

図4-6 年齢による睡眠時間の推移

　新生児の睡眠の半分はレム睡眠であるが，レム睡眠は2歳くらいまでに急速に減少し，割合は4分の1になる。さらに，50歳以降で約1時間にまで減少する。一方，ノンレム睡眠は年齢とともに緩やかに減少するが，全体として2〜3時間程度の減少でレム睡眠に比べると変動は少ない（図4-6）。

▶ そのほかの睡眠中の生理的変化　ほかに睡眠中の生理的変化として，意識が消失し筋肉は弛緩する，脈拍や呼吸数が減少する，体温や血圧が下降する，などがみられる。

日常生活の援助技術

第4編

環境を整える技術

食生活と栄養摂取の援助技術

排泄の援助技術

4

活動・休息の援助技術

清潔・衣生活の援助技術

3. 睡眠の障害とアセスメント

　睡眠障害国際分類（International Classification of Sleep Disorders；ICSD）によると，80種類を超える睡眠障害が記載されているが，大きく分けて，過眠と不眠を含めた睡眠異常，睡眠覚醒リズムの障害としての概日リズム睡眠障害，睡眠中に起こる異常行動や身体的症状である睡眠時随伴症，精神障害や身体的疾患，および薬物の使用に基づく睡眠障害などに分けられる（表4-11）。ここでは，最も一般的な不眠を主訴とする睡眠障害について簡単に説明する。

▶ **不眠の症状**　不眠の症状は一般に，夜間なかなか入眠できず寝つくのに2時間以上かかる入眠障害，いったん寝ついても夜中に目が醒めやすく2回以上目が醒める中途覚醒，朝

表4-11　睡眠障害の種類と症状

睡眠障害の種類	症状
不眠症	長期間にわたり夜間の不眠が続き，日中に精神やからだの不調を自覚して生活の質が低下する，この2つが認められたとき不眠症と診断される。
過眠症	日中の過剰な眠気を「過眠」という。過眠の原因として，睡眠不足や睡眠障害によってよい睡眠がとれないことにより引き起こされる場合と，夜十分に眠っているにもかかわらず過眠が引き起こされる場合がある。後者を「過眠症」とよぶ。過眠症の眠気は，大事な試験の最中に眠ってしまうほど，耐え難く強い眠気である。過眠症のなかで，強い感情の動き（大笑い，怒り，驚きなど）によってからだの力が抜けてしまう発作があるものをナルコレプシーという。
概日リズム睡眠障害	睡眠の経過自体には特別の異常はみられず，毎日の睡眠時間はほぼ一定しているものの，入眠時刻と覚醒時刻が，その患者と同じ環境で生活している他の大多数の人々にとって望ましいとされる睡眠・覚醒の時間帯と同期しないもの。リズムが遅く固定されてしまった状態を睡眠相後退型，リズムが毎日遅れていく状態を非同調型とよぶ。睡眠相後退型では，明け方近くにならないと眠ることができず，昼すぎにならないと起きられなくなる。非同調型では，寝つく時間と起きる時間が毎日1時間程度ずつ遅れていく。この疾患では，起きなければならない強い動機があっても，自分の意志で起きられないという特徴をもっている。この障害の結果として，患者は夜間眠るべき時間帯に不眠を，覚醒すべき時間帯に過眠，集中力低下，全身倦怠感などを経験し，長期間にわたり社会生活や日常生活上苦痛や支障が起こる。
睡眠時随伴症	睡眠の経過中に起こる心身機能の異常で，寝ぼけ行動などが睡眠中に起こる疾患。大きく分けて，ノンレム睡眠中に起こるものとレム睡眠中に起こるものの2つがある。ノンレム睡眠中に起こるものとしては，睡眠時遊行症（いわゆる夢遊病）や睡眠時驚愕症（いわゆる夜驚症）などがあり，多くは小児期にみられる。睡眠中に歩き回る，布団の上に座るだけのものから，廊下で放尿してしまうような目的をもった行動まである。起こしても覚醒させることは非常に困難である。レム睡眠中に起こるものとしてはレム睡眠行動障害（RBD）がある。レム睡眠中には夢を見ることが多いが通常は金縛り状態でからだが動くことはない。しかしRBDでは，金縛り状態が解除されてからだが動くようになるため，夢の内容と一致して寝言や異常行動が起こり，激しい寝言や叫び声，けんかや逃げ出すなどの行動がみられる。
精神障害に関連する睡眠障害	各種の精神障害の症状として不眠はよくみられる。特にうつ病の場合は入眠困難，中途覚醒，早朝覚醒などの不眠症状がしばしばみられる。
身体的疾患に関連する睡眠障害	アルツハイマー型認知症，脳血管性認知症など，脳の器質性障害に伴って不眠や睡眠時無呼吸，過眠がみられることがある。
薬物に関連する睡眠障害	抗痙攣薬，抗不安薬，抗精神病薬の過量投与により日中の眠気が増強されることがある。またその中断により反跳性不眠がみられることがある。ほかにも，次の睡眠障害が引き起こされることがある。精神賦活剤の過量服用による不眠，ベンゾジアゼピン系睡眠誘導剤による夢中遊行，アルコール乱用とその中断による著しい不眠を伴うせん妄状態。このほか抗パーキンソン病薬，抗がん剤，ホルモン剤など一般に用いられている薬剤によっても睡眠障害がみられる。

起きたときにぐっすり眠った感じの得られない熟眠障害，朝ふだんよりも 2 時間以上早く目が醒めてしまう早朝覚醒などがある。なお精神的なストレスや身体的苦痛のため一時的に夜間よく眠れない状態は，生理学的反応としての不眠ではあるが不眠症とはいわない。

▶ **不眠の原因**　不眠の原因は次のように分類することができる。患者が不眠を訴える場合，どの要因による不眠なのかを明確にする。

❶**身体的要因**：痛み，かゆみ，頻尿，睡眠時無呼吸症候群*など疾患に由来する症状によるものである。

❷**生理的要因**：明るさや騒音，夜間の活動，昼寝のしかたなどが影響する。

❸**心理的要因**：ストレス，悩みなどである。

❹**精神疾患**：精神疾患の症状として不眠が起こることがある。

❺**薬物の影響**：ステロイド製剤，甲状腺ホルモン剤，カフェインなどの副作用として不眠が起こることがある。

▶ **不眠のアセスメント**　アセスメントにあたっては，症状がどのくらい続いているかに着目し，持続しているようであれば入眠障害なのか熟眠障害なのか，あるいは中途覚醒があるのかなど，その特徴を明らかにする。そして，不眠の原因と照らし合わせ，当てはまるものがあればその原因を取り除くことで不眠が解消するか否か確かめる。患者の心理的な問題が不眠につながっている場合には，問題を明らかにしようと患者と話し合うこと自体が不眠を解消することにつながり，アセスメント過程そのものが睡眠への援助となることもある。

表4-12　睡眠を促す援助の方法

①環境を整える	• 明るさ，騒音，温度，湿度を調整する。 • 好みや季節に合った快適な寝具を用いる。 • ゆったりした寝衣を着用する。
②サーカディアンリズムに沿って生活リズムを整える	• 食事や睡眠のとり方など規則正しい生活をする。 • 昼間に軽い運動をする。 • 昼寝は 20 分程度にする。昼寝は脳の疲労を回復し活動や作業の効率を上げることができるが，長く眠ってしまうと夜間の睡眠の質に影響し，逆効果である。昼寝は 20 分程度までにするのがよい。その理由は，入眠後 20 分くらいは比較的浅い睡眠段階に相当するので，すっきり目覚めることができ，夜間睡眠にも影響しないからである。 • 午前中に太陽光を浴びる。
③入眠しやすい心身の準備を整える	• 痛み，かゆみなどの身体的要因がある場合はそれらを除去する。 • 就寝儀式*を行う。 • 罨法，足浴などを効果的に用いる。 • 空腹や満腹を避ける。 • からだを清潔にする。 • 不安やストレス，興奮を取り除く。 • カフェインの入った飲み物や多量のアルコールの摂取，喫煙を避ける。 • 温かい飲み物を飲む，静かに深呼吸する，安楽な体位をとる，筋を弛緩させるなどリラクセーションを行う。 • 必要時，睡眠薬を使用する。

* **睡眠時無呼吸症候群**：睡眠障害の一つで，睡眠中に短時間の呼吸停止（無呼吸）または低呼吸を繰り返し起こす。日中の強い眠気や集中力の低下などがみられる。

* **就寝儀式**：眠る前に行う生活習慣のことで，本を読む，戸締まりをする，入浴するなど人により様々である。

日常生活の援助技術

第
4
編

環境を整える
技術

摂取の援助技術
食生活と栄養

排泄の援助技術

4
活動・休息の
援助技術

清潔・衣生活の
援助技術

4. 睡眠の援助

睡眠を促す援助として，表4-12 のような方法が考えられる。ただし，患者が不眠を訴える場合，不眠の要因によって対応は異なるので，要因に合わせて対応を検討する。

文献

1) Shigematsu, R. et al.：高脂血症の女性における運動状態が生活年齢に及ぼす影響，Journal of Physiological Anthropology and Applied Human Science, 19（6）：279-285, 2000.
2) 斉藤功，他：運動習慣による血清脂質の改善の効果と健康保持・増進のための運動プログラミングの確立，健康医科学研究助成論文集，13：85-93, 1998.
3) ヘンダーソン，V. 著，湯槇ます，小玉香津子訳：看護の基本となるもの，日本看護協会出版会，1995, p.43-47.

参考文献

・内山真：脳を休ませるしくみ，環境と健康，21（4）：404-414, 2008.
・大川匡子：眠れない，眠くて困る，こんなに多い睡眠障害，環境と健康，21（4）：415-425, 2008.
・奥宮暁子，他編：リハビリテーション看護における評価（1），医歯薬出版，2001, p.22-30.
・折茂賢一郎，他：〈別冊総合ケア〉廃用症候群とコミュニティケア，医歯薬出版，2005, p.98-161.
・兼坂佳孝，大井田隆：睡眠障害の疫学研究，医学のあゆみ，236（1）：17-22, 2011.
・斉藤宏，他：新版姿勢と動作；ADL その基礎から応用，第3版，メヂカルフレンド社，2010, p.215-218.
・清水徹男：生活習慣病と睡眠・うつとの深い関係，医学のあゆみ，236（1）：39-43, 2011.
・深井喜代子，前田ひとみ編：基礎看護学テキスト；EBN 志向の看護実践，南江堂，2006, p.234-259.
・藤野彰子，他監：看護技術ベーシックス，改訂版，医学芸術社，2007, p.266-301.
・三島和夫：生活習慣病の治療と予防における睡眠医療のあり方，医学のあゆみ，236（1）：5-10, 2011.
・米本恭三監：最新リハビリテーション医学，第2版，医歯薬出版，2005, p.36-42, 74-103.
・Potter, P. A., Perry, A. G.：Basic nursing；Essentials for practice, 5th ed., St. Louis, MO, Mosby, 2003, p.539-579.

第 **5** 章

清潔・衣生活の援助技術

この章では

- 清潔の意義とその援助の目的を説明できる。
- 皮膚・粘膜のしくみと清潔のアセスメントのポイントをまとめられる。
- 入浴の意義と身体への影響，およびその援助方法を演習で行える。
- 手浴，足浴，陰部洗浄，全身清拭，洗髪，口腔ケアの意義を理解し，方法を演習で行える。
- 整髪，爪切りなど，患者の身だしなみを整えるための援助を演習で行える。
- 衣生活の意義を理解し，患者の寝衣交換の方法を演習で行える。

I 清潔の意義

▶ 清潔とは　からだの清潔な状態とは，全身を覆う外皮から，外部から付着した汚れと，新陳代謝によって生じた皮脂，汗，分泌物，さらに皮膚の角化によってできた落屑，垢を取り去った状態である。清潔行動とは，外界との境界である皮膚，頭髪，爪，口腔（歯），鼻腔，目，耳，外性器などをきれいにして保護する行動である。

▶ 清潔の意義　日本人は手洗い，洗顔，歯みがき，入浴などの清潔行動を幼少期から実行し，方法や程度は多様だが，豊かな社会生活を営むためにだれもが日常的に行い習慣化している。精神的には，からだを清潔にすることによって爽快感や解放感が得られるとともに，気分転換になり満足感も得られる。また，身だしなみの基本となる清潔が保たれていれば，対人的にも自信がもて，積極的な活動を推進する原動力にもなる。つまり，清潔行動は，個人の習慣や価値観のもとで行われる高度な生活行動であり，清潔の度合いがその人の心身の健康状態を反映しているととらえることもできる。

　病気のときでも，清潔になることで病者意識を和らげることができる。また，からだに付着する病原性微生物を除去することを可能にするため，感染予防としても重要である。したがって，看護師は清潔ケアが局所および全身に及ぼす影響と心理的な効果を理解し，計画的に実施することは重要である。

1. 清潔援助の目的

▶ 生理的な側面　体毛が退化したヒトの皮膚には，衣服に覆われていない部位に空気中の埃や粉塵などの汚れがつきやすい。それらは異物として皮膚に刺激を与え，**発赤やかゆみ**の原因になる。また，汗を放置すると，弱酸性の皮膚表面がアルカリ性に変わり，皮膚の乾燥を助長し皮膚の機能は破綻する。さらに，長期臥床による持続的な圧迫やズレにより皮膚を損傷した場合，疾患の悪化や感染を招く。そのため，皮膚の清潔状態の観察を行い，異状の早期発見に努め，皮膚の生理機能が最大限に発揮できるように皮膚を清潔な状態に保つことが必要である。

▶ 心理社会的な側面　顔面の皮膚などは，色や表情を変化させて感情を表し，人間関係を築く第一歩となる。そのため，不潔感は他者に不快感を与えるとともに当人の自尊心も傷つき，他者との交流が消極的になるなど，社会的・精神的にも影響を及ぼす。したがって，それぞれの患者の清潔習慣を考慮し，健康時の日常生活に近い清潔状態が維持できるように整えることが重要になる。

2. 清潔援助の対象とアセスメントのポイント

▶ 対象となる患者　清潔援助の対象は，自力で清潔行為を実行できない障害をもつ人で，意識障害者，重症者，術後患者，からだの一部に障害や欠損がある患者，体力消耗が激し

第4編 日常生活の援助技術

1 環境を整える技術
2 食生活と栄養摂取の援助技術
3 排泄の援助技術
4 活動・休息の援助技術
5 清潔・衣生活の援助技術

い患者，認知症やうつ状態にある患者などである。清潔援助には，入浴，部分浴，清拭，洗髪，口腔ケアなどがある。

▶ **対象者の状態として考慮すべき要素**　対象者の自立度やからだの状態に合わせて方法を選択し，清潔ニーズが満たされるように組み合わせて行う。特にセルフケア能力を査定し，発汗の程度や褥瘡の好発部位の状態，障害の部位と程度，重症度などをアセスメントして，清潔ケアの頻度や介助の程度，使用物品を決定する。

3. 皮膚・粘膜の機能を助ける清潔援助

▶ **皮膚の成り立ちと機能**　皮膚の全面積は成人で平均約 1.6m^2 であり，外力に対する十分な強度と柔軟性をもち，身体内部の諸器官を保護している。皮膚は**表皮，真皮，皮下組織**の 3 層から成り，これらに加えて汗腺，皮脂腺，毛髪，爪，体毛などの付属器をもつ（図5-1）。さらに皮膚は，触覚，痛覚，温覚，冷覚，圧覚の感覚受容器が分布している重要な感覚器で，皮膚で受容した感覚情報は中枢に送られる。わずかではあるが，皮膚は外気との間でガス交換（呼吸）を行うとともに，紫外線を吸収してビタミン D を合成し，物質（外用薬など）の吸収も行っている（表5-1）。外傷や火傷などで皮膚の約 3/4 が失われると致命的である。

1 ｜ 表皮

　表皮のうち，眼瞼・耳介・亀頭・陰嚢などは約 0.05mm と薄く脆弱だが，外部と接触の多い手掌や足底では厚く，特に踵は 1mm 前後と肥厚している。

　表皮の 90％は角化細胞で構成され，外層から角層，顆粒層，有棘層，基底層に分けられる。基底層の角化細胞は約 30 日かけて表面に移動し，1 日 6 〜 12g が剥離脱落して新陳代謝を繰り返している。この古い角化細胞を**落屑**といい，これが汗や脂質などの分泌物と混ざり合い，外界の塵や微生物が付着することで垢や汚れを形成する。

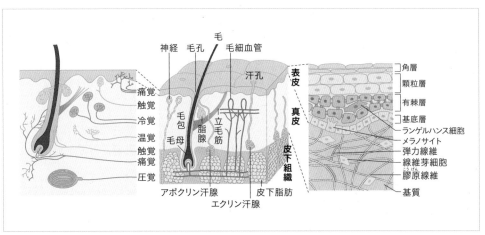

図5-1　皮膚の構造

表5-1 皮膚の機能

機能	内容
体外保護作用	• 真皮弾力線維による弾力性 • 皮下脂肪組織はクッションとしての役割 • 慢性刺激に対する角層の肥厚 • 毛髪による柔軟性と可塑性 • 皮脂腺から分泌された皮脂が表皮膜を作り，水分の内部浸入を防ぐ
体温調節作用	• 温度受容器が分布して，外界の温度情報を体温調節中枢に送る • 正常体温と比較して差があれば，熱産生と熱放散を調節する
分泌排泄作用	• 皮脂腺から皮脂，汗腺から汗が分泌され，表皮に適当な湿度を与えている
感覚受容	• 真皮には感覚神経と自律神経が分布し，触・圧覚，痛覚，温覚，冷覚を受容する
経皮吸収	• 表皮は疎水性で吸収の大部分は毛包脂腺系で行われるため，脂溶性の薬物などは吸収されやすい
ビタミンD形成	• 紫外線を吸収し，コレステロール誘導体からビタミンDを産生する

　また，表皮は皮脂膜，天然保湿因子，細胞間脂質の因子によって10〜30％の水分を保持し**弱酸性**（pH4.2〜6.4）の酸性膜に保たれ，外からの侵入物に対する**バリア機能**を果たしている。しかし，皮膚の乾燥が進行すると表皮表面の細胞片は剥がれやすくなり，微生物が定着しやすくなる。そのため，皮膚表面の垢や汚れを取り除き，保湿剤を使用して皮膚の水分保持に努め，病原性微生物などが定着しないケアが重要である。

2 ｜ 真皮

　真皮は弾力線維と膠原線維によって皮膚に伸縮力と張りを与えている。これらの線維は加齢とともに萎縮し，その結果，しわが増えて皮膚の保護力が低下する。
　また真皮には，表皮細胞に栄養を供給する毛細血管や局所循環の調節に関与する**動静脈吻合**が網状に発達し，皮膚感覚を司る**感覚受容器**が存在する。そのため，この層まで温めると血管が拡張し温熱効果が高まる。

3 ｜ 皮下組織

　皮下組織は**脂肪細胞の集合体**で，厚さは部位によって異なる。外力を吸収するクッションの役割を果たし，熱伝導を遮断しているので保温に重要な役割をもつ。また，脂肪を貯蔵し栄養の蓄積を行っているが，その状態は年齢や栄養状態によって変動するので個人差も大きい。脂肪のたるみで皮膚が重なる部位は，汚れがたまりやすいので注意する。

4 ｜ 汗腺，皮脂腺

　汗腺には，ほぼ全身の皮膚に分布する**エクリン汗腺**と，腋窩，乳房，外陰，肛門などに存在する**アポクリン汗腺**がある。
　エクリン汗腺は，大部分が水分でごくわずかなNaCl，尿素，乳酸などを含む汗を分泌し，体温調節に役立っている。汗は表皮に適当な湿度を与えているが，汗により皮膚表面はアルカリ性に傾くため，上皮層が破壊されバリア機能が低下する。さらに，汗を放置すると

第4編 日常生活の援助技術

技術 環境を整える

技術 摂取の援助 食生活と栄養

排泄の援助技術

援助技術 活動・休息の

5 援助技術 清潔・衣生活の

皮膚の乾燥が助長される。アポクリン汗腺からは脂質，鉄などが分泌されるが，これらは表皮で細菌に分解されて悪臭の原因となる。

　一方，**皮脂腺**から分泌される脂質（皮脂）は，表皮を覆って保湿の役割を果たすとともに皮膚を弱酸性に保っている。抗菌性があるため，細菌・真菌の侵入や発育を阻止するとともに，皮膚の不感蒸泄を抑制している。しかし，過剰に分泌されると，毛包周辺の角層が厚くなり毛包内に皮脂が詰まりやすくなって貯留する。皮脂を好む細菌が毛包のなかで増殖し，発疹や痤瘡（にきび）の原因になる。

　このように，汗腺と皮脂腺は体温調節や表皮の pH バランスの調節，湿度の保持に寄与している一方で，老廃物も排泄する。皮膚表面を清潔にしておくことで両者が正常に機能するようになる。

5 ｜ 粘膜

　粘膜は，表層から**粘膜上皮**，**粘膜固有層**，**粘膜下層**に分けられ，身体外部への開口部位で皮膚から粘膜へと移行する。体表から粘膜に移行する部位として，**口腔粘膜**が消化器・呼吸器への，**陰部粘膜**が生殖器・泌尿器へのそれぞれの入り口になっている。

　粘膜には器官を保護し，粘液を分泌して潤し，物質を吸収する働きがある。特に陰部は肛門と隣接しているため，排泄物による影響を受けやすく，悪臭，皮膚炎，尿路感染などの要因となるので，ていねいな清潔ケアが重要になる。

■ 4. 汚れを落とし皮膚を守る清潔援助

▶ 湯の作用　皮膚に付着した埃，塵や汗は，角層の表面に存在し，清潔援助によって除去する。わが国の水は軟水で，水自体に溶解性があり，温度が上がると溶解性は高まるため，湯に浸かるだけでも皮脂膜は除去され，汚れも一緒に洗い流される。さらに，表皮内の**天然保湿因子**や**細胞間脂質**が入浴中に溶け出し，湯が浸透して角化細胞を膨張させる（図5-2）。天然保湿因子や細胞間脂質を失った表皮内から，入浴後 10 分くらいで水分が蒸散して皮膚の乾燥につながるため，入浴後なるべく早く保湿ケアを行うことが重要になる。

▶ 洗浄剤の役割　湯だけでは頑固な油性成分や細菌，絆創膏のあとを完全に除去することはできない。そのため，洗浄剤を使う必要があるが，種類や使用方法によって皮膚への刺激性が強くなるため，対象の皮膚の状態に応じた洗浄剤を選択する。

1 ｜ 洗浄剤のしくみ

　洗浄剤に含まれる界面活性剤は，親水基と疎水基（親油基）という異なる性質の分子が結合した構造をもち，水に溶けると疎水基を内側に親水基を外側に集合して**ミセル**（界面活性剤の集合体）を形成する（図5-3）。したがって，洗浄剤入りの水溶液を泡立てると，水と油が混ざり合ってできた泡になり，物質の表面張力を弱めて，両者をなじみやすくする。この泡が皮膚にしみ込むと垢や汚れが軟らかくなり，泡に吸着され皮膚から除去される（図

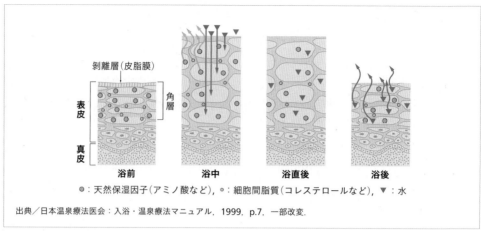

図5-2 温浴による表皮の変化

剥離層（皮脂膜）
角層
表皮
真皮
浴前　　浴中　　浴直後　　浴後

●：天然保湿因子（アミノ酸など），○：細胞間脂質（コレステロールなど），▼：水

出典／日本温泉療法医会：入浴・温泉療法マニュアル，1999，p.7，一部改変．

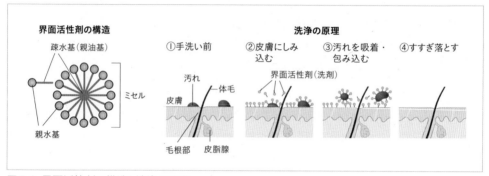

図5-3 界面活性剤の構造と洗浄の原理

界面活性剤の構造
疎水基（親油基）
ミセル
親水基

洗浄の原理
①手洗い前　②皮膚にしみ込む　③汚れを吸着・包み込む　④すすぎ落とす
汚れ　体毛
皮膚
界面活性剤（洗剤）
毛根部　皮脂腺

5-3)。洗浄剤の洗浄力は泡立ち度とは無関係だが，臨界ミセル濃度以上で最もよく泡立つため，十分泡立てたとき，その洗浄剤の洗浄力は高くなっているともいえる。泡は一か所にとどまることができるので，その間，洗浄力を維持しやすくなる。また，泡は皮膚をこすることなく，汚れをおとすので，脆弱な皮膚の患者には適している。

2 洗浄剤の選択

　皮膚は年齢，病状，環境などによって変化するので，洗浄剤はそれぞれの性質や特徴を理解し，肌質に合わせて選択する。洗浄剤のうち，**石けん**は水に対して 1.5 ～ 2.0 倍の洗浄効果があり，皮脂の除去には適しているが，**アルカリ成分**の残留時間が長く，十分除去しないと瘙痒感や発赤の誘因になる。

　皮脂分泌が多い皮膚には，脱脂力と殺菌力のある薬用石けんを使用し，高齢者や皮脂分泌の減退した人には低刺激性の**弱酸性石けん**を使用する。

　また，清拭用には皮膚に塗布して拭き取るだけの**泡沫洗浄剤**や保湿成分を多く含む**沐浴剤**が使用されることがある。両者は弱酸性で皮膚への刺激が少ないが，皮脂や顕著な汚れの分解は石けんに劣るため，皮膚の状態に合わせて洗浄剤を使い分けることが望ましい。

第4編 日常生活の援助技術

環境を整える技術

食生活と栄養摂取の援助技術

排泄の援助技術

活動・休息の援助技術

5 清潔・衣生活の援助技術

Ⅱ 入浴

A 入浴の意義

1. 入浴の生理作用

▶ 入浴によるエネルギー消費と脳への刺激　入浴は皮膚や粘膜を清潔にし，血液循環を促進するなどの利点がある反面，全身の代謝が亢進するため，脈拍や血圧など循環器系への影響が大きく，エネルギー消費量も大きい。入浴の相体的エネルギー代謝率（relative metabolic rate；RMR）は 2.0 〜 2.3 で，10 〜 20 分の普通歩行をしたときと同等である。全身清拭の場合，RMR は 0.06 とエネルギーをほとんど消費しない[1] のに比べるとからだへの負担は大きい。

　一方で，全身を湯に浸ける入浴という行為は脳に覚醒反応を引き起こすため，寝たきり状態や意識レベルの低い患者には重要な刺激になる[2]。

　以上から入浴に関しては，患者の身体的・精神的状態に合わせて湯温，入浴時間，体位などを考慮し，安全・安楽な方法を判断して，患者の負担が大きくならないように援助を行わなければならない。

2. 入浴が身体に及ぼす影響

1 温熱作用

　温水にからだを沈めると，温水のもつ熱エネルギーが表皮・真皮をとおしてからだ全体に伝えられる。温熱による皮膚温の上昇が，皮膚血管の拡張と真皮の毛細血管の血流量増加を引き起こし，温められた血液は心臓に還流した後，再び大循環に入って身体各組織に送り込まれる。この間に熱エネルギーを放散するため，からだの深部まで温められることになる。温熱は自律神経を刺激し，高温では交感神経，微温では副交感神経が優位になるため，温度変化に注意しておく。また，温熱はコラーゲンを軟化し，拘縮緩和の作用もあるので，関節を動かしやすくなる。

2 静水圧作用

　日本式の座位入浴では，水深に応じて最大 $60cmH_2O$ 程度の静水圧が下半身に加わる。すなわち，湯に浸かった身体部分と同容積の水の重さ分の圧迫が体表面を走る静脈にかかり，心臓に還流する血液量と心拍出量が増加し，血圧が上昇する（図 5-4）。

　一方，浴槽から出ると静水圧は急激に解除され，心臓への静脈還流が減少して失神や眩

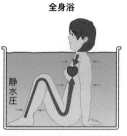
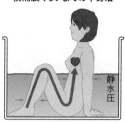
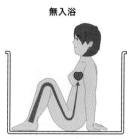

全身浴	横隔膜くらいまでの半身浴	無入浴
肩から下肢までの血管が静水圧を受け，心臓に戻る血液量が多い	胸から下の血管が静水圧を受け，心臓に戻る血液量が全身浴の場合より少ない	下肢が静水圧を受けない場合，心臓に血液を戻す力は最も小さくなる

図5-4　入浴時の静水圧と体内血液分布

暈（めまい）を生じる危険があるので，心肺機能に障害のある人や高齢者では，静水圧の小さい半身浴や臥位入浴が望ましい。

3 ｜ 浮力

　水中にある物体に働く浮力を利用し，起立や歩行のできない人でもゆっくりした運動が可能になり，機能回復訓練に利用できる。また，水中での運動は水の抵抗を受けるため筋力強化にもなる。

Ⓑ 普通浴の援助の方法

1. 目的と根拠

　入浴は全身の皮膚の汚れを除去して清潔にし，心身を爽快にする。また，血液循環をよくして，身体的・精神的な緊張を緩和し，リラックスさせる。

2. アセスメントのポイント

　入浴中の物理的環境条件は，転倒や心血管系反応を引き起こす原因になる。そのため，基礎疾患の有無とバイタルサインが安定していることを確認する。さらに，セルフケア能力をアセスメントし，浴室の安全性の確保や室温や湯温を適正に準備する。

3. 方法

　普通浴の援助の一般的な方法を以下に示す。

第
4
編

日常生活の援助技術

1 環境を整える技術

2 摂取の援助技術 食生活と栄養

3 排泄の援助技術

4 活動・休息の援助技術

5 清潔・衣生活の援助技術

〈使用物品〉
洗浄剤（石けん，シャンプー，ヘアコンディショナー），浴用タオル，バスタオル，着替え，水分補給用の水

手順	技術のポイント（根拠・留意点）
1 患者の準備 ❶入浴は医師の許可が得られてから行う。 ❷血圧や心拍数が安定していることを確認する。 ❸食後１時間は経過していることを確認する。 ❹排泄を促す。	❸入浴により皮膚血流量が増加し，内臓の血流量が減少するため消化管での消化吸収機能に影響を及ぼす。また，入浴時の静水圧は食物の充満した胃部を圧迫して消化運動を妨げるため，食事直後の入浴は避ける。
2 浴室の準備 ❶脱衣室・浴室はあらかじめ 22～26℃に温めて，冬期はやや高めに調整する。 ❷湯温は 37～41℃に調節する[3]。 ❸浴槽の湯はよく混ぜて温度を均一にしておく。	❶循環動態の急激な変化を避けるため，室温と湯温の差を少なくする。 ❷高温浴になるほど循環動態の変動が大きいので，湯温はやや低めにする。
3 入浴中の援助 ❶からだに湯をかけ，温度を確認してもらう。 ❷浴槽の高さに注意し，入るときに介助する。 ❸からだを洗う介助をする。 ❹洗髪をする場合，その介助をする。 ❺もう一度浴槽に入り，からだを温める。	❷身体機能の状況に合わせて補助具を使用する（159 頁の Column 参照）。
4 浴後の援助 ❶バスタオルで押さえるように水分を素早く拭く。 ❷脱水を起こさないよう水分補給をする。 ❸入浴による疲労感や状態の変化を評価する。	❶気化熱により，ぬれた皮膚面から体温が奪われないようにする。 ❷発汗で水分が失われるため。高齢者の場合は口渇に対する感受性が低下していることがある。

技術のエビデンス

浴室の準備（▶手順2）関連事項
●湯の温度が心身に与える影響
入浴に好まれる温度には個人差があるが，快適と感じているときは精神的に落ち着いた気分をもたらす。しかし，血管収縮と拡張が短時間で起こり，循環系への負担は非常に大きい。また，日本人は高温浴を好み，脳卒中や心筋梗塞の発生率が高いので注意する。一般的には，「やや熱め」と感じる湯（42℃以上）に入ると交感神経が優位になり，心拍数増加・血管収縮・血圧上昇などが起こり，精神的緊張状態は高まる。一方，「温かい」と感じる湯（39～41℃）に入った場合は副交感神経が優位になり，心拍数減少・血管拡張・血圧低下して循環系の負担は小さく鎮静効果もある（図）。このように，入浴温度は自律神経系に影響するため，目的に合わせて湯の温度を調節する（表）。

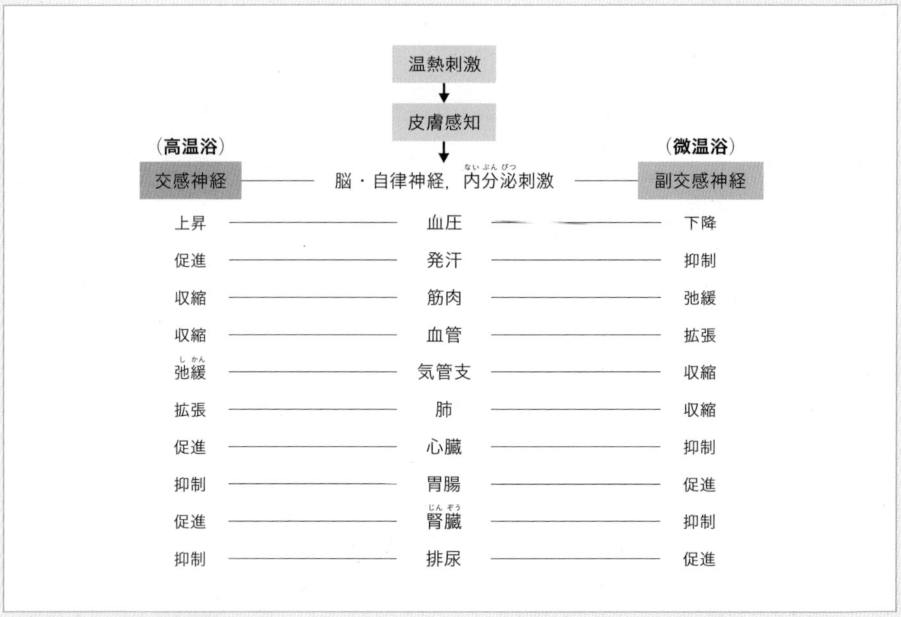

図 温熱による自律神経の反応

表 目的別の効果的な入浴温度

湯温	目的	入浴法	効果
42℃以上	眠気を覚ます	5〜10分程度の入浴か2〜3分間シャワーを浴びる	交感神経を刺激して一過性に血圧が上昇するため，高血圧患者は注意が必要
41〜39℃	腰痛を軽くする	全身浴もしくは半身浴で20〜30分程度ゆっくり浸かる	血液循環をよくし，浮力効果により，関節にかかる体重の負担を減らす
38℃	ストレスを解消する夜間ぐっすり眠る	20〜30分程度ゆっくり浸かる	副交感神経が優位になり，からだの緊張がほぐれ，自然に眠りに入る

C 機械浴の援助

1. 目的と根拠

　意識障害や ADL 障害など，移動や体位保持が困難な患者は，臥位または座位のまま入浴ができる特殊浴槽（図 5-5）を用いて入浴を行う。このような患者は，皮膚の清潔保持とともに，筋緊張や関節拘縮が緩和される温熱作用と浮力を最大限に利用して，他動運動を実施する機会にもなる。

2. 特殊浴槽の構造と注意点

　特殊浴槽を用いれば，患者は寝たまま，あるいは座ったままの状態で入浴ができるが，

第 4 編 日常生活の援助技術

環境を整える技術

食生活と栄養摂取の援助技術

排泄の援助技術

活動・休息の援助技術

5 清潔・衣生活の援助技術

特殊浴槽の機能と使用方法を事前に確認して，危険性を理解しておくことが重要になる。

　患者は浴室まで移動し，さらに特殊浴槽の入出用担架に移乗する必要がある。移乗時には周囲のものにぶつけたり，はさみこまれたりしないよう注意する。また，浴槽中ではからだが浮きやすいので安全ベルトを使用して転落防止に努め，患者がしっかり湯に浸かることができるように配慮する。

Column 入浴補助具の種類と適用

　浴槽はメーカーにより縦横の長さや容積が異なる。そのため，からだの障害程度に合った福祉用具の使用により**入浴の自立**ができるよう支援を行う。また，**入浴補助具**は介護保険の給付対象に指定され，患者が購入しやすくなっている。施設から在宅療養へ移行の時期に，入浴補助具を使用して入浴介助を行えば，患者の自立を促進できる。

● **入浴用椅子**：椅子の脚を伸縮して座面の高さを調節できるものもある。座位が不安定な場合は背付きが有効である。座面がＵ字カットされているものは肛門周囲を洗いやすい。種類は豊富だが，患者が安定した座位がとれるものを選択する。

● **浴槽用手すり**：浴槽の縁をはさみこんで固定し，立って浴槽をまたぐときに使用する。バランス能力や筋力が低下している場合でも，少しの体重を支えるために有効である。

● **浴槽内椅子**：浴槽内に置く腰かけ台である。浴槽の底に座れない場合に椅子として使用する。浴槽が深くてまたぎにくい場合は踏み台としても利用できる。

● **入浴台（バスボード）**：浴槽の両端にかけ渡す板。いったんこの入浴台に腰かけ，安定した体勢をとりながら，片脚ずつ浴槽に出し入れして浴槽への出入りを助ける。

　これら以外にも，浴室の段差解消のための「すのこ」なども給付対象になっている。

● **介護保険給付対象の入浴補助具**

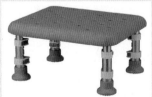

浴槽内椅子

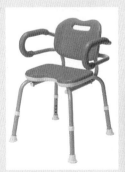

入浴用椅子

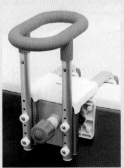

浴槽用手すり

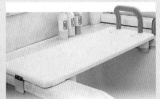

入浴台（バスボード）

（写真提供／パナソニック電工ライフテック株式会社）

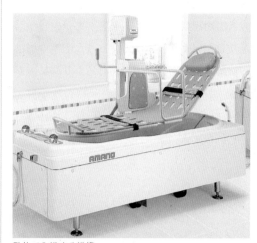

臥位で入浴する浴槽

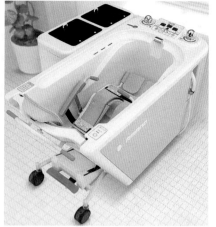

座位で入浴する浴槽

（写真提供／株式会社アマノ）

図5-5 特殊浴槽

Ⅲ 手浴

Ⓐ 手浴の意義

▶ **手の清潔の重要性**　手は日常的にいろいろなものに触れており，排泄の後始末をする一方で，食事を作ったりもする。健康なときであれば，必要に応じて手を洗い清潔に保つことができるが，疾病や障害があると清潔管理ができなくなる。人の皮膚は，胸部・背部といった平面部より，手掌や腋窩に細菌の集落が多く存在し，なかでも自力で手洗い場に行けない患者の手指は高度に細菌で汚染されている[4]。

▶ **手の常在菌と通過菌**　手の皮膚には正常な状態でも様々な微生物が付着しており，常在菌と通過菌に分類される。**常在菌**の多くは皮膚表面や毛穴・皮脂腺の深部に生息しており，簡単な手洗いで除去することは難しいが，速乾性手指消毒薬を使用すれば，殺菌するかその増殖を阻止することができる。**通過菌**は，通常の手洗いで十分な時間をかければ，簡単に除去できる[5]。代表的なものは黄色ブドウ球菌，大腸菌，緑膿菌，サルモネラ菌などであり，交差感染*によって病院感染や食中毒などの原因になる。

＊ **交差感染**：交差感染とは，物や環境の共有により病原体が伝播して起こる感染をいい，医療従事者の手指を介して起こることが最も多い。たとえば，感染症患者の糞尿の処理，感染尿の入ったバッグの交換，感染症患者の寝衣やガーゼの交換の際などに手指に細菌が付着し，そのまま非感染者に処置を行うと感染が起こる。

第4編 日常生活の援助技術

環境を整える技術 技術
食生活と栄養摂取の援助技術
排泄の援助技術
活動・休息の援助技術
5 清潔・衣生活の援助技術

▶ **手洗い** 手洗いとは，通過菌を除去するための洗浄方法で通常は，普通石けんをよく泡立て，手掌，手の甲，爪，指先，指間，母指，手首をていねいにこすり，流水で手をすすぐことである。流水時間が長いほど付着菌数は減少し[6]，多くの研究では30秒以上時間をかけて手洗いすれば有効としている。さらに，手を乾燥させる際は，タオルからの再汚染を受けないように，清潔なものを使用するか，ペーパータオルを用いる。

▶ **手浴** 水道がある場所で手洗いができない人のために，手浴を実施して手を清潔に保つ。手浴は洗面器の湯に手を浸して洗ったり温めたり洗い流したりすることで，手洗いと同等の効果を得ることができる。また，手指の機能障害がある場合，温熱作用により筋緊張を緩和させることで運動訓練にもなり，適温であれば爽快感やリラックス効果も得られる。

末端の手足に分布する動静脈吻合血管は，温められて開大すると直径が毛細血管の10倍になり末梢の血液循環は促進され[7]，温熱作用により鎮痛[8]やリラックス効果を得ることができる。

B 手浴の援助の方法

1. 目的と根拠

手の汚れおよび微生物を除去し，清潔にして感染を防止する。併せて，快適な湯温に手を浸けることで爽快感やリラックス効果を得る。

2. アセスメントのポイント

手の汚染状態や悪臭，皮膚の脆弱性を確認し，石けんを泡立てて洗浄できるように適切な物品を準備する。また，関節拘縮の程度とセルフケア能力をアセスメントして，体位を決定する。

3. 方法

入院患者の1日の生活行動のなかで，手指汚染の程度が高いのは起床時と食後で[9]，このことを踏まえ就床患者については，起床時か食後に，手浴を実施することが望ましい。手浴はウェットティッシュに比べ除菌効果が高いので[10]，1日1回は実施し，そのほかはウェットティッシュやおしぼりタオルで手指の清潔を保持する。手浴の援助の一般的な方法を以下に示す。

VIDEO

〈使用物品〉 **1**
タオル，石けん，ガーゼ（泡立て用），洗面器，ピッチャーと湯（洗い流し用），バケツ（汚水用），防水シーツ

	手順	技術のポイント（根拠・留意点）
1	**患者の体位** ❶ 仰臥位の場合は，30°くらいベッドを挙上して，湯に手を浸すことができるように体位を整え，準備する。 ❷ 患者の上体を起こすことができれば，オーバーテーブルに洗面器を置いて準備する。 ❸ 洗面器の下に防水シーツを敷く。	❶ 患者の可動範囲を確認して体位を決定する。この体位の場合，看護師が患者の左または右から片手ずつ洗う **2**。 ❷ この場合，可能なら患者自身が両手を洗う **3**。体位が安定していることを確認する。 ❸ 寝衣やリネン類がぬれないように配慮する。
2	**手浴中の援助** ❶ 38℃程度のぬるま湯に浸水する。 ❷ 石けんをガーゼで泡立て，指間までていねいに洗う **4**。 ❸ 洗面器の湯をバケツに捨て，石けん分をピッチャーの湯をかけて洗い流す **5**。	❶ 湯温が高いと水自体の溶解性が高まり，洗浄効果が上がる。 ❷ 泡立てることで汚れを除去しやすくなる。 ❸ 1.5L の湯を 30 秒間 1 回流すだけで，洗浄剤は十分除去できる[11]。
3	**手浴後の援助** ❶ タオルで覆い，水分を拭き取る。 ❷ 環境を元に戻し，使用した物品をかたづける。	❶ 保温効果が持続する。

使用物品 **1**

石けん　ピッチャーと洗い流し用の湯　汚水用バケツ

防水シーツ

泡立て用ガーゼ

タオル　洗面器

手浴の必要物品

手順1〈仰臥位の場合〉

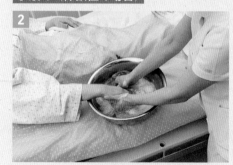

2

ベッドを挙上し，体位を整え，片手ずつ行う。

手順1〈座位の場合〉

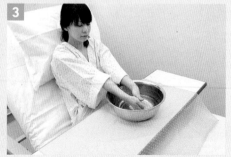

3

座位がとれる場合，可能なら患者自身で行う。

第4編 日常生活の援助技術

1 環境を整える技術

2 食生活と栄養摂取の援助技術

3 排泄の援助技術

4 活動・休息の援助技術

5 清潔・衣生活の援助技術

手順2

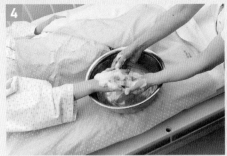

4

石けんを泡立て，指間までていねいに洗う。

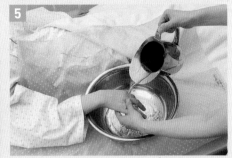

5

石けん分をピッチャーの湯をかけて洗い流す。

応用の視点

- **手指を湯に浸すことが困難な患者への応用**

湯に浸すことが困難な場合は，タオルで温めた手に石けんを泡立て浸透させて，温タオルで数回押さえ拭きをすれば，手指の拘縮（こうしゅく）が緩和され，指間の汚染まで除去できる。

IV 足浴

A 足浴の意義

▶ **清潔とリラクセーションの効果** 足浴（そくよく）の目的は単に足部を清潔にすることだけではない。一定の時間ゆっくりと足を温湯に浸すことで皮膚温は急激に上昇し，血液循環を促進する。このとき，副交感神経活動が優位になって心拍数はやや緩徐になりリラクセーション効果をもたらす[12]。

▶ **睡眠を促す効果** 皮膚温の上昇は体幹（たいかん）部にまで波及するので，皮膚温は全体に高くなって血流量も増加する。すると，今度は体内での熱産生が抑制され放熱が増加し，夜間睡眠中の体温低下と同じ状態がつくり出されて，眠りに誘われると考えられている。実際，不眠を自覚している入院患者の6割に睡眠を促す効果が認められた[13]。

▶ **その他の効果** 「痛みを軽減する」[14]「創傷治癒過程（そうしょうちゆ）の促進に有効*」「感染防止に有用*」など，研究によって多くの効果が実証されているので，対象者に適した方法で積極的に援助する。

---

* **創傷治癒過程の促進効果**：足浴は血流増加と皮膚温上昇を促し，組織への酸素供給量の増加をもたらす。その結果，上皮細胞の活性化が高まるため創傷治癒に有利に作用する。したがって，足部に褥瘡（じょくそう）がある場合，湯に浸けて洗い流す足浴は創傷治癒過程の促進に有効である[15]。

* **感染防止効果**：足浴によって血流量が増えると，貪食（どんしょく）・殺菌作用を有する白血球やマクロファージの創部への供給量も増加する。また，洗い流すことにより，細菌数を減少させるため，感染防止に有用である[16]。

Ⓑ 足浴の援助の方法

1. 目的と根拠

足部の皮膚の汚れを取り除いて，爽快感を得る。同時に，温めることで皮膚温が上昇し，血液の循環を促進させて，症状の緩和やリラックスを図る。

2. アセスメントのポイント

身体状態を確認し，実施する体位を決定する。足の汚染と爪の状態を確認し，湯に浸水する時間と適切な物品を準備する。湯温は患者が心地よいと感じる温度を確認し，熱くなりすぎない適正温度の湯を準備する。

3. 方法

足浴の援助の一般的な方法を以下に示す。

VIDEO

〈使用物品〉 **1**
たらい（仰臥位），バケツ（座位），ビニール袋，ピッチャーと湯，防水シーツ，バスタオル，ガーゼ，石けん，ディスポーザブル手袋
必要時：湯温計，安楽枕，綿毛布（仰臥位の場合），爪切り

手順	技術のポイント（根拠・留意点）
1 患者の準備 ❶ 排泄の必要があるか確認し，必要であれば先に済ませてもらう。 ❷ 室温を調整し，必要時，窓を閉め，スクリーンやカーテンを使用する。 ❸ 必要物品を使いやすい位置に置く。 ❹ 防水シーツにバスタオルを重ねたものを足の下に敷く。 ❺ たらいまたはバケツにビニール袋を敷いて，38〜40℃の湯を入れる。 ＜仰臥位の場合＞ **2** ❻ 患者の下肢を露出させ，上半身から膝まで綿毛布をかける。 ❼ 患者の膝を立て，綿毛布を膝の下で折り上げて両端を膝の裏に折り込む。 ❽ 膝下には枕を挿入する。 ＜端座位の場合＞ **3** ❻ ベッドの高さを足が床につく位置まで下げる。 ❼ 膝まで露出し，膝にバスタオルをかける。	❶ 湯温の好みや足部の皮膚温が影響して，排尿を促進する可能性がある[17]。 ❷ プライバシーを守るため。 ❹ 寝衣やリネン類がぬれないように配慮する。 ❺ ビニール袋は皮膚感染症などによる容器の汚染を予防できる。 ・ビニール袋の口を縛って足浴空間を密閉すると水蒸気が対流して湯温低下を防止できる。 ・足を湯に浸けた直後は，湯温が高いと交感神経優位になり，患者にとって適温だと副交感神経優位になるため，適温あるいは若干低い湯温で準備する。 ・35℃の足浴で皮膚血流，血圧，心電図に変化はないが，3分経過すると冷えを感じるので，湯温は35℃以下にならないようにする[18]。 ❻ 倒れこんだり，ふらつかないように体位を安定させる。床に足がつかない場合は，ベッド柵などを利用して把持してもらう。

第
4
編

日常生活の援助技術

環境を整える
技術

食生活と栄養
摂取の援助技術

排泄の援助技術

活動・休息の
援助技術

5
清潔・衣生活の
援助技術

手順	技術のポイント（根拠・留意点）
2 足浴中の援助 ❶ 患者の足元にたらいまたはバケツを置き，片足ずつ支え，湯をかけながら静かに湯の中に入れる。 ❷ 湯は足首が十分浸かる量にする。 ❸ ガーゼに石けんをつけて指間や踵を入念に洗い，汚れを取り除く **4**。 ❹ ピッチャーで片足ずつ洗い流し **5**，バスタオルの上におろす。	❷ 加温部の面積が大きいほど，保温効果は高い。 ❹ すべての浸浴時間は，皮膚温が最高値を示す10分間が適当である。
3 足浴後の援助 ❶ たらいまたはバケツをはずし，バスタオルで足指の間など水分を十分拭き取る。 ❷ バスタオルと防水シーツをはずす。 ❸ 寝衣を元どおりにして，体位を整える。 ❹ 必要に応じて，爪を切る。 ❺ 環境を元に戻し，使用物品をかたづける。	

使用物品

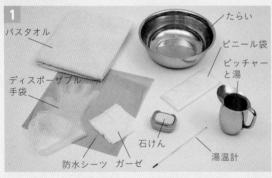

バスタオル
たらい
ビニール袋
ピッチャーと湯
ディスポーザブル手袋
石けん
防水シーツ　ガーゼ
湯温計

手順1〈仰臥位の場合〉

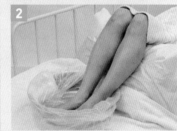

上半身から膝まで綿毛布をかける。膝の下に枕を入れる。

手順1〈端座位の場合〉

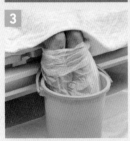

ベッドを足が床につく位置まで下げ，膝を覆う。

手順2

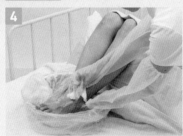

ガーゼに石けんをつけて指間や踵を洗い，汚れを取り除く。

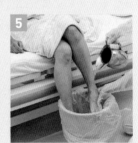

ピッチャーで片足ずつ洗い流す。

V 陰部洗浄

A 陰部洗浄の意義

入浴など一般的な清潔行動ができない患者では，外陰部は不潔になりやすい。もともと皮膚や粘膜の2面が接する部分が多いうえに，女性では尿や便のほか腟からの分泌物や月経によって汚れやすく，拭くだけでは清潔を保ちにくい。男性では陰嚢の裏側や陰茎，肛門周囲などは不潔になりやすい。外陰部や会陰部には腸内細菌である大腸菌やクレブシエラが付着することが多く，尿路感染の原因となるため，清潔を保持することで感染予防になる。

B 陰部洗浄の方法

1. 目的と根拠

不潔になりやすい部位の汚れを取り除き，皮膚・粘膜を清潔にして尿路感染を予防すると同時に，気分を爽快にする。

2. アセスメントのポイント

汚染の程度やびらんの有無などを確認し，汚染物が残存せず，粘膜を傷つけないように実施するために必要物品（ガーゼや湯）の量を適正に準備する。毎日行うため，患者の座位保持の有無や活動状態を評価し，必要に応じてポータブルトイレを使用して実施する。

3. 方法

陰部洗浄の一般的な方法を以下に示す。

〈使用物品〉
洗浄用ボトルと湯（36〜38℃），ディスポーザブル手袋，ガーゼ2枚以上，石けん，便器，防水シーツ，バスタオル3枚，綿毛布

	手順	技術のポイント（根拠・留意点）
1	**患者の準備** ❶ ていねいに説明して，患者の了解を得る。 ❷ 排泄の有無を確認し，可能な限り先に済ませておく。 ❸ 窓を閉め，室温を調整し，スクリーンやカーテンで遮蔽する。	❶ 感染予防の目的を説明する。 ❷ 洗浄後，次の排泄まで時間があけば，陰部を清潔な状態で長く維持できる。 ❸ 羞恥心を起こさないよう特に配慮する。

第4編 日常生活の援助技術

技術 環境を整える

食生活と栄養 摂取の援助技術

排泄の援助技術

活動・休息の 援助技術

5 清潔・衣生活の 援助技術

手順	技術のポイント（根拠・留意点）
2 陰部洗浄中の援助 ❶ 防水シーツとバスタオルを重ねて殿部に敷く。 ❷ 腰から上には綿毛布をかけ，寝衣を腰の上まで上げて下着をはずし，両下肢を別々にバスタオルで覆って，便器を挿入する。 ❸ 看護師はディスポーザブル手袋をはめ，洗浄用ボトルの湯を静かに陰部に流す。 ❹ ガーゼに石けんをつけて泡立て，こすらず静かに洗う。 洗い方 \<女性\> 陰唇を十分に開いて洗う。尿路感染を起こさないように前から後ろに向かって（尿道口から肛門の方向へ）洗う **1** 。 \<男性\> 包皮を反転させて，亀頭と包皮内部を洗う。陰嚢の裏側と会陰部は陰茎を持ち上げて洗う **2** 。 \<共通\> 肛門周囲は最後に洗う。 ❺ 湯量750〜1000mL を陰部全体に注ぎながら，石けん分を残さないように洗い流す。 ❻ 乾いたガーゼで陰部から殿部にかけて水分を拭き取り，便器をはずす。 ❼ 防水シーツとバスタオルをはずし，ディスポーザブル手袋をはずす。	❶ 衣類やリネン類がぬれないように配慮する。 ❷ 不必要な露出を避ける。 ❸ 陰部は皮膚が薄く，尿道口や肛門は粘膜に移行している部位なので，刺激に敏感で脆弱である。そのため，微温湯が皮膚温や粘膜温より高くなり過ぎると温受容器が反応し熱いと感じる。また，強くこすると傷つきやすい。直腸温は約37℃で，皮膚温は約33℃から考慮すると湯温は 36〜38℃が適温になる。 ❹ 石けんを使用すると，温湯だけで洗浄するよりも，除菌効果が上がる[19]。 ● 女性は尿道が約4cmと短いため，陰部が不潔であると尿路感染を起こしやすい。 ❺ 750〜1000mL は，石けん分を残さないために必要な湯量である。
3 陰部洗浄後の援助 ❶ 新しい下着をつけ，寝衣を元どおりにして，体位を整える。 ❷ 環境を元に戻し，使用した物品をかたづける。	

手順 2

1

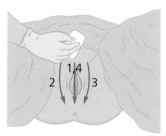

数字の順にガーゼの面を替えながら
前から後ろへ拭く

女性の陰部洗浄

2

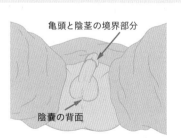

亀頭と陰茎の境界部分

陰嚢の背面

2面の接する部分をていねいに拭く

男性の陰部洗浄

- 殿部の洗い残しが気になる場合や仙骨部に褥瘡がある場合

紙おむつを殿部に敷いて側臥位になってもらい洗浄する。排泄物が褥瘡部を汚染しないように処置を行う。

- 尿道留置カテーテル*が挿入されている場合

挿入部（外尿道口）から約8cmまでカテーテルも洗浄して感染予防に努める。

VI 全身清拭

A 全身清拭の意義

清拭は，ベッドに臥床したままの患者のからだを拭いて清潔にする方法である。

今日では早期離床が定着し，シャワー浴室の普及や入浴設備の機械化が進んだことで，以前は難しかった患者でもシャワー浴や入浴による清潔ケアの提供が可能になってきた。しかし，ベッド上安静が必要な急性期の患者や治療に伴いベッド臥床が強いられている患者，治療により倦怠感が強い患者，あるいは寝たきりの人が夏季の発汗時に決まった日の入浴サービスだけでは満足が得られないなどの場合には清拭を行い，全身の皮膚を清潔に保つ必要がある。

全身清拭は，全身を観察する機会になるため，皮膚の異常などの観察を行う。

B 全身清拭の方法

1. 目的と根拠

- 寝たきりの患者でも，発汗や不感蒸泄があり，皮膚は汚染されているため，皮膚の汚れを除去する。また心身を爽快にする。
- 適度な温熱作用と拭き取る摩擦刺激で，血液循環と新陳代謝を促進する。
- スキンシップ効果として，人間関係を円滑にし，気分転換になる。
- 全身の皮膚を観察する機会になるので，異常の早期発見につながる。

2. アセスメントのポイント

活動制限や関節拘縮の有無やカテーテル挿入などの身体状態を確認し，ていねいに短時

＊ **尿道留置カテーテル**：膀胱留置カテーテルともいう。カテーテルの先端は膀胱内にあり，尿道から膀胱にかけて留置するもの。

第4編 日常生活の援助技術

1 環境を整える技術

2 食生活と栄養摂取の援助技術

3 排泄の援助技術

4 活動・休息の援助技術

5 清潔・衣生活の援助技術

間で実施できるように対象の個別性に合わせた手順を決定する。1人で困難な場合は，2人で実施するか部分清拭にとどめ，安全面に配慮する。また，皮膚の状態を観察し，乾燥していたり落屑があったりする場合は，強くこすらないでスキンケアに努める。

▌ 3. 方法

1 ┃ 実施するうえで踏まえるべき事項

▶ 体位を工夫し，ていねいかつ手早く行う　清拭では，患者に身体的な負担をほとんどかけずにからだを清潔にできるので，体力の低下した患者に対しても行うことができる。しかし，未熟な技術で行うと熱の放散が大きく皮膚温を低下させ[20]，患者の快適感は減少する。患者が疲労したり，寒さを感じたりしないように安楽な体位の工夫や作業をていねいかつ手早く行えるように技術を習得する。

▶ ウォッシュクロスの洗浄用洗面器と拭き取り用タオルをすすぐバケツは別に準備する　洗面器はウォッシュクロスを用いて石けん分を泡立てる洗浄用専用にすれば，拭き取り用バケツの湯は多量の石けん分で汚染されることはない。この場合,汚水用バケツは不要になる。

▶ 湯は54℃と56℃以上の2種類でよい　皮膚に触れるタオルの温度が温かいと感じるのは40〜42℃であり，清拭が終了するまで，この温度を保つ必要がある。準備中の湯温低下は10分で2℃，1回タオルを絞ると0.5〜1.0℃温度は低下するというデータから算出すると[21]，バケツ2つに54℃と56℃以上の湯を準備すれば適温を維持できる。また，バケツの素材は冷めにくいプラスチック製[22]を使用する。タオルをすすぐ湯は石けん分が含まれていても，タオルを十分洗って拭き取れば皮膚の石けん分は除去できるため[23]，バケツを2つ準備すれば汚水用のバケツは不要である。ベースンを使用する場合，ベースンに54℃の湯，バケツとピッチャーに差し湯56℃，汚水用バケツを準備する。湯の汚染が顕著になれば，汚水用バケツに破棄して差し湯をベースンに入れて使用する。

▶ 清拭用タオルは単回使用のものか個人のものを使用する　セレウス菌に汚染されたタオルを使用すると，皮膚に付着した細菌がカテーテルなどを経由して血流感染を起こす可能性がある[24]。清拭用タオルは洗濯方法や保管方法によってセレウス菌に汚染されていることがあり，清拭車において100℃で120分の蒸気加温ができない場合は，タオル中の芽胞を殺菌できない[25,26]。微生物拡散のリスクを低減するために，清拭用のタオルは単回使用のもの，もしくは患者専用のものを用いる必要がある。

▶ 前屈姿勢や移動動作が最小限になるよう作業環境の調整をする　全身清拭では前屈姿勢になることが多いが，このとき腰椎にかかる荷重は，立位のときの1.5倍となり，この姿勢のまま作業を続ければ2倍以上になっていく。さらに，前屈姿勢は重心が前方に変位し，つま先に体重がかかって下肢の血流が低下する[27]。これらの問題を最小限にし，作業効率をよくして看護者のからだを守るために，前屈姿勢や移動動作が最も少なくて済むようにベッドの高さを調節し，物品は必要な物を手前に置く。

全身清拭の一般的な方法を以下に示す。

〈使用物品〉1
バケツ2個，タオル2枚（拭き取り用・乾燥用），洗面器（泡立て用），ウォッシュクロス（石けん用），バスタオル，石けん，ピッチャー（差し湯用），湯温計，綿毛布

手順	技術のポイント（根拠・留意点）
1 患者の準備 ❶患者にからだへの負担がないことと手順を説明し，了解を得て，排泄を先に済ませる。 ❷窓を閉め室温を23℃以上に調整し，スクリーンやカーテンで遮断する。 ❸バケツに，前半に使用する54℃と，後半に使用する56℃の湯（拭き取り用）を準備する。 ❹洗面器には石けんを泡立てる専用の45℃前後の湯を準備する。 ❺布団は足元で扇子折りにして，患者に綿毛布をかける。 ❻必要物品を使いやすい位置に置く。	❶技術が未熟だと患者の負担になる。 ❷室温23℃以上は生体に負担がなく，末梢循環は促進され交感神経系の緊張は低下する[28]ので，室温は高めに設定するとよい。 ❸湯温の自然低下を考慮し，体表の前面（先）と後面（後）に分けて温度の低いほうから湯を使う。 ❹石けん分を1回拭き取った後，湯を交換すると，皮膚pHの回復率は高くなるので，拭き取り用と分ける[29]。 ❺寝衣やリネン類がぬれないように綿毛布を使用。清拭中のからだの露出を最小限にして保温も図る。
2 全身清拭の援助 ❶顔を拭く。石けんをつけないウォッシュクロスを湯に浸して絞り，手に巻く2。目を閉じてもらい，眼脂があれば除去する。目→額→眉間から鼻筋→両小鼻→鼻の下→両頬→顎の順に拭き，さらに耳介，耳後部を拭く3。 ❷寝衣の両袖を脱がせる。 ❸上肢を拭く。上肢の下に縦にバスタオルを敷き，拭くとき以外は上肢の上に半分折り返して覆っておく6。関節部分を支え，手先から上腕へ（末梢から中枢へ）向かって拭き7，肩と腋窩も拭く。 ❹胸部を拭く。綿毛布を胸の下まで下げ，バスタオルを横に広げて胸部を覆う。頸部前面から胸部へと続けて縦に拭く。乳房は外側から内側へ円を描くように拭く。さらに側胸部を拭く8。 ❺腹部を拭く。綿毛布を恥骨部まで下げ，バスタオルを縦に広げて頸部から腹部まで覆う。臍窩を拭いた後，臍窩を中心に腸の走行に沿って円を描くように拭く9。次いで側腹部・鼠径部を拭く。 ❻下肢を拭く。下肢に沿って，バスタオルを縦にして下肢の下に敷き，拭くとき以外は半分を折り返して覆っておく10。膝窩を支え，膝関節を軽く曲げた状態で，大腿部，下腿部を拭く11。足部は，趾間をていねいに拭く。	**＜拭き方＞** ❶顔はまだ汚染されていない湯でタオルを絞り，左右の目は拭く面を変えてていねいに拭いていく。 ❷寝たままで寝衣を脱がせる場合，肩関節の可動域が制限されるので，寝衣は襟元を持って肩までずらし4，脇を開いて肘を引き，袖を脱がせる5。 ❸～❽各部位ごとに繰り返す。 • 露出した皮膚は綿毛布をかけ，拭く部位のみをバスタオルで覆う。拭く部位を露出させる。 • 洗面器内で石けんを十分泡立て，ウォッシュクロスに泡をなじませて，皮膚にのせるように，優しく擦り過ぎないように洗う。 • 皮膚の石けん分は拭き取り用タオルで2回拭き取る。皮膚の水分は乾燥タオルで拭き取り，バスタオルで覆う。 • 皮膚に水分を残したままにしておくと，気化熱が奪われ体温低下の原因になるが，乾いたタオルで拭き取ると冷感を感じさせない[30]。さらに清拭後30秒以内に綿毛布で覆うと，体温の低下を防ぐ。 • ウォッシュクロスの石けんは泡立っているほど，拭き取り後の皮膚pHは回復し[31]，水分保持能も維持される[32]。

	第4編
	日常生活の援助技術

環境を整える技術

食生活と栄養摂取の援助技術

排泄の援助技術

活動・休息の援助技術

5 清潔・衣生活の援助技術

	手順	技術のポイント（根拠・留意点）
2	❼背部・殿部を拭く。患者を側臥位にして，背中に沿ってバスタオルを縦に敷き，ベッドとからだの間にはさみこむ。拭くとき以外は下から上に覆っておく**12**。片手で肩を支えて頸部後面を拭いた後，肩から腰へ大きく往復させて拭く**13**。殿部は，片手で腰を支えて，中央部は上下に拭き，左右の丸みは片方ずつ形に沿って拭く。 ❽陰部を拭く。患者が自分でできる場合は，陰部用タオルを渡し，自分で拭いてもらう。その場合は，拭き終わったらきれいなタオルを絞って渡し，手をよく拭いてもらう。 ❾側臥位のときに上側の腕に着替えの寝衣の袖を通して，反対側の袖はベッドとからだの間にはさみこんでおく。 ❿全身を拭いたら，バスタオルを取り除いて，仰臥位に戻す。 ＜紙おむつ着用の場合＞ ❶側臥位のときに，必ず紙おむつの片側のテープをはずして腰部，殿部を拭く。 ❷陰部洗浄（本章-Ⅴ「陰部洗浄」参照）が必要な場合は，清拭の前に行っておく。	・石けん分拭き取り後の皮膚pHは，1回目約50％，2回目約75％と生理的範囲内に回復するので[33), 34)]拭き取りは2回以上とし，アルカリ成分残留によるかぶれなどを予防する*。 ・拭く方向は一方向でも往復でも循環促進に違いはないが，1つの部位を通常圧で頻回に拭くことで末梢循環は促進する[35)]。 ・ウォッシュクロスの代わりに，温湯に浸してから絞ったタオルを2つ折りにして，皮膚を覆うように広げ押さえ拭きすると皮膚表面の血流を増加できる。これを熱布清拭という**14**。 ・特に胸部，腹部，背部は面積が広く，皮膚冷点密度が高いので，温熱効果が期待できる。 ・熱布を取り入れた清拭では，熱布貼用時間が長いほど皮膚表面温度は上昇し，終了後もその温度を維持できる[36) ～ 38)]。 ・手術後などで，消毒液や血液による汚染があれば，湯を湿らせたガーゼで除去する。 ❾はさみこんだ袖は，仰臥位に戻ったときに簡単に広げることができ，反対側の腕を通しやすくなる。
3	**全身清拭後の援助** ❶新しい下着をつけ，寝衣を元どおりにして，体位を整える。 ❷患者をベッドの中央部に戻し，使用した綿毛布を取り除いて，かけ物を元に戻す。 ❸環境を元に戻し，使用した物品をかたづける。	❶寝衣がパジャマの場合や座位ができる場合は，上半身と下半身に分けて実施してもよい。 ❷保温を維持したい場合は必ずかけ物を肩までかけておく。

使用物品

1 バケツ(前面または上半身用)
(後面または下半身用)

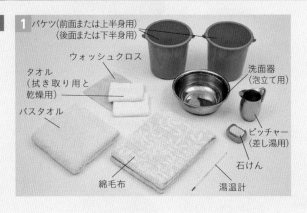

タオル(拭き取り用と乾燥用)
ウォッシュクロス
バスタオル
綿毛布
洗面器(泡立て用)
ピッチャー(差し湯用)
石けん
湯温計

＊ 石けんは泡沫洗浄剤を代用してもよい。

手順2

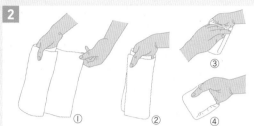

① ウォッシュクロスを手掌側にできるだけ深く持つ
② 手掌に巻きつける
③ 指先に余っている部分を手掌側に折り返す
④ とれないように，巻いた部分にはさみこむ

ウォッシュクロスの巻き方

顔を拭く

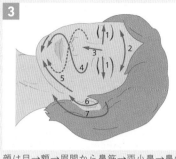

顔は目→額→眉間から鼻筋→両小鼻→鼻の下→両頬→顎の順に拭き，さらに耳介，耳後部を拭く。

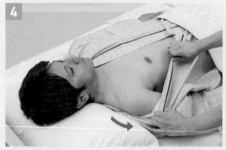

寝たままで寝衣を脱がせる場合，肩関節の可動域が制限されるので，まず襟元を持って肩までずらし…

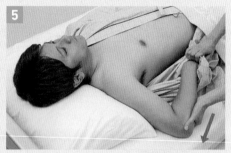

次に脇を開いて，肘を引き，袖を脱がせる。

上肢を拭く

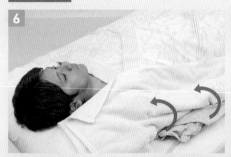

上肢の下にバスタオルを敷き，拭くとき以外は覆う。

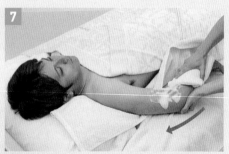

関節部分を支え，手先から上腕へ向かって拭く。

胸部を拭く

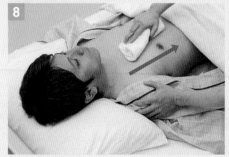

頸部全面から胸部へと続けて縦に拭く。

腹部を拭く

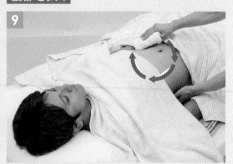

臍窩を中心に円を描くように拭く。

第4編 日常生活の援助技術

1 環境を整える技術

2 食生活と栄養摂取の援助技術

3 排泄の援助技術

4 活動・休息の援助技術

5 清潔・衣生活の援助技術

下肢を拭く

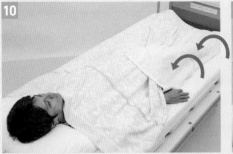

10 下肢の下にバスタオルを敷き，拭くとき以外は覆う。

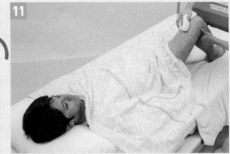

11 膝窩を支えた状態で，大腿部，下腿部を拭く。

背部・殿部を拭く

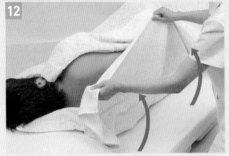

12 からだの下にバスタオルを敷き，拭くとき以外は覆う。

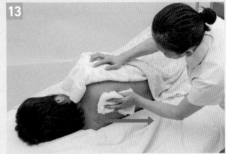

13 背部は，肩から腰へ大きく往復させて拭く。

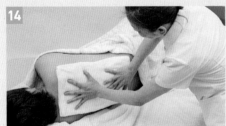

14 タオルを2つ折りにして，皮膚を覆うように広げ押さえ拭きすると皮膚表面の血流を増加できる。これを熱布清拭という。

VII 洗髪

A 洗髪の意義

▶ **頭皮が不潔になるしくみ** 頭皮は，頭髪が密生しているため，皮膚のほかの部分よりも

清潔を保つのが困難である。また，頭皮には皮脂腺や汗腺が多く，分泌物の量が多いことがいっそう清潔の保持を困難にしている。分泌される皮脂の大半はトリグリセリド（中性脂肪）で，これは頭皮の常在菌が産生する酵素（リパーゼ）によって，グリセリンと脂肪酸（大部分が遊離脂肪酸）に分解される。遊離脂肪酸には有害作用があり，毛包の炎症やフケ（頭垢）の原因になる。さらに，皮脂やフケは微生物の栄養源となり，瘙痒感や悪臭を生じる。このように頭皮は不潔にしておくと，微生物の温床となる。

▶ **精神的な負担軽減**　頭髪の汚れは外観からも審美性を損ないやすく，人と交流する場合は印象に残りやすい。そのため，不潔状態では外出意欲が減退するなど社会的な不快を増すことになるので，清潔にしておくことは精神的な負担軽減にもつながる。

Ⓑ 洗髪の方法

1. 目的と根拠

　洗髪することが困難な患者に対して，頭皮および頭髪の汚れを除去して清潔にし，感染を予防するとともに気分を爽快にする。

2. アセスメントのポイント

　身体状態を観察し，最も負担の少ない実施体位を決定する。また洗髪をしていない期間を確認し，頭皮の状態や臭気の有無などから汚れの程度を評価して，洗浄回数を決定する。

3. 方法

1 ｜ 実施するうえで踏まえるべき事項

▶ **3日に1度が望ましい**　遊離脂肪酸は洗髪後 48 時間で表皮保護作用のあるトリグリセリドと同量になり，72 時間以降には遊離脂肪酸が増大し，これに伴って不快感も強くなるため，洗髪は 3 日に 1 度が望ましい[39]。

▶ **10分以内に終了が望ましい**　洗髪中は筋緊張のために頸部に痛みが生じたり，循環機能に負担がかかったりするので，10 分以内に終了することが望ましい[40]。

2 ｜ 一般的な手順

　洗髪の一般的な方法を以下に示す。

第4編 日常生活の援助技術

1 環境を整える技術

2 摂取の援助技術 食生活と栄養

3 排泄の援助技術

4 活動・休息の援助技術

5 清潔・衣生活の援助技術

〈使用物品〉 **1**
フェイスタオル2枚（襟元用，頭髪用），ガーゼ，耳栓（綿球），ケープ，シャンプー，ヘアコンディショナー，ブラシまたはくし，ドライヤー，ポリ袋，必要時：バスタオル，防水シーツ

VIDEO

手順	技術のポイント（根拠・留意点）
1 患者の準備 ❶患者に説明し，どのような体位で実施するか決定する。 ❷室温を調整するか，寝衣やかけ物で調整する。 ❸安楽に実施できるように，体位を固定する。 ❹襟元がぬれないようにフェイスタオルで首を覆い，ケープを着用する。 ❺仰向けで行う場合，好みに応じて顔にガーゼをかけ，耳栓をする。 ❻必要物品を使いやすい位置に置く。	❶患者の安楽性を重視し洗髪体位を工夫する。 • ベッド上で洗髪車を使用する **2**。 • ベッド上でケリーパッドを使用する **3**。 • ベッド上で洗髪プールを使用し洗髪車で流す **4** **5**。 • 洗髪台で椅子に座り前屈姿勢で行う **6**。 • 洗髪台でリクライニングの椅子を使用して半座位で行う **7**。 • 洗髪台でストレッチャーを使用して仰臥位で行う **8**。
2 洗髪中の援助 ❶頭髪をブラッシング後，38～42℃の湯温で加減を患者に確認しながら，湯をかける。 ❷適量のシャンプーを手掌に取り，頭皮と頭髪につけて，指腹でマッサージをしながら洗う。特にフケがたまりやすい頭頂部は2回以上洗う **9**。 ❸頭部を片手で支えながら，後頭部や生え際もていねいに洗う。 ❹頭髪が長い場合はまとめて手でしごき，ざっと泡を除去する。 ❺湯が顔にかからないように頭髪の生え際に手でフェンスをつくり，湯は頭頂にむけてかけて，シャンプー成分が残らないように洗い流す。 ❻かゆい部分や洗い残しがないか患者に確認し，汚れが落ちにくい場合は2度洗いをして，好みでヘアコンディショナーを使用する。 ❼ケープをはずし，耳栓，ガーゼを取り除く。 ❽フェイスタオルを広げて頭部を包み，タオルで押さえ，水分を拭き取る。 ❾髪をかき分けて毛根部まで乾かすように，ドライヤーで頭部全体を乾かす。	❶湯は頭皮に心地よい温度で行う（患者の好みに合わせる）。 ❷頭皮を傷つけないように指腹で行い，フケを除去するために適度な圧を加える。 ❸後頭部の生え際は汗や皮脂が流れてたまりやすい。 ❹洗浄の湯量を最小限にするために，泡を除去しておく。 ❺シャンプーだけで必要な湯量は 13.4 ± 3.5L[41] なので，頭髪の量や長さ，ヘアコンディショナーの有無によって湯の量を調整する。 ❾頭髪だけの乾燥では頭皮に湿気が残り，頭部の冷感が長時間持続することになる。
3 洗髪後の援助 ❶ブラシやくしで整髪して，寝衣を整える。 ❷環境を元に戻し，使用した物品をかたづける。	❶抜け毛はまとめてポリ袋に入れて処分する。

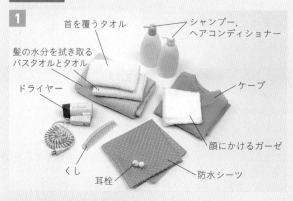

1

髪の水分を拭き取る
バスタオルとタオル

ドライヤー

くし

耳栓

首を覆うタオル

シャンプー,
ヘアコンディショナー

ケープ

顔にかけるガーゼ

防水シーツ

ケリーパッドの使用

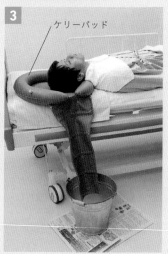

3 ケリーパッド

手順 1　洗髪車の使用

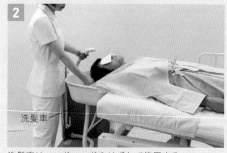

2

洗髪車

洗髪車はベッドヘッドをはずして使用する。

洗髪プールの使用

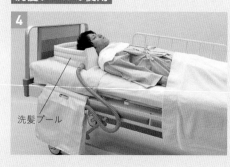

4

洗髪プール

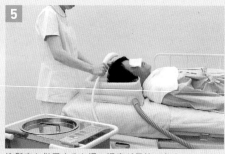

5

洗髪車と併用すると湯の温度が保持できる。

洗髪台の使用

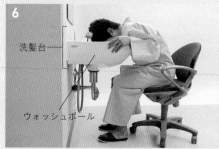

6

洗髪台

ウォッシュボール

椅子に座り，前屈位で行う場合。

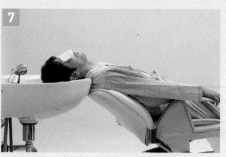

7

リクライニング椅子に半座位で行う場合。

第4編 日常生活の援助技術

環境を整える技術

食生活と栄養摂取の援助技術

排泄の援助技術

活動・休息の援助技術

5 清潔・衣生活の援助技術

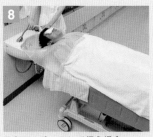

ストレッチャーにて行う場合。

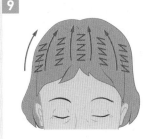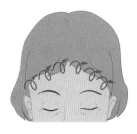

指腹でマッサージしながら洗う。生え際もていねいに洗う。

技術のエビデンス

患者の準備（▶手順Ⅰ）関連事項

●前屈姿勢と半座位

患者に前屈姿勢になってもらって実施する場合，僧帽筋〈そうぼうきん〉，上腕三頭筋，大腿二頭筋〈だいたい〉の収縮が強くなるので，ウォッシュボールか椅子のアームをつかんでからだを支えてもらう[42]。半座位では，胸腹部が伸展し頸部後傾位〈けいぶ〉になるが，前屈姿勢に比べると患者の気分や身体的な苦痛は軽減できる[43]。

応用の視点

●通常の洗髪ができない患者の場合

通常の洗髪ができない患者には，ドライシャンプー剤やヘアトニックを使用して拭き取るなどの方法で清潔を保つ。

Ⅷ 口腔ケア

Ⓐ 口腔ケアの意義

▶ 細菌繁殖しやすい口腔内環境　正常な口腔内〈こうくう〉には700種類を超える細菌が数千億個棲み〈す〉ついており，そのほとんどが口腔特有のものである。それらは主に歯，歯肉溝，舌背，口腔粘膜，義歯などにバイオフィルムを形成して付着し，それらが**歯周病**の主因子ともなっている。歯周病を引き起こす細菌は，心疾患，呼吸器感染症や低出生体重児出産などの要因として知られる。これは特に免疫不全〈めんえき〉の患者，免疫抑制剤の使用者，糖尿病などの代謝異常のある人や高齢者などの易感染性宿主〈い〉にとっては，致命的なものともなりかねない。また，**唾液**〈だえき〉には患者がもっている様々な抗体，マクロファージやリンパ球などが多く含まれているが，この分泌量〈ぶんぴつ〉が話すことも食べることもできないために減少すると，口腔内は

乾燥して細菌繁殖の温床となってしまう。**口腔ケア**は，ブラッシングを基本とした口腔内の清掃を行うことによって，病原性のある細菌を減少させる[44]。さらに**唾液腺のマッサージ**を併用することで唾液分泌を促し，口腔内の自浄作用を助ける働きをする。

▶ 摂食嚥下機能と口腔ケア　口腔の摂食嚥下機能には，60数種類の筋群と10数種類の神経群が関与しており，その活動は脳の活性化を促進している。しかし，長く使わずに放置してしまうと，摂食嚥下機能は低下し，廃用症候群を引き起こして口から食べることが困難になる。長期の療養生活を送る患者でも，ブラッシングやマッサージなどで口腔周囲の組織を刺激すれば，感覚器官は敏感になり，食べる機能を取り戻し，経管栄養から離脱することも可能になる。

▶ リハビリテーションと口腔ケア　口腔ケアは歯ブラシを手に持って歯みがきをするので上肢の運動になり，片麻痺がある場合，麻痺側で他動的に歯みがきをすれば関節可動域拡大の訓練になる。併せて顔面体操や舌体操を取り入れれば，口腔周囲筋の収縮を強化できるなどリハビリテーションとしても重要である。

　このように口腔内を清潔に保つことは，疾病予防，口腔障害の改善，栄養摂取の促進などの効果があるだけでなく，機能回復や爽快感をもたらす効果もあるのであり，QOLにかかわる重要なケアの一つといえる。しかし，高齢や障害によって機能が衰えた人，重い病気にかかっている人は自分で行うことが困難であるため，看護師は対象者に適した方法を選択し，用具の工夫を行うことにより，口腔内の清潔を維持できるように援助していかなければならない*。

B 口腔ケアの方法

1. 目的と根拠

- 口腔内の汚れを除去し，う歯や歯周病を防いで，口腔細菌による2次感染を予防する。
- 口腔内を清潔に保ち，感覚機能を取り戻し，食事摂取を促進する。
- 口腔周囲の組織を刺激し，口腔機能を改善する。

2. アセスメントのポイント

　嚥下機能や開口状態をアセスメントし，意識障害や寝たきりの患者でも状態に合わせた実施ができるように方法を決定する。また，毎日必ず実施する清潔ケアであるため，患者のセルフケア能力をアセスメントして，だれでも援助できるようにしておく。

---

* **口腔ケアの援助の有効性**：口腔清掃を習慣的に自己流で行っている人は，介護者による毎日の口腔清掃に加え，週に1〜2回専門的な口腔清掃を受けた人より，肺炎の発症率も重症度も高い[45]ので，正しい口腔ケアの方法を身につけることが重要である。

日常生活の援助技術

第4編

技術を整える

技術

食生活と栄養
摂取の援助技術

排泄の援助技術

活動・休息の
援助技術

5

清潔・衣生活の
援助技術

3. 口腔清掃法の種類と方法

1 実施するうえで踏まえるべき事項

▶ **口腔ケアを行う時間帯** 1日1回歯垢を完全に除去するブラッシングができれば，口腔内細菌数は時間帯による差はない[46]ので，就寝前に限定せず確実なケアを1回実施する。

▶ **終了時の共通事項** 口腔内が湿潤している間に保湿成分（ヒアルロン酸）含有のスプレー式洗口剤や人工唾液を噴霧して口腔内乾燥を予防する。

2 一般的手順

口腔清掃法の種類と一般的方法を以下に示す。

歯，歯肉，頬の内側，舌，義歯を物理的手段によって清掃し，口腔内を清潔にする方法には，下の表に掲げるようなものがある。これらの方法で，口腔内乾燥や食物残留などが改善するよう適切に実施する。上肢機能が不十分な患者については介助して行う。

▶ **歯みがき（ブラッシング）** 歯ブラシを用いてブラッシングを行い，歯や義歯にバイオフィルム状にこびりついた歯垢を除去する方法である。しかし，歯ブラシだけでは約60％の歯垢しか除去できないため，デンタルフロスを併用するなどの工夫が必要になる。

▶ **口腔清拭，洗口** 粘膜への適度な水分と感覚刺激を与え，舌や口腔粘膜にこびりついている口腔内細菌を除去する方法である。

〈使用物品〉 1
歯ブラシ，歯間ブラシもしくはデンタルフロス，スポンジブラシ，綿棒，舌ブラシ，歯みがき剤，吸い呑み（コップ），ガーグルベースン，ガーゼ（タオル），手袋
必要時：介護用球状ブラシ，ティッシュペーパー，洗口液，吸引器

VIDEO

	手順	技術のポイント（根拠・留意点）
1	**患者の準備** ❶ 誤嚥予防のために頭を固定し，顎を上げないように体位を整える。 ❷ 患者の状態に応じた物品の選択を行う。 ❸ 口腔粘膜が損傷しないように，必ず口腔内を湿らせてから行う。	❶ 座位か，約30°ファーラー位で，頸部は前傾姿勢にする。仰臥位では頸部を前屈か回旋，側臥位では健側を下側にする。
2	**口腔ケアの実施** ＜歯みがき（ブラッシング）＞ ❶ 歯ブラシは，残存歯の本数や開口の大きさ，使う人が使いやすいものなどで選択する。	❶ 歯ブラシの選択 (a) 植毛部が小型で，乾燥しやすく柔らかいものが歯肉を傷つけにくい。 (b) 握力が弱い場合は歯ブラシの柄を太くし，上肢が上がらない場合は，歯ブラシの柄を長くして改良する。 (c) 吸引が必要な場合，ブラシと吸引チューブが一体化した吸引ブラシを使用する。

	手順	技術のポイント（根拠・留意点）
2	❷歯みがき剤は，フッ素や抗菌薬を配合したものを使用する。	❷歯みがき剤を使用したほうが歯垢の除去率が高く，歯垢もつきにくい。
	❸歯肉を傷つけないために，ペングリップで歯ブラシを持ち，150〜200g（毛先が広がらない程度）の軽い力でみがく。	❸ペングリップの場合，ブラシにかかる力は100〜200gである。
	❹歯垢を除去するために，歯ブラシは歯面に垂直に当てて振動させたり，歯と歯茎の間に45°の角度で挿入し小刻みに前後に動かしたりする 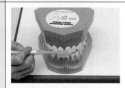。歯間部や歯根部は，歯間ブラシやデンタルフロスを使用する。	❹毛先の開いた歯ブラシは歯垢の除去率が低下するため，適宜新しいものに交換するか，手動より優れている電動歯ブラシを使用する。
	＜口腔清拭＞	
	❶スポンジブラシ，綿棒，介護用球状ブラシを水か洗口液に浸して清拭する。	❶介護用球状ブラシは，全周が毛の球面ブラシなので，唇や頬部の内側まで届く。
	❷粘膜を傷つけないように食物残渣や咽頭付近の痰をブラシに絡めて取り除く。	
	❸舌苔の除去には舌ブラシを使用する。	❸舌苔はかき出すように取り除く。
		• 少しずつ継続的に行う。
	＜洗口＞	
	❶口腔周囲筋の動きを確認し，含嗽が可能かどうか確認する。	❶歯がある場合，歯みがきや口腔清拭だけでは歯垢の除去や歯間部の清掃に効果はない[47]ので併用する。
	❷口腔内に水を含み，口を左右上下に強く動かして全体にいきわたらせる。	❷歯みがきの後は含嗽を3回以上行う。
		• 歯周病予防のためには抗菌性の洗口液を使用する。
	❸ガーグルベースンに吐き出す。	❸自力で洗口が困難な場合は，吸引器を確保して行う。

使用物品 1

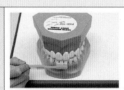

吸い呑み　ガーグルベースン
歯ブラシ
歯間ブラシ　ガーゼ
舌ブラシ　タオル
スポンジブラシ　綿棒　歯みがき剤
手袋

2

スクラブ法		歯面に直角に当てて振動させる。大きく動かさない
ローリング法		歯肉のマッサージ効果は高いが，歯肉ポケット部の清掃が不十分になりやすい

日常生活の援助技術 | 第4編

1 環境を整える技術

2 食生活と栄養摂取の援助技術

3 排泄の援助技術

4 活動・休息の援助技術

5 清潔・衣生活の援助技術

2

フォーンズ法	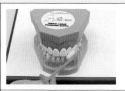	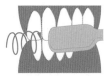 歯全体を磨くのに適している。細かい部分は清掃しにくい
バス法	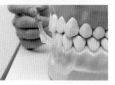	45° 歯ブラシを振動させて行う。歯肉ポケット部の清掃を中心とした方法

義歯の取り扱いのポイント

①義歯には食物残渣や義歯安定剤などの汚れが付着する。これらの汚れは，カンジダ（真菌）の増殖を招くので，ブラシを使用して，ていねいに流水下で落とす。

②義歯の表面の劣化部分やブラシによる細かい傷に入り込んだ細菌などは，機械的清掃の後に，洗浄剤を使用して一定時間浸して除去する。

③義歯は乾燥するとゆがみが生じたり，ひびの原因になったりするため，義歯保存容器に水を入れて保管する。

④就寝時は，粘膜保護や誤嚥防止のため義歯ははずしておくが，顎位の安定，呼吸の補助のために夜間義歯をはずさない場合もある。

IX 整容

1. 整容の意義

　整容とは，人が社会生活をするなかで常識的に身だしなみを整えることである。朝起きて，髪の清潔は保たれていても，寝ぐせがついていれば直し，顔を洗い，男性なら髭を剃る，女性であれば化粧をする，外出できる衣服を着用する，などであり，社会で生活する健康な人であれば普通のことである。

　ところが，病気を抱えると，特に急性期においては，整容は二の次になってしまうことがある。しかし，整容は自己尊重の感情を刺激し，社会復帰への意欲を高めるものであり，自分で身だしなみを整えることができない患者には，看護師が心がけて行うことが大切である。

2. 整容の援助

　整容には次のような項目が含まれる。

1 | 整髪

臥床患者の場合は特に，髪が乱れがちである。長い髪は結うなど髪形も工夫する。脱毛が顕著な場合は帽子なども考慮する。整髪料は種類によってはべたつくので，使用する場合は注意する。

2 | 髭剃り

シェービングクリームや石けんを泡立て，皮膚を傷つけないよう，たるみは伸ばしながら剃る。石けんを使用した際は蒸しタオルできれいに拭き取り，クリームなどで保湿する。

3 | 爪切り

入浴後や部分浴後に行うとよい。高齢者の爪は加齢とともに肥厚するので，ニッパーなど，使用する道具も工夫する。深爪にすると感染の原因にもなるので，少しずつ切り，やすりをかけて仕上げるとよい。爪ヤスリは同じ方向に動かしてかけるように気をつける。

爪は，指のカーブに沿って切る。また，両端が尖っていると皮膚を傷つける危険があるので，角は下げ気味にカットするスクエアオフとする（図5-6）。

4 | 化粧

女性にとって化粧をすると気分が明るくなるものである。入院中は顔色がわかるように化粧を控えてもらうことも多いが，治療の妨げにならない場合は，好みの化粧をしてもらうとよい。

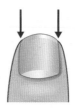

爪の両端は角を下げるように切る。

図5-6 爪の切り方（スクエアオフ）

第4編 日常生活の援助技術

1 環境を整える技術

2 食生活と栄養摂取の援助技術

3 排泄の援助技術

4 活動・休息の援助技術

5 清潔・衣生活の援助技術

X 衣生活（寝衣交換）

A 衣生活の意義と療養に適した寝衣の条件

1. 衣生活の意義

　人間にとって衣服には生理的意義と心理・社会的意義がある。

▶ **生理的意義**　衣服は，寒いときには体熱の放散を防ぎ，暑いときには発汗を素早く吸収し熱を放散するなど，体温調節のために重要な役割を果たしている。また，紫外線や埃，風雨，衝撃など外部刺激からからだを守る。さらに，汗や皮脂など皮膚からの分泌物を吸収し，皮膚を清潔に保つ機能もある。

▶ **心理・社会的意義**　人は好みの衣服を選択することで自分らしさを表現する。それは心理的満足感を得ることにもつながる。また，職業や家庭内での地位など，社会的役割に応じた服装や，冠婚葬祭など儀礼に応じた服装を身につけることは社会的生活の一部である。

　さらに毎日，整容の一部として，衣服を着替えることは，生活にリズムやメリハリをつけることになる。気持ちが引き締まる服，運動しやすい服，リラックスできる服など，その日そのときの状況，活動内容に合わせた自分らしい衣服を選択することで，気分を変えることができ，自尊感情をもつ助けにもなる。

2. 療養に適した衣服の条件

1 ｜ 素材

　衣類の材質を選択する際は，繊維の性質すなわち含気性，通気性，保温性，吸湿性，透湿性，吸着性，帯電性がどのようであるかを考慮する必要がある。

▶ **求められる性質**　患者の病状や環境により必要性が異なるが，暑いときには涼しく，寒いときには暖かく，体温調節ができるものがよい。さらに，直接肌に触れるので肌触りがよく皮膚を刺激しないことが求められる。また，洗濯に耐えること（耐久性）も必要に応じ加味する。

▶ **適した素材**　以上の点から，療養に適した衣服には綿が適しているとされている。ただし，発汗が多い場合には，綿は吸水性が高いが放湿性はあまりなく，湿ったままになるので，更衣をこまめに行うことが大切となる。合成繊維のほうが吸収した水分をよく放湿し，べとつかずよいこともあるが，合成繊維は帯電性があるものが多く，静電気を帯びて皮膚を刺激する。混紡の織物もあるので，材質の性質を知り，個々に適した素材を選ぶようにする。

▶ **のりづけは不適**　のりづけをすると通気性が悪くなり、ぱりっとした肌触りが皮膚を傷つけてしまうことがあるので、のりづけは療養に用いる衣服には適していない。

▶ **熱伝導性と暖かさ**　熱伝導性が低いと暖かい。素材としては羊毛、絹、綿、ナイロンの順に暖かい。また、垢などの汚れが付着すると熱伝導性が高まり、体温を奪われやすいので注意する。

2 ｜ 形

療養に用いる衣服の形は、次の条件を満たすものがよい。

- ほどよいゆとりがあって軽く動きやすい。
- 装飾や縫い目が皮膚を圧迫しない。ゴムなどでからだを締めつけない。
- 着脱が容易で着替えがしやすい。

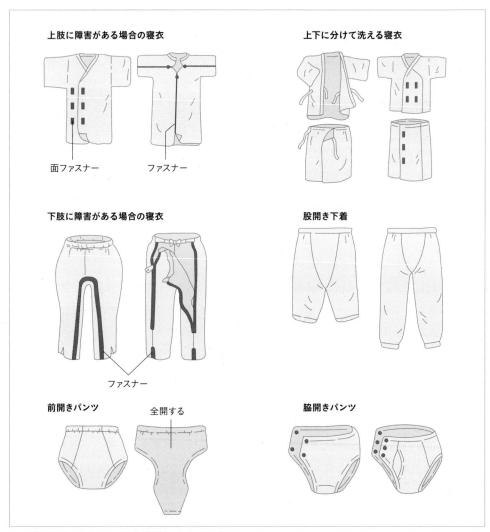

図5-7　着脱しやすく改良した療養用の衣服の例

第4編 日常生活の援助技術

1 環境を整える技術

2 食生活と栄養摂取の援助技術

3 排泄の援助技術

4 活動・休息の援助技術

5 清潔・衣生活の援助技術

- 着くずれしにくい。
- 治療の妨げにならない。

着替えの援助という観点からは，容易に着替えができる和式の寝巻きが好都合である。点滴をしたままでも着替えが楽に行えるので，術後にもよく使用される。しかし，和式の寝巻きは着くずれしやすく，回復期の患者には不向きな場合が多い。面ファスナーやファスナーなどを用いた開閉しやすく着くずれしにくい和式寝巻きの改良型のものも多く市販されている（図5-7）。患者の健康障害の部位や程度により，必要に応じ適切なものを選択する。

B 寝衣交換

臥床患者で，自分で衣服の着替えができない場合には，看護師が援助する（これを寝衣交換という）。

1. 目的と根拠

患者の寝衣は病状により発汗や分泌物，新陳代謝による皮膚の落屑，垢などによって汚染される。自分で更衣ができない患者はそのままにしていると不快なだけでなく，不衛生であり，感染の原因ともなる。つまり，寝衣交換とは汚れた寝衣を安全・安楽に交換することで清潔に保ち，併せて気持ちを爽快にすることである。

2. アセスメントのポイント

寝衣交換を行う際には，患者の健康障害の部位や程度，関節可動域，意識レベルや理解力をアセスメントし，患者の協力を得ながら行うよう配慮する。衣類の選定には患者の状態や好み，希望に配慮する。

3. 和式寝巻きの交換の方法

和式の寝巻きを着ている臥床状態にある患者に対して行う方法を，右から脱がせる場合を例にして，以下に説明する。

〈使用物品〉
着替えの寝衣（洗濯したもの），タオルケットまたは綿毛布

手順	技術のポイント（根拠・留意点）
1 前準備 ❶患者にこれから着替えをすることの同意を得，協力を得る。尿意がないか確かめる。	

	手順	技術のポイント（根拠・留意点）
1	❷環境を整える。 • カーテンやスクリーンを活用し，プライバシーの保護に留意する。 • すきま風を防ぎ，室温を 24℃程度にする。 ❸綿毛布をかけ，かけ物を足元に扇子折りにする。スリッパをベッドの下に入れる。 ❹着替えの寝衣を，着せやすいように準備する。 ❺患者の寝衣のひもを解く。	❷患者は皮膚を露出させる状態になるため，プライバシーと室温には十分注意する。
2	**右を脱がす・着せる** ❶右の袖を脱がせる。襟元を把持して肩を脱がせ，肘を曲げて支えて抜くと脱がせやすい **1**。 ❷前身ごろを右側にはだけ，着替えの寝衣を右半分着せる **2**。着替えの袖を通すときには，袖をたぐっておき，迎え袖で通す。	❶患者の四肢を持ち上げるなどの場合，関節や大きな筋肉を支えながら実施する。把持が安定し苦痛が少ない。
3	**背中をくぐらせる** ❶看護師はベッドの左側に行き，ベッドの柵を上げ，患者を左側臥位にする。 ❷看護師は再びベッドの右側に戻り，汚れた寝衣を背中の下に丸めて押し入れる **3**。 ❸着替えの寝衣の背縫いを患者のからだの中心に合わせ **4**，左側を背中の下に押し入れる。ひももともに入れる **5**。 ❹患者を右側臥位にし，ベッドの左側（患者の背中側）に回って，汚れた寝衣（すでに脱いでいる右側部分）を引き出す。 ❺着替えの寝衣（まだ着ていない左側部分）を引き出し **6**，患者を仰臥位にする。	❹患者の体位変換や看護師の移動の回数は最低限にする。患者の疲労を避け，効率的な作業とするため。
4	**左を脱がす・着せる，整える** ❶汚れた寝衣の左の袖を脱がせ，着替えの寝衣の左の袖を通す。 ❷前を合わせ，帯を結ぶ。寝衣の合わせは左側の前身ごろを上にして重ね，帯は縦結びにならないようにする。 ❸両脇の下に手を入れ，脇縫いを持ってハの字に引っ張り背中のしわを伸ばす（このとき，可能な患者には足を立て，少しからだを浮かせてもらう）**7**。 • 胴，腰も同様にしわを伸ばす **8**。 • 最後に背縫いのすその部分を持って軽く引き，しわを伸ばす。	❷左前（右前身ごろが上になる）と帯の縦結びは死者に対する着付け方なので，注意する。 ❸脇縫いを持って足元側へ斜め左右に引くので「ハ」の字のような方向に引くことになる。頭部側を起点とし，足元側と左右に引いて，しわを伸ばす。
5	**後始末** ❶かけ物を整える。 ❷汚れた寝衣を軽くたたんで始末し，スリッパを元に戻す。 ❸衣類や寝具のしわがないか，安楽な姿勢であるか確認し，患者の様子を観察する。	

第4編 日常生活の援助技術

環境を整える技術

食生活と栄養摂取の援助技術

排泄の援助技術

活動・休息の援助技術

5 清潔・衣生活の援助技術

手順2

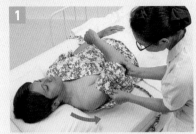

1 汚れた寝衣の右の袖を脱がせる。

2 新しい寝衣の右半分を着せる。

手順3

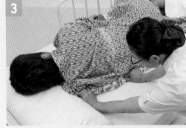

3 汚れた寝衣の右半分を背中の下に入れる。

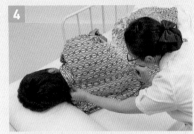

4 新しい寝衣の背縫いを中心に合わせ…

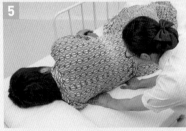

5 新しい寝衣の左側を背中の下に入れる。

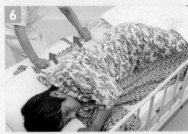

6 新しい寝衣の左側を引き出す。

手順4

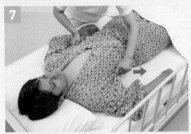

7 脇縫いを持ってハの字に引っ張る。

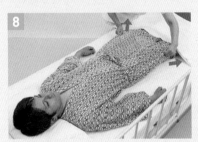

8 胴，腰も同様にしわを伸ばす。

応用の視点

● 片麻痺の患者への応用

ここでは寝衣交換の基本を述べたが，実際には患者の自立の程度により援助の方法は異なるため，患者に合わせて判断する。たとえば，麻痺などの障害部位がある場合は健側から脱がせ，患側から着せる。脱がせるときは患側が後，着せるときは患側が先のほうが，衣類にゆとりがあるからである。

4. 点滴中のパジャマの交換の方法

　和式寝巻きの寝衣交換を基本とすれば，次に応用として，点滴中のパジャマの寝衣交換の方法を示す。左上肢に点滴をしている場合を例とする。「前準備」「後始末」などの前後の過程は省略する。

〈使用物品〉
着替えの寝衣（洗濯したもの），タオルケットまたは綿毛布

	手順	技術のポイント（根拠・留意点）
1	**上着の交換** ❶上着のボタンをはずして点滴をしていない側の右袖を脱がせ，パジャマを背中の下に押し込む **1**。 ❷古いパジャマを背中から引き抜き，点滴をしている側の左腕を脱がせ，点滴ルートとボトルをくぐらせる **2**。 ❸新しいパジャマの左袖に点滴ボトルとルートを通す **3** **4**。 ❹新しいパジャマの左袖に，点滴をしている左腕を通す **5**。 ❺新しいパジャマを左側から背中の下に押し込み，右側から引き抜き，右の袖を通す。ボタンを留める。	❶点滴中の患者は，点滴をしていない側から脱がせ，点滴している側から着せる。脱がせるときは後，着せるときは先のほうが，衣類にゆとりがあるからである。 ❷自力で動ける患者には背中を浮かせてもらったり，側臥位や座位になってもらったりするとスムーズである。 ❸三方活栓など連結部に注意して引っかからないように通す。 ❹点滴の刺入部を保護しながら行う。点滴の逆血や詰まりに注意する。
2	**ズボンの交換** ❶古いズボンを脱がせる。仰臥位で両膝を立てて殿部を浮かせてもらい，ズボンを大腿部まで下げ，膝を立てたまま片足ずつ脱がせる **6**。 ❷新しいズボンをはかせる。脱がせるときとは逆に，新しいズボンをたくし上げ，片足ずつはかせる。腰を浮かせてもらい，ズボンを殿部まで上げる。	❶患者の協力を得て行う。患者に麻痺があるなど協力を得られない場合は，側臥位で片側ずつ着脱する。
3	**整える** ❶上下のパジャマのしわやたるみを伸ばす。体位を整え，かけ物をかける。 ❷点滴スピードを確認する。	

手順 1

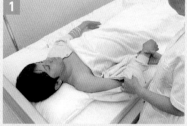

点滴をしていない側の袖を脱がせる。

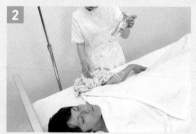

背中をくぐらせ，点滴側も脱がせる。

第4編 日常生活の援助技術

1 環境を整える技術

2 食生活と栄養摂取の援助技術

3 排泄の援助技術

4 活動・休息の援助技術

5 清潔・衣生活の援助技術

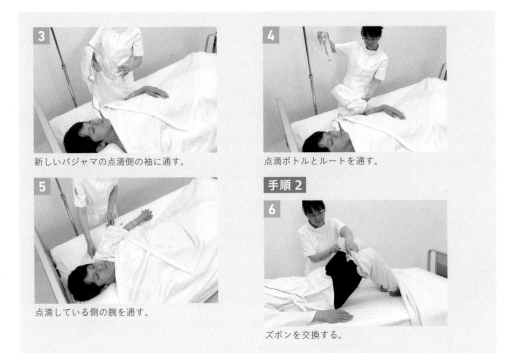

3 新しいパジャマの点滴側の袖に通す。

4 点滴ボトルとルートを通す。

5 点滴している側の腕を通す。

手順2

6 ズボンを交換する。

文献

1) 杉山聡子, 伊藤幸子：(特集／清潔保持困難な患者の看護) 患者ケアに必要な基礎知識 2；清潔保持の生理的変化と安全な方法, 臨牀看護, 18 (12)：1733-1739, 1992.
2) 楊箸隆哉, 藤原孝之：入浴が及ぼす生理・心理作用〈Ⅰ〉脳波の周波数解析, 日本看護研究学会雑誌, 19 (2)：43-50, 1996.
3) 美和千尋, 他：40℃入浴 20 分間によるヒトの生理的変化と心理的変化の関係, 総合リハビリテーション, 25 (8)：737-742, 1997.
4) Istenes, N., Bingham, J., Hazelett, S., Fleming, E. & Kirk, J. : Patients' potential role in the transmission of health care-associated infections: Prevalence of contamination with bacterial pathogens and patient attitudes toward hand hygiene. American Journal of Infection Control, 41 (9)：793-798, 2013.
5) Rhinehart, E., Friedman, M.M. 著, 小林寛伊監訳：在宅ケアにおける感染対策, へるす出版, 2002, p.27-42.
6) 小田浩子, 他：手指通過菌叢の流水のみによる手洗い効果の実験的検討, 医療関連感染, 5 (2)：59-62, 2012.
7) Hirata, K., Yutani, M., Nagasaka, T. : Increased hand blood flow limits other vasodilation. J. Therm. Biol., 18 (5/6)：325-327, 1993.
8) 池田理恵, 他：手浴が実験的疼痛閾値に及ぼす影響, 川崎医療福祉学会誌, 12 (2)：253-257, 2002.
9) 岡田淳子, 深井喜代子：活動制限のある入院患者の手指汚染度と清潔ケアの検討, 日本赤十字広島看護大学紀要, 6：21-27, 2006.
10) 先川真未, 他：汚染除去効果と満足感が得られる手指清潔ケアの検討, 日本看護研究学会雑誌, 33 (3)：196, 2010.
11) 岡田淳子, 他：手指汚染除去に効果的な手浴方法の実験的検討；温湯手浴と石けん手浴の比較, 日本看護技術学会第 5 回学術集会講演抄録集, 33, 2006.
12) 宮下和美, 他：自律神経機能への影響からみた効果的な足浴方法の検討, 看護人間工学研究誌, 2：1-6, 2000.
13) 吉永亜子, 吉本照子：睡眠を促す援助としての足浴についての文献検討, 日本看護技術学会誌, 4 (2)：4-13, 2005.
14) 桃井雅子：腰痛のある妊婦に対する足浴の効果, 日本看護科学会誌, 19 (1)：31-41, 1999.
15) 倉本秋：創傷治癒に関与する局所環境因子〈穴澤貞夫監：ドレッシング新しい創傷管理〉, へるす出版, 1995, p.41-52.
16) 真田弘美, 他：褥瘡を有する高齢者の創周囲皮膚における石けん洗浄の有効性の検討, 日本褥瘡学会誌, 2 (1)：32-39, 2000.
17) 豊田久美子：足浴が排尿に与える影響に関する研究. 人間看護研究, 3：51-61, 2006.
18) 杉本哲彦, 他：下肢部分浴による高濃度人工炭酸泉浴の上肢血圧および皮膚血流への影響, 自律神経, 41 (5)：502-509, 2004.
19) 北野忍, 他：外陰部清拭洗浄効果の検討；4 つの方法を比較して, 日本農村医学会雑誌, 41 (3)：310-311, 1992.
20) 細野喜美子, 中野栄子：清拭技術の巧拙が被験者の皮膚温に及ぼす影響についての研究, 月刊ナーシング, 19 (8)：58-63, 1999.
21) 深井喜代子：Q&A でよくわかる！看護技術の根拠本エビデンス・ブック, メヂカルフレンド社, 2004, p.68-72.
22) 藤野靖博, 他：清拭時の湯を適温に維持・管理するための方法の検証, 福岡県立大学看護学研究紀要, 10 (1)：33-38,

2012.

23) 山口瑞穂子, 他：清拭における石けんの皮膚残留度の研究, 順天堂医療短期大学紀要, 1：12-19, 1990.

24) 朝野和典, 大崎能伸：自治医科大学附属病院における Bacillus cereus group 血流感染症アウトブレイク に関する国立大学附属病院感染対策協議会による改善支援調査報告書, 2007.

25) 井沢義雄, 伊藤誠：Bacillus cereus による偽アウトブレイクと清拭タオルの管理について, 日本臨床微生物学雑誌, 15（2）：82-89, 2005.

26) 細川泰香, 他：多施設間における清拭タオルの Bacillus cereus 菌数と洗濯方法の比較検討, 日本環境感染学会誌, 33（5）：220-224, 2018.

27) 平澤和子, 和田太：低床ベッドでの清拭動作時に作業姿勢が下肢・腰部に与える影響, 第38回日本看護学会論文集看護総合, 409-411, 2007.

28) 嶋田ラク子, 他：高室温時および低室温時における全身清拭の生理機能に及ぼす影響, 熊本大学医療技術短期大学部紀要, 6：13-22, 1996.

29) 木下美樹, 他：石けん清拭における石けんの皮膚残留量の変化, クリニカルスタディ, 11（7）：29-32, 1990.

30) 田中かおり, 他：清拭における乾拭の意義, 日本看護技術学会誌, 9（3）：56-61, 2010.

31) 深田美香, 他：石鹸清拭の効果的な方法に関する検討；石鹸の泡立てによる石鹸成分の除去効果について, 日本看護研究学会雑誌, 26（5）：169-178, 2003.

32) 月田佳寿美, 他：清拭における石鹸の使用方法の違いによる皮膚表面への影響；皮膚表面解析, 皮膚角層水分量, 皮膚表面の pH を指標として, 福井医科大学研究雑誌, 3（1・2）：31-38, 2002.

33) 西田祐紀子, 他：高齢者における清拭・入浴時の皮表 pH, 看護技術, 48（9）：103-108, 2002.

34) 谷澤智子, 他：石けん清拭の皮膚残留度における拭き取り回数の分析；患者群と看護師群の比較, 看護技術, 51（4）：68-70, 2005.

35) 須藤小百合, 青木健, 他：圧力の異なる末梢部温湯清拭が皮膚血流反応に及ぼす影響, 日本看護研究学会, 31（1）：121-128, 2008.

36) 岡崎敦子, 他：背部清拭時の蒸しタオルの厚さ及び泡立て石鹸の清拭用具を比較して, 日本看護学会論文集看護総合, 37：188-190, 2006.

37) 松村千鶴, 深井喜代子：多次元評価指標による綿タオルと化繊タオルの部分清拭効果の比較, 日本看護技術学会誌, 13（3）：188-199, 2014.

38) 松田明子, 他：無作為割付による石鹸清拭直前の熱布加温が皮膚表面 pH および角質水分量に及ぼす影響に関する検討, 米子医学雑誌, 55（6）：280-288, 2004.

39) 加藤圭子, 深田美香：頭部の細菌と洗髪；洗髪による頭皮表細菌の変化, 臨牀看護, 26（4）：573-582, 2000.

40) 板倉勲子, 他：洗髪車使用時の安楽な体位に関する研究, 神戸市立看護短期大学紀要, 13：41-50, 1994.

41) 本多容子, 他：基礎看護技術洗髪における「すすぎ」の研究；界面活性剤残留濃度と洗浄量の分析（第1報）, 藍野学院紀要, 18：95-103, 2004.

42) 深田順子, 他：椅座前屈位洗髪時における筋負担, 日本看護研究学会雑誌, 21（2）：29-37, 1998.

43) 橋口暢子, 他：洗髪台使用時における洗髪動作が生理心理反応に及ぼす影響；洗髪体位の違いによる検討, 日本生理人類学会誌, 6（2）：57-64, 2001.

44) 弘田克彦, 他：プロフェッショナル・オーラル・ヘルス・ケアを受けた高齢者の咽頭細菌数の変動, 日本老年医学会雑誌, 34：125-129, 1997.

45) 米山武義, 他：要介護高齢者に対する口腔衛生の誤嚥性肺炎予防効果に関する研究, 日本歯科医学会誌, 20：58-68, 2001.

46) 道重文子, 他：口腔内細菌数と自覚感による口腔ケアの至適時間の検討, 徳島大学医療短期大学部紀要, 10：113-121, 2000.

47) 渡辺誠, 他：高齢者の口腔ケアと口腔機能に関する総合研究, 日本歯科医学会誌, 19：42-53, 2000.

第 **1** 章

呼吸・循環を整える技術

この章では

- 人間にとって呼吸のもつ意義および呼吸状態のアセスメントについて学ぶ。
- 呼吸を楽にする姿勢・呼吸法の意義と方法について理解する。
- 気道分泌物の排出の方法として体位ドレナージ，各種排痰法およびその実施の際の援助について学ぶ。
- 酸素吸入療法の意義と援助の方法を学ぶ。
- 胸腔ドレナージを受ける患者の観察と援助のポイントを学ぶ。
- 人工呼吸療法を受ける患者の観察と援助のポイントを学ぶ。
- 体温・循環調節の手段としての罨法の意義と方法を学ぶ。

正常に呼吸することを日常生活で意識することは少ない。しかし，何らかの原因で呼吸が正常に行えない状態が生じると，活動範囲が狭められるだけでなく，苦痛・不安が生じ，生命さえも脅かされる。呼吸の状態を改善し整える技術は，そのような状態の患者の安楽，生活の質の改善，生命維持に直結する技術だといえる。

I 呼吸の意義とアセスメント

A 呼吸の意義としくみ

▶ **呼吸の意義**　大気中から必要な酸素（O_2）を取り込み，不要な二酸化炭素（CO_2）を排出する役割を担うのが呼吸器であり，呼吸器と全身の細胞との間の橋渡しを行っているのが循環器である。この呼吸器と循環器の連携プレーによって細胞に酸素が行き渡る。全身の細胞，組織，器官が生きて，その機能を果たすためには，このガス交換がいっときも休むことなく続いていなくてはならない。

1. 呼吸器の構造

▶ **気道**　気道は鼻腔から肺胞までの空気の通り道であり，上気道（鼻腔から咽頭まで）と下気道（気管以下）に分かれる。気管の長さは成人で約 10 〜 12cm，直径 1.3 〜 2.2cm で，第 5 胸椎の高さで左右の気管支に分岐する。気管支はさらに分岐を繰り返し，細気管支，終末細気管支となり，肺胞に至る。気管支の内腔には線毛円柱上皮細胞が分布し，取り込まれた外気を暖め，湿度を与え，線毛運動によって，外界から侵入する粉塵や異物を咽頭に向けて移動させ，排除する機能をもつ。

▶ **肺**　肺は，3 億個もの肺胞（空気と血液とのガス交換の場）をもつ臓器で，胸膜に覆われている。胸膜は，肺に接している臓側胸膜と胸郭に接している壁側胸膜という連続した 2 つの膜から成っている。2 つの胸膜腔内は安静時の吸気で（大気圧に対して）− 6 〜 − 8cmH$_2$O，呼気で− 2 〜 − 5cmH$_2$O の陰圧で保たれている。これによって肺胞は呼吸の吸息相で容易に膨らみ，また呼息相でも容積を保持することができる。また，胸膜腔内は少量の漿液で満たされ，胸膜間の摩擦を予防し，なめらかな呼吸運動をつくり出している。

▶ **胸郭**　肺や心臓を肋骨や胸骨，肋間筋，横隔膜によって囲っているのが胸郭である。吸気時に外肋間筋と横隔膜（これらを呼吸筋という）を収縮させ，肺はこの動きで膨らみ，外気を吸い込む。呼気時にはこれらの筋を緩めて，胸郭と横隔膜を元の状態に戻して肺をしぼませ，呼気を排出する。

診療に伴う技術

第5編

1 呼吸・循環を整える技術

2 創傷管理技術

3 与薬・輸血の技術

4 検査に伴う看護技術

5 救命救急処置技術

2. 呼吸の生理

呼吸を成り立たせている要素は**換気，ガス交換，呼吸の調節**である。

1 | 換気

換気とは，吸気と呼気によって空気を入れ換えることであり，主に外肋間筋と横隔膜の働きによる。

換気がスムーズに行われるためには，気道の通気性が確保されていなければならない。気道の通気性を障害する主な原因は，異物による閉塞（へいそく）や分泌物（ぶんぴつぶつ）の貯留である。肺気腫（はいきしゅ）などの閉塞性肺疾患患者では，分泌物が増加するとともに，細気管支，終末細気管支などの末梢（まっしょう）気道の柔軟性が失われ，末梢気道の狭窄（きょうさく）と気流の制限や閉塞が生じ，換気効率が低下する。

2 | ガス交換

肺胞まで達した空気と肺胞を取り巻く毛細血管内の血液の間で，ガス交換が行われる。このガス交換は，肺胞気*におけるガス分圧と静脈血におけるガス分圧の差によって起こる（ガス分圧の高いほうから低いほうへガスが移動することを拡散というが，肺胞気と静脈血が接するとき，この拡散が起こる）。

▶ **動脈血酸素分圧**　酸素が供給された動脈血の酸素分圧（PaO_2）の基準値は $80 \sim 100mmHg$*であり，加齢によって若干低下する。動脈血の二酸化炭素分圧（$PaCO_2$）は $35 \sim 45mmHg$で，加齢による変動はない（図 1-1）。血液中の酸素が減少することを低酸素血症という。

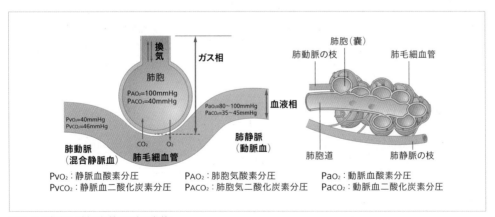

図 1-1 肺胞と毛細血管のガス交換

---

* **肺胞気**：ガス交換に関与する肺胞内にあるガスの組成のことで，酸素（O_2）は約 100mmHg，二酸化炭素（CO_2）は 40mmHg，窒素（N_2）573 mmHg，水蒸気（H_2O）47 mmHg である。
* 1mmHg ＝ 1Torr であり圧力の単位を示す。日本国内の単位法では，生体内の圧力は Torr を使用し，mmHg は血圧を示す単位として認めている。

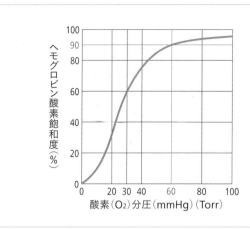

図1-2 酸素解離曲線

動脈血酸素分圧（mmHg）（Torr）
体温：37℃　PaCO$_2$：40mmHg（Torr）
pH：7.40　Hb：15 g /dL

▶ **動脈血酸素飽和度**　動脈血中に移動してきた酸素の多くは，赤血球のヘモグロビン（Hb）と結合して酸化ヘモグロビン（HbO$_2$）となり，ほかの一部（約0.3mL/血液100mL）は血漿中に溶解している。ヘモグロビンのうちの酸素と結合しているものの割合を，酸素飽和度（oxygen saturation）といい，動脈血の酸素飽和度（saturation of arterial oxygen：SaO$_2$）は，正常では95〜100％である。酸素飽和度は酸素分圧に影響され，その関係を示したのが酸素解離曲線である（図1-2）。酸素分圧が100mmHgから60mmHgに低下しても酸素飽和度は90％を維持しているが，60mmHgよりさらに低下すると，酸素飽和度は急激に低下する。

3 ｜ 呼吸の調節

　個人の体格や健康状態，運動量，基礎代謝などによって，からだが必要とする酸素の量や産生される二酸化炭素の量は異なる。また，呼吸は体液の酸塩基平衡の調節にも寄与している。

　これらの要素を総合して呼吸筋を刺激しているのが，橋・延髄にある呼吸中枢といくつかの受容体*から成る呼吸の調節機構である。

Ⓑ 呼吸状態のアセスメントと呼吸を整える援助の基本

1. 呼吸状態のアセスメント

　アセスメントの情報として生活環境が呼吸に及ぼす要因はないか，これまでに罹患した疾患で呼吸器系に関連した既往歴はないか，現在の疾患の経過に関する現病歴および症状

＊ **受容体**：CO$_2$の末梢性受容体は頸動脈小体と大動脈小体，中枢性受容体は延髄腹側野にある。

第
5
編

診療に伴う技術

1 呼吸・循環を整える技術

2 創傷管理技術

3 与薬・輸血の技術

4 検査に伴う看護技術

救命救急処置技術

など多方面からの情報収集が必要である。ここでは本章で学ぶ技術項目に直接関係する範囲に絞って説明する。

❶**自覚症状**：咳，痰が換気やガス交換を妨げる要素として，チアノーゼ，呼吸困難が換気やガス交換が妨げられた結果として，それぞれとらえることができる（表1-1）。特に呼吸困難は，患者の生活の質の観点からも最優先に改善する必要がある。

❷**呼吸状態**：『新体系看護学全書 基礎看護技術Ⅰ』第2編第1章でも学んだとおり，呼吸の速さ（数），深さ，リズム，肺音などが基本情報となる。肺音（呼吸音と副雑音）は，肺における分泌物の貯留部位を確認する際など様々な場面で観察される。

表1-1 呼吸状態の主な自覚症状

呼吸困難 （dyspnea）	不快な感覚を伴ったり努力を要する呼吸のことをいい，主観的な症状である。患者は「息苦しい」「呼吸しにくい」「空気が少ない」などの言葉で表現する。原因は気道内や肺内の換気障害，肺胞と毛細血管とのガス交換障害，呼吸筋張力の不均衡など呼吸器系の障害のほか，循環器障害によって起こる場合もある。評価指標である Fletcher，Hugh-Jones 分類などについては，成書を参照のこと
胸痛 （chest pain）	胸部に起こる痛みの総称をいう。胸壁の外傷・胸膜炎症や心臓疾患，肋間の筋肉痛があるときに発生する。胸痛があると呼吸運動を抑制し，身体の活動性を低下させる
咳・咳嗽 （cough）	咳・咳嗽は気道に侵入した異物や分泌物を体外に排除しようとする生体の防御反応。1回の咳嗽で約2kcal のエネルギーを消費するため体力を消耗し，長期化すると睡眠不足や肋間筋の筋肉痛，胸痛などを伴うことがある
喀血 （hemoptysis）	気管や気管支，肺実質の出血を気道から喀出することである。血液が混入した喀痰を血痰という。原因としては，肺損傷，肺うっ血，気管支拡張症などである
痰・喀痰 （sputum）	気道分泌物は健常時には1日約100mL 分泌され，気道表面の乾燥を予防している。吸入した外気に混じった粉塵や微生物，炎症による分泌物は，気道に付着し，痰として咳によって体外に排出される。痰の性状には粘稠度，色，臭気がある。量は病状により変化する。粘稠度の高い痰は，水分摂取量の不足が原因で生じることが多い
チアノーゼ （cyanosis）	指趾先端や爪床，口唇，耳朶，頬粘膜などの皮膚や粘膜が青紫色から暗赤色を呈する状態。原因は毛細血管内の酸素飽和度が減少し，還元ヘモグロビン（酸素と結合していないヘモグロビンで，紫紅色を呈する）が血液1dL 当たり5g 以上に増加することによる
ばち状指 （clubbed finger）	組織への酸素供給が長期間不足すると低酸素状態となり，指の先端が膨隆し，爪床部も丸く盛り上がってくる（図1-3）

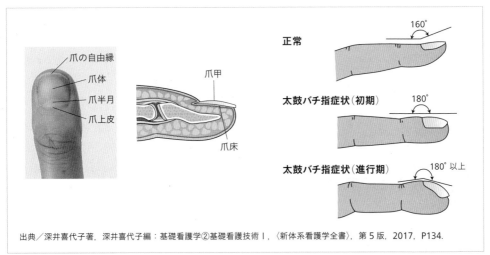

出典／深井喜代子著，深井喜代子編：基礎看護学②基礎看護技術Ⅰ，〈新体系看護学全書〉，第5版，2017，P134.

図1-3 爪の形態と異常

❸**検査データ**：動脈血酸素飽和度は，動脈血にある赤血球に含まれるヘモグロビンと酸素が結合している割合を示したものであり，呼吸機能の重要な指標である。動脈血の採血は医師が行う。SaO_2 の基準値は，96 〜 99％であるが，近似値として経皮的酸素飽和度（saturation of pulse oximetory oxygen；SpO_2）があり，パルスオキシメーターを用いて非観血的に測定できる（本編 - 第 4 章図 4-15 参照）。

▌ 2. 呼吸を整える援助の基本

　呼吸困難や咳，胸痛など呼吸器系の症状を体験することは人間にとって大きな苦しみであり，しかもそれが絶えることなく徐々に増悪していくこともまれではなく，患者には生命を脅かされる不安と恐怖がつきまとう。

　呼吸を整える援助は，呼吸に障害をもつという生命にとっての重大さ，患者の主観的な苦しみの面での重大さを十分に理解したうえで援助を行うことが基本になる。

II　呼吸を楽にする姿勢・呼吸法

　換気，ガス交換などの働きが妨げられる病態は，呼吸器系，循環器系をはじめとする様々な疾患で生じる。

　呼吸を楽にする援助で大切なことは，活動によって酸素の消費量を最小にすることであり，もう一つは換気のための胸郭の運動を妨げず最小のエネルギーで効率的な換気が行えるようにすることである。

▌ 1. 呼吸を楽にする姿勢

▶ **姿勢**　呼吸運動は立位と座位，臥位で異なる。立位や座位では臥位よりも横隔膜が下がり動きが自由になるため，換気量は増大する。その結果，呼吸は楽になる。臥位では横隔膜が上がり胸郭運動が制限されるため，換気量は少なくなり，呼吸仕事量が増大する。そのため体位は座位，ファーラー位とし，枕を抱えてオーバーテーブルに寄りかかる前傾姿勢とするなど，患者にとって最も呼吸が楽だと感じられる姿勢にする（図 1-4）。

▶ **衣服・環境**　また，胸郭の運動を妨げないため，衣類はからだを締め付けないゆとりのあるものを選ぶ。狭い空間は圧迫感により心理的に呼吸困難を増強するため，なるべく開閉できる窓側にベッドを設置し，開放感が感じられるようにする。

▌ 2. 呼吸を楽にする呼吸法

　肺気腫などの閉塞性肺疾患では，肺胞までの空気の通路のうち細気管支，終末細気管支などの微細な末梢気道の柔軟性が失われ，気道の狭窄や閉塞が生じる。このような原因で肺胞での換気効率が下がって起こる呼吸困難に対しては，口すぼめ呼吸，腹式呼吸により

第
5
編

診療に伴う技術

1 呼吸・循環を整える技術

2 創傷管理技術

3 与薬・輸血の技術

4 検査に伴う看護技術

5 救命救急処置技術

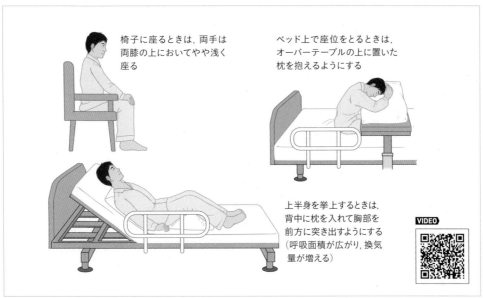

図1-4 呼吸を楽にする姿勢

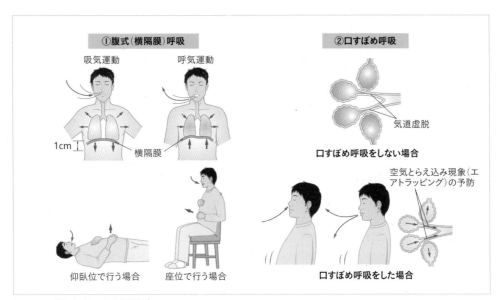

図1-5 呼吸を楽にする呼吸法

改善を図る（図1-5）。

　呼吸困難が起こると，酸素を求めて全身の筋肉の緊張が高まり，浅く速い呼吸となる。そのためにかえって換気効率が下がり，いっそう呼吸困難が増強する。ふだんから適切な呼吸法を身につけておくと，呼吸困難が生じたときの対処が容易になる。

▶ 口すぼめ呼吸　呼気をゆっくり吐き出すことで気道内圧を高め，細気管支と肺胞までの空気の通りを保持する方法である。口すぼめ呼吸によって，呼吸数の減少，1回換気量の増加，二酸化炭素排出量の改善を図ることができる。

▶腹式呼吸　呼息相で横隔膜の弛緩・挙上，吸息相で横隔膜の緊張・下方移動という横隔膜の上下運動によって，換気効率を高める呼吸法である。

III　気道分泌物の排出の援助

　分泌物が気道内に貯留して排出できない状態は，換気を障害し，様々な弊害を引き起こす。分泌物は気道狭窄をきたし，不快感や息苦しさを生じさせるほか，肺炎などの感染症発症の危険性を高める。換気効率の低下で低酸素血症となり，身体機能が低下し，最悪の場合，気道閉塞による窒息死を引き起こす。

　排痰困難は，①分泌物の量が多い，②分泌物の粘稠度が高い，③咳をして分泌物を排出する十分な体力がない，などの条件により起こるので，患者の状態をアセスメントし，適切な対応が必要である。

▶分泌物排出の援助　分泌物の粘稠度が高い場合には，水分補給により排出しやすくなる。ネブライザー（吸入器）で分泌物を軟らかくする薬液を吸入する方法もある。そのうえで，肺内に貯留している分泌物に対しては自然に排出できる体位を選択し（体位ドレナージ），バイブレーション（振動法），スクイージング（圧迫法）などを組み合わせて気管まで移動させる。気管より上部に貯留した分泌物を自力で排出できない患者には吸引を行う。

A　体位ドレナージ・スクイージングほか

1. 体位ドレナージ

　体位ドレナージは，重力を利用して気道から分泌物を排出させる方法である。ドレナージを実施する前に，患者の呼吸状態や肺音聴取により分泌物の貯留部位を確認し，バイタルサインと SpO_2 を測定しアセスメントしたうえで体位ドレナージの方法を選択する（図1-6）。また，体位によって呼吸状態が不安定になる恐れのある患者や，ほかの疾患や治療上で体位の制限のある患者，体位の変化によって循環動態に影響を与えることが予測される患者の場合は，ドレナージを避けるか，医師と相談する必要がある。ドレナージでは頭部を低くするため食後2時間は避け，1回の体位ドレナージは10〜20分実施し，適宜，深呼吸を行ってもらい呼吸を整える。

2. スクイージングほか

　体位ドレナージに，バイブレーション，スクイージングなどの各種排痰法（図1-7）を組み合わせることで効果的な排痰を図ることができる。図1-7のハフィングとは，呼気時の気流を強く起こさせて排痰を図る方法である。こうした各種排痰法は，分泌物を細気管

1. 基本的な体位ドレナージ

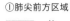

①肺尖前方区域　**座位**　両上葉

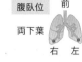
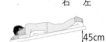

上葉に痰がある場合は上半身を高くする

②後肺底区域　**腹臥位**　両下葉　45cm

下葉に痰がある場合は足部を高くする

③中葉区域　**左側臥位**　右葉　30cm

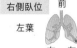

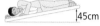

右葉に痰がある場合は左側臥位にする

④下葉外側肺底区域　**右側臥位**　左葉　45cm

左葉に痰がある場合は右側臥位にする

2. 家庭でもできる体位ドレナージ

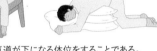
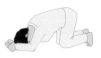

VIDEO

基本的には上気道が下になる体位をすることである。
呼吸困難の程度に応じて自分でできる体位を工夫する

図1-6　体位ドレナージ

1. スクイージング（圧迫法）

①上葉　下に押すように圧迫
②中葉　中心に向かって絞るように圧迫
③下葉　下に押し下げるように圧迫

・患者の呼気に合わせて圧迫する
・吸気では圧迫しない

2. バイブレーション（振動法）

3. ハフィング

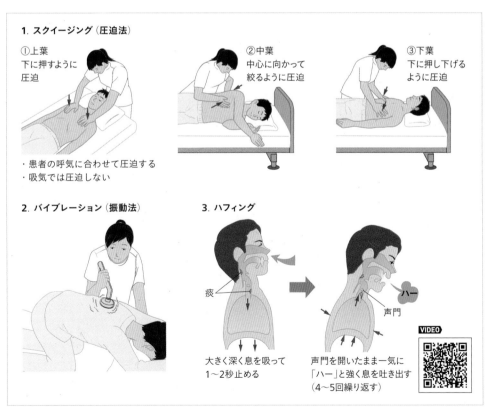

痰

大きく深く息を吸って1〜2秒止める

声門を開いたまま一気に「ハー」と強く息を吐き出す（4〜5回繰り返す）

VIDEO

図1-7　各種排痰法

支などの末梢気道から上気道に移動させ，排出を促す方法であるが，事前に分泌物の貯留部位や分泌物の性状，量，自覚症状，経皮的動脈血酸素飽和度，体形，既往疾患などを総合して，安全に留意し，実施する。患者によっては骨折の危険性もあり，実施には十分な知識と熟練を要する。

B 一時的吸引

▶ **一時的吸引**（suction） 換気の改善を目的として，口腔，鼻腔，気管に貯留した気道分泌物などを，陰圧のかかったカテーテルで吸引し，他動的に体外に排出する方法である。

▶ **一時的吸引の種類** ①口腔や鼻腔から行う場合と，②気管カニューレや挿管チューブから吸引を行う場合がある。

　❶**口腔や鼻腔から行う吸引**：口腔ないし鼻腔からカテーテルを挿入して行う咽頭内，喉頭内，気管内の分泌物の吸引である。カテーテルを挿入するときは苦痛を伴うため，できるだけ効率的に行い，患者の苦痛を小さくすることが大切である（図1-8）。

　❷**気管カニューレや挿管チューブから行う吸引**：気管切開している患者の気管カニューレ，あるいは気管挿管している患者の挿管チューブにカテーテルを挿入して行う吸引方法である。この場合，感染を予防するために無菌操作で行う。気管切開・気管挿管によって気道確保している患者は，重篤な状態にあり免疫力が低下している場合が多く，気管カニューレや挿管チューブの内腔の汚染が肺炎を引き起こすおそれがあるためである。

▌1. 一時的吸引の目的と根拠

　咳嗽反射の低下した患者や意識障害のため咳嗽ができない患者，異物を誤嚥し自力で排出できない患者は，分泌物や異物によって気道が閉塞し窒息する危険がある。また，分泌物の貯留は肺炎などの感染症を起こす要因にもなるため，未然に防ぐ必要がある。

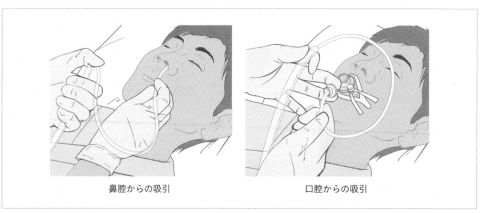

鼻腔からの吸引　　　　　　　口腔からの吸引

図1-8 鼻腔・口腔からの吸引

診療に伴う技術　第5編

1　呼吸・循環を整える技術

2　創傷管理技術

3　与薬・輸血の技術

4　検査に伴う看護技術

5　救命救急処置技術

2. アセスメントのポイント

　一時的吸引は患者にとって多大な苦痛を伴うため，吸引が必要である根拠を明確にし，目的を達成できるように実施する。実施前の観察は，顔色，呼吸困難の有無，呼吸音，呼吸状態，肺雑音の有無，経皮的動脈血酸素飽和度（SpO_2）などの呼吸状態と意識状態，血圧と脈拍の全身状態などである。また，患者との意思疎通が可能であるか把握する。吸引中の容体急変に備えて使用物品の点検，外的環境，人的応援体制を整えておく。

3. 口腔や鼻腔から行う一時的吸引の方法

1　踏まえておくべき事項

▶ 吸引器（図1-9）の概要　中央配管の吸引用アウトレットを用いる方法が一般的である。以下に吸引器の接続手順を示す。

　吸引用アウトレットに吸引器の吸引源接続口を接続する。吸引器の開閉バルブを開放すると吸引圧がかかる。吸引圧の強さを調整するのが圧力調整ダイヤル，吸引圧の強さを示すのが吸引メーターである。使用しないときには，吸引メーターが「0」を示すように圧力調整ダイヤルを調整し，開閉バルブを閉めておく。

▶ 吸引びん　吸引した分泌物は，吸引器に取り付けられた吸引びんにたまるようになっている。吸引後，吸引びんは洗浄し乾燥させる。吸引の準備が常時必要な患者の場合は，びん内に排痰が貯留し過ぎないように，あるいは吸引した分泌物の腐敗や細菌増殖を避けるために，適宜，あるいは各勤務帯で吸引びんを約8時間おきに新しいものと交換する。その間，吸引びんにカバーをかける（吸引した分泌物が見えると重症感が周囲に漂い，好ましくない）。

▶ カテーテル　気道に挿入するカテーテルの先端には，吸引用の穴（吸引孔）がある。カテーテルの径には何種類かあり，同じ吸引圧のもとでは，カテーテルの径が細いほうが吸引量が少なく，太いほうが吸引量が多い。

　鼻腔から挿入するカテーテルは，細めのほうが挿入時の苦痛が少ない。口腔から吸引するときは，太めのカテーテルのほうが吸引しやすい。目的に適したカテーテルを選ぶ。使用したカテーテルは，感染予防のため1回使用ごとに使い捨てとして処理する。

▶ カテーテル挿入の長さ　カテーテルを挿入する長さの目安（成人）は次のとおりである。

　①口腔内，鼻腔内の分泌物を吸引する場合は，鼻腔の長さ（約7～8cm）と咽頭の長さ（12～15cm）を考慮し，カテーテル挿入の長さは約15～20cmである（図1-10）。

　②気管内の分泌物を吸引する場合は，門歯（切歯）から気管分岐部まで約20～25cmあるので，これが目安となる。カテーテル挿入の長さは，カテーテルの先端が気管分岐部に当たらない位置までがよいとされている。気管分岐部を超えると無気肺などの合併症を起こす危険があるためである（図1-11）[1]。

▶ 吸引時間　吸引時間は，低酸素血症を予防するため，10秒以内にとどめる。吸引を20

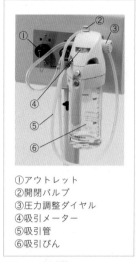

①アウトレット
②開閉バルブ
③圧力調整ダイヤル
④吸引メーター
⑤吸引管
⑥吸引びん

図1-9 吸引器

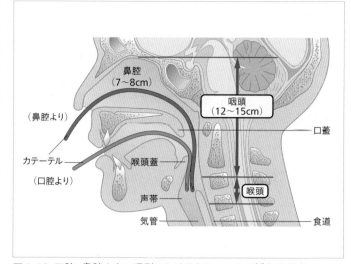

鼻腔
(7〜8cm)

咽頭
(12〜15cm)

口蓋

(鼻腔より)

カテーテル

(口腔より)

喉頭蓋

喉頭

声帯

気管

食道

図1-10 口腔・鼻腔からの吸引におけるカテーテルの挿入の長さ

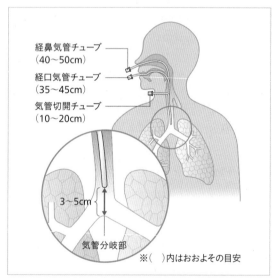

経鼻気管チューブ
(40〜50cm)

経口気管チューブ
(35〜45cm)

気管切開チューブ
(10〜20cm)

3〜5cm

気管分岐部

※( )内はおおよその目安

図1-11 気管内分泌物吸引時のカテーテル挿入の深さ

表1-2 吸引圧に関するkPa/mmHgの換算表

kPa	mmHg
7	50
13	100
20	150
26	200
33	250

秒間行っている間に，動脈血酸素分圧は100mmHgから50mmHgに低下するといわれる[2]。また，吸引時間と，低下した動脈血酸素分圧の回復に要する時間は相関するという報告があり[3]，吸引はそれだけ肺への酸素供給の大きな障害になり得るということである。

▶ 合併症　吸引に伴う合併症には次のようなものがある。

　①低酸素状態，肺胞虚脱，無気肺。**原因**：吸引時間が長過ぎる。

　②気道粘膜の損傷，出血。**原因**：吸引圧が高過ぎる。カテーテル操作。

　③不整脈，血圧の変動，心拍数の増加。**原因**：迷走神経の刺激。

　④感染。**原因**：管理的・手技的な問題。

▶ 吸引圧とその単位　従来，一時的吸引の吸引圧はmmHgで表現されていたが，現在，圧

第5編 診療に伴う技術

1 呼吸・循環を整える技術

2 創傷管理技術

3 与薬・輸血の技術

4 検査に伴う看護技術

5 救命救急処置技術

力の単位は国際単位の Pa（パスカル）に統一された。本書では，従来の表記法と併記しておく。

　気道内の分泌物の粘稠度（ねんちゅうど）によって吸引圧は調節するが，20kPa を基準にこれを超えないように設定する[4]（表 1-2）。

一時的吸引：mmHg（水銀柱ミリメートル）→ kPa（キロパスカル）
1 kPa ≒ 7.5mmHg

---

2 手順

口腔や鼻腔から行う一時的吸引法の一般的な方法を示す。

〈使用物品〉 **1**
吸引器，吸引びん，吸引管，吸引用カテーテル（12～14Fr），滅菌カップ（水道水），アルコール綿，膿盆（のうぼん），ディスポーザブル手袋，聴診器
必要時：ガーグルベースン，パルスオキシメーター

	手順	技術のポイント（根拠・留意点）
1	**患者の準備** ❶吸引の必要があるか判断する。 • 呼吸状態（喘鳴（ぜんめい），喀痰喀出状況（かくたんかくしゅつ）など），全身状態（自覚症状，チアノーゼの有無など）を観察する。 • 分泌物の貯留部位を聴診器で把握する。 ❷吸引の目的や方法を説明し，同意を得る。 ❸吸引しやすい体位にする。 • 仰臥位（ぎょうがい）がカテーテルを挿入しやすい。 • 口腔内の吸引は誤嚥（ごえん）を避けるために顔を横に向ける。	❶吸引は苦痛を伴う手技であるため，むやみに実施せず，適否を判断する。 ❷吸引は苦痛を伴う手技であるため，たとえ意識がないように見える患者であっても，必ずその必要性を説明する。
2	**物品の準備** ❶吸引びんに水道水を約 100mL 入れて，吸引器に装着する。 ❷中央配管の吸引圧が正しく作動していることを確認する（吸引器の開閉バルブを「開」のほうに回し，吸引メーターが動くことを確認）。 ❸ほかの必要物品をそろえ，手洗いをする。	❶吸引した分泌物が吸引びんに付着するのを防ぐためで，使用後の洗浄がしやすくなる。 ❸実施者が感染源とならないように実施する。
3	**吸引の実施** ❶患者の首もとにタオルをかける。 ❷ディスポーザブル手袋を装着する。 ❸カテーテル接続部を滅菌パックから無菌的に取り出し，吸引器の吸引管と接続する **2**。 ❹カテーテル接続部を利き手でないほうの手で折り曲げて閉塞（へいそく）させる。吸引器の開閉バルブを「開」にし，圧力調整ダイヤルで吸引圧を−20kPa（−150mmHg）に調整する **3**。 ❺カテーテルを滅菌パックから取り出し，水道水を少量吸引し，カテーテルの内腔（ないくう）と外側を湿らせる。	❷患者と実施者を感染から防護する。 ❹圧力調整ダイヤルが「0」になっていない場合，開閉バルブを「開」にしたとき異常に強い圧がかかることがあるため，事前にカテーテルを完全閉塞状態で設定するとよい[5]。 • 左記以上の吸引圧では，気道粘膜の損傷を起こすことがある。 ❺目的は，カテーテルを挿入するときのすべりをよくすること，カテーテル内に吸引した分泌物が付着しないようにすること，吸引状態を確認すること。

	手順	技術のポイント（根拠・留意点）
3	❻カテーテル接続部を折り曲げた状態のまま，利き手で吸引孔の先端から約7〜10cmを持って静かに口腔または鼻腔から挿入する **4**。 • 吸気時にカテーテルを挿入すると抵抗感が少ない。 ❼カテーテルを目的部位まで挿入したら，カテーテルを折り曲げていた手を緩めて吸引を開始する。カテーテルを"こより"をねじるように回転させながらゆっくり引き抜く過程で，気道に付着した分泌物を吸引する **5**。 • 吸引びんにたまる分泌物の性状や患者の表情などを確認しながら，1回の吸引は10秒以内で行う。 ❽吸引後は，水道水でカテーテル内腔を洗浄し，カテーテルに付着した分泌物をアルコール綿で拭き取る **6**。 ❾分泌物が多いときは一度に済まそうとせず，いったんカテーテルを抜き，再度吸引する。再度吸引する場合は，❻〜❽を繰り返す。	❻吸引圧がかかった状態で挿入すると，患者に不快や苦痛を与える。損傷も起こりやすい。 ❼1か所に長時間吸引圧をかけない，また吸引孔が粘膜に吸着するのを避ける。また，回転させることによって吸引孔を分泌物に接触させることができる。 • カテーテルを上下にピストン運動をさせて吸引を行うと粘膜を損傷する（線毛がはぎ取られる）おそれがあるので，行ってはならない[6]。 • 吸引中，患者の表情や訴え，呼吸状態を観察する。 • 患者の不安を軽減するために適宜声をかけ，励ます。 ❽吸引した分泌物で周辺を汚染させないためである。分泌物は固まりやすい。 ❾カテーテルに粘稠性のある内容物が詰まりやすくなり，吸引圧が低下するため。
4	**実施後の後かたづけ** ❶聴診器で分泌物の貯留状況を確認する。喘鳴，呼吸数，チアノーゼの有無，患者の訴えから，全身状態を確認する。 ❷吸引が終了したら，使用したカテーテルとディスポーザブル手袋は所定の方法に従って廃棄する。 ❸圧力調整ダイヤルで吸引圧を「0」に戻し，開閉バルブを「閉」にする。 ❹患者に「つらかったですね。お疲れ様でした」というようなねぎらいの言葉をかける。 ❺手洗いをする。	❷1回使用したカテーテルは感染予防のため，廃棄する。 ❹吸引は患者にとって相当に苦痛な行為である。実施者はその苦痛を分かち合い，寄り添う必要がある。
5	**観察・記録** ❶分泌物の性状（喀痰の色，量，粘稠度，血液の混入の有無），呼吸状態，喘鳴の有無，全身状態の変化，患者の訴えなど。	❶吸引による効果，呼吸状態，全身状態を記述し，事後の資料とするため。

使用物品

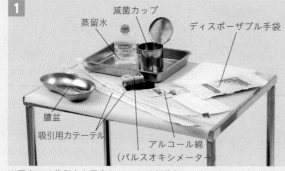

滅菌カップ
蒸留水
ディスポーザブル手袋
膿盆
吸引用カテーテル
アルコール綿
（パルスオキシメーター）

※写真では蒸留水を用意しているが水道水でもよい。

手順3

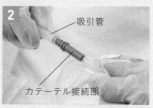

吸引管
カテーテル接続部

カテーテル接続部を取り出し，吸引管と接続する。

第5編

診療に伴う技術

1 呼吸・循環を整える技術

2 創傷管理技術

3 与薬・輸血の技術

4 検査に伴う看護技術

救命救急処置技術

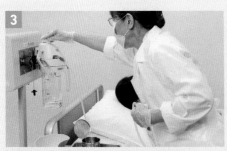

開閉バルブを「開」にし，吸引圧を調整する。

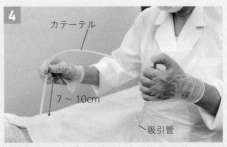

接続部を折り曲げ，先端から7〜10cmを持つ。

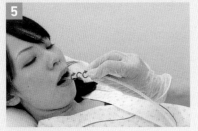

回転させながら，ゆっくり引き抜く。

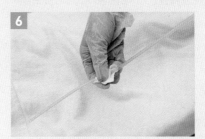

付着した分泌物を拭き取る。

技術のエビデンス

物品の準備（▶手順2）関連事項

● カテーテルの洗浄液

鼻腔や口腔の分泌物を吸引した後に，カテーテルの洗浄に使用する洗浄液は，水道水や蒸留水を用いるなど統一した見解はない。医療施設では，より安全性を重視して消毒液および滅菌蒸留水，滅菌精製水を使用することが多い。在宅療養では水道水を使用することが多い。

吸引の実施（▶手順3）関連事項

● 吸引圧

吸引圧が強過ぎると肺内の空気を吸引して気道内の気圧を低くしてしまうだけでなく，気道粘膜を損傷したり，気道粘膜上皮にある線毛細胞をはぎ取ってしまったりすることがある[7]。そのため，分泌物の吸引ができ，上記のような損傷のリスクが少ない吸引圧としては，−20kPa（−150mmHg）以下が適切とされている[8]。

4. 気管切開・気管挿管している患者に行う 一時的吸引の方法

1 | 踏まえておくべき事項

気管カニューレ・挿管チューブからの吸引で口腔，鼻腔から行う場合と異なるのは，無菌操作を要する点であることは前述のとおりである。また，低酸素血症を予防するための処置として，ジャクソンリースまたはバッグ・バルブ・マスク（アンビューバッグ）により用手的加圧換気ができる用意をしておくとよい。気管切開・気管挿管で気道確保している患者は，酸素供給に細心の注意を払わなければならない状態にある場合が多いためである。経皮的動脈血酸素飽和度の観察も必要となる。

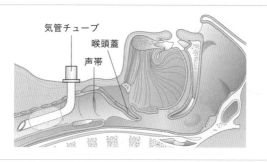

図1-12 気管挿管している患者

▶ **カテーテル挿入の長さ**　カテーテルを挿入する長さは，成人の場合，輪状軟骨(りんじょうなんこつ)から気管分岐部まで約 10 〜 12cm あるので，これに気管カニューレあるいは気管挿管チューブの長さを考慮し目安にする。

2 ｜ 手順

気管切開・気管挿管している患者（図1-12）に行う一時的吸引法の一般的な方法を示す。

 〈使用物品〉
吸引器，吸引びん，吸引管，口腔・鼻腔用カテーテル，滅菌カップ（水道水），気管用カテーテル（10〜12Fr），滅菌カップ（滅菌精製水），アルコール綿，膿盆(のうぼん)，滅菌手袋，滅菌攝子(し)，滅菌鉗子立て(かんし)，滅菌カップ 2 個（カテーテル入れ），パルスオキシメーター，聴診器
必要時：ジャクソンリースまたはバッグ・バルブ・マスク（アンビューバッグ），酸素，カフ圧測定器，ガーグルベースン

手順	技術のポイント（根拠・留意点）
1 患者の準備 ❶吸引の必要があるか判断する。 • 吸引の目的や方法を説明し，同意を得る。 • 吸引しやすい体位にする。 ❷吸引前にジャクソンリースまたはバッグ・バルブ・マスクを，中央配管の酸素アウトレットに接続された酸素流量計（本章 - IV-B「酸素吸入療法の方法」参照）に接続し，用手的加圧換気を数回行う。 • 用手的加圧換気を行うときは 2 人で行う。1 人がマスクを患者にあてて押さえ，1 人がバッグで加圧する。	❶口腔・鼻腔からの吸引と同じ。 ❷用手的加圧換気は，低酸素血症予防のため。 • 過度に加圧すると肺損傷を起こす危険もあるため，実施には熟練を要する。 • 酸素状態を観察し，必要であれば実施する。 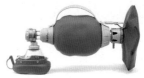 （写真提供／ アイ・エム・アイ 株式会社） アンビューバッグ
2 物品の準備 ❶吸引びんに水道水を約 100mL 入れて，吸引器に装着する。 • 吸引圧が正しく作動するか確認する。 • 他の必要物品をそろえ，手洗いをする。 ❷滅菌カップに滅菌精製水を満たす。	❶口腔・鼻腔からの吸引と同じ。 • 手に付着物がなければ，擦り込み式アルコール消毒液だけの使用でもよい。 ❷目的は，カテーテルをカニューレやチューブの内腔に挿入するときのすべりをよくすること。無菌状態を維持するため，滅菌精製水を用いる。

診療に伴う技術

第5編

1 呼吸・循環を整える技術

創傷管理技術

与薬・輸血の技術

検査に伴う看護技術

救命救急処置技術

	手順	技術のポイント（根拠・留意点）
2	❸口腔・鼻腔用と気管用カテーテルの滅菌パックを開封する。攝子でカテーテルを取り出し，それぞれカテーテル用の滅菌カップに入れる。攝子は鉗子立てに入れる。	❸個包装の攝子を数本準備する場合は，鉗子立ては不要である。
3	**吸引の実施** ❶滅菌手袋を両手に装着する。 ❷利き手で滅菌カップから口腔・鼻腔用カテーテルを取り出し，口腔・鼻腔の分泌物を吸引する。 ❸カテーテルを先ほどの滅菌カップから攝子で取り出し，利き手で吸引管に接続する。 • カテーテル接続部を閉塞し，吸引圧を−20kPa（−150mmHg）に調節する。 ❹滅菌精製水を少量吸引し，カテーテル内を湿らせる。 ❺カテーテル接続部を折り曲げて閉塞させた状態で，利き手で吸引孔の先端からおおよそ7〜10cmを持って，気管カニューレまたは気管挿管チューブの内腔に静かに挿入する。 • カテーテルを目的部位まで挿入したら，吸引を開始する。カテーテルを回転させながらゆっくり引き抜く 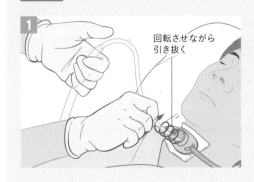 • 1回の吸引は10秒以内で行う。 ❻吸引後は，滅菌精製水でカテーテル内腔を洗浄しカテーテルに付着した分泌物をアルコール綿で拭き取る。 ❼再度吸引する場合は，❺❻を繰り返す。再実施の前に，SpO₂を確認し，必要であれば低酸素状態防止のため，用手的加圧換気を行う。 ❽吸引が終了したら，カフが気管カニューレ，気管挿管チューブを気管に固定する役割を果たしているか，指示圧を保持しているか確認する。	❶利き手は，吸引が終了するまで無菌操作を行うために使用する。もう片方の手は無菌操作を必要としない行為に使用する。 ❷口腔・鼻腔からの吸引の❸〜❽に準じる。咽頭部やカニューレのカフ上に分泌物が貯留していると，カフ下方の下気道に流れ込むことがある。分泌物に細菌が含まれていることもあり，肺炎を起こす原因となる。 ❸口腔・鼻腔からの吸引と同じ。 ❹水を少量吸引する目的は，口腔・鼻腔からの吸引の場合と同じ。ただし，滅菌精製水を用いる。 ❺カテーテルを挿入する部位以外は，口腔・鼻腔からの吸引と同じ。 • 吸引中，表情や呼吸状態を観察する。 ❻カテーテル内腔の洗浄に，滅菌精製水を用いる点が，口腔・鼻腔からの吸引と異なる。 ❼再度吸引を行う場合は，呼吸の乱れが回復するのを待ち，低酸素状態を予防するため，1〜2分間おいて再度実施する。 ❽カフからの空気漏れは起こり得ることであり，注意しておく。
4	実施後の後かたづけ	
5	観察・記録	口腔・鼻腔からの吸引と同じ。
6	吸引に伴う合併症	

手順 3

回転させながら引き抜く

物品の準備（▶手順2）関連事項

● **カテーテルの太さ**

カテーテルの径は細過ぎると吸引量が少なく非効率である。逆に太過ぎると，大量の空気を吸い込んで，肺胞の虚脱（きょだつ）や低酸素血症を起こすおそれがある[9), 10)]。そこで，気管カニューレや気管挿管チューブから吸引を行う場合，カテーテルの外径は，気管カニューレや挿管チューブの内径の1/2以下のものを選択する[11)]。1/2を超えるものを使用していると，吸引圧が高まるにつれて，気道内圧が急激に下がることがわかっている。

● **意識障害のある患者への応用**

意識障害のある患者は，意思疎通が困難なため，行為の目的を説明しても理解できないと思われがちである。しかし，そうした患者であっても，吸引時に苦痛表情や筋緊張（痛み反応）がみられることがある。言葉で訴えることができない患者でも，痛み反応はしばしば観察される。したがって，どのような状況であっても常に説明や声かけを行い，苦痛や不安を最小にできるよう心がけることが大切である。

Ⅳ 酸素吸入療法

　身体の組織が酸素欠乏状態にあるとき，酸素を供給して組織の機能を正常に保つ必要がある。酸素吸入療法は，肺呼吸に際しての吸入気酸素濃度（FIO_2）を，大気中の酸素濃度（約21％）よりも上昇させることによって，正常な呼吸機能，ひいては脳をはじめとする各組織の機能の維持を図る治療法である。

A 酸素吸入療法の概要

▶ **目的**　酸素吸入の目的は，低酸素血症の改善および予防を図り，心肺機能を維持することである。

▶ **開始基準**　酸素吸入の開始基準は，室内気で動脈血酸素分圧（PaO_2）60mmHg以下，または動脈血酸素飽和度（ほうわど）（SaO_2）90％以下である。

1. 酸素の性質と取り扱い上の注意点

　酸素は無味，無臭，無色透明の気体であるため漏（も）れても気づきにくく，注意が必要である。

　酸素はそれ自体は燃えないが物質を燃焼させる支燃性（しねんせい）ガスであるため，取り扱いを誤ると爆発などの重大事故を引き起こすことがある。酸素を使用する場所の2m以内，できれば5m以内では火気（たばこ，ライターなど）を使用せず（静電気による火花にも注意），引火性・

診療に伴う技術

第5編

1 呼吸・循環を整える技術

2 創傷管理技術

3 与薬・輸血の技術

4 検査に伴う看護技術

5 救命救急処置技術

発火性のもの（アルコールなど）を置かない。

　在宅酸素療法を受けている患者で，喫煙による火災事故や，ライターで線香に火をつけようとして起きた火災事故が報告されている[12]。

2. 酸素供給方法

1 ｜ 3種類の酸素供給方法

　酸素供給方法には，①酸素を低温（－183℃以下）で液化して貯蔵し，これを気体にして用いる方法，②高圧容器に酸素を充塡したもの（酸素ボンベ）を用いる方法，③空気中の酸素を分離して使う酸素濃縮器を用いる方法の3つがある。

　病院では，①の方法を利用した中央配管システム，または②の酸素ボンベが用いられる。在宅では，②，③のいずれかが用いられる。

2 ｜ 酸素ボンベ使用上の留意事項

　酸素ボンベ（図1-13）は，黒色で塗装され，医療用酸素ガスと刻印されている（高圧ガス保安法による規定）。医療施設で使用されるサイズは，500L，1500L，6000L，7000Lがある。医療用ガスボンベは，通常14.7MPa*（150kgf/cm²）の高圧で酸素が充塡されており，これは大気圧の約150倍に相当し，使用時は圧力調整器を接続して使用する。酸素ボンベは，外来受診や散歩など移動時に使用することが多く，下記のような留意事項を守って使用する。

　①直射日光を避け，換気のよい場所で，容器の温度は常に40℃以下に保つ。保管場所は火気厳禁である。

　②容器の形状は細長い円柱状であり基底面積が狭く重量があるので，転倒すると危険で

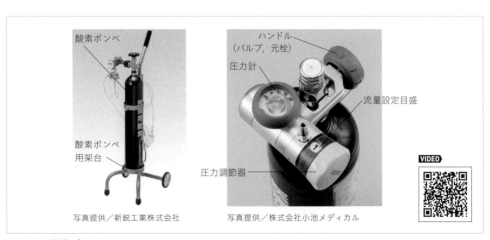

酸素ボンベ
酸素ボンベ用架台
写真提供／新鋭工業株式会社

ハンドル（バルブ，元栓）
圧力計
流量設定目盛
圧力調節器
写真提供／株式会社小池メディカル

VIDEO

図1-13　酸素ボンベ

＊ **MPa**：2006年にSI国際単位が「kgf/cm²」から「MPa」に変更になったため，単位換算の場合に使用する。

ある。安定した平らな場所に保管し，固定具で支えて設置する。

③運搬するときは，専用の運搬車を使用する。

④ボンベの開閉ハンドルを開くときは，事故防止のため，酸素流出口の方向に人がいないことを確認する。

3 | 酸素ボンベの残量と使用可能な時間の計算

▶ 酸素残量の求め方

酸素ボンベの残量（L）＝

ボンベ容量（L）×圧力計の値（ボンベ残圧［MPa］）÷ボンベ圧力（MPa）

例題）500L 酸素ボンベ（ボンベ圧力 14.7MPa）で圧力計の値 7 MPa の場合，

酸素ボンベ残量＝ 500（L）× 7（MPa）÷ 14.7（MPa）＝ 238L

ただし実際には，ボンベが完全に空になるまで使用するのではなく，安全のために余裕をもって使用する必要がある（5 MPa が目安である）。

▶ 使用可能な時間の求め方

使用可能時間（分）＝ボンベの酸素残量÷酸素流量（L/ 分）

例題）酸素ボンベの残量が 238L，酸素流量が毎分 3 L/ 分で使用した場合，

使用可能時間（分）＝ 238（L）÷ 3（L/ 分）＝ 79 分

▌3. 酸素吸入器具の種類

患者が酸素吸入のために装着する器具の種類には，鼻腔カニューレ，酸素マスク，酸素テントなどがある（表 1-3）。

▌4. 酸素吸入療法に伴う合併症

酸素吸入療法の合併症には以下のものがある。

① CO_2 ナルコーシス（意識障害，呼吸性アシドーシス，自発呼吸の減弱，呼吸促迫，頻脈，発汗，頭痛など）。**原因**：動脈血二酸化炭素分圧（$PaCO_2$）が高い状態が続き，この状態で高濃度の酸素を吸入させると，換気の減少や呼吸停止が起こることがある。酸素吸入療法で最も気をつけなければならない合併症である。

②酸素中毒（流涙，咳嗽，胸痛，注意力低下など）。**原因**：高濃度酸素の長時間吸入で肺胞壁が障害されることによって生じる。悪化すると肺うっ血，肺水腫，心不全が起こる。

③皮膚の損傷（びらん，出血，疼痛など）。**原因**：鼻腔カニューレの持続的圧迫による。

④口腔，鼻腔，口唇などの粘膜乾燥。**原因**：持続的な風圧や気流による。

Ⓑ 酸素吸入療法の方法

代表的な酸素吸入療法として「中央配管および酸素ボンベによる酸素吸入療法」の方法

第
5
編
診療に伴う技術

1
呼吸・循環を整える技術

2
創傷管理技術

3
与薬・輸血の技術

4
検査に伴う看護技術

5
救命救急処置技術

表1-3 酸素吸入器具の種類

各器具の特徴	
①鼻腔カニューレ 取り扱いが簡便であり，不快感が少ないが，口呼吸や会話によって酸素が口腔から消失するので注意するように指導が必要である。会話や食事が制限されることはない。	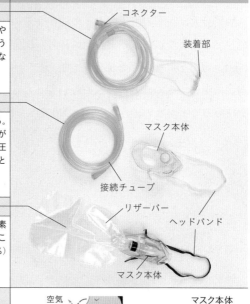 コネクター／装着部
②フェイスマスク 鼻カニューレよりも高濃度の酸素を得ることができる。しかし，顔面とマスクを密着させないと隙間から酸素が漏れるおそれがある。また，心理的にはマスクによる圧迫感がある。声がこもりがちで会話しにくい。食事のときは鼻カニューレに交換する必要がある。	マスク本体／接続チューブ
③リザーバー付きフェイスマスク マスクの下に酸素をためるバッグがついている。酸素チューブから流入する酸素とバッグからの酸素を得ることができるので，他のマスクより最も高濃度（60～99％）の酸素を投与することができる。	リザーバー／ヘッドバンド／マスク本体
④ベンチュリーマスク ベンチュリー効果（流体の流れが狭いところを通過するとき速度が増し圧力が低くなる効果）を利用しており，径の異なるダイリューターを取り換えることにより，酸素濃度を24％から50％までコントロールすることができる。	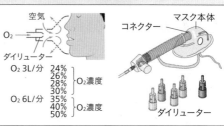 空気／O_2／ダイリューター／マスク本体／コネクター O_2 3L/分 24% 26% 28% 30% ｝O_2濃度 O_2 6L/分 35% 40% 50% ｝O_2濃度 ダイリューター

を示す。

1. 目的と根拠

　酸素供給源は，中央配管設備と酸素ボンベによる方法がある。中央配管設備は，大きな医療施設では病室のベッド頭側の壁に設置されており，常時使用できる状態になっている。ベッド上生活を余儀なくされている患者や重症度の高い患者に適用される。酸素ボンベは，外来受診時や日常生活で移動が可能な患者に用いられる。両供給源も酸素吸入療法が途切れることなく適切に実施することが重要である。

Column　　**酸素吸入中の事故事例**

　　在宅酸素療法を受けていた肺気腫の患者の事例である。日課で仏壇に線香をあげた後，ろうそくの火を吹き消そうとしたとき発火し，鼻の先端に熱傷を負った。酸素吸入していることを忘れて行動してしまったという。発火・引火については，具体的に説明・指導しなければならないことを痛感した事例である。

2. アセスメントのポイント

　酸素吸入は医師の指示のもとに開始するのでその目的を理解し，患者の状態を的確に把握しておく必要がある。実施前に，呼吸困難の程度や自覚症状，経皮的動脈血酸素飽和度（SpO$_2$）などの呼吸状態と血圧・脈拍，チアノーゼの有無などの全身状態を観察する。また，適切に実施するには患者の協力も必要となるので，患者の理解度，および患者の行動範囲を狭めることがないように ADL の自立度を観察する。

3. 方法

　ここでは，鼻カニューレの方法を以下に示す。

〈使用物品〉
鼻カニューレ（または酸素マスク），接続チューブ，酸素流量計 **1**
必要時：湿潤器，滅菌蒸留水，絆創膏，はさみ
酸素ボンベを使用するとき：酸素ボンベ，流量計付圧力調整器，酸素ボンベ用架台（図1-13 参照），スパナ

	手順	技術のポイント（根拠・留意点）
1	**患者の準備** **❶** 目的，方法，注意点を説明し了解を得る。 **❷** 安楽な体位に整える。体位の制限はないため，患者の好む体位でよい。 **❸** 患者と相談し，活動範囲を考慮して，接続チューブの長さを決める。	**❶** 重症感を与えないよう，不安を軽減できるように説明する。 **❸** チューブが短い場合は，行動制限によって日常生活が不自由となる。
2	**物品の準備** **❶** 中央配管の緑色で表示されているアウトレット（供給口）の栓を抜く。 **❷** 酸素流量計を中央配管供給口に取り付ける。 **❸** 接続チューブと鼻カニューレおよび酸素流量計を接続する。 **❹** 酸素流量計の流量設定ダイヤルを開放する。確認後，流量を「0」に合わせて酸素流出を止める。 〈酸素ボンベを使用するとき〉 **❶** 酸素ボンベをボンベ用架台に固定する。 **❷** ボンベの酸素流出口の埃を拭き取る。 **❸** 圧力計を酸素ボンベに取り付ける（図1-13 参照）。 **❹** 酸素ボンベのバルブをゆっくりと全開にして，圧力計で酸素残量を確認する。 **❺** 流量設定ダイヤルを開放し，酸素流量計が正常に作動することを確認する。 **❻** 酸素ボンベのバルブを閉めて，圧力計が「0」になったら，酸素流量計を閉める。	 **❷** 接続部から酸素の漏れはないか確認する。 **❸** 接続部ははずれないように注意する。 **❹** 酸素の流出状態と，酸素流量計や各接続部からの酸素漏れがないことを確認する。 **❶** 転倒防止のため。 **❷** 異物が酸素と混入しないようにするため。 **❸** "スー"という酸素漏れの音がしないか確認する。湿潤器が必要であれば，ここで取り付ける。 **❹** 酸素残量の計算のしかたは本節 -A-2-3「酸素ボンベの残量と使用可能な時間の計算」参照。 **❺** 酸素流量計の接続周辺からの酸素漏れがないか確認する。 **❻** 酸素ボンベを持ち運ぶときは，転倒時の危険防止のため，必ずボンベのバルブは閉めておく。
3	**酸素療法の開始** **❶** 鼻カニューレを鼻腔にあて，耳介にかけてはずれないように固定する **2** **3**。顔面にフィットしない場合は，頬部に絆創膏で固定する。	**❶** 絆創膏を貼るとき，皮膚が引っ張られないように注意する。

第5編 診療に伴う技術

1 呼吸・循環を整える技術

創傷管理技術

与薬・輸血の技術

検査に伴う看護技術

救命救急処置技術

手順	技術のポイント（根拠・留意点）
3 ❷流量設定ダイヤルをゆっくり回して指示量に設定する ▣4 。	❷酸素流量計のフロート部にはロタ型（逆三角形）とボール型がある。ロタ型は上端を，ボール型は中央を指示量の目盛に合わせて，目の高さで調節する ▣5 。
❸酸素の風圧や乾燥感による不快感の有無を確認する。	❸乾燥感がある場合は，加湿びんに滅菌蒸留水を所定レベルまで注入して酸素を加湿する。
〈酸素ボンベを使用するとき〉 ❶鼻カニューレを鼻腔にあてる。 ❷バルブを全開にし，酸素流量計の流量設定ダイヤルをゆっくり回して指示量に設定する。 ❸不快感の有無を確認する。	❷酸素ボンベは持ち運ぶときバルブも閉めているので，使用時はバルブと酸素流量計を開けなければならない。 ❸中央配管の場合と同じ。
4 観察と説明 ❶酸素吸入中は，呼吸状態，循環状態に異常がないか観察する。 ❷酸素吸入中の注意点を説明する。 • 酸素流量計を自己判断で操作しない。 • 会話は適度に控える。 • 呼吸状態の変化や違和感があるときは連絡をする。 ❸酸素の接続部のはずれ，チューブの圧迫，屈曲がなく，酸素流量は正確に指示量を保持しているか観察する ▣6 。	❷鼻腔から酸素吸入しているため会話によって口腔（こう）から酸素を流出し過ぎないようにする。 ❸睡眠中はカニューレやマスクがはずれていることがあるので注意する。
5 酸素療法の終了 ❶酸素流量計を閉め，鼻カニューレをはずす。 〈酸素ボンベを使用するとき〉 ❶酸素ボンベのバルブを閉めて，圧力計が「0」になったら，酸素流量計を閉める。	❶圧力調整器内の酸素を完全に排出するために，バルブを先に閉める。
6 観察・記録 ❶SpO₂ 値，呼吸困難，呼吸音，喘鳴（ぜんめい），咳嗽（がいそう），意識状態，チアノーゼ，全身の皮膚色，全身状態などを観察する。 ❷酸素流量。	❶酸素吸入開始前と比較し，低酸素血症の改善の有無を評価する。 ❷酸素流量を記録に残すのは，指示どおりの吸入量であったか，事後でも確認できるようにする。

使用物品

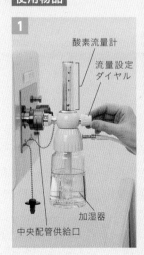

1 酸素流量計／流量設定ダイヤル／加湿器／中央配管供給口

手順3

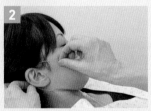 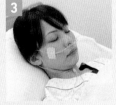

鼻カニューレを鼻腔にあて，耳介にかけ，固定する。

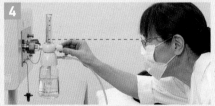

流量設定ダイヤルをゆっくり回し，指示量にする。

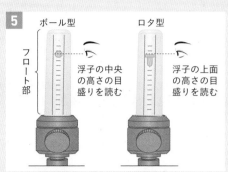

5

ボール型　　　　　　　ロタ型

フロート部

浮子の中央の高さの目盛りを読む

浮子の上面の高さの目盛りを読む

酸素流量計のフロートを目の高さで調節する。

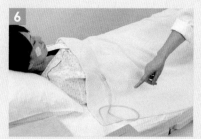

手順4

6

チューブの圧迫，屈曲がないか観察する。

技術のエビデンス

酸素療法の開始（▶手順3）関連事項

● 酸素の加湿

酸素流量 4L/ 分以下では酸素を加湿する効果は低いこと，酸素加湿の有無による自覚症状に差はみられないという理由で，臨床現場では行われなくなってきている[13]。日本呼吸器学会の酸素療法ガイドラインでも，鼻カニューレで酸素流量 3L/ 分以下，ベンチュリーマスクで吸入気酸素濃度（F_{IO_2}）40％以下では加湿する必要はないとしている[14]。しかし，鼻痛，鼻冷感，風圧などの自覚症状がある場合，酸素の加湿をするかどうかは，気道内の乾燥を予防するために室内の湿度を保持するような環境調整や水分の補給を促すなどの工夫を行ったうえで，患者の状態をアセスメントする。

その他

● 皮膚の炎症

鼻カニューレを長期的に使用している患者では，鼻腔入口や耳介部がカニューレによる圧迫や機械的刺激によって炎症を生じることがある。カニューレが皮膚と接触する部分は，清潔に保ち，粘着剤付きパッドなどでクッションを敷くなど工夫が必要である[15]。

応用の視点

● フェイスマスクを使用している患者への応用

フェイスマスクは他の吸入器具よりも高濃度の酸素を供給できるという利点がある。その一方で，鼻部と口腔をマスクで覆うため，顔面の汗や皮脂，咳嗽や喀痰によるマスクの汚染で不快な臭気がこもることがあり，常に清潔に保持できているか気を配る必要がある。さらに夜間の睡眠中にマスクがはずれて酸素吸入できていないことがあるため，観察を適宜行う。

V 胸腔ドレナージ

1. 胸腔ドレナージの概要

▶ **胸腔ドレナージとは**　臓側胸膜と壁側胸膜の間を胸膜腔*という。この胸膜腔内に胸水や膿，血液，空気などが貯留すると，肺が圧迫されて，呼吸困難や胸部圧迫感などで病状が

＊ **胸膜腔と胸腔について**：「胸腔ドレナージ」「胸腔穿刺」という場合の胸腔はこの胸膜腔を指す。胸腔は，①胸郭で囲まれた空間を意味する場合と，②胸膜腔を意味する場合があるが，本書では区別を明らかにするため，①を胸腔，②を胸膜腔とする。

第5編 診療に伴う技術

1 呼吸・循環を整える技術

2 創傷管理技術

3 与薬・輸血の技術

4 検査に伴う看護技術

5 救命救急処置技術

悪化することがある。このような苦痛の除去や根本治療を目的として，貯留物を体外に排出することを胸腔ドレナージという。

胸膜腔内は陰圧であるため大気と交通を遮断し，自然の落差を利用する水封式（すいふうしき）が用いられる。胸膜腔内にドレーンを留置し，ドレーンのもう一方を水中に入れて排出させる水封式吸引装置と持続的に低圧で吸引する低圧持続吸引装置がある（表1-4）。

▶ **合併症**　胸腔ドレナージによる合併症には，皮下気腫（ひかきしゅ），再膨張性肺水腫（さいぼうちょうせいはいすいしゅ）*，低血圧，出血，感染などがある。

2. 胸腔ドレナージを受ける患者の援助の目的

胸腔ドレナージによって排気，排液を行う間，患者が適切かつ安全・安楽にケアを受けられるように援助する。

表1-4 胸腔ドレナージの方法

a. 1ボトル方式 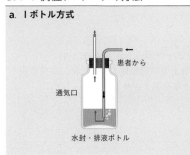	• 水封式の基本装置である。1ボトルで水封（ウォーターシール）ボトルと排液ボトルを兼ねている。 • 患者の胸膜腔内圧が高まる呼気時に，胸膜腔内の気体や液体はドレーンをとおして体外に排出される。このドレーンの先端はボトル内の水中にある（これを水封またはウォーターシールという）。 • 水は一方向にのみ気体を通す弁の役割を果たす。患者の吸気時に胸膜腔内の陰圧が増しても，ドレーンの先端が水封されているので，水が管の上方へ上がるだけで，胸膜腔内に大気を引き込むことはない。 • 排液が貯留するにつれて，ドレーンの先端と水面の落差が大きくなり，わずかな胸膜腔内圧の変化では排気や排液がしづらくなる。 • ボトル内の水面は胸膜腔内圧の変化（吸気と呼気）で上下に変動する。この呼吸性変動の有無でリークがないか監視することができる。
b. 2ボトル方式 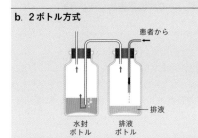	• 1ボトル方式を，排液ボトルと水封ボトルに分けた装置である。これによって，胸膜腔からの排液があっても，水封ボトルの水の量は一定に保たれる。 • 排液ボトル内のドレーンは排液面に浸らないようにする。排液ボトルは密閉されているので，胸膜腔から水封ボトルの水まで，ひと続きのドレーンでつながっているのと同じことである。
c. 3連ボトル方式 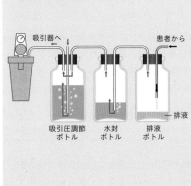	• 胸膜腔内圧よりも強い陰圧（−10〜−15cmH_2O）をかけてドレナージを持続的に実施するときに用いる装置である。 • 吸引圧調節ボトル内の空気管の一端が大気に開放されている。この空気導入口があることで，一定以上の陰圧がかかった場合に，密閉性を破り，大気を吸引することで，水封室の圧を一定に保つ。 • 一般には，3連ボトル方式の原理を用いたディスポーザブルのチェストドレーンバックが使用されている。

＊ **再膨張性肺水腫**：胸水を急激に大量に除去することによって生じる。

3. 胸腔ドレナージを受ける患者の援助

胸腔ドレナージは医師の指示により吸引圧を設定する。

ここでは，3連ボトル方式と同じ原理のディスポーザブルのチェストドレーンバック（表1-4参照）を用いた低圧持続吸引法の手順を示す。ドレーン抜去については省略する。

〈使用物品〉
チェストドレーンバック，注射器（50mL 1本，30mL 1本），注射針18G，滅菌蒸留水，ドレーン鉗子（無鉤）2本

手順	技術のポイント（根拠・留意点）
1 患者の準備 ❶ 患者に必要性を説明し，不安の除去に努め，理解，協力を得る。 ❷ バイタルサインを測定し，呼吸状態，全身状態を評価する。 ❸ 上半身の寝衣を脱がせ，バスタオルで覆う。 ❹ 安楽で処置に適した体位を整える。 • ファーラー位でドレーンを挿入する側の上肢を頭上に挙上させる。 • またはベッド上でオーバーテーブルに大きい枕を置き，抱きかかえるようにうつぶせる体位をとる。	❶ 苦痛の大きい処置であるため，不安の軽減に努める。 ❸ プライバシーと保温に配慮するため。 ❹ 中腋窩線上の肋間に挿入するため，肋間が開くように上肢を挙上させる **1**。
2 物品の準備 ❶ チェストドレーンバック（表1-4参照）を無菌操作で取り出し，固定する。 ❷ チェストドレーンバックの吸引圧調節ボトルに，医師の指示による吸引圧に応じた高さまで滅菌蒸留水を注入する。無菌的に行う。 ❸ 吸引側チューブを吸引装置に接続する。 ❹ 電源を入れ，吸引装置の作動を確認する。	❶ 特にドレーンの接続部先端を汚染させない。 ❹ 吸引圧調整ボトルに気泡が発生していれば，作動している。
3 胸腔ドレナージバックの接続 ❶ 医師は，胸膜腔内のトロッカーカテーテルをドレーン鉗子で閉鎖し，ドレーン接続チューブを無菌的に接続する。 ❷ ドレーン接続部の緩みはないか，チェストドレーンバックは患者の胸膜腔より低い位置に設置しているか，ドレーン接続チューブは患者の体で圧迫や屈曲していないか，ドレーンの長さは患者のADLを妨げていないか確認する。 ❸ 水封室の水位が呼吸性に上下することを確認する。	 ❷ チェストドレーンバックが患者の胸膜腔より高い位置にあっては，胸膜腔からの排液が逆流しかねないため，危険である。 ❸ 胸膜腔内圧の変化を正しく反映していることの確認。
4 胸腔ドレナージ留置中の管理 ❶ ベッドサイドの所定の位置に，ドレーン鉗子2本を常に設置する。	❶ トラブルが発生した場合に，トロッカーカテーテルとドレーン接続チューブをドレーン鉗子で閉鎖するために使用する。

第
5
編

診療に伴う技術

1 呼吸・循環を整える技術

創傷管理技術

技術 与薬・輸血の

看護技術 検査に伴う

技術 救命救急処置

	手順	技術のポイント（根拠・留意点）
4	❷ 必要時にミルキングローラーでミルキングする。 ❸ 毎日，以下の観察を行い，異常の早期発見に努める。 • 水封室の液面が呼吸性移動によって上下すること，吸引圧が指示量であることを確認する。 • トロッカーカテーテル挿入部の創部状態，疼痛，皮下気腫の有無，呼吸困難，咳嗽の有無，全身状態を観察する。 • 排液の量，性状（血液混入の有無など）を観察する。 ❹ 患者にドレナージ中の注意点を説明する。 • 留置期間 • ドレーンに触れない，引っ張らないこと • ドレーンを胸部より高くしないこと • 疼痛や呼吸困難などの自覚症状などがあるときには伝えてほしいこと	❷ ドレーン内に血性の凝血や浮遊物があるとドレーンの閉塞の原因になるため。 ❸ 呼吸性移動がない場合，ドレーンの閉塞やリークが考えられる。 ❹ 胸膜腔内にドレーンを挿入しているため ADL が制限される。日常的にこまやかな支援を行い，心理的なサポートを心がける。
5	観察・記録 4 で述べた事項につき，必要に応じ記録する。	

手順 1　1

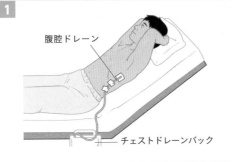

腹腔ドレーン

チェストドレーンバック

胸腔ドレナージの体位

VI　人工呼吸療法

A　人工呼吸療法の概要

1. 人工呼吸療法とは

▶ 人工呼吸療法　人工呼吸療法（artificial respiration）とは，呼吸機能の低下によって自発呼吸（自然呼吸）が困難になった患者の肺胞換気量および酸素化を改善・維持，呼吸仕事量の軽減，全身管理の一環として，呼吸管理をする目的で，呼吸の補助を人工的に行うことである。

人工呼吸療法は，手動式と機械式，体外循環式に分類される。医療施設や在宅で一般に使用されることの多い機械式は，身体侵襲を伴う気管挿管（経鼻的，経口的）や気管切開カニューレを介して行う侵襲的陽圧的な方法と，身体侵襲のない非侵襲的にマスクを用いる方法がある（図 1-14）。

▶ 適応　低酸素血症の改善，急性呼吸性アシドーシスの改善，呼吸困難の軽減や呼吸筋疲労の改善，無気肺の予防が必要な患者など，多岐にわたる。

▶ 原理　自然呼吸では，外肋間筋，内肋間筋，肋骨挙筋，横隔膜などの呼吸筋群の運動により，胸腔を広げ胸腔内圧を低くし，酸素を取り入れる。それに対して人工呼吸は，気道に大気圧よりも高い圧をかけて肺を膨らませ（吸気），肺・胸郭の弾性によって肺内の空気を自然排出（呼気）させるもので，陽圧呼吸といわれる。

▶ 構造　人工呼吸器は，医療用ガス（圧縮酸素，圧縮空気）と電気を駆動源として，送気装置を通して人工呼吸器本体に送られ，圧縮酸素と圧縮空気は設定された酸素濃度のガスに変わる。そのガスは吸気側回路から加温加湿器を通過して気管に送られる。呼気ガスは呼気側回路から大気に排出される。これらの回路には圧や流速，酸素濃度などを感知するセンサーが設置されており，異常値が検出されたらアラームで知らせるしくみになっている（図 1-15）。

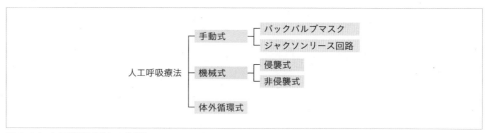

図 1-14　人工呼吸療法の分類

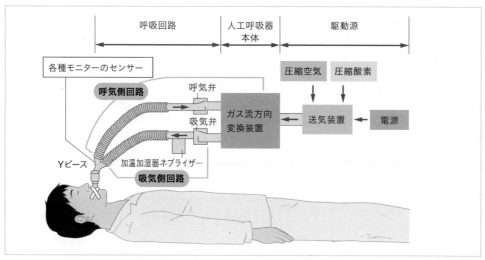

図 1-15　人工呼吸器の構造

第5編 診療に伴う技術

1 呼吸・循環を整える技術

創傷管理技術

与薬・輸血の技術

検査に伴う看護技術

救命救急処置技術

▶ **看護**　人工呼吸器を装着した状況は，患者にとって，身体的な苦痛が大きく，体動とコミュニケーションが制限され，重症感の高い状況であることから，生命維持に対する不安をもつ。細やかな状態把握によって苦痛を最小にし，安全性と安楽性を重視した援助を提供することが求められる。

▶ **合併症**　人工呼吸器による合併症には次のようなものがある。

①人工呼吸器関連肺炎（ventilator associated pneumonia；VAP）。**原因**：誤嚥や不潔な吸引操作，人工呼吸器回路の汚染，患者の免疫能低下などで発生する。

②心拍出量の減少，低血圧，気胸。**原因**：胸腔内圧が限度以上に上昇すること，そしてこれにより静脈還流が減少することが原因で発生する。

③消化管潰瘍など。**原因**：精神的ストレスによると考えられる。

2. 非侵襲的陽圧換気療法

非侵襲的陽圧換気療法（non-invasive positive pressure ventilation；NPPV）は，気管挿管や気管切開の人工気道を使う侵襲的陽圧換気療法（invasive positive pressure ventilation；IPPV）と違って，主にマスクを使って上気道から陽圧をかける換気療法である。

▶ **目的**　NPPV の目的は，酸素化の改善，ガス交換の改善，呼吸仕事量の改善である。NPPV は IPPV と比較して，気管挿管に伴う苦痛がない，機械の取りはずしが簡単にできる，経口的に食事ができる，会話ができる，感染症によるリスクは少ないという利点がある。その一方で，気道確保が確実ではない，痰の吸引がしにくい，マスクによる皮膚トラブルが発生しやすいという欠点もあるが，在宅療養の発展とともに最近では急速に普及してきている。

NPPV は，人工呼吸療法が一時的または夜間のみという短時間の使用が必要な患者や在宅療養で慢性呼吸障害のある患者，侵襲的陽圧換気療法の抜管後の補助換気が必要なときに実施される。

▶ **適応となる疾患**　「NPPV ガイドライン（2016）」で推奨されている疾患は，慢性閉塞性肺疾患の急性増悪および慢性期，心原性肺水腫，免疫不全に伴う急性呼吸不全，肥満低換気症候群，喘息などである。しかし，NPPV はマスクで換気するためリーク（ガス漏れ）が必ず発生する。そのため，適応となる疾患だけでなく，以下の要件を満たしていることが必要である。

①マスクの装着が可能である（意識が保たれており協力的である，顔面に外傷がない）

②気道が確保されている（咳嗽して自分で痰を喀出できる，自発呼吸がある）

③循環動態が安定している

④消化管運動がある（嘔吐や消化管出血，腸管閉塞などがある場合はリスクとなる）

裏を返せば，上記の要件①〜④が適応にならない患者には，禁忌ということになる。

▶ **構造**　NPPV では，bilevel PAP（bilevel positive airway pressure）という二相性で行われる陽圧換気の様式を用いている[16]。吸気時は高い陽圧（inspiratory positive airway pressure；IPAP），呼気時には低い陽圧（expiratory positive airway pressure：EPAP）を換気サイクルに合わせて交互にかけ，その時生じる圧較差で換気補助を行う。必要なガスを送気するため呼吸回路は，吸気回路1本のみである（図1-16）。そのため呼気は，呼気ポートという呼気排出孔がマスクに付いているタイプや，付いていない場合は回路に呼気弁を挿入する必要がある。

　回路内はIPAPとEPAPによって常に陽圧に保たれており，吸気時のガスはマスクを介して肺内に供給される。呼気はマスクに開口している呼気排気孔から排気される。この回路の構造では，マスクと顔面の隙間や呼気排気孔からのリークを完全に予防できないが，リークに対するガスの供給圧を自動補正する構造になっている。

▶ **換気の方法**　患者の肺にガスを送り込む方法のことをモードという。換気モードには表1-5に示す4つのタイプがあり，患者の呼吸状態によってIPAPとEPAPの供給タイミングの調整を選択する[17],[18]。

▶ **マスクの種類**　マスクの選択と調整（フィッティング）は，NPPVの成否を左右するといわれるほど重要な行為である。マスクの種類は，主に図1-17に示す4種類があり，患者のフィット感を確認し，リークが最小で適切なサイズおよび患者の状態に応じて選択する[19],[20]。

　各マスクの特徴では，鼻マスクはマスクを付けたまま会話や食事が可能で圧迫感が少ないが，口からのリークが懸念される。口鼻マスクは，鼻から口までを覆うため会話時の声

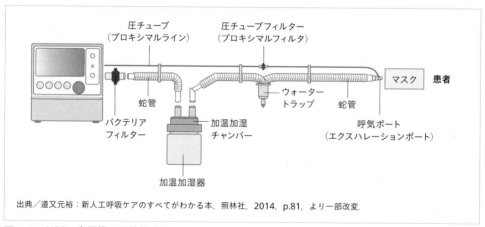

出典／道又元裕：新人工呼吸ケアのすべてがわかる本，照林社，2014，p.81，より一部改変．

図1-16 NPPV専用機の回路構成

表1-5 モードの4タイプ

Sモード（spontaneous）	自発呼吸を認識し，IPAPとEPAPを供給する。
Tモード（time）	設定した条件で強制換気を行う。
S/Tモード（spontaneous/time）	Sモードに加えて，自発呼吸を認識しなかった場合はあらかじめ設定された強制換気を行う。
CPAPモード（continuous positive airway pressure）	持続的に気道へ陽圧をかける状態で気道内圧を維持するモードである。気道内に一定の圧をかけることによって肺胞の虚脱を防ぎ，酸素化を改善する効果がある。

第5編 診療に伴う技術

1 呼吸・循環を整える技術

2 創傷管理技術

3 与薬・輸血の技術

4 検査に伴う看護技術

5 救命救急処置技術

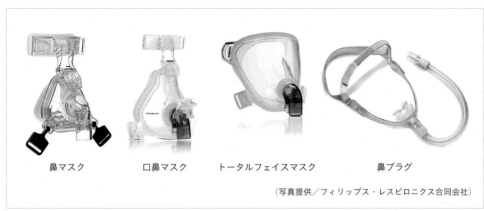

| 鼻マスク | 口鼻マスク | トータルフェイスマスク | 鼻プラグ |

（写真提供／フィリップス・レスピロニクス合同会社）

図1-17　マスクの種類

がマスク内にこもって聞き取りにくい。また食事のときは，そのたびにマスクをはずす手間が必要になる。さらに，痰の喀出が困難であることや，マスクを使用中に嘔吐が発生すると誤嚥のおそれがある。トータルフェイスマスクは，リークが少ない反面，顔全体を覆うため眼球乾燥や恐怖感，不快感が生じることがある。鼻プラグは，鼻周辺の圧迫感や視野の妨げがなく，マスクの着脱も容易で患者のQOLが最も高い。その一方で開口によるリークの問題がある。

▶ 合併症　NPPVの使用による合併症では，マスクに関連した皮膚トラブルがある。マスクの種類やサイズが合わない，圧迫固定がきつ過ぎる，マスクやベルトなどの素材による皮膚のかぶれが原因で発生することが多い。送気ガスに関連したトラブルでは，上気道や眼球の乾燥が発生する。原因は送気ガスの湿潤不足や送気量の増加に起因するものである。また，送気ガスの胃内への流入による腹部膨満感および嘔吐が発生することがある。さらに，顔面にマスクを装着することで不快感や恐怖感が生じる。

▶ 看護　NPPVは，患者の理解と協力のもとに実施する治療法である。そのためNPPVの適応が決定したら，医師および看護師，その他の関連職種とともに患者と家族を支援する必要がある。NPPVの成功は導入時のかかわりが左右するといわれており，下記にNPPV導入から実施中のプロセスを示す。

❶導入時のポイント

（1）説明と同意の確認

- NPPV適応の目的，必要性に関する理解と協力を得るためにNPPVの効果について患者と家族が理解し納得が得られるようにていねいに説明する。
- 治療方針の確認をしておく。NPPVでは治療の限界が発生した場合，気管挿管を行うか患者と家族の意思を確認しておく必要がある。
- マスクと機械本体に慣れてもらう。マスクは，装着することで不快感や違和感，恐怖感が生じやすい。マスクに触れてその感触を味わってもらい精神的不安感の軽減を図る。
- 次に，ガスを設定圧より低くして流し，マスクと陽圧ガスに慣れてもらう。

（2）マスクの選択

- マスクのサイズ，リークが少なくてフィットするかを確認する。
- マスクを装着するときは，まず，マスクを固定せずに，マスクを手で持って装着し，徐々に陽圧呼吸に慣れてもらう。

（3）皮膚トラブルの予防

- マスクの皮膚接触面を観察し，アセスメントする。
- 皮膚トラブルの可能性がある場合は，皮膚保護材などを塗布する。

（4）観察

　NPPV 開始後 30 〜 60 分は患者に付き添い，呼吸数や呼吸筋運動・呼吸音などの呼吸状態，血圧の変動や NPPV と自発呼吸の換気が同調していることを観察する。

❷ NPPV 実施中の観察

（1）客観的情報

- 呼吸状態，主に血圧の変動に関連した循環動態，意識レベル，血液ガスなどの検査結果など。
- 機械の設定条件，マスク周辺からのガスのリークの有無，皮膚トラブルの有無。

（2）主観的情報

- 「呼吸のリズムが合わない」「息が足りない」「空気の風圧が強い」「息がはきにくい」などの呼吸困難。
- 不安感やストレスなどの精神状態，胃部膨満感，悪心などの消化器症状の有無。

　NPPV の適応は，医療施設に入院中の患者だけでなく，今日では在宅療養の患者においても普及してきている。患者が NPPV の適応を継続して療養できるように支援するためには，十分な知識と指導技術を身につけておく必要がある。

Ⓑ 人工呼吸療法中の患者の援助

1. 人工呼吸療法中の患者の援助の目的

　患者が人工呼吸療法を適切かつ安全・安楽に受けられるように援助し，治療の目的である肺胞換気の改善が果たされるようにする。

2. 人工呼吸療法中の患者の援助

　人工呼吸療法の導入は医師の管理下で実施される。その手順の概要は次のとおりである。

（1）人工呼吸器の準備

- 手洗いをしてディスポーザブル手袋を装着のうえ，回路を組み立てる。
- 加湿器に滅菌蒸留水を満たす（加湿器の目的は気道内の乾燥予防）。
- 医師が作動の設定を行う。

第5編 診療に伴う技術

1 呼吸・循環を整える技術

2 創傷管理技術

3 与薬・輸血の技術

4 検査に伴う看護技術

5 救命救急処置技術

- 使用前の点検を行う（回路の破損，リークの有無，アラームの正常な作動）

（2）人工呼吸器の装着

- 患者に目的と方法を説明し，同意を得る。
- 気管チューブと人工呼吸器を患者に装着する。
- 医師は呼吸音の聴取を行う。
- 人工呼吸器と左右の胸郭（きょうかく）の動きが同調しているか確認する。

3. 方法

以下に，意識のある人工呼吸療法中の患者の援助のポイントを示す。

手順	技術のポイント（根拠・留意点）
1 人工呼吸療法中の患者の援助 ❶人工呼吸器の作動状況，患者の呼吸状態，全身状態を把握するため，以下の観察を行う。 ・呼吸状態（呼吸回数，リズム，呼吸音，呼吸困難，チアノーゼの有無，気道分泌物（ぶんぴつ）の有無など） ・SpO$_2$値 ・循環状態（血圧の変動，不整脈の有無など） ・全身状態，意識レベル，精神的ストレスの有無 ❷人工呼吸器の点検。 ・回路の点検，設定条件の確認，加湿器の滅菌蒸留水の追加。 ・ウォータートラップ内の結露を排除する。 ・蛇管（だかん）のねじれや固定具合を確認する。 ❸挿入されているチューブ類の固定を確実に行い，チューブに付属しているカフ圧のチェックを行う。また，分泌物（痰（たん））を適宜吸引する■1■2■3。 ❹日常生活動作の援助。 ❺コミュニケーションを図る。	❷患者の体動や何らかの原因で人工呼吸器接続部がはずれることがある。また，回路内に結露が発生し，人工呼吸器の正常な作動を妨げることがある。このような異常を早期に発見し，適切に対処することで未然にトラブル発生を防止することができる。 ❸カフの目的は，気管とチューブの隙間をなくすことで，吸気や呼気のリークや気管内に痰や唾液などの分泌物，異物の流入を防ぐことである。カフ圧は基準値20～30cmH$_2$Oの範囲で注射器を用いて空気を注入する。カフ圧はカフ圧計で測定するが，カフ圧が高すぎると気管粘膜の損傷を生じることがあるため，注意が必要である。 ❹体動制限によってセルフケアが困難な状況にあるため。特に，挿管チューブやカニューレなどによって口腔（こうくう）や咽頭（いんとう）が刺激され，分泌物が多く，易感染状態にある。口腔ケアはこまめに行うことが必要である。また，褥瘡（じょくそう）発生を予防するための体位変換や廃用症候群を予防する。 ❺患者は発声できない状況にあり，他者との意思伝達が不足になりやすく，心理的にも不安定な状況となりやすい。筆談や文字盤，単語カードを利用し"はい，いいえ"で答えられるような表現を工夫して，患者の負担にならないようにする。ストレスを軽減するため，ていねいなコミュニケーションを心がける。

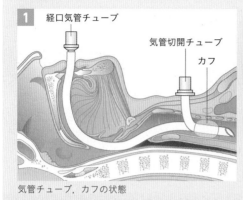

手順1

1　経口気管チューブ
　気管切開チューブ
　カフ

気管チューブ，カフの状態

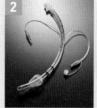

2　気管チューブ

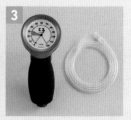

3　カフ圧計

（提供／コヴィディエンジャパン株式会社）

C 人工呼吸療法後の患者の援助

1. 人工呼吸療法後の患者の援助の目的

　人工呼吸器をはずし，自発呼吸に移行することを離脱（ウィーニング：weaning）という。人工呼吸器の装着が長くなると呼吸筋の萎縮や感染症の発生率が高くなるため，できるだけ早期に離脱することが望ましい。

　離脱の条件としては，原疾患が改善傾向にあること，自発呼吸があること，気道内分泌物が喀出可能なこと，意識レベルが改善していること，酸素化が十分であること，血圧や脈拍を含めた全身状態が安定していることなどが挙げられる。

　人工呼吸器の離脱後は，上気道閉塞や低酸素血症，無気肺などの合併症が生じることがあり，その予防と早期発見が重要になる。

2. 人工呼吸療法後のアセスメントのポイント

　人工呼吸器装着中は機械的に呼吸していたため呼吸筋疲労を起こし，自発呼吸が有効に

Column 人工呼吸器を装着した患者の体位変換

　人工呼吸器を装着している患者は体動を制限されるため，体位変換に介助が必要である。体動により気管切開部位が引っ張られるなどの刺激を受けると，気管切開創部の痛みや咳嗽刺激となり苦痛を訴える。体位変換のコツとして，気管切開部位と人工呼吸器のアームとからだを支えて同時に変換すると苦痛はかなり少なくなる。

第
5
編

診療に伴う技術

1
呼吸・循環を
整える技術

2
創傷管理技術

3
与薬・輸血の
技術

4
検査に伴う
看護技術

5
救命救急処置
技術

行われていないことがある。そのため，呼吸困難はないか，分泌物（痰_{たん}）を喀出するための咳嗽_{がいそう}ができているか，呼吸数やリズム，血液ガスが正常であるかを観察する。

3. 人工呼吸療法後の患者の援助

人工呼吸器離脱（ウィーニング）および抜管は医師が行うが，看護師はその介助と患者の援助を行う。以下にその手順を示す。

	手順	技術のポイント（根拠・留意点）
1	**ウィーニング前の準備** ❶鎮静からの意識状態の覚醒_{かくせい}，呼吸状態と血圧，心拍数，全身状態を観察する。 ❷患者が医師からの離脱に関する説明を理解できているか確認する。 ❸ウィーニングの開始 （下記のような方法を用いる） ・換気補助を段階的に換気モードで減少させる。 ・自発呼吸トライアル（SBT）を行う。	❶患者の急変に備え，アセスメントを行い，緊急対応に備える。 ❷患者の不安は呼吸状態に影響するため，不安感情を把握し寄り添う。 ❸ウィーニング中は，呼吸パターンの変化，努力性の呼吸の有無，呼吸困難，不安感などを観察し，異常がある場合は，早期に対処する。
2	**抜管の援助を行う** ❶自分で咳嗽して痰の喀出ができること，舌根沈下がないこと，意識が清明であることを確認する。 ❷医師が抜管する。 ❸バイタルサインや全身状態を観察する。	❶自力での痰喀出や舌根沈下がないことが抜管の条件である。 ❸抜管後は，挿管による声帯麻痺_{せいたいまひ}が生じることがあるため，ガス交換の悪化に注意する。

VII 末梢循環促進の援助

Ⓐ 末梢循環の機序

▶ **循環系の構造**（血管系・リンパ管系）　循環系は，血管系とリンパ管系に分類される。

血管には，動脈，静脈，毛細血管があり，動脈は外膜・中膜・内膜の三層構造で，中膜は平滑筋と弾性線維から成る。静脈も三層構造ではあるが，中膜の弾性_{へいかつきん}が乏しい。毛細血管は，細動脈と細静脈を結ぶ最も細い血管である。一層の内皮細胞から成り，平滑筋を欠く。血管内と組織間では，物質交換が行われている（一層で薄く，かつ細いため，物質交換がしやすい）。

一方，リンパ管系は，表在リンパ管系（毛細リンパ管，前集合リンパ管，集合リンパ管）と深部リンパ管系（リンパ本幹）とがある。リンパ管系は，組織液の一部がリンパ管に取り込まれリンパとなる。リンパ系の主な働きは，免疫機能_{めんえき}と水分調節である。

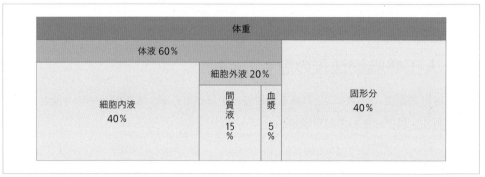

図1-18 体液の区分・成分

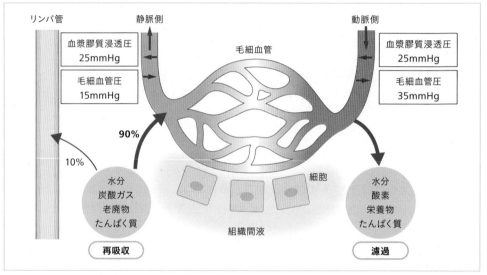

図1-19 スターリングの仮説

▶ 循環系のしくみ　肺循環は，小循環ともよばれる血液循環である。右心室から送り出された血液は，肺動脈，肺の毛細血管を経て，肺静脈，左心房に戻る。

　体循環は，大循環ともよばれる血液循環である。血液は左心室から上行大動脈に送り出され，全身の毛細血管を経て上・下大静脈，右心房へ戻る。

　毛細血管レベルでの物質移動を，微小循環という。毛細血管では動脈側から栄養，水分などを濾過し，老廃物を含んだ水分の90％を静脈側から，残りの10％をリンパ管で再吸収する。

▶ 体液の区分と成分　人体の約60％は水分（体液）で構成されており，細胞内液が40％，細胞外液が20％を占める（図1-18）。外液にはNa$^+$やCl$^-$，内液にはK$^+$やたんぱく質が多く含まれており，内部環境の変化に応じて細胞外液・内液を調整することで，絶え間なく恒常性が維持されている（ホメオスタシス）。

▶ スターリングの仮説　毛細血管を介した細胞外液と細胞内液の移動は，血管内のたんぱく質が水分を引き付ける力（血漿膠質浸透圧）と，水分を血管外に押し出そうとする力（血

診療に伴う技術

第
5
編

1 呼吸・循環を整える技術

創傷管理技術

与薬・輸血の技術

検査に伴う看護技術

救命救急処置技術

管内圧）のバランスに左右される。このような体液の移動のしくみを，スターリングの仮説*という。この微小循環のバランスが崩れると，浮腫が発生する（図1-19）。

B 浮腫の発生機序—微小循環バランスの崩壊—

▶ **浮腫とは**　浮腫とは「組織間隙に過剰な水分（間質液）が貯留した状態」と定義される。体内では毛細血管レベルで濾過と再吸収のバランスがとれているため，浮腫は起こらない。しかし，何らかの原因でこのバランスが崩れると，浮腫が出現する。

▶ **浮腫の原因**　浮腫の原因については，次の4つが考えられる。

①静脈に血液がたまり，血管内圧が上昇することで組織間隙から血管内への還流が妨げられる（**毛細血管静水圧の上昇**）。肺うっ血，心不全，腎疾患，静脈疾患などがこれにあたる。

②血管内のたんぱく質（血漿膠質）の量が減少することにより，血管内に水分を引き付けられなくなる。その結果，血管内の水分が組織間隙に漏れ出す（**血漿膠質浸透圧の低下**）。低たんぱく由来の浮腫で，ネフローゼ症候群や肝硬変などがあげられる。

③毛細血管壁の物質を通す力（透過性）が亢進することにより，血管内の水分が組織間隙に漏出する（**毛細血管透過性の亢進**）。熱傷，炎症，特発性浮腫などで生じる。

④悪性腫瘍の治療後や外傷などによりリンパ管系が損傷され，リンパの輸送障害が生じた場合や，先天性のリンパ管発育不全が原因となり，浮腫が生じる（**リンパ管の輸送障害**）。先天性リンパ浮腫，続発性リンパ浮腫，外傷，がん治療，フィラリア症などが原因と考えられる。

このように，一口に浮腫といっても発生機序により病態が異なる。したがって，個々の病態に応じた浮腫治療が必要となる。

C 圧迫療法（弾性ストッキング）

浮腫の発生機序から考えると，外界から圧力を与えたり静脈還流を促したりすることで末梢循環が促進され，浮腫が改善する。

末梢循環促進のケアとしては，表1-6の方法がある。表1-6にある圧迫は，「圧迫療法」として，浮腫の改善，血栓の予防目的で広く認知されており，『肺血栓塞栓症および深部静脈血栓症の診断，治療，予防に関するガイドライン』でもその有効性・有用性が記されている。圧迫療法には弾性着衣（弾性ストッキングなど）または弾性包帯を用いる。特に弾性着衣では，適切に使用すれば患者自身や医療者でも比較的容易に着脱が可能である。

また，下肢の静脈還流は，筋ポンプ作用などにより，弁により逆流が防止されている。

---

* **スターリングの仮説**：静水圧と膠質浸透圧の差により，毛細血管領域で濾過と再吸収が行われているとされる説[21]。

表1-6 末梢循環を促すケアの一例

方法	しくみ
圧迫	間質内圧を高め筋肉や関節と協調しリンパ・静脈還流を促進する
マッサージ	圧刺激によって，血液循環を促進する
温罨法	温熱刺激によって血流量を増加させることで，血液循環を促進する
部分浴	温熱刺激によって皮膚温を上昇させることで，血液循環を促進する
運動	筋ポンプ作用を亢進させることでリンパ・静脈還流を促進する
下肢挙上	下肢を挙上することで，静脈還流を増加させる

血管・リンパ管の疾患は全身どこにでも起こりうるが，下肢は心臓から遠いため重力の影響を受けやすく，リンパ・静脈還流障害などの疾患が生じやすい。健常人でも，1日中立ち続けていたり，同一姿勢でいたりすることによって，下肢がむくんでくることがある。その際，下肢を挙上させたり，着圧ストッキングで圧迫したりしていると，むくみが改善するとされている。このように，リンパ・静脈還流障害に対しては圧迫が有効であり，医聖ヒポクラテス*も次に記すとおり，包帯による圧迫の重要性を述べている。「包帯は，患者に実際的な利益をもたらすものなら，確かに医術の領域に達する。すなわち，必要な場合に使われる圧迫包帯と，ゆるく巻く包帯である」[22]。日本でも，古くから脚絆（ゲートル）*といった名称で知られている。

本項では，圧迫療法ひいては弾性ストッキング（後述）について解説する。

1. 弾性着衣と弾性包帯

前述したが，圧迫には弾性着衣または弾性包帯を使用する。それぞれが用いられる目的としては，弾性着衣では浮腫の改善・状態維持，弾性包帯では浮腫の改善があげられる。

1 弾性着衣と弾性包帯の特徴

弾性着衣の利点は，①日常生活の活動を妨げにくい，②包帯に比べて簡易的に用いることができる，③浮腫状態により使い分けができることなどがあげられる。適応は，①患肢の形状が均一であること，②皮膚トラブルがないこと，③1人で着脱できるかもしくは介護者が身近にいることなどがあげられる。

一方，患肢の形状が不均衡であったり，潰瘍・リンパ漏などの皮膚トラブルが生じたりしている場合は，弾性包帯が望ましい。この場合，圧迫後は包帯により厚みが生じるため，転倒・転落に注意し，履物に工夫する必要がある。弾性包帯は巻き方が複雑であるため，医療者による指導が必要である。

＊ **ヒポクラテス**：Hippocrates, BC460-377，紀元前5世紀に生まれたギリシャの医師。彼の事蹟は西洋医学の源流を成しており，「医学の父」「医聖」と称される。医療者の職業倫理について書かれた「ヒポクラテスの誓い」は有名である。

＊ **脚絆（ゲートル）**：脚絆はゲートルともよばれ，江戸時代から広く使用されていた。下腿に包帯のようなものを巻いて，静脈うっ血を予防したり歩行しやすくする目的がある。

診療に伴う技術

第5編

1 呼吸・循環を整える技術

創傷管理技術

技術・与薬・輸血の

看護技術・検査に伴う

技術・救命救急処置

以下では，より一般的に用いられる弾性ストッキングについて解説する。

2 | 弾性ストッキングを用いる際の注意点

弾性ストッキングには様々な種類があり，病態・症状により適正な圧力が異なる（表1-7）。メーカーによってもサイズの規格が異なるため，初めて使用するストッキングを用いる際は注意を要する（図1-20）。

また，弾性ストッキングは，リンパや静脈血を心臓に戻しやすくするため，足関節への圧が一番強く大腿部に向かって徐々に弱くなるよう，段階的に圧迫圧が加わるように作られている。大腿部への圧が一番強いと圧勾配が逆転して，末梢側が腫れたりリンパや静脈血が心臓へと戻りにくくなるため，たとえば鼠径部までのストッキング（図1-20d）の上端を折り曲げたり縛ったりして，大腿部への圧が強くなるようなことをしてはいけない。

3 | 弾性ストッキングのはき方

弾性ストッキングのはき方にはコツがあり，患者からは「きつくてはけない」「1人では無理」「はき方がわからない」「夏は暑い」といった意見が多い。しかし，適切に使用できると「気持ちいい」「安定感がある」「歩きやすくなった」「細くなった」と圧迫の効果を実感できる。弾性着衣は着脱に工夫がいるため，正しい着脱方法の指導を，また装着困難な場合は補助具の使用を検討する。そして，1人での着脱が困難な場合は家族や介護者への指導が必要である。

表1-7 圧迫圧の選択の目安

	圧迫圧	疾患と症状の程度
軽度圧迫圧	20mmHg 未満	深部静脈血栓症の予防（16〜19mmHg） 廃用症候群による浮腫 健常者，非脈管疾患による浮腫
弱圧	20〜29mmHg	下肢静脈瘤（皮膚病変なし） 静脈血栓後症候群（軽症） 下肢リンパ浮腫（軽度） 上肢リンパ浮腫 先天性の脈管異常（軽症，静脈奇形）
中圧	30〜39mmHg	下肢静脈瘤（皮膚病変あり） 静脈血栓後症候群 下肢リンパ浮腫 先天性の脈管異常
強圧	40mmHg 以上	下肢静脈瘤（静脈性潰瘍） 静脈血栓後症候群（重症，静脈性潰瘍） 下肢リンパ浮腫（重度） 先天性の脈管異常（重症，動静脈瘻）

出典／岩井武尚監：新弾性ストッキングコンダクター：静脈疾患・リンパ浮腫における圧迫療法の基礎と臨床応用，第2版増補版，へるす出版，2020，p.69．一部改変．

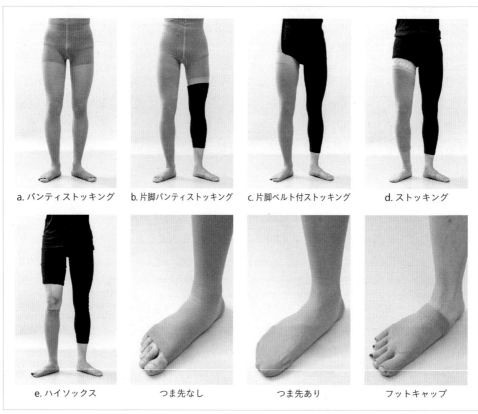

a. パンティストッキング　　b. 片脚パンティストッキング　　c. 片脚ベルト付ストッキング　　d. ストッキング

e. ハイソックス　　つま先なし　　つま先あり　　フットキャップ

図 1-20　弾性ストッキングの一例

4 弾性ストッキングの選定

　弾性ストッキングの選定は，個々の患者の状態に応じて日常生活のなかで無理せず継続できるように選ぶ。効果，はきやすさ，快適さを患者に感じてもらうことが重要であり，腫れているからといって，「とりあえず締めつければよい」というものではない。

　圧迫に伴う副作用，合併症についても熟知しておく必要があり，これは本項 -3「適応と禁忌および合併症」で記す。

2. 目的と根拠

1 リンパの再貯留の防止

　下肢は重力の影響を受けやすい。そこで，皮膚の外から適度に圧迫することにより組織圧を高め，水分の漏出（透過性）を抑えて，リンパの再貯留を防ぐ。

2 リンパ・静脈還流の促進

　筋肉は収縮・弛緩を繰り返し，血液還流を促進する。弾性ストッキングを着用して下肢

第5編 診療に伴う技術

1 呼吸・循環を整える技術

創傷管理技術

与薬・輸血の技術

検査に伴う看護技術

救命救急処置技術

が圧迫された状態で運動をすることで，筋ポンプ作用が高まり還流が促進される。

　リンパ浮腫が発症した場合には，弾性ストッキング着用による外部からの圧迫でリンパの逆流を防ぎ，硬化した皮膚を柔らかくする。さらにリンパドレナージ（後述）で浮腫を改善させた場合も何もしなければ再びむくんでくるため，圧迫を行う必要がある。

3 ｜ 静脈血栓予防

　血栓を形成する要因として，**Virchow（ウィルヒョウ）の3徴**（①血流の停滞，②血管内皮障害，③血液凝固能の亢進）[23)] が有名である。下肢血流の改善と静脈血栓を予防し，血栓を作らせないように圧迫を行う。

3. 適応と禁忌および合併症

　圧迫により循環動態に影響を及ぼしたり合併症を起こしたりする可能性があるため，ストッキングの装着は必ず医師の指示のもとに行う。

▶ 適応　原発性・続発性リンパ浮腫，静脈還流障害など。

▶ 禁忌　圧迫療法の禁忌には，原則的な禁忌である一般禁忌と，医師と相談して行う相対禁忌がある。一般禁忌は，**①感染症による急性炎症**（炎症を全身へ助長させる可能性がある），**②心性浮腫・心不全**（リンパ流が促進されると静脈への負担となり心負荷も増加する），**③末梢の閉塞性動脈硬化症**（さらなる循環障害をきたす危険性がある）などである。相対禁忌には，高血圧，狭心症，不整脈，強皮症，関節リウマチ，ズディック症候群，糖尿病などの疾患がある場合や，感覚障害をもつ場合および乳幼児[24)] などがあげられる。

▶ 合併症　弾性着衣によるびらん，潰瘍，水泡など（医療関連機器圧迫創傷；MDRPU）をきたさないように十分留意しなければならない。具体的には，しわ・食い込み・たくれ（まくれ）・ずれなどはこまめに直すといった工夫が必要である。異常を感じた場合には早急に圧迫を中止する。

4. アセスメントのポイント

　圧迫を行うにあたり，まず浮腫の状態や原因，基礎疾患（高血圧，静脈疾患など），原疾患の治療状況，合併症の有無，日常生活動作の状況，年齢・性別などの身体的状況を押さえる。次に，生活スタイル，家族構成，仕事，家事，セルフケア能力，経済状況といった社会的背景にも考慮する必要がある。たとえば，働き盛りの世代や仕事内容・家庭環境によって「自分の時間がない」「仕事中は着けられない」「見た目が恥ずかしい」などの理由により，ストッキングの着用がままならない患者もいる。他方，浮腫によりボディイメージを損なわれて苦悩する人々もいる。私たちはこういった患者の背景を念頭に置き，多様な悩みに耳を傾け，心理面へ配慮しつつ継続して圧迫できるよう援助していく必要がある。

5. 方法

以下に弾性ストッキング着脱時の着脱指導例を示す。

〈使用物品〉
巻尺，患者に適した弾性ストッキング（ここではハイソックスタイプを使用），ゴムまたは綿手袋

	手順	技術のポイント（根拠・留意点）
1	※医師の診察，許可を受けておく。 **周径測定を行う** ❶患者を仰臥位または立位とし，巻尺を使用して周径計測を行う **1**。	❶だれでも簡易に計測できるため，巻尺を用いる。巻尺がずれたり斜めにならないように気をつけ，また同じ圧で測るようにする。 • メーカーやストッキングの種類により計測部位が異なるが，ハイソックスタイプの場合は足背，足関節，ふくらはぎの最も太い部分，膝蓋骨直下，下腿長を計測するのが通例である
2	**弾性ストッキングを選定する** • アセスメントに基づき，サイズ，形状，圧迫圧を勘案して，適正な弾性ストッキングを選定する。	• 患者が1人で容易にはくことができると，そのことが成功体験になりモチベーションが維持される。このため，継続して弾性ストッキングを使用できることを目標に選定する。
3	**着脱指導を行う** ❶患者にサイズの合ったゴム手袋を装着してもらう（はいている状態が確認できるよう，写真ではゴム手袋を着用していない）。 ❷ストッキングを裏返す。踵から先を差し入れ，つま先からはいていく **2**。 ❸踵の位置を合わせる **3**。 ❹ストッキングの裏地をつまんで段階的に引き上げていく **4 5**。 ❺装着後は着用状況を確認する。 ❻脱ぐときは，着用時の手順と逆に段階的に下ろしていく。 ※着脱指導と平行して，圧迫療法の注意点も説明しておく。	❶ゴム手袋の使用により，ストッキングの生地が容易につまめ，扱いやすくなる。また，爪やさくれなどで生地が傷むのを防ぐことができる。 ❷裏返しにはく理由としては，弾性ストッキングは足関節の圧が一番強いため，通常のはき方では装着が困難なためである。 ❷❸装着途中で，患者に痛みや不安がないか，しわにならずにはくことができているかなどの確認を行う。 ❹「ハイソックスを無理に引き延ばす」「上端を折り曲げる」「劣化したものを使用する」「しわやたくれ，食い込みを放置する」「皮膚トラブル，痛みなどを我慢する」などの不適切な使用をすると，次の手順4「観察・記録を行う」にある合併症が生じるおそれがある。 • 装着が困難な場合は，補助具を使用する。
4	**観察・記録を行う** • 胸部症状，呼吸困難の確認・記録を行う • しわ・食い込み・たくれはないか，上端の位置・丸まり，痛み，しびれ，足趾色調の変化，腓骨神経麻痺，皮膚トラブルなどの確認・記録を行う。 • 合併症が生じた場合は使用を中止して，主治医に報告し，対応する。	• 観察・記録を行う理由は，異常があると循環動態に影響を与えてしまうため。また，合併症を早期に発見し，助長させないため。

第
5
編

診療に伴う技術

1

呼吸・循環を
整える技術

創傷管理技術

与薬・輸血の
技術

検査に伴う
看護技術

救命救急処置
技術

	手順	技術のポイント（根拠・留意点）
5	**定期的にフォローし，着用状況を確認する** • 以下の事項を確認する。浮腫状態，合併症の有無，圧迫による不快感の有無，自分で着脱が可能な場合はその手技，時間など。 • 入院中の場合は少なくとも勤務ごと，外来通院の場合は選定 1 か月後に確認する。その後，3〜6 か月の間隔でフォローする。	• ストッキングは劣化してしまうと治療効果が激減するため，少なくとも半年ごとに新しいものと取り替える必要がある。また，継続的に使用できていない場合は，ストッキングの見直し，患者への再指導が必要である。

手順 1：周径測定を行う

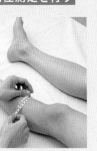

手順 3：着脱指導を行う

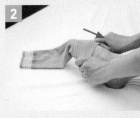
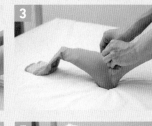
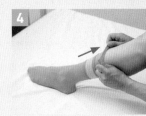
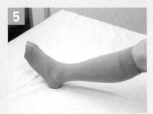

D 医療徒手リンパドレナージ（MLD）

　リンパ浮腫に対するマッサージ療法を，医療徒手リンパドレナージ（manual lymph drainage：MLD）という。MLD は軽く柔らかい圧力で皮膚を刺激することで，リンパ還流やリンパ管への再吸収を促す医療技術である。これは，患者の皮膚に直接手を当てて，皮膚をずらすように動かすことが特徴である。「ドレナージ（drainage）とは『排液・排導』という意味があり，むくみの原因の皮下のリンパを排液（排道）するということである」[25]。

1. 目的と根拠

　MLD は，「表在リンパ管系に対して，ゆっくりと柔らかいマッサージ法を用いて，滞っている組織液やリンパ液を，健康なリンパ管に誘導して，むくみを軽減させる」[26] ことを目的としている。そして，硬化した皮膚を柔らかくして硬さを均一に保つ効果がある。MLD は専門のセラピストにより行われるが，患者自身や家族・介護者が行うドレナージは簡易リンパドレナージ（simple lymph drainage：SLD）とよばれ，区別されている。また，MLD は医師の指示のもとに行うことが前提であり，いわゆる美容目的の「リンパマッサー

ジ」「リンパドレナージュ」とは目的・手技が異なるため，混同してはならない。

　ここでは看護師が行う子宮がん術後左下肢リンパ浮腫（ふしゅ）に対する MLD について説明する。

　『リンパ浮腫診療ガイドライン』では「リンパ浮腫に対するリンパドレナージの有効性やリンパ浮腫発症を予防する質の高い根拠は上肢・下肢ともに少なく，症例の選択は慎重に行われるべきである」[27]とされている。しかし，「MLD および SLD の有効性は未だ証明されていないが，心理学的有益性や症状改善をもたらすという非常に大きな価値があることは疑いがない」[28]との見解があることも事実である。実際，患者からは「こんな足に触ってもらって嬉しい」「からだだけではなく，心も癒（いや）されました」「リンパが流れているのがわかる」などの声がある。

2. 適応と禁忌

▶ 適応　原発性・続発性リンパ浮腫，静脈還流障害など。
▶ 禁忌　圧迫療法と同様に，MLD にも禁忌（きんき）がある。

　一般禁忌は，**①感染症による急性炎症**（炎症を全身へ助長させる可能性がある），**②心性浮腫・心不全**（リンパ流が促進されると静脈への負担となり，心負荷も増加する），**③下肢静脈疾患**（深部静脈血栓症,急性静脈炎など）の急性期（血栓が遊離して塞栓症（そくせん）を引き起こす危険性がある）などである。

　相対禁忌として，原疾患の病状が進行しているために浮腫をきたす「悪性腫瘍（しゅよう）による浮腫」があげられるが，対症療法目的で医師の指示があれば行われることもある。

　局所禁忌は専門的な事柄であるので,成書を参考としてほしい。局所禁忌がある場合は,代替として肩回しと腹式（ふくしき）呼吸で対応する。

3. アセスメントのポイント

　治療歴，手術歴，基礎疾患などにより排液ルートが異なるため，既往歴を確認する。また，皮膚状態，バイタルサイン，体調などを把握し，異常があれば施術は行わない。患者の生活状況や ADL，意欲，理解度を把握し，患者の希望を確認する。

　本例のように，子宮がん術後（骨盤内リンパ節郭清（かくせい）あり）左下肢リンパ浮腫の場合は，左側の腋窩（えきか）リンパ節に向けてドレナージを行う。

4. 方法（子宮がん術後［骨盤内リンパ節郭清あり］左下肢リンパ浮腫の場合）

　MLD に関しては様々な書籍や文献があるが，現時点では以下の方法が広く提唱されている。本例では岡山大学病院で行っているリンパ浮腫看護専門外来での指導手順に加え，近藤らの文献（章末参考文献参照）を基に説明する。

第5編 診療に伴う技術

1 呼吸・循環を整える技術

創傷管理技術

与薬・輸血の技術

検査に伴う看護技術

救命救急処置技術

〈使用物品〉
術衣，血圧計，リラックスするための BGM，あれば市販のアロマポット

	手順	技術のポイント（根拠・留意点）
1	※医師の診察，許可を受けておく。 **施術前の準備** ❶患者に術衣を着て仰臥位になってもらい，10cm ほど下肢を挙上する **1**。 ❷各部位の周径，血圧測定を行う。さらに下肢の状態を確認する。 ❸音楽をかけたり，アロマを焚いたりする（アロマを使用する場合は，事前にアレルギーがあるかを患者に確認しておく）。	❶下肢挙上することでリンパが中枢に戻りやすくなる。 ❷安全に施術を行い，治療効果を評価するため。 ●周径ポイントは，文献・施設により異なり統一されていないため，岡山大学病院での計測部位を例として記す。 　①足背（第一趾から中枢に 10cm の部位），②足関節（外果・内果を結んだ中枢側），③下腿（膝蓋骨下縁から10cm），④膝蓋骨中央，⑤大腿部（膝蓋骨上縁から10cm），⑥大腿部（膝蓋骨上縁から 20cm）。 ●異常があった場合，具体的には高血圧（治療中を除く，もしくは医師に確認），体調不良，皮膚トラブル，炎症などの場合は中止する。 ❸安楽のため。
2	**前処置** ●座位または仰臥位で，肩回し 10 回（1 回につき 5 秒ほどの非常にゆっくりとしたペースで鎖骨を大きく動かすことを意識する）と，腹式呼吸を 5 回行う。	●患肢に貯留する組織液やリンパを，健康なリンパ管系に吸収されやすくするため。 ●肩回しで静脈角への流入を促し，腹式呼吸で深部リンパ管を刺激し，リンパの流れを促すため。
3	**健康な胴体のドレナージ** ※皮膚に直接手を当てて行うが，皮膚の露出は必要最小限にする。 ❶左腋窩に手を当てて円を描くように非常にゆっくり（1 回につき 5 秒のペースで。以下同様）皮膚をずらす（20 回）**2**。 ❷体側を 3 等分し，腋窩に近いところから順番に腋窩へ向けて皮膚をずらす（各 5 回）。へそのラインは 10 回行う **3**。 ❸腹部，殿部が腫れている場合も左腋窩へ向けて皮膚をずらす（各 5 回）**4**。 ※殿部のドレナージの際は，患者の状態により腹臥位または側臥位とする **5**。 ❹腰殿部を腋窩へ向けて皮膚をずらす **6**。 ❺大腿部外側を 3 等分し，腋窩に近いところから順番に腋窩へ向けて皮膚をずらす（各 5 回）**7**。 ❻大腿部前面・後面も同様に 3 等分して，大腿部外側へ向けて皮膚をずらす（各 5 回）**8** **9**。 ❼膝に両手を当て，大腿部外側へ向けて流す。膝窩も同様に流す（各 5 回・10 回）**10**。 ❽下腿前面・後面の順に 3 等分し，膝・膝窩へ向けて流す（各 5 回）**11**。 ❾足背が腫れている場合は両手で包み込み，下腿へ向けて流す（各 5 回）**12**。	※受入先となる健康なリンパ節から刺激するため。 ※羞恥心への配慮が必要である。 ❶最終ゴールである健康な左腋窩リンパ節から刺激する。 ❷リンパを最終排液リンパ節に向けて流すため。へそのラインは区分線になるため，念入りに行う。 ❸～❾最終排液リンパ節へ向けて流すため，患肢の付け根から指先へと進める。

	手順	技術のポイント（根拠・留意点）
3	⑩ 足関節に手のひらをのせる。もう片方の手で足底を支え，背屈しながら同時に足関節にのせた手で円を描くように大腿部外側に向けて動かす（各5回）⓭。 ⑪ 踝(くるぶし)，指が腫れている場合は，適宜足趾(そくし)は足背へ向けて，踝は膝窩へ向けて流す⓮。	⑩ ドレナージと関節運動を組み合わせることでリンパ還流を促す。 ⑪ 最終排液リンパ節へ向けて流すため。
4	後処置 • 足の指先から大腿の外側の順に，左腋窩リンパ節へ向け，手を止めずにさすり上げる（3回ほど）⓯。	• 仕上げの意味で行う。
5	観察・記録を行う • 周径減少，尿量増加，皮膚の硬化改善などの観察・記録を行う。 • 主観的な反応を確認する。 　例：柔らかくなった，軽くなった，細くなったなど。	• 効果や患者の反応を確認し，客観的，主観的に評価を行うため。

手順1：施術前の準備

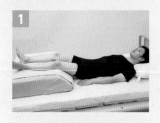

手順3：ドレナージ

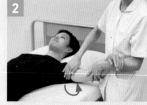
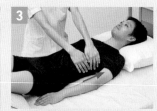
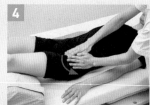

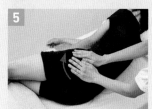
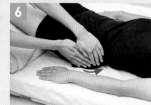
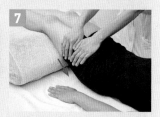

8：前面
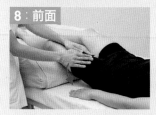
9：後面
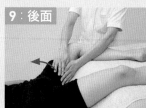
10：膝
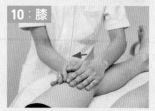

第
5
編

診療に伴う技術

1 呼吸・循環を整える技術

創傷管理技術

与薬・輸血の技術

検査に伴う看護技術

救命救急処置技術

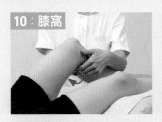

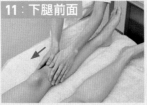

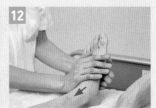

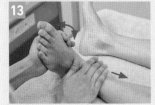

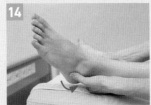

手順4：後処置

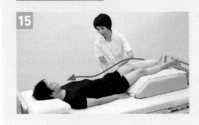

Column

リンパ浮腫について―診療現場から―

　リンパ浮腫はいったん発症すると完治は困難であり，ADL や QOL が著しく損なわれる。具体的には，浮腫に伴う四肢運動障害やボディイメージの変化による心身の苦痛である（たとえば，自分の脚に 1 L のペットボトルが 5〜6 本ついていると想像していただきたい）。

　治療は基本的に国際リンパ学会で認められている「複合的治療」に日常生活指導を加えた保存的治療である。また，セルフリンパドレナージや圧迫療法などのセルフケアも必要である。しかしながら，国内ではリンパ浮腫の診断および複合的治療の実施，継続フォローを包括的に実施できる施設は限られており，細かな手技（たとえば，個々のリンパ流に応じた圧迫療法を行うなど）は均てん化されていない。

　早期発見・早期介入が重要であるものの，発症してから受診までに時間がかかってしまう患者さんも多い。そういう方のなかには，「もっと早く来ればよかった」と自責の念にかられたり，ようやく専門の診療科にたどり着き安堵と不安が入りまじったのであろう，「見捨てないでください」と涙する方も経験した。医療者はこのような思いを真摯に受け止め寄り添い続けていくことが大切である。

VIII 体温管理・保温の援助

A 体温管理・保温の基礎知識

1. 自律的な体温調節のしくみと罨法

▶ **核心温度と外殻温度**　ヒトのからだの中心部の温度（核心温度；core temperature）は，環境の温度にかかわらず，ほぼ37℃と一定であるのに対し，皮膚などの外表組織や四肢など末梢部は環境温の影響を受けやすく，温度は一般的に低い（このような身体外層部の温度を外殻温度；shell temperature という）。暑熱環境下では高温部が皮膚の直下まで拡大し，寒冷環境下では高温部が体幹と頭部に限られ，四肢の温度は低くなる。

▶ **自律的な体温調節**　体内では，高温かつ恒温的な体中心部から，低温かつ変温的な末梢体部に向かって体熱は血流とともに移動する。つまり，寒冷環境下の四肢では，体幹部から来る温かい動脈血が，末梢から返る冷たい静脈血で冷却され熱交換が行われている。体温が上昇すると皮膚血流量が増加し，身体内部の熱を外界に放散する。逆に外界温，体温が下降すると皮膚血流量を少なくして熱を外界に奪われないようにする。

▶ **罨法**　罨法は，これらの原理を利用して，環境の温度の影響を受けやすい皮膚表面や四肢末端部に温熱刺激または寒冷刺激を加えることによって，循環器系，神経系，筋系に作用させるもので，治療法の一つでもある。温熱刺激を加えることを**温罨法**，寒冷刺激を加えることを**冷罨法**という。

　これらは主として血流と細胞活性に変化を与えるような局所効果を期待して行われている。また，苦痛を軽減したり安楽を図ったりするための看護行為でもあり，入眠を促したり，精神的な興奮を鎮静したりするためにも行われる[29], [30]。

　罨法は看護師の観察や判断によって施行や中止が決定されるものが多いため，身体的・心理的な効果を科学的に理解しておかなければならない。

2. 罨法による体温管理・保温の意義

▶ **体温の生理的変動**　体温は，運動，時間，気温，食事，睡眠，女性の生理周期，感情の変化などにより，1日のうち1℃以内で変動する。また，ヒトには朝・昼・夜と24時間単位の体温リズムがあり，早朝が最も低く夕方が最も高くなるが，これらは生理的な変動である。健康状態の変調により生理的な変動の範囲を超えて，体温が高くなったり低くなったりした場合に，罨法は使用される。

▶ **体内の化学反応と体温**　体内では食物からの栄養をエネルギーに変換するための化学反応が起こり，運動に使われるが，運動に使われなかったエネルギーは熱に変換され，体温

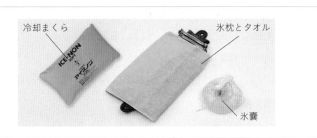

写真提供／
白元アース株式会社（冷却まくら）

図1-21 冷罨法に用いる物品の例

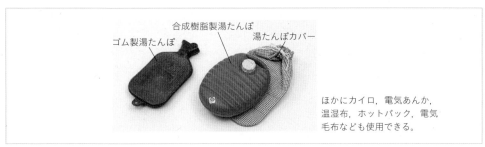

ほかにカイロ，電気あんか，
温湿布，ホットパック，電気
毛布なども使用できる。

図1-22 温罨法に用いる物品の例

維持に用いられる。体内の化学反応は一般の化学反応と同様，平常体温が高いほど活発になる。しかし，体温が42℃を超えると体内酵素が障害され生命が危機に陥る。このため，ヒトの平常体温は，危険レベルから十分に離れた37℃に保たれていると考えられている。

▶ **生体防御反応としての体温上昇**　からだへの病原微生物の侵入，悪性腫瘍，切創，炎症性疾患の際には，生体防御機能の反応として免疫活性食細胞が体内で活性化するため，体温は37℃以上に上昇する。この場合，解熱薬で体温を是正することは可能だが，中等度の体温上昇は生体防御機能の働きを有利にする。そのため，熱感に対して，皮膚表面からの緩やかな冷却方法である冷罨法（図1-21）で緩和を図ることがある。臨床では保管や管理が容易な冷却まくら（図1-21）を使用していることが多い。

▶ **体温低下の生理機能への影響**　体温が1℃下がると基礎代謝が約10％低下し，体重が増加しやすくなる。また，体内酵素の働きも約50％低下し，免疫力が下がる。さらに，がん細胞は体温35℃で活発になるといわれるが，病原菌も低温のほうが繁殖しやすいため，疾病に罹患しやすくなることが知られている。特に高齢者は温度に対する感覚が鈍くなるため，体温を調節する血管の拡張と収縮が不十分で，体内の熱を逃がし過ぎて低体温になる。からだの冷えは，温罨法（図1-22）によって保温し，体温管理をしなければならない。

Ⓑ 冷罨法

1. 目的と根拠

冷罨法は，局所の血管を収縮させ血行を緩徐にし，組織の新陳代謝を低下させて，細胞

Ⅷ　体温管理・保温の援助　　239

活性を抑制することによって効果を得る。

▶ 解熱　発熱のある患者に対しては，血液温度を下げ，解熱を図ると同時に，高体温による気分不快を緩和する。

▶ 炎症抑制　局所に急性期の炎症がある場合，組織や細胞の活性を抑制し，炎症の進行を遅らせ化膿_{かのう}を防止する。

▶ 知覚鈍化・止血　感覚神経の感受性を低下させ痛みを和らげる効果が期待できる。出血部位では血管を収縮させ止血処置に用いることができる。

▌2. アセスメントのポイント

　皮膚の上から局所部位の組織温を下げるため，冷罨法_{れいあんぽう}を用いる部位を明確にする。循環不全や慢性的な炎症，知覚麻痺_{まひ}があると，症状を助長するので注意する。

▌3. 方法

　氷枕_{ひょうちん}と氷嚢_{ひょうのう}による冷罨法の例を以下に示す。

〈使用物品〉
氷枕，留め金2本，タオル，氷嚢，閉じひも，ガーゼ，氷，水

	手順	技術のポイント（根拠・留意点）
1	**患者の準備** ❶患者の状態を確認し，冷罨法適用の目的と必要性を判断する。目的によって貼付部位_{ちょうふ}や罨法の種類を選択する。 ❷冷罨法の効果を患者に説明し，実施について同意を得る。	❶寒冷刺激は患者の防御因子（年齢，体質，栄養状態など）によっても影響を受けるため，状態をよく聞いて温度調整をする。
2	**物品の準備** ❶留め金やゴムの破損状態を使用前に確認しておく。 ❷氷を流水にさらし，角をとって使用する。フレーク氷はそのまま使用する。 ❸氷枕の氷は約2/3まで入れ，氷と氷の隙間を埋める程度に水を入れる。フレーク氷の場合，水は必要ない。 ❹空気は完全に抜く **1** 。 ❺氷枕の留め金は平行に交互にとめる **2** 。氷嚢は専用の輪ゴム付きひもを通し **3** ，口から4cmぐらいのところを折り曲げて **4** ，専用の輪ゴムを通す **5** 。 ❻ガーゼやタオルでカバーすることにより，表面の温度を調整する。	❶水漏れ予防を行う。 ❷氷の角は患者に不快感を与え，ゴム製品の場合は破損のおそれもある。 ❸水の量が多いと融解時間が短縮し皮膚と接する面積が少なくなる。 ❹空気の熱伝導率は水の1/20以下で，空気があると冷たさを伝えにくい。 ❺接触して，2本が一度に除去されることを防ぐことができる。 ❻「氷＋水」の温度は0℃であるため，ガーゼやタオルで温度調整を行う。15℃以下のものに長時間触れていると冷痛が生じる。
3	**氷枕・氷嚢の設置** ❶解熱効果を得るには，太い動脈が表在する部位（頸部_{けいぶ}，腋窩_{えきか}，鼠径部_{そけいぶ}）に貼付する **6** 。	❶血液温度を下げる。

診療に伴う技術

第5編

1 呼吸・循環を整える技術

創傷管理技術

2 与薬・輸血の技術

検査に伴う看護技術

救命救急処置技術

	手順	技術のポイント（根拠・留意点）
3	❷炎症部位には直接貼付する。 ❸カバーが湿潤（しつじゅん）したら，カバーを交換する。	❷組織や細胞の活性を抑制する。 ❸皮膚と罨法器具の間にできる空気層が冷却され，表面が湿潤しカバーも湿る。この場合，水の熱伝導効果は高くなり，寒冷刺激が増強され，不快感や湿潤感も生じる。
4	観察・記録 ❶一般状態を観察する。 ❷皮膚の状態，貼用部の感覚を観察する。	❶冷罨法の効果の確認ができる。 ❷15℃以下で長時間になると，麻痺感が生じる。
5	後かたづけ ❶水を抜いて十分乾燥させる。 ❷ゴム製品はパウダーを振る。	❶水分の残留は細菌やカビの温床になる。 ❷ゴムが重なると剝がれにくく，破れて使用できなくなるおそれがある。

手順2

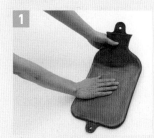

1 氷枕の空気は完全に抜く。

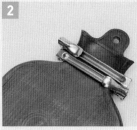

2 留め金は交互にとめる。

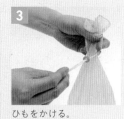

3 ひもをかける。

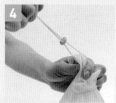

4 口を折り曲げる。

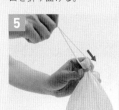

5 専用輪ゴムを通す。

手順3

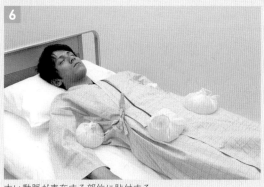

6 太い動脈が表在する部位に貼付する。

技術のエビデンス

• 冷罨法の温度・時間

15℃の冷罨法は，気持ちがよく持続貼用が可能なことから，皮膚に直接貼用する部分は15℃前後にするとよい。ただし，15℃以下の長時間貼用は麻痺感が生じる[31]ため，患者に感覚の確認を行う。

C 温罨法

1. 目的と根拠

▶ **体温保持** 皮膚表面を温め，皮膚血流量を増加させて，術後低体温患者などの体温上昇を図り，保温状態を維持する。

▶ **疼痛緩和，疲労回復** 神経障害性疼痛（「ビリビリ」「ジリジリ」のような痛み）や疲労は，交感神経が過度に緊張して血流が低下していることがある。このような場合，局所の血管を拡張させて血液循環を促し，組織の代謝を活発にして，炎症性産物や疲労性物質などの吸収を促進し，痛みの緩和や疲労回復を図ることができる。

▶ **血流促進，腸蠕動回復ほか** 血液のうっ帯を取り除き，筋の凝りや拘縮，四肢冷感の改善，浮腫の軽減，腸蠕動の回復や便秘 32) にも効果がある。

2. アセスメントのポイント

看護師は患者の状態から目的を明確にし，全身を保温するか，皮膚に直接貼付するかを判断する。そして，温罨法*を行う物品の種類や貼付部位を選択し，皮膚損傷などを起こさないように罨法温度に注意する。

3. 方法

湯たんぽを用いた温罨法の例を以下に示す。

〈使用物品〉
湯たんぽ（合成樹脂製またはゴム製），栓，温度計，湯とピッチャー，湯たんぽカバー

	手順	技術のポイント（根拠・留意点）
1	**患者の準備** ❶ 湯たんぽを貼付する皮膚の状態を観察する。 ❷ 温罨法の効果を患者に説明し，実施について同意を得る。	❶ 浮腫や脆弱な皮膚は損傷しやすいので注意する。
2	**物品の準備** ❶ 湯たんぽに湯漏れや，栓の磨耗など，破損がないか確認する。 ❷ 60〜70℃の湯を準備し，使用目的に合わせて調節する。 ❸ ピッチャーでこぼさないように湯を入れて，空気を抜いて栓をする。	❶ 熱傷を生じる可能性があるため，湯漏れのおそれのあるものは使用してはならない。 ❷ ゴム製のものは 80℃以上で変形し劣化するため，80℃より低めの湯を使用する。 ❸ 空気を抜くのは，熱伝導をよくするため。

＊ **温罨法としての手浴，足浴，熱布清拭**：手浴や足浴，また背部の熱布清拭などは，清潔の援助であると同時に，四肢末端部や皮膚表面に温熱刺激を加えることによる温罨法としての効果もある。

診療に伴う技術

第5編

1
呼吸・循環を整える技術

創傷管理技術

与薬・輸血の技術

検査に伴う看護技術

救命救急処置技術

	手順	技術のポイント（根拠・留意点）
2	❹口元を下にして湯漏れがないことを，再度，確認する。	
	❺湯たんぽにカバーをかける。	❺カバーの素材と厚みにより熱伝導率は異なるので，目的によって種類を選択する。
3	**湯たんぽの設置**	
	❶患者に注意点を説明する。	❷低温熱傷を防止するため。特に乳児や高齢者，意識不明患者，麻痺患者では注意が必要である。
	❷皮膚面から 10cm 程度離して設置する **1**。	
	❸直接皮膚に貼用する場合，表面温度が 42℃を超えないようにする。	❸直接貼付は局所の保温効果を発揮できる。ただし，43℃以下の比較的低温でも長時間貼付すると，低温熱傷の危険性があるので，注意が必要である。
4	**観察・記録**	
	❶患者の反応を確認する。	❶温度感覚と快適感は必ずしも一致しないので患者に確認し，調整する。
	❷皮膚の状態と湯たんぽの表面を触って温度を経時的に観察する。	❷湯たんぽの表面温度が体温よりも低下したときは冷感が生じるので湯の交換を行う。
5	**後かたづけ**	
	❶湯を抜いて十分乾燥させる。	❶水分が残っていると細菌の温床になる。
	❷ゴム製はパウダーを振る。	❷ゴムが重なって劣化するのを防ぐ。

手順3 **1**

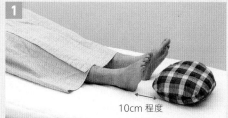

10cm 程度

湯たんぽは 10cm 程度離して設置する。

技術のエビデンス

● 湯たんぽと電気あんか

表面温度 40 ± 2℃で直接貼用した場合，湯たんぽのほうが電気あんかより足指血流量は上昇し，温度感覚や快適感についても迅速に効果を発現する[33]ため，患者の状態に合わせて器具を選択する。

● カバーの効果

同じ湯の温度でも，厚手のカバーは含気量が多いため熱伝導率が低い。そのため，カバーの表面温度は低い一方，湯の温度は低下しにくく保温効果は高いので，長時間貼用する場合に適用するとよい。

● 直接皮膚に貼用する温熱器具の温度

温度刺激が 45℃以上になると熱痛が生じ，皮膚に接する表面温度が 43℃以上で皮膚組織は変生し始めるので[34]，温熱器具を直接皮膚に長時間貼用する場合は，温熱器具の表面温度が 43℃以上にならないように注意する。

● ゴム製湯たんぽの表面温度の持続時間

ゴム製湯たんぽの場合，時間の経過とともに湯の温度は低下するとはいえ，60℃の湯を用いると，表面温度は最初の 50℃くらいから数時間をかけて 43℃くらいを保持するので，直接貼用することは危険である。

● 電気毛布の効果と留意点

電気毛布は，頭部，頸部を除く全身の保温効果があるため，術後の体温管理に使用するとよいが，2時間程度の予熱時間が必要である。また長時間の使用で必要以上に体温が上昇するため，電気毛布を除去する時期に注意する[35]必要がある。

文献

1) 坂本すが監：臨床看護技術ガイド；気管吸引，照林社，2008, p.236.
2) 深井喜代子：Q & A でよくわかる！看護技術の根拠本；エビデンスブック，メヂカルフレンド社，2004, p.141-142.
3) 道又元裕：患者に安全な気管吸引手技，Nursing Today, 3：12, 2010.
4) 日本呼吸療法医学会：気管吸引ガイドライン 2013（成人で人工気道を有する患者のための），人工呼吸 Jpn J Respir Care, 75-91：85, 2013.
5) 日本呼吸療法医学会コメディカル推進委員会：気管吸引のガイドライン，日本呼吸療法医学会，2007.
6) 前掲書 5).
7) 前掲書 2), p.142-144.
8) 前掲書 5).
9) 前掲書 2), p.142.
10) 村中陽子, 他：学ぶ・試す・調べる看護ケアの根拠と技術，医歯薬出版，2005, p.178.
11) 前掲書 4).
12) 服部久弥子, 他：最近の酸素療法をめぐる臨床的，基礎的な諸問題，呼吸，28（10）：1004-1013, 2009.
13) American Association for Respiratory Care：AARC clinical practice guideline．Oxygen therapy in the home or extended care facility, Respiratory Care, 37（8）：918-922, 1992.
14) 日本呼吸器学会，日本呼吸管理学会編：酸素療法ガイドライン，メディカルレビュー社，2011, p.27.
15) 伊藤夏美, 他：酸素マスクによる皮膚トラブル予防方法の検討；レストンパットを用いて，日本看護学会論文集看護総合，40：81-83, 2010.
16) 日本呼吸器学会 NPPV ガイドライン作成委員会編：NPPV（非侵襲的陽圧換気療法）ガイドライン，改訂第 2 版，南江堂, p.11.
17) 道又元裕：NPPV 専用機の回路構造，人工呼吸ケアのすべてがわかる本，照林社，2014, p.81, 90, 94.
18) 坂本すが, 山元友子：NPPV 危機と換気モード，臨床看護技術ガイド，照林社，2007, p.227.
19) 袴田智美：マスク・カニューラの構造の違い，呼吸器ケア，特集，MC メディカ出版，2016, p.21.
20) 石川英樹, 竹川幸恵：鼻プラグの装着基準，呼吸器ケア，NPPV まるごとブック，冬季増刊，MC メディカ出版，2014, p.118.
21) 日本生理学会編：生理学用語集，改訂第 5 版，南江堂，1998, p.161-162.
22) ユリウス・ヒルシュベルク著，鮫島夏樹訳：ヒポクラテス医学，北海道医療出版社，1998, p.190.
23) 日本静脈学会ホームページ：肺血栓塞栓症および深部静脈血栓症の診断，治療，予防に関するガイドライン，https://js-phlebology.jp/wp/wp-content/uploads/2019/03/JCS2017_ito_h.pdf（最終アクセス日：2021/3/26）.
24) 加藤逸夫, 他：浮腫疾患に対する圧迫療法，第 2 版，文光堂，2009, p.60-61.
25) 加藤征治, 須網博夫：新しいリンパ学，金芳道，2015, p.168.
26) 加藤逸夫, 佐藤佳代子：リンパ浮腫治療のセルフケア，第 7 版，文光堂，2009, p.58.
27) 日本リンパ浮腫学会編：リンパ浮腫診療ガイドライン 2018 年版，金原出版，2018, p.72.
28) 国際リンパ浮腫フレームワーク・ジャパン研究協議会ホームページ：リンパ浮腫管理のベストプラクティス，Lymphoedema Framework Best Practice for the Management of Lymphoedema. International consensus. London:MEP Ltd,2006. http://ilf.jp/3ILF/pdf3/2011.10B.pdf（最終アクセス日：2017/9/19）.
29) 加藤京里：入院患者に対する後頸部温罨法と生理学的指標，主観的睡眠および快感情の関連，日本看護技術学会誌，10（3）：10-18, 2012.
30) 金子健太郎, 他：足部蒸しタオル温罨法が生体に及ぼす生理学的効果；循環動態および自律神経活動指標に対する効果による足浴との比較，日本看護技術学会誌，11（2）：4-11, 2012.
31) 氏家幸子, 依田和美：発熱と冷罨法；看護の技法として，看護技術，18（4）：114-128, 1972.
32) 日本看護技術学会技術研究成果検討委員会温罨法班：便秘症状の緩和のための温罨法 Q & A Ver.3.0, http://www.jsnas.jp/system/data/20160613221133_ybd1i.pdf, 2016.
33) 長谷部佳子, 他：温罨法が就床中の生体の快適感，体温，皮膚血流量に及ぼす影響，日本看護研究学会雑誌，22（5）：37-45, 1999.
34) 平山峻, 島崎修次編：最新の熱傷臨床；その理論と実際，克誠堂出版，1994, p.410-423.
35) 鈴木宏子, 他：術後の体温管理における腋窩温 35℃で電気毛布を除去する時機の検討，第 32 回日本看護学会論文集－成人看護 I，日本看護協会出版会，2001, p.69-71.

参考文献

・近藤敬子, 他：はじめの一歩！ナースができる；ベッドサイドのリンパ浮腫ケア，日本看護協会出版社,2008.
・岩井武尚監：新弾性ストッキング・コンダクター；静脈疾患・リンパ浮腫における圧迫療法の基礎と臨床応用，第 2 版増補版，へるす出版，2020.
・ロバート・トワイクロス, 他編，季羽倭文子, 他訳：リンパ浮腫；適切なケアの知識と技術，中央法規出版，2003.

第 2 章

創傷管理技術

この章では

- 皮膚の構造や創傷の種類および治癒過程など創傷の基本的事項を説明できる。
- 創傷の観察により早期に異常を発見する方法を説明できる。
- ドレッシング材や包帯の種類と特徴を理解し，創傷処置の方法を説明できる。
- 褥瘡発生のしくみや好発部位を理解し，褥瘡の予防方法をまとめられる。

I 創傷管理の基礎知識

1. 皮膚の構造と機能

　皮膚は人体の最も外側にあって，体内の恒常性を維持する機能をもつ器官である。成人では面積約 1.6m²，脂肪組織を除いた重さは約 2.7kg になる。皮膚は表面から表皮，真皮，皮下組織からなる 3 層で構成されている（第 4 編 - 第 5 章図 5-1 参照）。

▶ **表皮**　表皮を構成する細胞の大半は**角化細胞**で，そのほかにメラニンを産生する色素細胞（メラノサイト），抗原提示細胞として免疫機能を担うランゲルハンス細胞がある。

　基底細胞は真皮に接する最下層（基底層）の角化細胞であり，約 45 日で基底層から角層へ分化成熟しながら移行し，垢となって剝離，脱落する。この期間をターンオーバータイムという。

　表皮は皮膚表面から真皮内に陥凹して毛包脂腺系，汗腺などが分化し，体温や皮膚表面 pH の調節などに関与している。

▶ **真皮**　真皮は，骨組みとなる**線維成分**（膠原線維や弾性線維）の間をたんぱく質や糖，組織間液などを含む基質で充塡された構造をしている。真皮にはこのほかに血管やリンパ管，神経，肥満細胞（血管周囲に分布）などが存在し，表皮に対して酸素や栄養を供給している。線維成分に富んだ真皮が表皮と接合することで機械的刺激に対して脆弱な表皮を補強し，皮膚の強度を維持している。また，真皮には**線維芽細胞**が多く存在する。

▶ **皮下組織**　皮下組織は線維性の隔壁で小葉に区切られた**脂肪細胞**からなり，断熱，エネルギーの貯蔵，緩衝材として働き，筋や骨に対する皮膚の可動性を与える。

2. 創傷の種類

　創傷とは，「外力によって生じた皮膚や軟部組織などの表在性損傷を総括したもの」をいう[1]（図 2-1）。

1 ｜ 原因による分類

　原因による分類には，**機械的損傷**と**非機械的損傷**（強い酸やアルカリ，高温・低温，放射線，血流障害，高圧電源，動植物など）がある。

2 ｜ 外力の作用機転による分類

　外力の作用機転による分類では，主に開放性と非開放性に分けられる。**開放性**には，切創・刺創・挫創・擦過創・裂創・咬創・開放性骨折などがあり，**非開放性**には，打撲傷・皮下出血・筋挫傷・内臓損傷・非開放性骨折などがある。

第
5
編

診療に伴う技術

1 呼吸・循環を整える技術

2 創傷管理技術

3 与薬・輸血の技術

4 検査に伴う看護技術

5 救命救急処置技術

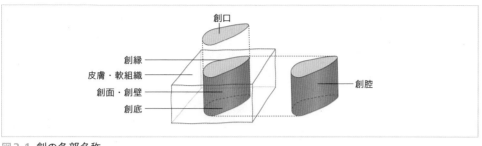

図2-1 創の各部名称

3 | 創の状態による分類

創の状態による分類では，無菌創，新鮮創，汚染創，感染創などがある。**無菌創**とは，常在菌などごく限られた細菌が一定量以下である創をいい，**新鮮創**とは受傷直後から6時間以内の新しい創のことである。

汚染創とは創内に細菌などが付着している創であり，**感染創**とは「創内に細菌が10^5個/mm^3以上存在して，通常局所には熱感，発赤，疼痛，腫脹を認め，全身には発熱を伴う」[2]とされている。このほか，滲出液の増加や排膿などを伴うことがある。汚染創と感染創は異なる点を押さえたい。

最近では，明らかな感染所見を認めないながらも危機的なレベルにまで細菌増殖した状態を危機的定着（critical colonization）として取り扱う考え方もある。

4 | 治癒過程による分類

創傷が治っていく過程のことを治癒過程といい，その違いによる分類では，一次治癒創，遅延一次治癒創，二次治癒創がある（図2-2）。

▶ **一次治癒創**　手術創のように，創面に異物や壊死組織がなく感染のない創を縫合などで閉鎖した状態で治癒した創を一次治癒創という。

▶ **遅延一次治癒創**　汚染や感染，異物が存在した創面は，湿潤に保ち，洗浄・壊死組織の除去によって清浄化した後に縫合・接着し一次治癒を図らなければならない。この過程を経て治癒した創を遅延一次治癒創という。

▶ **二次治癒創**　皮膚や皮下組織の欠損がある創は，肉芽組織や表皮の再生によって治癒を図る。この過程を経て治癒した創を二次治癒創という。

▎3. 創傷の治癒過程

次に，創傷の治癒過程を示す。これら各期の変化は，創内で重複しながら治癒が進む。

1 | 止血・炎症期（受傷直後〜3日）

皮膚が損傷を受けて血管が傷つき出血すると，一過性の血管収縮とともに血小板やフィ

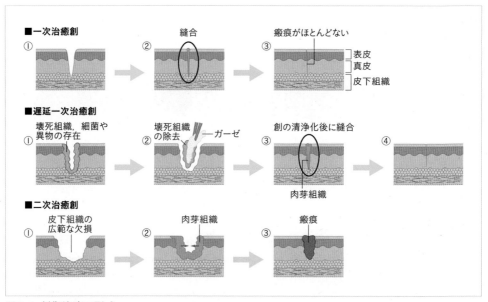

図2-2 創傷治癒の形式

ブリンなどが凝集・粘着し，出血を止める働きをする。止血後5〜15分でヒスタミンやセロトニンなどによる血管拡張，血管透過性の亢進が起こり，創内の清浄化に必要な白血球や血小板，血漿成分などが創内に浸潤しやすくなり，創部の浮腫と腫脹が生じる。

　受傷数時間後には，血小板からのシグナルによって，まず好中球が，続いて**マクロファージ**（単球）が現れ，分解と貪食によって創内の細菌や壊死組織を排除する。通常，止血・炎症期は2〜3日で終息するが，感染があったり壊死組織などの異物が存在したりすると長引く。マクロファージは貪食作用だけでなく，線維芽細胞や血管内皮細胞を活性化させる物質を放出することで，治癒過程を進める役割も担う。受傷24時間後には**基底細胞**が創縁や残された毛孔から遊走し，創面を覆い始める。この基底細胞の遊走は異物や乾燥によって阻害されるため，感染や汚染のない創については創表面を湿潤環境におくことが求められる。一般に，一次治癒創では48時間程度で被覆が完了する。

2 ｜ 増殖期（受傷後4日〜2，3週間）

　創内で，活性化した線維芽細胞がコラーゲンをはじめとする基質を産生し，肉芽組織を形成する。また，血管内皮細胞が新しい血管を形成し，徐々に成熟した血管となる。

3 ｜ 成熟期（受傷後2，3週間〜1年）

　コラーゲンが成熟し，瘢痕組織となる。新生血管は消退し表皮の赤みが減少する。一次治癒の場合は目立たないが，二次治癒では創縁は中心に向かって収縮する。時に，この収縮作用によって皮膚の柔軟性が低下し，関節可動域の縮小などを生じることがある。

第
5
編

診療に伴う技術

呼吸・循環を
整える技術

2

創傷管理
技術

与薬・輸血の
技術

検査に伴う
看護技術

救命救急処置
技術

Ⅱ 創傷の観察

1. 必要な全身的観察と局所的観察

　創傷をもつ人の看護にあたっては，表2-1 に示すような全身的観察と局所的観察を総合的に行う必要がある。

　特に，炎症や感染に伴う局所の4つの徴候（熱感，発赤，疼痛，腫脹）に注意が必要である。加えて，緊張や不安など，心理・社会的要因なども創傷の治癒に影響を与えるため観察が必要である。

2. ドレーン挿入部の観察

　ドレナージとは，体腔，創腔などに貯留した液体（体液，滲出液，膿，血液など）を，局所の減圧や病原微生物の温床を除去するために体外へ誘導し排出させることをいう。ドレナージには，その目的によって，治療的ドレナージ，情報ドレナージ，予防的ドレナージがある。

　このドレナージに必要な誘導管がドレーンである。ドレーンの材質にはシリコンやポリ塩化ビニールなどがある。創部に用いられるドレーンには，柔らかい板状のものやプリーツ状，チューブ状のものなどがある。

　ドレーンは生体内部への病原微生物の侵入口になる危険があるため，感染予防対策と感染徴候の観察が重要である。また，生体にとって異物であるドレーンによる創への機械的刺激が最小限になるように保護する必要がある。ドレーンの管理は主に医師が行うが，看護師は，

- ドレーンの脱落や埋没がないか
- 排液の量や性状はどうか
- 周囲の皮膚に発赤やびらんがないか
- 痛みや違和感が増強していないか

などを注意深く観察し，必要な対策を講じる。

表2-1　創傷をもつ人の観察のポイント

全身的観察	病因や皮膚障害の種類，年齢，経過期間，栄養状態や循環状態，脱水，発熱，薬物療法など
局所的観察	解剖学的部位，出血の有無，創の大きさ，深さ，肉芽組織や創縁の状況，におい，周辺皮膚の色のほか，熱感・冷感・湿潤・乾燥・浸軟*・硬結，滲出液の量や性状，細菌負荷，疼痛など

＊ 浸軟：水分を含み，軟らかくなること。

III 創傷の処置

　創傷の処置とは，創傷をドレッシング材や包帯で覆ったり，またそれを定期的に交換したりするケアをとおして，創傷を病原微生物や外的刺激から保護し，治癒過程の円滑化と心身の苦痛の緩和を図ることである。

▶ **創傷管理の基本的な考え方**　創傷の治癒過程が円滑に進むために必要な条件の一つが，**湿潤環境の保持**である。長く続いた「創は乾燥させて治す」という考え方が，治癒過程の解明や新しいドレッシング材の開発により改められた。今日では，基底細胞の遊走や線維芽細胞の構築した肉芽組織をいかに保護し，その働きを助けるかが，創傷管理の基本的な考え方となっている。創傷の処置もこの考え方に基づいて行う必要がある。

A ドレッシング材

　ドレッシング材とは，主に刺激からの保護，壊死組織の除去，湿潤環境の維持などを目的として用いる衛生材料であり，これを用いて創傷処置を行う方法をドレッシング法という。

表2-2 ドレッシング材の種類

種類	特徴
ポリウレタンフィルム	透明または半透明のポリウレタンフィルムで，気体の水（水蒸気）は通過するが液体の水は通過しない。細菌の侵入も防げる。観察が容易。伸縮性があり柔軟。吸水性はなく，パッド付きのものもある
ハイドロコロイド	シート状の製品が多く，外側にクッションや防水加工がされている。内側は親水性ポリマーと疎水性ポリマーからなり，創面は湿潤に，周辺皮膚は乾燥状態に維持でき，創面を傷つけない。閉鎖性がある
アルギネート	昆布などの海藻からできたアルギン酸塩を線維状に加工し不織布にしたもの。吸水性に優れる。吸水するとゲル化する。出血のある創にも対応する
ハイドロジェル	親水性ポリマーに水を含ませたジェル状のドレッシング材。含有する水分は製品によって60〜97％と異なる。滲出液の少ない創に向く
ポリウレタンフォーム	親水性ポリウレタンでできており，ハイドロコロイドの約4倍の吸水力がある
ハイドロファイバー	親水性ポリマーを線維状にして不織布に加工したもの。保水性が高く吸水後はゲルシート状になる。抗菌作用を加えたものもある
ハイドロポリマー	少量のアクリルポリマーを含む親水性ポリウレタンフォーム。滲出液がある方向へ膨化する
吸水性ポリマービーズ	直径0.1〜0.3mmの多孔性球面粒子で白色の粉末。吸水性が高く，細菌減少効果があり，壊死組織の除去にも向く。ペーストタイプもある
キチン製材	エビ・カニなどの外骨格に含まれるキチンを溶解し不織布に加工したもの。生体親和性が高く保護膜として働き，皮膚が再生すると自然に分解される
ガーゼ	綿の繊維を粗く織った布状の材料で，古くから使われている。安価で使いやすいが，創の乾燥や組織の損傷が生じやすく，滲出液の吸収にも限界があるため，現在では創部に直接は用いず，二次的使用（ほかのドレッシングの保持や固定）が中心。折ってY字の切り込みを入れた割ガーゼはドレーンの支持に用いられることもある
非固着性シリコンガーゼ	創面に固着しにくいよう繊維にシリコンなどでコーティングしたガーゼ
非固着性吸収パッド	創面に固着しにくいフィルムに吸水パッドがついており，比較的水分を保持する。乾燥気味の創では時に固着する

第5編 診療に伴う技術

呼吸・循環を整える技術

2 創傷管理技術

与薬・輸血の技術

検査に伴う看護技術

救命救急処置技術

▶効果的なドレッシング材の条件　今日では，上に述べた新しい考え方に沿った創傷管理に適したドレッシング材が多く開発されている（代表的なドレッシング材の種類を表2-2に示す）。以下に効果的なドレッシング材の条件を示す。

①創部の状況に適した機能（保湿や吸湿，保温）をもっている。

②感染源の侵入を防御できる。

③物理的・化学的に安定している。

④外力から保護できる。

⑤除去時に組織を傷害しない。

⑥ PO_2（創面の組織酸素濃度）を低下させる[3]。

⑦鎮痛効果がある。

⑧取り扱いが簡便である。

⑨審美的な配慮がされている。

⑩経済的である。

なお，近年では，治癒を促進させる成分を含んだドレッシング材も開発されている。

B 包帯

包帯は，主に創傷や骨折の治療に際し，表2-3に示した目的のために，からだに比較的長時間装着する衛生材料や器具であり，形状には巻軸包帯，腹帯，三角巾，眼帯，チューブ包帯など様々なものがある。

すべての看護師は，目的に適した包帯を選択し，患者の安全と安楽に配慮して包帯を適用することができる技術を修得している必要がある。また，包帯法の実施前・中・後をとおして創傷部位の観察を行い，異常の早期発見に努める。

1. 包帯法の原則

1 | 目的を明確にし，適切な方法を選択する

目的に合わせて包帯の材質，形態，適用を選択する。たとえば，保護を目的とする場合

表2-3 包帯法の目的

保護	患部を十分に覆い，細菌や物理的・化学的刺激から守る
支持	貼付した薬剤・ドレッシング材などのずれ，脱落を防ぐ
圧迫	止血や浮腫の消退，創の瘢痕化を予防するために行う
固定	骨折や捻挫，脱臼，あるいは手術後の患部を固定し，安静を保つ
牽引	骨折部位などを伸展して，整復を図る
矯正	外傷や疾病によって生じた骨や筋の変形・位置異常を是正する
保温	患部の熱放散を抑える
心理的安楽	傷などを見えないように覆い，保護されているという安心感を与える

は，患部を十分に覆う面積や厚みが必要であり，滲出液（しんしゅつ）が多いときにはその量に応じた吸水性のものを選ぶ。圧迫や固定を目的とする場合は，ゆるみにくい材質，適度な弾力などが必要となる。

2 | 感染を予防する

感染予防策を遵守（じゅんしゅ）する。特に処置の前後での手洗いやPPE（個人防護具）の使用など，標準予防策を徹底する。使用後の包帯は，汚染の程度や種類に応じて適切に処理する。

3 | 運動障害を予防する

固定や矯正が目的でないときは，できるだけ関節の動きを妨げない方法で装着する。固定する場合には，日常生活動作に配慮した角度（良肢位（りょうしい））で固定する。

▶ シーネをあてる場合　関節などの骨突出部（こつとっしゅつぶ）には圧迫がかかりやすいうえ，付近に重要な神経が走行していることが多いため，シーネ（添え木）をあてる場合や硬性の材料を用いる場合には，神経麻痺（まひ）が生じないように配慮して固定する。

4 | 循環障害を起こさない

伸縮包帯は，巻きやすいためよく用いられるが，その伸縮性故に時間とともに緊縛（きんぱく）が強くなる特徴がある。伸縮性がない綿包帯でも，患部の腫脹（しゅちょう）や下肢の浮腫（ふしゅ）など時間がたつにつれて患部の形状が変化し，結果として血流を阻害することがある。これらのことを踏まえた観察が必要である。また，絆創膏（ばんそうこう）などを用いる場合には，全周に用いることは極力避けるようにする（図2-3）。循環障害の早期発見のためには，装着中は必要に応じて巻き直すとともに，手指などの末端部はできる限り露出させ，痛み，しびれ，チアノーゼ，冷感などがないかを観察する。

5 | 隣接する皮膚が接しないようにする

皮膚の2面が接した状態で包帯を巻くと，不感蒸泄（ふかんじょうせつ）や発汗による皮膚の浸軟（しんなん）や温度の上昇，摩擦（まきつ）などによってびらんが生じる。また，細菌増殖の温床にもなり，感染の危険性が

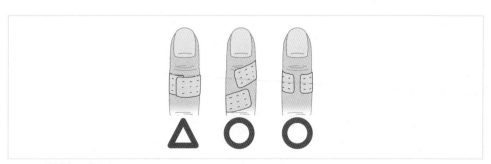

図2-3　絆創膏の巻き方

第
5
編

診療に伴う技術

呼吸・循環を
整える技術

2

創傷管理
技術

与薬・輸血の
技術

検査に伴う
看護技術

救命救急処置
技術

高くなる。これらの理由から，手指どうしや体幹と上肢などはできる限り別々に巻くようにする。

6 | 安楽に配慮する

包帯を装着することは回復のためとはいえ，少なからず苦痛なことである。そのため，最小限の材料で最大の効果をあげるよう工夫する必要がある。また，美しく整えるなど心理的側面に配慮した方法をとる。可能であれば，患者自身が包帯のずれなどによる圧迫や肢体のゆがみなどを安全に調節できる方法を指導する。

7 | 評価する

目的を果たさない包帯は意味がないばかりか，患者に害を及ぼす可能性がある。この包帯は必要か，方法に変更の余地はないか，効果があがっているかなど，常に評価する視点をもち，必要に応じて医師の指示を確認し，変更，または終了する。

2. 包帯の基本的な取り扱い方

1 | 種類・材質・形態・適用

包帯の種類・材質・形態・適用について表2-4に示した。材質や形態など常に新しいものが開発されているので，最も適したものを選択できるよう，最新の情報を取り入れることが必要である。

表2-4 包帯の種類と材質・形態・適用

名称		材質	形態	適用
巻軸包帯	非伸縮包帯	綿	帯状の布を一端または両端から巻いたもの	多目的
	伸縮包帯	綿，ゴム		関節など伸縮の必要な部位
	弾性包帯	綿，ゴム（高伸縮性）		関節など固定しにくい部位，運動性の高い部位，下肢等の静脈還流の促進
三角巾		薄手綿	1m四方の正方形を対角線で2分したもの	上肢の固定（三角状），救急包帯（適切な幅にたたんで帯状にて使用）
チューブ包帯		チューブ状の伸縮包帯で，主に頭部・腕・手指先・関節・足先など，巻軸包帯で固定が難しい部位にかぶせて用いる		
絆創膏包帯		紙・布・エラスコットの基布などの片面に，粘着剤を塗布したもの		カテーテル・チューブ，そのほか包帯材料の固定，骨折，脱臼，捻挫の固定など
ガーゼ		木綿糸	正方形…ばらガーゼ4つ折り，または6つ折り…たたみガーゼ	創の保温・保護壊死組織の除去，排泄
特殊包帯	眼帯・耳帯・腹帯・T字帯など，それぞれの部位専用に作られた包帯			
	腹帯	長さ1〜1.5mのさらし木綿を3〜4枚重ねて中央を縫い合わせ，いちばん外側のものに数か所切れ目を入れたもの		腹部・胸部の手術後，妊産婦の腹部の保温，保護，支持
	T字帯	幅0.2〜0.3m長さ1mのさらし木綿の一端にT字状にひもをつけたもの		陰部・肛門部

2 ｜ 包帯の巻き方

　包帯の各部名称と持ち方を図2-4に示す。巻き方には図2-5に示すようないくつかの巻き方がある。そして，それらを単独で用いる場合といくつかを組み合わせて用いる場合がある。

　途中で包帯を継ぐ場合には，先に巻いてある包帯の下に新しい包帯を重ね，環行帯で固定してから巻き進める。重ねて巻く場所は，関節を避け比較的安定した場所を選ぶ（図2-6）。巻き終えた包帯の端を留める場所としては，患部の上や2面の皮膚が接する場所，関節は避ける（図2-6）。

　解く際には，解いた包帯を手の中にまとめて持ち，両手に持ち替えながら解く。その際，患部からの滲出液で固着していたり，患部が動揺することで痛みを与える可能性があるため，慎重に固着の除去をしたり患部を安定させるなど，必要な対処をしながら解く。

3 ｜ 三角巾の使い方

　三角巾は，さらし木綿など正方形の布を対角線で2つに切ったもので，患部の固定や創部の被覆に利用される（図2-7）。

4 ｜ 腹帯

　腹帯は，幅30〜35cm，長さ120〜150cmのさらし木綿を2枚重ねて中央部で縫い合わせ，外側の布に左右切り込みを入れたもののほか，面ファスナータイプのものもある。妊産婦の腹部の保温や支持，腹部の手術創の保護として用いることが多い（図2-8）。

5 ｜ ガーゼ・絆創膏

　ガーゼは，細い木綿糸を粗く織ったもので，安価で吸湿性に優れている。用途は広く，看護援助のほか，滅菌したものは外科的治療の材料として用いられる。また，最近では創傷に対して直接用いることは少なく，ほかのドレッシング材と併用することが多い。

　絆創膏は，紙・木綿・合成樹脂などの材質に粘着剤を付着させたもので，ガーゼの固定や包帯留めとして用いられる。使用する際は，皮膚に緊張をかけず，創部が不潔にならないように固定する（図2-9）。また，皮膚からはがすときは，機械的刺激を最小限にするため，皮膚を押さえながら水平方向にはがす（図2-9）。絆創膏の粘着剤は，接触性皮膚炎や表皮剥離の原因となるため，瘙痒感や発赤の有無を観察する。

6 ｜ チューブ包帯の用い方

　チューブ包帯（管状包帯，ネット包帯ともいう）は，伸縮性のある繊維をネット状に編んだ筒型の包帯材料である。使用方法が簡便で，固定や保護などに広く用いられている。使用部位の径に応じたサイズを用い，チューブの途中に切り込みや穴を開けることで様々な部

第
5
編

診療に伴う技術

呼吸・循環を
整える技術

2
創傷管理技術

与薬・輸血の
技術

検査に伴う
看護技術

救命救急処置
技術

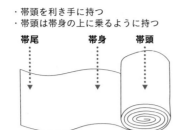
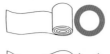
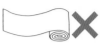

・帯頭を利き手に持つ
・帯頭は帯身の上に乗るように持つ

帯尾　　　帯身　　　帯頭

（ただし，かたづけるとき
や巻きつけるときは下の図
のようにする場合もある）

VIDEO

図2-4　包帯の名称と使用時の持ち方

環行帯		●同じ太さの部分を環状に巻くもので，巻き始めと終わりには，ずれないように2重に巻く ●以下のどの巻き方でも巻き始めと終わりには環行帯で巻く
らせん帯		●らせん状に包帯を1/2〜1/3ほど重ねながら巻く
蛇行帯（だこう）		●ガーゼや副子などを一時的に固定しておくために，間隔をあけて巻く
折転帯		●前腕や下腿などのように太い部分と細い部分がある場合に，包帯を折り返して巻く
反復帯		●指先など四肢の端に巻く
麦穂帯		●足や肩の関節など屈曲している部分を，八の字を書くように巻く。麦穂帯では伸側を交差させて巻くが，亀甲帯では屈側を交差させて巻く
亀甲帯	〈離開亀甲帯〉　〈集合亀甲帯〉 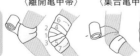	●肘や膝の関節など屈曲している部分を，八の字を書くように巻く。離開亀甲帯は中央から周辺部へ，集合亀甲帯は周辺部から中央部に向かって巻く　VIDEO

図2-5　包帯法

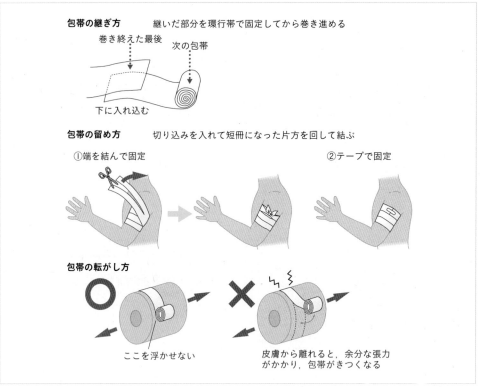

包帯の継ぎ方 継いだ部分を環行帯で固定してから巻き進める

巻き終えた最後
次の包帯
下に入れ込む

包帯の留め方 切り込みを入れて短冊になった片方を回して結ぶ

①端を結んで固定 ②テープで固定

包帯の転がし方

ここを浮かせない

皮膚から離れると，余分な張力がかかり，包帯がきつくなる

図2-6 包帯の継ぎ方，留め方，転がし方

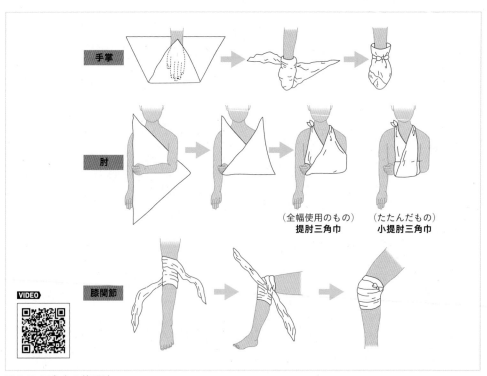

手掌

肘

（全幅使用のもの） （たたんだもの）
提肘三角巾 小提肘三角巾

膝関節

VIDEO

図2-7 三角巾の使用法

第5編 診療に伴う技術

呼吸・循環を整える技術

2 創傷管理技術

与薬・輸血の技術

検査に伴う看護技術

救命救急処置技術

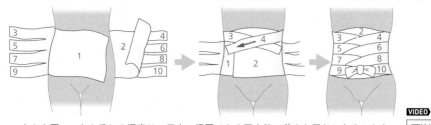

右から覆い，左を重ねる順序は，日本の慣習である死亡時の着衣と同じになることを避けるためである
交互に覆うことによってずれにくく，腹部の膨大など症状に対して平均したゆるみが得られる
創がある場合は，創を避けて結び目をつくる

図2-8 腹帯

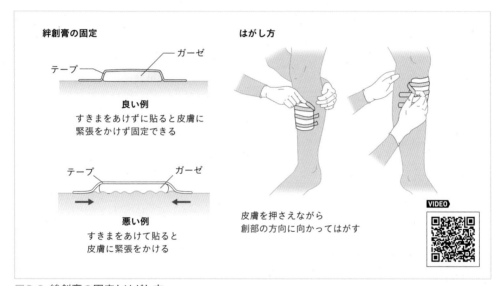

絆創膏の固定

テープ
ガーゼ

良い例
すきまをあけずに貼ると皮膚に緊張をかけず固定できる

テープ
ガーゼ

悪い例
すきまをあけて貼ると皮膚に緊張をかける

はがし方

皮膚を押さえながら創部の方向に向かってはがす

図2-9 絆創膏の固定とはがし方

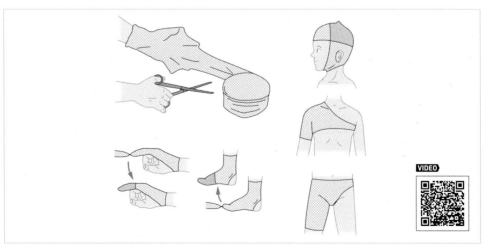

図2-10 チューブ包帯

位に適用できる（図2-10）。サイズが小さいと循環障害を生じる危険性がある。また，皮膚に直接用いることで瘙痒感を引き起こしたり，耳介周辺や肘頭，踵部後面，内外果部など皮膚が比較的薄い部位に褥瘡を発生させたりすることがある。

C 創傷処置の方法

1. 目的

創傷をドレッシング材や包帯で覆ったり，またそれを定期的に交換したりするケアをとおして，創傷を病原微生物や外的刺激から保護し，治癒過程の円滑化と心身の苦痛の緩和を図る。

2. アセスメントのポイント

創傷のアセスメントは，全身的因子と局所因子の両側面から行う。全身的因子では，バイタルサイン，栄養状態，基礎疾患，薬物療法などである。一方，局所因子では，感染の有無（発赤，疼痛，熱感，腫脹，滲出液の混濁など），滲出液の量，異物や壊死組織の有無などを観察する。観察した所見をもとに，今後の治癒過程に合った処置方法を選び，ドレッシング材を選択する。また，創の場所によって，日常生活動作や外見への影響を考慮する。

3. 方法

ドレッシング材を用いた創傷処置の一般的な方法を以下に示す。

VIDEO

〈使用物品〉
洗浄用生理食塩水もしくは創傷処置キット（または鑷子，必要時：生体消毒薬，カップ入り綿球），新しいドレッシング材，膿盆，処置用シーツ（ディスポーザブル），手袋（ディスポーザブル），ビニールエプロン（ディスポーザブル），速乾性手指消毒薬，ビニール袋，必要時：マスク，ゴーグルなど

手順	技術のポイント（根拠・留意点）
1 **患者の準備** ❶ 処置の目的と方法をわかりやすい言葉で説明し，同意と協力を得る。 ❷ 手を洗い，物品を準備する。ワゴンなどに準備する際には，滅菌物は専用トレイに入れ，それ以外と区別する。 ❸ 必要に応じて排泄を済ませてもらい室温やプライバシーに配慮して環境を整える。無菌操作が安全に実施できるよう広さや明るさを確保する。	❶ 痛みや恐怖感を伴う場合は，患者とともに対処方法について十分に相談してから実施する。 ❷ 物品の汚染やドレッシング材の変更などを見越して準備し処置の円滑化を図る。感染予防のため手洗いは確実に実施する。 ❸ 尿意や便意を我慢したり，体温を喪失することは患者のエネルギーの消耗につながる。また，不必要な露出などによる心理的緊張は痛みを強めることから，カーテンやスクリーンを活用し，プライバシーを保護する。

診療に伴う技術

第5編

呼吸・循環を整える技術

2 創傷管理技術

3 与薬・輸血の技術

4 検査に伴う看護技術

5 救命救急処置技術

	手順	技術のポイント（根拠・留意点）
1	❹処置者・介助者の立ち位置や物品の配置は，創部の位置や処置の内容，利き手などを考慮する。	❹処置者と介助者がいる場合，患者の上で物品を往来させないよう，可能な限り処置者と介助者は同じ側に立つ。介助者の正面か利き手側に物品を載せたワゴンがあると操作しやすい。
	❺処置時に，創周囲の清拭_{せいしき}などの必要があればその準備も同時に行う。	❺外科用テープやドレッシング材の粘着剤が皮膚に付着していたり，血液・滲出液で創周囲が汚染されていたりする場合は，皮膚の保全や感染予防のために清拭などを行う。
2	**古いドレッシング材の除去と創部の観察** ❶患者および処置者の姿勢が安楽であるようベッドの高さや枕を調節する。 ❷寝衣を調節して創部を十分に露出する。 ❸終了後の廃棄を容易にするため，膿盆にビニール袋をかけ，創部近辺に配置する。 ❹処置者または介助者は手指消毒の後，ビニールエプロン，手袋，マスクなどのPPEを装着し，創部に合わせて処置用ディスポーザブルシーツを敷く。 ❺患者の表情や周囲の皮膚を観察しながら慎重かつ速やかに以下の手順で除去する。ドレッシング類は端が剝離_{はくり}できたら反転させ，皮膚表面に平行に引いてはがす。その際，もう一方の手で周辺の皮膚を軽く押さえる。 ❻創および周辺皮膚，除去したドレッシング材に付着した滲出液の性状や量などを観察する。必要に応じて，患者とともに観察内容を共有し，自覚症状などを確認する。必要時，創周囲の清拭を行う。 ❼手袋を除去し，手指消毒を行う。	❶患者の安楽を確保し，処置の効率を上げる。 ❷創部を十分に観察し，鑷子などの滅菌物が周囲に触れて不潔にしないため。 ❸処置後，ビニール袋を反転させると膿盆への汚染や体液の拡散が少なく廃棄できる **1** **2** 。 ❹標準予防策の遵守。 ❺皮膚を垂直方向に引く力が大きいほど痛みが大きくなる。また，創周辺の皮膚が引っ張られることで創が変形し，修復が阻害される。 ❻感染の早期発見や治癒過程の確認のため。必要性や希望に応じて患者と情報を共有する。 ❼感染予防のため。
3	**新しいドレッシング材を貼る** ❶手袋を装着する。 ❷創部の下に水受け用の膿盆を置き，生理食塩水で洗浄する。消毒が必要な場合は，無菌操作で創傷処置キットまたは鑷子の入ったパック，綿球カップを開封し，消毒綿球を準備する。消毒綿球を絞り，鑷子の先を常に下げて，創面の中心部から外側へ，往復せずに消毒を行う。ドレーンが挿入されている箇所は綿球や鑷子を替えて行う。感染がない創は，周囲の皮膚に滲出液などによる汚染があれば綿球で拭き取る。その際，創面はこすらない。 ❸手指が汚染しないように注意しながら鑷子や綿球を膿盆に入れる。滅菌して再利用する鑷子の場合は別にする。 ❹創の大きさや滲出液の量，感染徴候の有無などの情報から創部に合ったドレッシング材を選択する。 ❺皮膚が引っ張られたり，しわができたりしないようていねいに貼付_{ちょうふ}する。	❶標準予防策の遵守。 ❷消毒薬には細胞障害性があり，治癒過程を阻害する。感染創以外へは原則として使用しない。無菌操作を確実に行う。 ❸使用後の綿球や鑷子を膿盆に入れるときは，手指や清潔な鑷子の先が膿盆に触れないようにやや上方から落とすように入れる **3** **4** 。 ❹適切なドレッシング材の選択にあたっては，創傷の治療を行っている医師とともに決定する。 ❺褥瘡_{じょくそう}や水疱_{すいほう}の形成につながる危険性があるため。外科用テープを使用する場合は角を丸く切り落とし，できるだけ同じ場所に貼らないなどの配慮を行う。

	手順	技術のポイント（根拠・留意点）
4	**整える** ❶膿盆を速やかにワゴンなどに下げ，汚染物の入ったビニール袋を反転させる。 ❷処置用シーツを取り，PPE とともにビニール袋に入れる。手指消毒を行う。 ❸必要に応じてガーゼや包帯を追加し，寝衣を整える。 ❹患者に，痛みやドレッシング材の引きつりがないか，この固定方法で不都合がないかなどを確認する。必要に応じてバイタルサインを観察する。創部を保護するうえで避けたい動作や動ける範囲，知らせてほしい症状などを患者に説明し，同意を得る。 ❺周辺の環境を整え，疲労が強いようであれば安静を促し必要なケアを行う。	❶感染源の拡散を防止する。 ❷感染源の拡散を防止する。 ❸ガーゼや包帯は，創部の保温や刺激からの保護，審美的な目的などで用いることがある。細胞分裂は 28℃以下で強く障害される。 ❹安全・安楽の確保，ADL の縮小を予防するため。 ❺創傷の処置は患者にとって多大な心身の緊張を伴う。終了後は不安や疲労の軽減に努める。
5	**後かたづけと記録** ❶後かたづけの際にも手袋・エプロンを装着する。感染性・非感染性の区別をしながら適切に廃棄する。再生する器具類は，中央滅菌材料部への搬送用コンテナなど，決められた管理手順に従って処理する。使用したワゴンなどはアルコールを含んだクロスで清拭し乾燥させる。 ❷実施内容，創の状態，用いたドレッシング，患者の言動など必要事項を記録する。 ❸必要に応じて，訪室し全身および創部の観察を行う。	❶標準予防策を遵守し，感染経路を遮断する。 ❷創傷の記録においては，必要に応じて図で表現することも有効である。 ❸直後には気づかなかった不具合が生じたり，動作によってドレッシング材がずれていたりする可能性がある。

手順 2

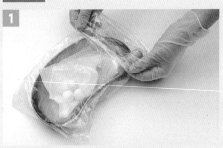

処置後，汚染物に触れないよう注意して反転させる。

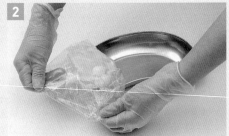

ビニール袋を汚染物ごと取り除き，廃棄する。

手順 3

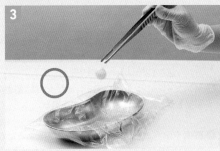

鑷子が汚染されないようやや上方から落とす。

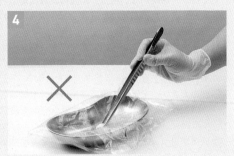

膿盆の底に触れると鑷子が汚染されるおそれがある。

第
5
編

診療に伴う技術

呼吸・循環を
整える技術

2
創傷管理
技術

与薬・輸血の
技術

検査に伴う
看護技術

救命救急処置
技術

Ⅳ 褥瘡の予防

▶ **褥瘡とは**　日本褥瘡学会は褥瘡を,

> 「身体に加わった外力は骨と皮膚表層の間の軟部組織の血流を低下, あるいは停止させる。この状況が一定時間持続されると組織は不可逆的な阻血性障害に陥り褥瘡となる。」

と定義している[4]。

　健康な人は, からだの同一部位が長時間圧迫を受けると痛みやしびれを感じて, 無意識にからだを動かしたり寝返りをうったりして, 圧迫が続くのを防いでいる。しかし, 1日の大半をベッドや椅子などで過ごしている感覚障害のある人や, 自分でからだを動かすことのできない人に対して, 適切なケアが行われない場合, 圧迫がからだの同一部位に加わり続け, 組織が不可逆的な虚血状態となって壊死し, 褥瘡が発生する。

A 褥瘡発生のしくみ・好発部位

1. 褥瘡発生のしくみ

▶ **褥瘡を生じさせる「応力×時間」**　今日では, 褥瘡は**圧迫**とその作用時間のみではなく, **摩擦**や**ずれ**によっても生じることが明らかになっており, 褥瘡の発生は「圧迫×時間」ではなく「応力×時間」であるという考え方が提唱されている。

　外部から加わる力は「外力」といわれ, 圧迫, ずれ, 摩擦力などがある。それに対して, 外力が物体に作用することで物体内に生じる力は「内力」とよばれる。内力は様々な方向を向いているが, 単位面積当たりに作用する内力を「応力」という。応力はさらに, **圧縮応力, 引っ張り応力, せん断応力**＊の3種類に分けられる。

　図 2-11 は, スポンジで生体内の様子をシミュレーションしたもので, スポンジに 2cm 角の格子を書き, 上部から円筒状金属で圧迫したものである。正方形の格子が複雑に曲がっており, 圧縮応力だけではなく引っ張り応力やせん断応力が存在することがわかる[5]。

▶ **圧迫・ずれ・摩擦力**　この3つの応力が複雑に組み合わさって組織が虚血状態となり, 褥瘡が発生する。したがって, 褥瘡のケアを考える際には応力の発生機構を考慮し, 除圧のみではなく, ずれ・摩擦力の排除を考える必要がある。また, このような複雑な応力が生じた結果, 皮膚損傷が軽度であっても, 骨周辺の組織の壊死は皮膚表面に比べて重度となるので, 注意が必要である (図 2-12)。

＊ **せん断応力**：ずれに伴い, ものの表層と深層の間に逆向きに生じる応力。

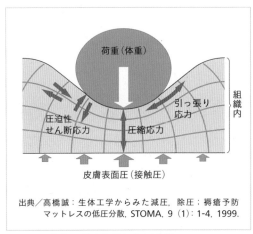

出典／高橋誠：生体工学からみた減圧，除圧；褥瘡予防
マットレスの低圧分散，STOMA，9（1）：1-4, 1999.

図2-11　生体工学から見た体圧分散

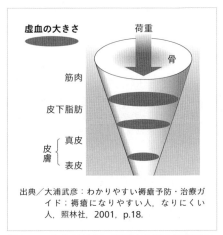

出典／大浦武彦：わかりやすい褥瘡予防・治療ガ
イド；褥瘡になりやすい人，なりにくい
人，照林社，2001, p.18.

図2-12　応力が虚血に影響する部位（圧縮応力
のみがかかったときの虚血への影響）

▶ 骨突出と皮膚の湿潤　応力に影響を与える要因として，骨突出や皮膚の湿潤などがある。
皮膚の湿潤は，せん断応力を増大させるとともに，皮膚を浸軟させるので，皮膚の外力に
対する抵抗力が弱まり，褥瘡が発生しやすくなると推定される。

2. 褥瘡の好発部位

▶ 腰背部に好発する理由　仰臥位をとると，体重の大部分は，腰背部の突出部を中心とし
た面にかかり，仙骨部には 200mmHg 以上の体圧が加わる。ところが，毛細血管圧は約
30mmHg しかないため，この部分の皮膚血流は途絶えることになる。この状態が 2 時間
以上持続すると皮膚は壊死に陥る。仙骨部の褥瘡発生割合が高いのは，患者が仰臥位で臥
床することが多いうえ，腰部と殿部にかかる体重の割合が全体重の 44％ と集中するため
である[6]。

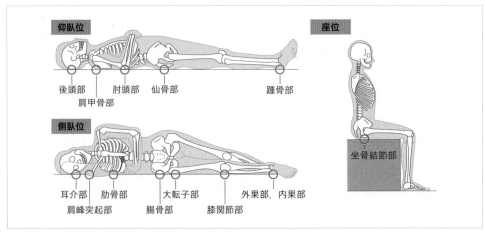

図2-13　褥瘡の好発部位である生理・解剖学的骨突出部位（体位別）

第
5
編

診療に伴う技術

呼吸・循環を
整える技術

2
創傷管理技術

与薬・輸血の
技術

検査に伴う
看護技術

救命救急処置
技術

▶ **体位ごとのそのほかの好発部位**　床や椅子からの外力を受けやすい骨突出部位は姿勢によって異なる。褥瘡が最も発生しやすい部位は，仰臥位では仙骨部に次いで踵骨部，側臥位では大転子部に次いで外果部，座位では坐骨結節部である。各体位での褥瘡の好発部位は図2-13のとおりである。

B 褥瘡の予防

1. 褥瘡の発生予測

看護師は，患者が褥瘡を起こしやすい状態にあるかどうかを観察・判断すると同時に，褥瘡の発生を予測し，個々の患者の状態を総合的に評価することが必要となる。褥瘡の発生を予測するスケールには，**ブレーデンスケール**（表2-5）や OH スケール[7]などがある。このスケールは，褥瘡を発生させる6つの危険因子を3〜4段階で評価し，合計得点（表2-5 の total，範囲：6〜23点）を出すことによって，褥瘡が発生するリスクを客観的に評価するツールである。これらのスケールに示されたような観点から定期的に患者を観察し，褥瘡発生のリスクをアセスメントする必要がある。

2. 圧迫・摩擦・ずれの予防

圧迫・摩擦・ずれを防ぐためのケアとしては，以下のようなことを考慮する。
▶ **体位を整える**　腸骨部や大転子部などの骨突出部を圧迫しない30°側臥位*とする。ただし例外があり，るいそう（やせ）が強く，殿部支持組織がなく仙骨部骨突出が著明な患者の場合には，体位調整ではなく体圧分散寝具などを利用して圧環境を整えるとともに，定期的な体位変換時間を検討する。

ギャッチアップは，可能であれば30°までとする。ギャッチアップおよびギャッチダウン直後は，マットレスとからだの接触面に強いずれ力を生じているので，ずれ力を排除するために背抜き*を行う。
▶ **体圧分散寝具の使用**　体圧分散寝具（Column 参照）は，目安として体圧値*が 40mmHg 以上である場合に使用する[8]。
▶ **踵部の除圧**　踵部の除圧のためには，下腿部にクッションを当て，踵部全体を浮かせるようにするとよい。円座クッションは使用しない。円座クッションを用いることで接触部

＊ **30°側臥位**：半側臥位をとる際，クッションなどを用いてからだを30°程度傾けること。30°側臥位は骨突出のない殿筋で圧力を受けることができる。
＊ **背抜き**：ベッドとからだの間に一時的に空間をつくることによって，からだに生じたずれ力を解放する方法である。ギャッチアップ直後には患者のからだを前屈させる，ギャッチダウン直後には患者を一時的に側臥位にするなどの方法により，ベッドとからだとの間に空間をつくることで，からだに生じたずれ力が排除できる。
＊ **体圧値**：皮膚表面と接触面との間に生じる垂直に作用する力を接触圧とよび，そのなかで重力によって生じるものを体圧という。

表2-5 ブレーデンスケール

知覚の認知 圧迫による不快感に対して適切に対応できる能力	1. まったく知覚なし 痛みに対する反応 (うめく, 避ける, つかむなど) なし。この反応は, 意識レベルの低下や鎮静による, あるいはからだのおおよそ全体にわたり, 痛覚の障害がある	2. 重度の障害あり 痛みにのみ反応する。不快感を伝えるときには, うめくことや身の置き場なく動くことしかできない。あるいは, 知覚障害があり, からだの1/2以上にわたり痛みや不快感の感じ方が完全ではない	3. 軽度の障害あり 呼びかけに反応する。しかし不快感や体位変換のニードを伝えることが, いつもできるとは限らない。あるいは, いくぶん知覚障害があり, 四肢の1, 2本において痛みや不快感の感じ方が完全ではない部分がある	4. 障害なし 呼びかけに反応する。知覚欠損はなく, 痛みや不快感を訴えることができる	
湿潤 皮膚が湿潤にさらされる程度	1. 常に湿っている 皮膚は汗や尿などのために, ほとんどいつも湿っている。患者を移動したり, 体位変換するごとに湿気が認められる	2. たいてい湿っている 皮膚は, いつもではないがしばしば湿っている。各勤務時間中に少なくとも1回は寝衣寝具を交換しなければならない	3. 時々湿っている 皮膚は時々湿っている。定期的な交換以外に, 1日1回程度, 寝衣寝具を追加して交換する必要がある	4. めったに湿っていない 皮膚は通常乾燥している。定期的に寝衣寝具を交換すればよい	
活動性 行動の範囲	1. 臥床 寝たきりの状態である	2. 座位可能 ほとんど, またはまったく歩けない。自力で体重を支えられなかったり, 椅子や車椅子に座る時は, 介助が必要であったりする	3. 時々歩行可能 介助の有無にかかわらず, 日中時々歩くが, 非常に短い距離に限られる。各勤務時間中にほとんどの時間を床上で過ごす	4. 歩行可能 起きている間は少なくとも1日2回は部屋の外を歩く。そして少なくとも2時間に1回は室内を歩く	
可動性 体位を変えたり整えたりできる能力	1. まったく体動なし 介助なしでは, 体幹または四肢を少しも動かさない	2. 非常に限られる 時々体幹または四肢を少し動かす。しかし, しばしば自力で動かしたり, または有効な (圧迫を除去するような) 体動はしない	3. やや限られる 少しの動きではあるが, しばしば自力で体幹または四肢を動かす	4. 自由に体動する 介助なしで頻回にかつ適切な (体位を変えるような) 体動をする	
栄養状態 ふだんの食事摂取状況	1. 不良 決して全量摂取しない。めったに出された食事の1/3以上食べない。たんぱく質・乳製品は1日2皿 (カップ) 分以下の摂取である。水分摂取が不足している。消化態栄養剤 (半消化態, 経腸栄養剤) の補充はない。あるいは, 絶食であったり, 透明な流動食 (お茶, ジュースなど) なら摂取したりする。または, 末梢点滴を5日間以上続けている	2. やや不良 めったに全量摂取しない。ふだんは出された食事の約1/2しか食べない。たんぱく質・乳製品は1日3皿 (カップ) 分の摂取である。時々消化態栄養剤 (半消化態, 経腸栄養剤) を摂取することもある。あるいは, 流動食や経管栄養を受けているが, その量は1日必要摂取量以下である	3. 良好 たいていは1日3回以上食事をし, 1食につき半分以上は食べる。たんぱく質・乳製品を1日4皿 (カップ) 分摂取する。時々食事を拒否することもあるが, 勧めれば通常補食する。あるいは, 栄養的におおよそ整った経管栄養や高カロリー輸液を受けている	4. 非常に良好 毎日おおよそ食べる。通常は, たんぱく質・乳製品を1日4皿 (カップ) 分以上摂取する。時々間食 (おやつ) を食べる。補食する必要はない	
摩擦とずれ	1. 問題あり 体動のためには, 中等度から最大限の介助を要する。シーツでこすれずにからだを移動することは不可能である。しばしば床上や椅子の上でずり落ち, 全面介助で何度も元の位置に戻すことが必要となる。痙攣, 拘縮, 振戦は持続的に摩擦を引き起こす	2. 潜在的に問題あり 弱々しく動く, または最小限の介助が必要である。移動時, 皮膚はある程度シーツや椅子, 抑制帯, 補助具などにこすれている可能性がある。たいがいの時間は椅子や床上で比較的よい体位を保つことができる	3. 問題なし 自力で椅子や床上を動き, 移動中自分を支える筋力を備えている。いつでも, 椅子や床上で良い体位を保つことができる		
					total

出典／Copyright：Braden and Bergstrom. 1998 真田弘美 (金沢大学医学部保健学科), 大岡みち子 (North West Community Hospital, IL. U.S.A), より改変.

第
5
編

診療に伴う技術

呼吸・循環を
整える技術

2
創傷管理技術

技術 与薬・輸血の

検査に伴う
看護技術

救命救急処置
技術

皮膚が引っ張られ，同時に圧力が加わって虚血状態となる。

3. 栄養状態のアセスメント

　栄養状態の低下した患者は，健康な人では問題とならない圧力で，血管が容易に圧迫され閉塞することが明らかになっており[9]，褥瘡予防のために栄養状態をアセスメントすることが大切である。

4. 皮膚のケア

▶ 清潔　皮膚は皮脂膜により弱酸性に保たれ，細菌の侵入を防いでいるので，洗浄の際などは弱酸性の刺激の少ない洗浄剤を用いるとよい。脆弱な皮膚の場合，摩擦刺激で表皮剥離が起こる場合があるので，こすらないように泡で洗浄し，ぬるま湯で洗い流す。水分を拭き取る際にも，こすらず押さえ拭きをし，皮膚損傷を防ぐ。また，殿部にアルコール含有のウェットシートを使用すると皮膚の乾燥が進むので注意する。

▶ 保湿　高齢者に多くみられるドライスキン*では，皮膚が摩擦によって容易に損傷を受けるので，保湿クリームなどで水分を補う。保湿クリームを使用する際は，なじませるように塗布し，擦り込まないようにする。

▶ 湿潤対策　便・尿失禁などによる殿部の皮膚の浸軟を防止するために，撥水効果の高い皮膚保護剤（Column 参照）を使用するとよい。

Column　体圧分散寝具

　体重を分散させ，からだの局所にかかる力を減圧または除圧することが可能な寝具。患者の日常生活自立度や褥瘡発生リスクなどを確認しながら，最適な寝具を選択する。

　体圧分散寝具には，健康な人でも使用可能なからだへの圧迫力を減らす**静止型マットレス**，からだにかかる圧迫力を取り除く**圧切り替え型エアマットレス**，圧切り替えと寝返り機能を備えた**自動体位変換エアマットレス**などがある。

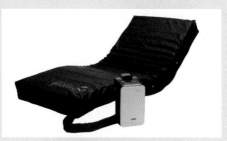

圧切り替え型エアマットレスの例

（写真提供／株式会社ケープ）

＊ **ドライスキン**：皮膚の柔軟性が低下し硬く脆くなり水分量が減少した状態。

C 褥瘡の評価と処置

1. 褥瘡の評価

　褥瘡は予防できることが最も望ましいが，発生してしまった場合は，褥瘡の深さ，滲出液，大きさ，炎症／感染，肉芽組織，壊死組織，ポケットを観察し，評価のうえ対処することが必要となる。褥瘡の評価には褥瘡重症度評価スケールである DESIGN-R® などが用いられる[10]。

　褥瘡の深達度分類については，2009 年に NPUAP（米国褥瘡諮問委員会）と EPUAP（欧州褥瘡諮問委員会）の分類が統合され，新しい category/stage 分類が提唱された[11]。その分類を以下および図 2-14 に示す。

category/stage I：消退しない発赤
category/stage II：部分欠損
category/stage III：全層皮膚欠損
category/stage IV：全層組織欠損
判定不能：深さ不明。潰瘍底が壊死組織に覆われている全層組織欠損
深部損傷褥瘡疑い：深さ不明。皮下軟部組織の損傷に起因する，限局性の紫または栗色の皮膚変色または血疱

2. 褥瘡の早期発見

　褥瘡ケアのポイントは，褥瘡好発部位を中心に，患者のからだで圧迫を受けやすい部位をよく観察し，発生の徴候を早期に発見することが第一である。特に骨突出部の皮膚をよく観察し，発生の初期段階である「持続性の発赤」を発見することは，看護師の役割として重要である。

　発見した発赤が，一時的な発赤なのか持続性の発赤なのかを見分ける一つの方法は，持続性の発赤であれば発赤部の皮膚を圧迫しても白くならないことである。ただし，一時的

Column　皮膚保護剤

　皮膚保護剤は，スプレー剤やクリーム剤など，多くの商品が開発されている。撥水効果により皮膚の浸軟を防止するとともに，排泄物などの汚れによる刺激から皮膚を保護する働きをもつものなど，様々なタイプがある。

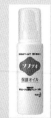

皮膚保護剤の例
（写真提供／花王株式会社）

第5編 診療に伴う技術

呼吸・循環を整える技術

2 創傷管理技術

与薬・輸血の技術

検査に伴う看護技術

救命救急処置技術

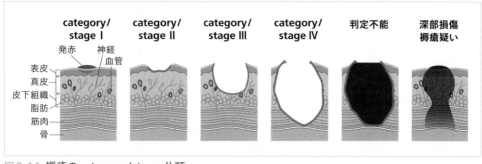

図2-14 褥瘡のcategory/stage分類

な発赤であっても褥瘡に移行する場合もあり，発赤があれば引き続き観察を続けることが必要である。

　一方，たとえば拘縮のある患者，脊髄損傷の患者などでは，圧迫を受けやすい部位が一般的な褥瘡好発部位とは異なる場合もあり，日頃から個々の患者のからだの圧迫されやすい部位を査定しておくことが重要となる。

3. 褥瘡の悪化予防

1 | category/stage Ⅰ（消退しない発赤）の褥瘡ケア

　褥瘡部の除圧，摩擦やずれの防止に努め，悪化の徴候を見逃さないことである。また褥瘡ケアに関して最新の情報を入手し，対策に取り入れることも重要である。

▶ 除圧　予防ケアと同様，体圧分散に適したマットレスや定期的な体位変換時間を検討し，患者に合った除圧方法を工夫する。

▶ 摩擦・ずれ防止　予防ケアと同様，摩擦・ずれによる外的な刺激を最小限にする。摩擦・ずれの防止には閉鎖性ドレッシング材（ポリウレタンフィルム）を用いることが多いが，貼付したドレッシング材がめくれて皮膚に摩擦とずれを生じさせたり，ドレッシング材貼付部の皮膚にしわがよったりするなどの欠点も指摘されている。そのほか，外側にすべり機能を付加した半透明（そのため褥瘡部の観察が可能）のドレッシング材なども開発されている。

▶ 褥瘡部の血行促進　入浴，足浴などで褥瘡部の血行を促進させることも効果的である。ただし，発赤のある皮膚へのマッサージは，毛細血管の破壊や皮膚組織のずれを引き起こすおそれがあり，褥瘡悪化の原因となるため行ってはならない。

▶ 栄養アセスメント　予防の際に行うものに準じたアセスメントを行う。

2 | category/stage Ⅱ以上の褥瘡ケア

　category/stage Ⅱの褥瘡ケアはcategory/stage Ⅰとほぼ同様である。category/stage Ⅲ以上の深い褥瘡では，加えて以下のケアを行う。

▶ **壊死組織の除去**　黒色の痂皮は壊死創であるため，医師または特定行為に係る看護師*により デブリードマン（外科的切除）が行われる。

▶ **褥瘡の洗浄**　褥瘡内に感染がない場合，褥瘡の洗浄は体温程度に温めた生理食塩水（蒸留水）を用いる。肉芽形成の促進を妨げる消毒薬は用いず，適切な外用薬やドレッシング材を用いて創の湿潤環境を保持する。感染がある場合にのみ，洗浄前に消毒を行う。

▶ **褥瘡周囲の洗浄・スキンケア**　通常の褥瘡の治癒は，肉芽形成による褥瘡の収縮と表皮の形成による。褥瘡周囲の皮膚が伸びることで表皮が形成されるため，褥瘡周囲のスキンケアは重要である。ポイントはこすらないように泡で洗浄し，機械的刺激で皮膚を損傷しないことである。

文献

1) 青木克憲：損傷〈松野正紀監：標準外科学〉，第 11 版，医学書院，2007，p.147.
2) 渡辺成：創傷の種類〈穴澤貞夫監：改訂ドレッシング；新しい創傷管理〉，へるす出版，2010，p.15.
3) 穴澤貞夫：改訂ドレッシング；新しい創傷管理，2005，p.78.
4) 日本褥瘡学会編：褥瘡局所治療ガイドライン，2005.
5) 高橋誠：生体工学からみた減圧，除圧；褥瘡予防マットレスの体圧分散，STOMA，9（1）：1-4，1999.
6) 宮地良樹：褥瘡はなぜできる？，臨牀看護，27（9）：1334-1339，2001.
7) 大浦武彦，他：看護計画を立てる際の褥瘡危険要因を評価する 大浦・堀田スケールの用い方 定山渓病院・トヨタ記念病院における検討，エキスパートナース，20（4）：128-137，2004.
8) Sugama, J.,et al.: Reliability and validity of a multi-pad pressure evaluator for pressure ulcer management, Journal of Tissue Viability, 12 (4)：148-153, 2002.
9) 武田利明：褥瘡ケアのエビデンス；動物実験を用いた基礎研究から，臨牀看護，28（13）：2086-2092，2002.
10) 内藤亜由美，他：DESIGN-R2020®の採点方法（日本褥瘡学会編集：褥瘡状態評価スケール改定 DESIGN-R2020®コンセンサス・ドキュメント），照林社，2020，p.12-18.
11) EPUAP ヨーロッパ褥瘡諮問委員会，NPUAP 米国褥瘡諮問委員会，PPPIA 環太平洋褥瘡対策連合（真田弘美，宮地良樹監訳）：褥瘡の予防&治療 クイックリファレンス ガイド（第 2 版）日本語版，2014，p.12 13.

参考文献

・穴澤貞夫：改訂ドレッシング；新しい創傷管理，へるす出版，2010.
・田中秀子編：すぐに活かせる最新創傷ケア用品の上手な選び方・使い方，第 2 版，日本看護協会出版会，2010.
・ビショップ，W.J. 著，川満富裕訳：創傷ドレッシングの歴史，時空出版，2009.
・ブライアント，R.A. 著，渡辺皓，他監訳：創傷管理の必須知識，エルゼビア・ジャパン，2008.

---

* **特定行為に係る看護師**：医師または歯科医師の判断を待たずに，手順書により，一定の診療の補助特定行為とされる 38 行為を行える実践的な理解力，思考力および判断力ならびに高度かつ専門的な知識および技能のある看護師である。

第 **3** 章

与薬・輸血の技術

Ⅰ 与薬に関する基礎知識

Ⓐ 薬物療法の理解

1. 薬物療法の意義・目的

　薬物療法とは，医師が処方した薬物を用いて疾患の治療あるいは症状の緩和を行うことをいう。

　ヒトのからだは常に生体恒常性を保つ機能をもっているが，病的な状態になると平衡状態を保つことができなくなる。薬物療法は，疾患により崩れた平衡状態を正常に戻すため，生体に不足しているものを補い，過剰なものを抑制するなど，生体の機能を調整する。

　「ある薬が効く」ということは，その薬物が生体内の受容体（レセプター）と結合して一連の化学反応を引き起こすということである。つまり，薬物は生体内に存在する伝達物質やホルモンなどの化学物質と同様または類似の構造と機能をもっている。しかし，生体内の化学物質が神経系や内分泌系によってごく微量で非常に限局された局所で高い精度で作用するよう調節されているのに対して，薬物は濃度も標的場所も比較的大ざっぱにならざるを得ず，そのために主作用と同時に副作用が起こりやすい。また，時に生体に異物と認識され，アレルギー反応を引き起こす場合もある。

　このように薬物は適切に用いなければ，効果がないばかりでなく，人体に重大な悪影響を及ぼす可能性をもっているため，看護師は，患者の病態理解はもちろん，用いられる薬物の作用・副作用の両面を正しく理解し，患者にとって安全かつ最も効果的に作用が発揮されるよう援助することが重要となる。

　薬物療法は，治療目的に応じて表 3-1 のように分類される。

2. 薬物の体内動態

　薬物は体内に入った後，作用発現部位に到達し，薬理効果を発揮した後，生体外に出ていく（図 3-1）。下記❶〜❹の一連の過程を薬物の体内動態（ADME）という。

表 3-1　目的からみた薬物療法の種類

原因療法	疾患の原因に対して薬物を直接作用させて，治癒を促進する（抗菌薬，抗がん薬など）
対症療法	原因を取り除くのではなく，疾患による不快な症状や問題となる他覚症状を軽減，緩和する（鎮痛薬，解熱薬など）
予防療法	自然治癒力，免疫力を高め，疾患の発現を予防する（予防接種ワクチンなど）
補充療法	身体機能を維持するのに不足している物質を補充する（インスリンなど）

第5編 診療に伴う技術

呼吸・循環を整える技術

創傷管理技術

3 与薬・輸血の技術

4 検査に伴う看護技術

救命救急処置技術

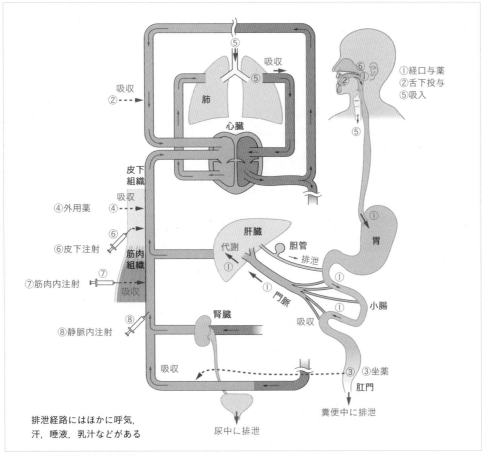

図3-1 与薬経路と体内動態

❶**吸収**（**Absorption**）：投与された薬物が循環する血液中に移行すること＊。

❷**分布**（**Distribution**）：吸収された薬物が各組織や作用部位に移行すること。

❸**代謝**（**Metabolism**）：薬物が体外へ排泄されやすい物質に変化すること，または不活性化すること。

❹**排泄**（**Excretion**）：代謝産物を体外へ排出すること。

　薬物の吸収速度（血液中に移行する速度）は図3-2で示すように静脈内注射，筋肉内注射，皮下注射，経口与薬の順に速い。また，図3-2では示されていないが，静脈内注射に次いで速いのは，一般的に吸入，その次は舌下投与といわれている。ただし，製品や成分によって効果発現時間は異なる。

▎3. 薬物の種類

　薬物を剤形別に分類すると，内用薬，外用薬，注射薬の3つに分けられる（表3-2）。

＊ **薬物の作用範囲**：ここでは血液中に移行したうえで効果を現す薬物の体内動態を述べているが，局所での作用を目的に局所適用する薬物のように，❶❷の過程を経ないで効果が現れることをねらっているものもある。

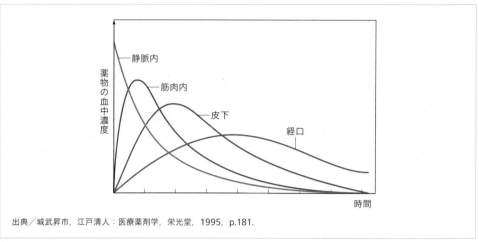

出典／城武昇市，江戸清人：医療薬剤学，栄光堂，1995，p.181.

図3-2 与薬方法と薬物濃度の時間経過の概念図

表3-2 薬物の種類（剤形による分類）

剤形			特徴
内用薬	錠剤		薬の成分と添加剤を混ぜ合わせ，圧縮して固形にしたもの • 裸錠：成型したままの薬 • 糖衣錠：裸錠の表面を糖でコーティングし飲みやすくしたもの • 腸溶剤：腸で溶けるもの，などがある。
	カプセル剤		ゼラチンで作られたカプセルに，顆粒剤や液剤などを詰めたもの，カプセル被膜で成型したものがある。
	散剤		そのまま，あるいは必要な添加剤を加え，粉末状にしたもの。錠剤やカプセル剤より早く体内に吸収される。
	顆粒剤		粒状に造粒したもの。錠剤よりも飛散が少なく服用しやすい。顆粒剤の中でも特に小さいものは細粒剤という。
	液剤		内服用に液状または粘稠なゲル状にしたもの • シロップ剤：飲みやすいよう甘味や香りをつけたもの • 懸濁剤，乳剤，エリキシル剤などがある。
外用薬	軟膏剤		油脂性や水溶性基剤に有効成分の薬を練り合わせたもの。適度な軟らかさ，伸びやすさを有し主に皮膚に塗布する。 • クリーム剤，ローション剤，ゼリー剤もある。
	貼付剤		皮膚に直接貼付するシートタイプのもの。テープ剤は水を含まない基剤を用いたもので，パップ剤は水を含む基剤に有効成分を混和した布製のもの。
	点眼剤 点耳剤 点鼻剤		それぞれ目・耳・鼻に適用し，液状のものは薬剤を滴下して用いる。点鼻剤は噴霧型もある。
	吸入剤		薬をエアゾールとして鼻や口から吸入し，気管支や肺に作用させるもの。
	坐剤		肛門や腔から挿入するもの。油脂性基剤は体温によって溶解し，水溶性基剤は直腸内の水分を吸収して溶解する。
注射薬			注射針を用いて皮膚を通して血中や体内に直接注入する無菌製剤。液状製剤と溶解して用いる固形製剤がある。

診療に伴う技術 第5編

呼吸・循環を整える技術

創傷管理技術

3 与薬・輸血の技術

検査に伴う看護技術

救命救急処置技術

4. 薬物の作用

　薬物は血中において一定の濃度に達すると効果を発現する。薬物が血管内に移行し（吸収），血液によって全身に運ばれるときの血液中の濃度を血中濃度という。多くの薬物では，薬理作用の強さと血中濃度は比例する。血中濃度がある濃度（最小有効量）より低いと効果が発現せず，ある濃度（最大有効量）を超えると中毒症状が現れる。この2つの値の間にある，薬物の効果が発現するための血中濃度を有効血中濃度という（図3-3）。

　有効血中濃度の範囲が狭い治療薬では，中毒症状の発現に注意し，患者の血中濃度をモニタリングしながら薬用量を調節する必要がある（治療薬物血中濃度モニタリング*）。

　ここでいう効果とは薬物の主作用の効果であるが，薬物には主作用以外に副作用もある。

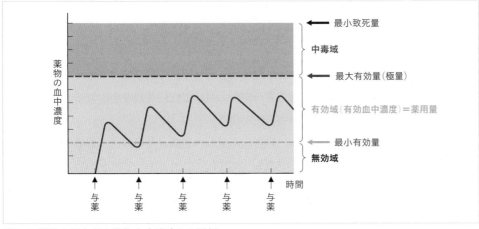

図3-3　薬物の投与量と薬物血中濃度との関係

表3-3　副作用発現のしくみ

副作用発現のしくみ	説明
薬物の主作用以外の作用	薬物が生体に対してもつ複数の作用のうち，期待する作用である主作用以外の作用
薬物自体のもつ作用への過剰反応	薬物の血中濃度が最大有効量（極量）を超えて多くなると，血中濃度が中毒域に達し，中毒症状が現れる（過量）
薬物アレルギー	特定の人に現れる薬物へのアレルギー反応
薬物相互作用	2種類以上の薬物の併用により，薬物動態に影響がみられたり薬物の作用部位や受容体での変化が現れたりする（薬物相互作用）。協力作用（相加作用，相乗作用）と拮抗作用がある
特異体質や生体成分の欠乏・欠損が起因	人によって，特定の薬物に対して特異的な反応が現れることがある
薬物依存	薬物を反復連用しているうちに，その薬物を中断できなくなる状態をいい，身体的依存と精神的依存がある
菌交代現象	抗菌薬の長期間投与で菌交代現象が起こり，病原菌が消失した後に，新たに抗菌薬への耐性が生じたり抵抗性のある細菌類がはびこったりすることになる。また，微生物の均衡が破られて人体の正常細菌叢内の細菌にも変化が現れることもある

＊ **治療薬物血中濃度モニタリング**：薬物の血中濃度を随時測定することを治療薬物血中モニタリング（therapeutic drug monitoring；TDM）という。有効血中濃度が狭い薬物の場合には，その範囲をはずれると薬効が得られないばかりか，重篤な中毒症状が生じることがあるため，モニタリングが必要になる。

薬物の主作用とは治療上期待される作用であり，副作用は治療上不必要で，生体に不都合，有害とみなされる作用である。副作用には表3-3に示すようないくつかの発現のしくみがある。

5. 薬物療法に影響する因子

ある薬物の有効血中濃度が明らかになっているからといって，その薬物でどの患者にも同様の効果が発現するとは限らない。薬物の作用は，以下のような条件によって影響を受ける。

❶生体側因子：年齢，性別，体重，遺伝的素因，心理状態，疾病の種類や進行度，飲食物摂取など。

❷薬物側因子：薬物の投与量，適用経路，与薬期間など。

❸そのほかの因子：環境，保管状況など。

6. 処方箋

処方箋は，医師が一定の書式に従って記載する薬物療法の指示書である。与薬はこの処方箋に基づいて行われる。医師は処方箋の発行に対して責任を負うが，看護師はその記載内容を確認して実施する過程において責任を負う。

処方箋の記載事項は，処方年月日，処方した医師の署名または捺印，患者名，年齢，性別，薬物名，分量，用法，用量などである（図3-4）。

Column 「薬品名の表記」について

薬には「一般名」「商品名」「化学名」の3とおりの名前がある。臨床では主に一般名と商品名が使用される。

- 一般名：薬の主たる有効成分（主成分）の名前で成分名ともよばれ，世界共通の薬品名。
- 商品名：製薬会社がつけた名前で，同じ成分でも名前が異なる場合がある。
- 化学名：薬効を示す化学物質の化学構造をもとにした名前で，IUPAC(International Union of Pure and Applied Chemistry：国際純正・応用化学連合)命名法によって付けられる。添付文書にも記載あり。

一般名：トラネキサム酸（Tranexamic Acid）
商品名：トランサミン錠　など
化学名：trans-4-（Aminomethyl）cyclohexanecarboxylic acid

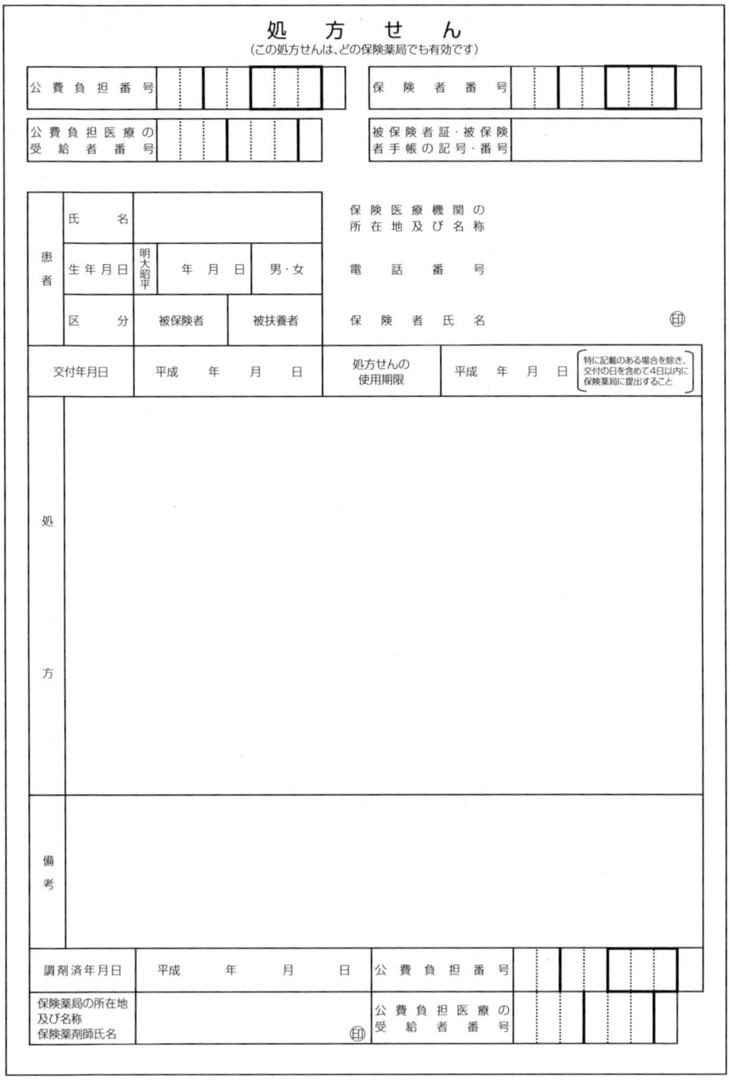

第 5 編

診療に伴う技術

呼吸・循環を整える技術

創傷管理技術

3 与薬・輸血の技術

検査に伴う看護技術

救命救急処置技術

図3-4 処方箋の例

7. 薬物に関する法律

薬物は，「医薬品，医療機器等の品質，有効性及び安全性の確保等に関する法律」（以下，医薬品医療機器等法），そのほか，国で定められた法律などに従って使用しなければならない。その法律などの概要を以下に示す。

1 医薬品，医療機器等の品質，有効性及び安全性の確保等に関する法律（医薬品医療機器等法）

医薬品や医薬部外品，化粧品，医療用具および衛生用品の品質，有効性および安全性を

表3-4 毒薬・劇薬・麻薬の表示と保管

	表示		保管
毒薬	（毒）プリプラチン	黒地に白枠白字で薬品名と（毒）の字を表示（医薬品医療機器等法第44条）	他の薬物とは区別し鍵をかけた場所に貯蔵，陳列する（医薬品医療機器等法第48条第1項　第2項）
劇薬	（劇）リドカイン	白地に赤枠赤字で薬品名と（劇）の字を表示（医薬品医療機器等法第44条）	他の薬物とは区別し貯蔵，陳列する（医薬品医療機器等法第48条第1項）
麻薬	（麻）	マル枠に麻の字（一般的に赤色表示）	他の薬物とは区別し鍵がついて堅固な場所（麻薬金庫）に保管する

確保することを目的とする法律で，これらの製造，保管，輸入，販売，そのほか薬学技術に関連した事項を規定している。

毒薬・劇薬の取り扱いは医薬品医療機器等法に規定されている。これらの薬物は，蓄積作用が強く，薬理作用が激しいため，危険を防止するため極量が定められており，通常その量を超えて用いない。また，危険な医薬品として表3-4に示すような表示と保管のしかたが義務づけられている。

2 日本薬局方

医薬品の性状・品質の適正を図るため，医薬品医療機器等法を基に，厚生労働大臣が定める医薬品の規格基準書である。わが国で使用されている主要な医薬品の有効性，安全性，規格，試験法などを明示している。

3 麻薬及び向精神薬取締法

麻薬および向精神薬（睡眠薬や精神安定薬など）の乱用による保健衛生上の危害を防止する目的でつくられた法律である。

麻薬の取り扱いに関しては，麻薬取り扱い者，麻薬管理者，麻薬施用者が規定されている。麻薬施用者とは，麻薬処方箋を交付することができる者で，医師，歯科医師，獣医師のみが施用者免許を取得できる。看護師は与薬の実施者となるため，麻薬の取り扱いや法的規制をよく理解しておく必要がある。

❶麻薬処方箋：患者氏名，住所，年齢，麻薬の品名，分量，用法・用量，使用期間，処方箋発行年月日，麻薬施用者氏名，免許証番号，業務所の名称および所在地の記載ならびに押印が必要である。

❷保管法：麻薬は，丸枠に「麻」の文字が（一般的には赤色で）表示されている。他の薬物とは区別し，鍵のかかる堅固な設備の場所に保管しなければならない（表3-4）。

❸麻薬の廃棄および事故の対応：麻薬注射液を使用した後のアンプル残液は，管理者に速やかに返却する。次にあげるような場合は，「廃棄願い」「事故届け」が必要となる。麻薬管理者が都道府県知事に届け出る。——アンプルをカットしたが使用しなかった／

誤ってアンプルを破損した／取り扱い中にこぼした／調剤ミス，混注ミス／盗難，所在不明，紛失，など。

8. 薬物の管理

薬物の品質の安定性を確保し，劣化を防ぐためには厳重な管理が必要となる。

❶**温度**：薬物にはそれぞれ保管に適した温度があり，「室温保存」は 1 〜 30℃（特に指定のない薬物も室温保存として扱う），「常温保存」は 15 〜 25℃，「冷所保存」は 15℃以下の範囲をいう。薬物を高温の場所に保管すると，化学反応速度が上がり品質が変化するものがある。

❷**湿度**：湿度は 50 〜 70％の範囲が通常の状態で，湿度が高いと薬物の成分が分解しやすくなることがある。

❸**光**：多くの薬物は主に紫外線によって分解される。「遮光」の指示のある，光に不安定な薬は，褐色やオレンジ色の光の透過を防ぐ容器やカバーなどで保管する。

❹**有効期限**：適切に管理されている場合の薬物の品質を保証できる期間を示す。有効期限が切れた薬物は薬剤部に返却する。

Ⓑ 薬物療法における看護師の役割

薬物療法には医師，薬剤師，看護師が携わる。医師は診断し薬物を処方し，薬剤師は，医師の処方箋を監査し調剤するという役割がある。

看護師には，医師の指示を受け，正しく薬物を患者に適用するという診療の補助者としての役割，および薬理効果があがるように患者の療養生活を整え，なおかつ患者が積極的に薬物療法に向かうことができるように薬物療法についての理解を助ける役割がある。近年は服薬指導を薬剤師が行うことも増えているが，看護師は看護師の立場から他職種と協働し，薬物療法が効果的なものになるように支援する。

以下に，薬物療法における看護の機能を示す。

1 | 薬物療法に対する主体的な取り組みへの支援

効果的な薬物であっても，服用方法を正しく守らなければ治療効果は上がらない。看護師は，患者の薬物療法に関するアドヒアランス*を高め，薬物療法が適切に継続されるように働きかける。たとえば患者が自己管理することが多い内服薬の場合，服薬アドヒアランスに影響する要因として，服薬の必要性の理解度，実行可能な服薬方法か，服薬を妨げ

＊ **アドヒアランス**：アドヒアランス（Adherence）とは，「患者が積極的に治療方針の決定に参加し，その決定に従って治療を受ける」ことを意味する。従来のコンプライアンスの考え方では，医療者が患者に服薬を遵守させ，患者はあくまで医療者の指示に従うという関係性であり，患者は治療決定に対し受動的であった。このコンプライアンスの概念に代わり，現在は，患者自身の治療への積極的な参加が治療効果を上げることにつながるというアドヒアランスの概念が主流になりつつある。

診療に伴う技術　第5編

呼吸・循環を整える技術　1

創傷管理技術　2

与薬・輸血の技術　3

検査に伴う看護技術　4

救命救急処置技術　5

る因子があるか，周囲のサポートがあるかなどがある。医療者は，患者とコミュニケーションをとりながら薬物を選択し，患者は医療者から提供された情報や説明に納得したうえで服薬を実施する。患者は薬の効果・副作用の説明を十分受けたうえで薬を決定し服用するため，自己判断による服用中断や飲み忘れが減ることになる。

　このように，患者自身が薬物療法の内容を正しく理解し，その必要性を認識したうえで自らの意思で取り組むことが重要となる。

2 │ 日常生活の調整

　薬物の副作用による悪心や倦怠感など，身体的な苦痛や身体機能の低下は，活動制限や生活意欲の低下をもたらす。看護師は，薬物による日常生活への影響を最小限にするように，また，薬物の作用が効果的に現れるように，食事・嗜好品，活動と休息などの日常生活を整える。

3 │ 効果的な薬物の適用と観察

　与薬にあたっては，患者の状態をアセスメントし，薬物療法の目的，必要性を理解したうえで正しい方法で実施する。そして，与薬後は薬理効果，症状の変化，心理的反応，副作用の有無を観察する。

4 │ リスクマネジメント

　看護業務のなかで与薬事故(誤薬)は多く報告されている。安全な治療を提供するうえで，適用する薬剤・患者に間違いがないか，看護師は事故発生の危険性を予見し，かつそれを防止する義務がある。また，万一事故が起こった場合は，早急に医師に連絡をとり適切な処置を行わなければならない。

C 薬物療法を受ける患者の援助

　薬物が患者に適切かつ安全・安楽に適用されるための看護師の援助の共通事項を以下に述べる。

■ 1. 患者のアセスメント

　以下にあげるような情報を収集し，薬物の適用にあたって，その患者がどのような看護上の問題をもち，どのような援助が必要かを見いだす。

①治療方針に関して踏まえるべき事項
- 薬物療法の目的，必要性
- 薬物の作用，副作用，相互作用

②患者に関して踏まえるべき事項

第
5
編

診療に伴う技術

呼吸・循環を
整える技術

創傷管理技術

3
技術 与薬・輸血の

看護技術 検査に伴う

技術 救命救急処置

- 患者の年齢，疾患，既往歴，身体機能，特に体内動態に関与する臓器機能
- 薬物の適用部位の状態（具体的には各種与薬法の「アセスメントのポイント」参照）
- 患者の体質，薬物アレルギーの有無
- 薬物療法に対する患者の理解度
- 薬物療法の自己管理能力

2. 指示内容・薬物・患者の確認と正確な与薬の実施

与薬に先立って，以下のような方法で改めて指示内容との照合を行い，また本人の同意のもとで，正確な与薬を行う。

1 指示内容の確認

薬物の準備および与薬前には，必ず処方箋（または指示箋）を見て，次にあげる与薬の6つの基本事項"6R"を確認する。

❶ Right patient（正しい患者であること）
❷ Right drug（正しい薬物であること）
❸ Right purpose（正しい目的であること）
❹ Right dose（正しい量であること）
❺ Right route（正しい与薬方法であること）
❻ Right time（正しい時間であること）

医師は薬物療法の効果が最大となるよう患者−薬物の組み合わせ，量，与薬方法，時間を決めて処方している。"6R"は，薬物療法の効果を最大に導くための原則であるとともに，薬物による医療事故を予防するための基本である。

2 与薬準備時の誤薬防止

以下のような原則に従い，間違いなく薬物を準備する。
①反復確認（最低3回以上）
②複数の看護師による確認（ダブルチェック）
③指さし呼称

3 患者本人であることの確認

患者自身に氏名をフルネームで名乗ってもらう。あるいは手首の患者識別バンド（ネームバンド）で照合する。

4 患者へのインフォームドコンセント

患者に，薬物療法の目的，必要性を説明し，実施の同意を得る。

再度 "6R" を確認し，適用方法に応じた正しい与薬および援助を行う。

3. 患者への指導

　患者が，薬物療法に主体的に取り組み，継続できるように指導をすることが大切である。そのためには，患者自身が薬物療法の目的や必要性，主作用と副作用を理解し受け入れられるように支援することが必要である。そして，患者自身で，あるいは家族の協力を得て，自己管理できるように，患者や家族と話し合いながら具体的な実施方法を提案し，患者と家族が選択できるように指導する。

4. 与薬後の観察

　薬物の作用，副作用の現れ方には個人差があるため，与薬後の観察は重要である。副作用のなかには生体にとって有害なもの，場合によっては死を招くものさえある。したがって，患者の自覚症状，他覚症状さらに検査データなどを注意深く観察し，異常の徴候の早期発見に努めることが大切である。

　以下に与薬後の観察のポイントを示す。

❶目的とする薬理効果：作用の発現時間，持続時間，症状の変化

❷副作用の徴候：

- 薬物アレルギー（即時型副作用では，数分〜数十分で現れることが多い。重篤な場合，アナフィラキシーショックを起こし，血圧低下，気道閉塞，意識障害，全身の紅潮，蕁麻疹，全身浮腫などが起こる）

- 臓器障害（肝障害，腎障害，造血器障害，消化管障害）

- 皮膚炎

- そのほか，発熱，頭痛，しびれ，めまい，倦怠感，眠気など

Ⅱ　経口与薬法

1. 経口与薬法とは

　経口与薬法は，注射法に比べると痛みを伴わず，簡便で，通常最もよく用いられる与薬法である。経口与薬法の援助では，薬物の知識のみならず，口腔を含めた消化管の解剖，嚥下のしくみ，消化・吸収の生理の理解が必要となる。

　錠剤やカプセル剤などの内服薬（経口薬）を服用すると，消化管内で溶け，大部分が小腸粘膜から吸収される。吸収された薬物は主に門脈を経て肝臓に入り，代謝を受けて（初

第5編 診療に伴う技術

1 呼吸・循環を整える技術
2 創傷管理技術
3 与薬・輸血の技術
4 検査に伴う看護技術
5 救命救急処置技術

回通過効果*），心臓に至り全身に循環する。このように，薬物が吸収され薬理効果が発現するまでに時間はかかるが，持続時間は長い。脂溶性の高い薬物ほど吸収がよい。

経口薬の大部分はこのような全身作用を目的としているが，消化管に対する局所作用，腸内殺菌など，全身作用を目的としないものもある。

なお，嘔吐のある患者には経口与薬は適していない。

▶ **剤形**　内服薬（経口薬）の剤形には表3-2の内用薬に示すような種類がある。錠剤で内服するよりも，散剤，さらに液剤のほうが吸収は速い。ただし，本来どの製剤も，対象者の年齢や好み，そして使いやすさに加えて，その薬物が最も効果的に吸収され，最大限の効果が発揮されるように，薬物の性質，作用機序，薬効の持続性を考慮のうえ製造されている。したがって，できる限りその剤形のままで服用することが望ましい。

また薬物の吸収速度は，剤形だけでなく消化管内の食物量の多さ（充満度），消化管の運動性などの影響を受ける。

▶ **服用時間**　経口的に服用する薬物は，消化液の影響を受けるため，食事との関連で服用時間が設定されている（表3-5）。

表3-5　内服薬の服用時間

食前薬	食事の約30分前に服用。胃に食物が入ってくる前に胃の調子を整えることなどを目的とする。食欲増進薬，鎮咳薬，鎮吐薬などがある。
食後薬	食直後または食後約30分に服用。胃腸を刺激しやすい薬，消化吸収を助ける薬などがある。
食間薬	食後2～3時間経過したときに服用。薬物の吸収が食事の影響を受けないほうがよいものや，胃腸壁に直接作用させたい薬物などである。
時間ごと薬	薬物の血中濃度を一定に保ち作用させたい薬である。
頓服薬	症状出現時や，特定した時間に服用。催眠薬，鎮痛薬，下剤などがある。

飲食物により作用に影響を受ける薬剤の例

- **鉄剤**：服用30分前後のお茶やコーヒーは避ける。お茶などに含まれるタンニン酸の収れん作用*で吸収が悪くなるため。
- **テトラサイクリン系薬剤**：牛乳・乳製品のカルシウムと化合し，吸収が悪くなる。
- **ワーファリン®**：抗凝固作用を阻害するビタミンKを含む納豆や緑色野菜の多量摂取は避けたほうがよい。
- **抗菌薬（エリスロマイシン，アンピシリンなど）**：果汁により破壊されやすくなる。

* **タンニン酸の収れん作用**：タンニン酸には粘膜などの上皮のたんぱく質を変性させ分泌や吸収を抑制する働きがある。これを収れん作用という。鉄はタンニン酸と容易に結合してタンニン酸鉄となり，吸収が抑制される。

* **初回通過効果**：肝臓で代謝を受けやすい薬物は，全身循環に入る前に量が減少する現象がみられ，これを初回通過効果（first-pass effect）という。この効果があるため，肝臓で代謝されやすい薬物は経口与薬に適していない。

2. アセスメントのポイント

- 一連の服薬動作が自己で可能か：視力，認知機能，運動機能（麻痺やしびれ，巧緻性，可動範囲），嚥下機能
- 内服する上で無理のない薬の形態か：錠剤だと飲みにくいなど
- 口腔内の乾燥：口腔内に薬剤が付着しやすい
- 消化機能：悪心・嘔吐，下痢の有無

3. 方法

服用による苦痛を軽減し，薬物の効果が最大になるよう正確に実行する。

1 経口与薬にあたっての確認事項

▶ **薬物の確認** 患者に与えようとしている薬物が，指示された薬物と一致するかを，以下のタイミングで3回確認する。

- 1回目：保管場所から薬袋を取り出すとき。
- 2回目：薬袋から1回分の薬剤を取り出すとき。
- 3回目：薬袋を元の場所に戻すとき。

▶ **経口与薬が適切かどうかの確認** 嚥下機能に障害がある患者が経口薬を服用する際には，誤嚥の危険性が伴う。意識障害や嚥下機能障害のある患者では経口与薬は行わない。嚥下機能について，患者・家族からの情報収集のほか，患者が水を飲む際，食事をする際などに嚥下障害の徴候（むせや咳嗽など）を示さないか，日常生活のなかで観察する。このほか，経口与薬に適さない症状として，悪心・嘔吐がないか観察する。

▶ **用法・用量の確認** 使用する薬物，使用する目的により，1回量，1日服用回数，服用するタイミングは異なるため，重要な確認事項といえる。

用量は，固形薬剤はミリグラム（mg），液状薬剤はミリリットル（mL），散剤は包，錠剤は錠で表現されるため，処方箋に記載されている単位や表記を確認する。

経口薬を自己管理している場合は，薬の種類，量，服用時刻が正しくできているかどうかの確認が重要である。飲み忘れや飲み違いのないよう，朝・昼・夕などで袋を分けるなどの指導が必要なこともある。

2 経口与薬の方法

散剤の場合を例に，経口与薬の一般的方法を以下に示す。

〈使用物品〉**1**
処方箋あるいは指示箋，薬剤，分薬ケース，水（または白湯）の入ったコップあるいは吸い呑み，トレイ，タオル　必要時：薬杯，オブラート，スプーン，はさみなど

	手順	技術のポイント（根拠・留意点）
1	**指示の確認** ❶医師からの指示内容を確認する。 • Right patient：患者名 • Right drug：薬剤名 • Right purpose：目的 • Right dose：１回量・１日服用回数 • Right route：経口与薬であること • Right time：与薬時間，与薬日数	❶医師から与薬の指示が出されたら患者の病態と薬物療法の目的を理解したうえで，以下の点も確認する。 • 医師の指示内容が患者の状態，年齢，体重から妥当かどうか • 薬物の特性（薬理効果・副作用） • 患者の薬物アレルギーの有無 • 患者は経口与薬が可能な状態か，患者に適した剤形か • 薬物の代謝・排泄にかかわる肝臓や腎臓の機能障害の有無，程度 • 医師から患者への説明内容 （そのほか不明な点があれば医師に確認する。）
2	**衛生的手洗い**	• 感染防止のため。
3	**物品の準備** ❶指示された薬剤を準備する。 • 処方箋（または指示箋）と照合し，指示どおりの薬剤であることを複数の看護師で確認する。 ❷必要物品を準備する。	❶誤薬防止のため，指さし呼称，反復確認しながら準備する。複数の看護師で確認（ダブルチェック）することで思いこみによるエラーを防止する。 ❷トレイには１回量の薬剤を準備する。朝昼夕などのように１日分を分けて与薬する場合は，分薬ケース②に入れて準備する。分薬ケースには薬剤を包装のまま入れる。
4	**患者確認，インフォームドコンセント** ❶与薬患者の確認 • 患者に氏名を告げてもらい，患者識別バンド（ネームバンド）でも本人であることを確認する。 ❷与薬について説明し，同意を得る。 • 薬物療法の目的，薬理作用，副作用，用法・用量，留意事項などを具体的に説明する。	❶誤薬防止のため。看護師が患者氏名を呼ぶより，本人にフルネームで名乗ってもらったほうが間違いはない。
5	**与薬** ❶服薬しやすい座位をとる。座位がとれない場合は，ベッドを30°以上挙上する。頸部が一直線にならないように頸部前屈位をとる③④。 • 胸元にタオルを当てる。 ❷コップに水（または白湯）を準備する。患者の状態に合わせ，コップでの飲水が困難な場合は，吸い呑みを用いる。 ❸散剤の入っている薬包紙（またはシール）を，服用しやすい形にはさみでカットする⑥。 ❹水（または白湯）を少量口に入れ，口腔内を湿らせる。 ❺口を開いてもらい，舌の上に薬剤をのせ，水（または白湯）を口に含み，水とともに薬を飲み込むよう促す。	❶座位・ベッド挙上：薬剤と水を飲みやすく（咽頭から食道へ送り込みやすく）し，逆流を防止するため，および誤嚥防止のため。 • 頸部前屈位：咽頭と気管の通路を狭め，気管への誤嚥を防ぐ。 • 臥位のまま服用する場合は，顔を横に向かせ頭部を支えて挙上するか⑤，側臥位にすると飲ませやすい。 ❷水より白湯のほうが胃内の温度を下げず，薬物の吸収がよいため，胃への刺激を少なくすることができる。 ❸散剤の場合は，薬包紙をカット後，薬包内の一方にまとめておくと患者の口に注ぎやすい。 ❹口腔内を潤しておくと嚥下しやすい。 ❺内服薬は胃の中で溶解し，吸収されやすい形になるが，十分な水で服用しないと薬理効果を発揮できなくなる。また，錠剤やカプセルがつかえ，食道炎や食道潰瘍などを発症することもある。

	手順	技術のポイント（根拠・留意点）
5	• 水を飲み込むとき，嚥下障害がないか観察する。むせる場合は，与薬を中止し医師に報告する。 • 水分制限がなければ，飲水はコップ半分量～1杯（約100～180mL）を基本とする。 ❻ 患者が薬剤を服用できたか確認する。 ❼ 寝衣，体位を整える。 ❽ 使用した物品をかたづける。薬杯やコップは消毒液に漬けた後，洗浄する。	• 苦味や不快な味，刺激の強い薬はオブラートに包んで服用させることもある。胃粘膜に直接作用させる薬剤や，味覚を刺激して消化液の分泌を促す薬剤については使用を避ける。 • オブラートを使用しない場合，苦味を和らげるため嚥下補助ゼリーで薬剤を包む，あるいは与薬直前に口に氷片を含み味覚を麻痺させると飲みやすくできる。 ❻ 必要時，患者に口を開けてもらい，口腔内に薬剤が残っていないか確認する。
6	観察・記録 ❶ 与薬後，期待される効果あるいは副作用，アレルギー反応の有無など自覚症状，他覚症状を観察する。 ❷ 記録内容：与薬時刻，薬剤名，用量，与薬方法，患者の状態および反応，与薬施行者のサイン。	

使用物品

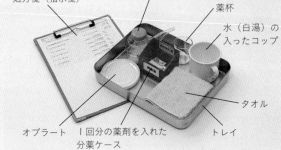

処方箋（指示箋）　吸い呑み　薬杯　水（白湯）の入ったコップ　オブラート　1回分の薬剤を入れた分薬ケース　タオル　トレイ

手順 3

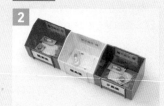

1日分を分けて与薬する場合は，分薬ケースで準備する。

手順 5

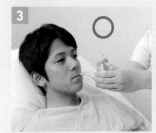

臥床患者は頸部前屈位をとる。

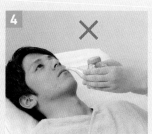

誤嚥しやすい体位。

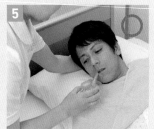

横に向かせ頭部を支えての与薬法。

診療に伴う技術

第5編

呼吸・循環を整える技術

創傷管理技術

3 与薬・輸血の技術

検査に伴う看護技術

救命救急処置技術

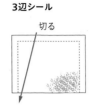 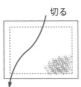

6

3辺シール　　切る

全周囲シール　　切る

3辺をカット後に下記のようにシール部分を用いてもよい

シールされた薬包紙のカット例

応用の視点

液剤および油剤の留意事項

①液剤

- 容器を上下に静かに振って混和し，目盛りを目の高さに合わせて1回量を薬杯に入れる（乳剤や振とう剤は保管中に分離，沈殿することがあるため，与薬直前に混和する）。
- 液を注ぐ場合は，容器のラベルを汚さないようにラベル側を上にする。
- 一度薬杯に入れた液剤は，容器に戻さない。

②油剤

- 油剤は冷やすと味が弱まり飲みやすくなるため，冷水の上に浮かせて飲むとよい。

そのほかの留意事項

- 片麻痺がある患者が臥位で服薬する場合，薬剤が口腔（こうくう）や咽頭（いんとう）の健側を通過するよう，患側を上にした側臥位（そくがい）をとる（健側の舌・咽頭筋で嚥下（えんげ）する）。
- 嚥下障害がある患者の場合は，とろみのある水に溶く。
- 薬剤によっては，お茶や牛乳，果汁での内服が禁忌の場合がある（281頁 column 参照）。

III 外用薬の皮膚・粘膜適用

　外用薬は，経口与薬や注射法以外の方法で，皮膚や粘膜（ねんまく）表面から吸収させる薬剤である。皮膚や粘膜表面から吸収させて全身での作用をねらっている場合と，適用した部位に局所的な作用をねらっている場合がある。外用薬の種類には，舌下錠（ぜっか）やバッカル*錠（口腔粘膜から吸収させる），坐薬（ざやく）（直腸粘膜から吸収させる），皮膚用製剤，点眼薬，点耳薬（てんじ），点鼻薬（てんび），吸入薬（液体を微粒子にして気道粘膜から吸収させる）などがある。

A 口腔内与薬法

1. 口腔内与薬法とは

　口腔内与薬は水を使用せず，薬物を飲み込ませないで，舌下または口腔粘膜に接触させ

 バッカル（**buccal**）：口腔内からみた頬のこと。

て与薬する方法である。作用は，口腔粘膜の毛細血管から吸収させ静脈系に入るものと，口腔粘膜や咽頭部に直接作用するものがある。前者の与薬経路は，門脈や肝臓を経由しないで直接体循環に入るので吸収は速く，したがって作用の発現も速い。

▶ 種類　口腔内与薬法が行われる薬剤には，舌下錠，バッカル錠，トローチ錠などがある（図 3-5）。

❶**舌下錠**：直接舌の下に置き，唾液で溶解させる。速効性（約 1 ～ 2 分）がある。狭心症発作を緩和するニトログリセリン舌下錠が代表例である。肝臓で代謝を受けて薬理活性が低下しやすい薬物（初回通過効果の大きい薬物）が，この与薬法の対象となる。飲み込むと肝臓の代謝を受けて効果が落ちるため，飲み込まないように説明する。

❷**バッカル錠**：臼歯と頬の間に入れ，唾液で溶解させる。唾液でゆっくり溶解し，口腔粘膜から直接かつ徐々に吸収させ全身に作用させるもので，消炎酵素薬やステロイドホルモンに適用される。

❸**トローチ錠**：口内で徐々に溶解させ，口腔や咽頭粘膜といった局所に作用させるもので，主に耳鼻咽喉科や歯科領域で，抗菌薬や殺菌薬，消炎薬に用いられる。かんだり飲み込んだりせず，口腔内に長時間保てるように，ゆっくり唾液で溶解させる。

2. アセスメントのポイント

- 認知機能：服用方法を理解し，飲み込まず薬剤を口腔内にとどめることできるか
- 口腔内に炎症や傷，潰瘍などの有無：口腔内に傷があると吸収が速まり，血中濃度が上昇し副作用が現れやすくなる
- 口腔内の乾燥：乾燥していると薬剤が吸収されにくい
- バイタルサイン（呼吸・循環機能に影響する薬剤使用の場合）

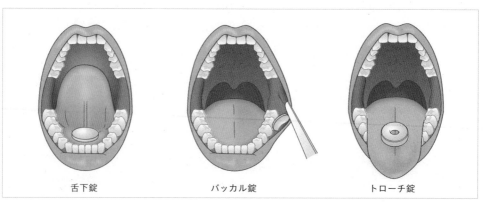

| 舌下錠 | バッカル錠 | トローチ錠 |

図 3-5 口腔内与薬法の種類別服用

診療に伴う技術

第5編

呼吸・循環を整える技術

創傷管理技術

3 与薬・輸血の技術

検査に伴う看護技術

救命救急処置技術

3. 方法

1 | 留意点

与薬前に口腔内を観察し，食物残渣など薬剤の吸収の妨げになるものはないか確認する。また，舌下錠では必ず舌下に錠剤が置かれたかの確認もする。

2 | 口腔内与薬の方法

舌下錠の場合を例に，口腔内与薬の方法を以下に示す。

薬物療法を受ける患者の援助に共通する事項（「指示の確認」などの事前・事後の過程）は省略し，口腔（こうくう）内与薬のポイントをあげる。

〈使用物品〉
処方箋あるいは指示箋，薬剤，トレイ，必要時：水の入ったコップあるいは吸い呑み（すのみ）

手順	技術のポイント（根拠・留意点）
1 与薬 ❶口腔内が乾燥している場合は，舌下前に口腔を水で湿らせる。 ❷患者にとって安楽な体位をとり，舌下中央部に1錠置く。 • 患者には舌を上顎につけるようにしてもらうと薬剤を舌下に置きやすい。 ❸患者には錠剤をかんだり，飲み込んだりしないように，また唾液（だえき）が出ても飲み込まないように説明する。	❶口腔内が乾燥していると，舌下錠が溶解しにくいため。 ❷狭心症（きょうしんしょう）発作時に舌下錠として用いる血管拡張薬は，起立性低血圧などのおそれがあるため，立位で服用させない。 ❸飲み込むと肝臓の代謝を受けて効果が落ちる。
2 観察 ❶薬効発現後の症状の変化，副作用の有無を観察する。薬理効果が現れない場合，また発作が持続する場合には，速やかに医師に報告し指示を受ける。 • 舌下後，1～2分で効く薬剤もあり，必要があれば与薬後しばらく付き添って観察する。 • 与薬により舌下の粘膜に異変がないか観察する。	

B 直腸内与薬法

1. 直腸内与薬法とは

直腸内与薬を行う薬物（坐薬（ざやく））は，直腸の粘膜から血管内に移行し，大部分は下大静脈に入る経路を通り，肝臓での代謝や胃酸・消化酵素（こうそ）の影響を受けないため，的確な効果発

現が期待できる。坐薬挿入後 10 〜 20 分で溶解し吸収が始まるため，経口与薬に比べ薬理効果の発現は速い。

　嚥下障害，意識障害，乳幼児など，経口与薬が困難な患者に，この与薬法が行われる。消化器症状の強い薬物を服用する患者に対しても行われる。

　解熱，鎮痛，消炎を目的とした坐薬，また感染症，喘息，悪性腫瘍の治療薬などは，全身作用を目的とした坐薬である。炎症，出血，便秘の治療薬などは，局所作用を目的とした坐薬である。

▌2. アセスメントのポイント

- 下痢や下血の有無
- 痛みを伴う痔疾患：外肛門括約筋が反射性に収縮して坐薬が押し戻されやすいため
- 直腸の潰瘍など粘膜損傷：粘膜損傷部からの薬剤吸収のおそれがあるため
- 便意・排便状態

▌3. 方法

1 ｜ 事前の確認事項

❶**患者の状態の確認**：直腸および肛門周囲の状態は直腸内与薬が可能な状態か。頻回な下痢，下血などはないか（下痢の場合は，坐薬を挿入しても排出され効果が期待できない）。排便状態（坐薬挿入後，排便すると坐薬が排出されてしまうので，できれば排便をすませておいてもらう）。

❷**指示の確認**：坐薬は，薬剤名が同じでも規格（薬剤含有量）が異なっている場合があるので，確認は確実に行う。

2 ｜ 直腸内与薬の方法

　直腸内与薬の方法を以下に示す（薬物療法を受ける患者の援助の共通事項は省略する）。

〈使用物品〉**1**
処方箋あるいは指示箋，薬剤，トレイ，ディスポーザブル手袋，潤滑剤，ガーゼ，膿盆，バスタオル，タオルケット　必要時：ライト

手順	技術のポイント（根拠・留意点）
1　与薬 ❶スクリーンまたはカーテンをひく。 ❷体位は薬剤を挿入しやすいように，側臥位で両膝を屈曲させる，またはシムス位をとる **2**。 • 側臥位またはシムス位がとれない場合は，仰臥位で両膝を立てて肛門部を露出できるようにする。	❶プライバシー確保のため。 ❷自分で挿入できる人は，立位や座位で挿入してもらってもよいが，できない人は，左記の体位をベッド上でとってもらう。看護師が右利きの場合は，左側臥位またはシムス位をとるとよい。膝を屈曲させ，殿部を突き出すような体位にすると坐薬が挿入しやすい。

第5編 診療に伴う技術

1 呼吸・循環を整える技術
創傷管理技術
3 与薬・輸血の技術
検査に伴う看護技術
救命救急処置技術

手順	技術のポイント（根拠・留意点）
1 ❸患者の寝衣，下着をずらして肛門部を露出する。 ❹坐薬を包装から取り出し **3**，ガーゼの上に置く。 ❺手袋を装着する。	❸羞恥心に配慮し，バスタオルやタオルケットを用いて不必要な露出を避ける。 ❺坐薬は体温で溶解するため素手で持たない。万一，溶解してしまった場合は，成分が不均一になるおそれがあるので使用しない。
❻坐薬の挿入する側（尖ったほう）に潤滑剤を塗布する。 ❼坐薬挿入時は患者に口呼吸するよう促す。	❻挿入を容易にするため。 ❼口呼吸することで，外肛門括約筋を弛緩させ，腹圧がかからないようにする。腹圧がかかると挿入しにくく，挿入してもすぐ坐薬が出てしまい効果が期待できない。
❽反対側の手の母指と示指で肛門を開き，患者の呼気に合わせ，利き手で挿入する **4**。内肛門括約筋部より奥まで（3cm以上）挿入する **6**。 • 直腸壁に沿わせるように臍の方向に挿入する。 • 女性の場合，誤って腟に挿入しないように注意する。 • 肛門部が見えにくい場合は，ライトを照らし挿入口を確認する。	❽直腸への挿入の深さは，看護師の示指の第2関節を目安にする **5**。坐薬全体を内肛門括約筋より奥に挿入することで，肛門からの坐薬の排出を防ぐことができる。ただし，あまり奥深くまで挿入し過ぎると直腸の下腸間膜静脈に吸収され，門脈を通過して初回通過効果を受ける可能性がある。
❾挿入後は坐薬が排出されないようガーゼの上からしばらく（1〜2分）肛門部を強めに押さえる。 ❿坐薬が排出されることなく完全に挿入されたことを確認した後，ガーゼをはずす。 ⓫患者に便意を催しても腹圧をかけないように説明する。坐薬が排出された場合は，看護師を呼ぶよう伝える。 ⓬寝衣を整え，患者の体位を元に戻す。	❾患者に足を伸展してもらうと，外肛門括約筋が収縮し，坐薬が排出されにくくなる。 ❿⓫薬剤にもよるが，坐薬は挿入後，直腸温にて10〜20分すれば溶解し，直腸から吸収されていく。溶解に伴い便意はおさまっていくので，しばらく便意を我慢するよう説明する。坐薬が排出された場合は，薬剤の吸収が不明なため，医師に報告し指示を仰ぐ。
2 観察 ❶与薬後，期待される薬剤の効果，副作用，アレルギー反応の有無のほか，肛門部の痛みや下腹部の不快感などの有無を観察する。	

使用物品

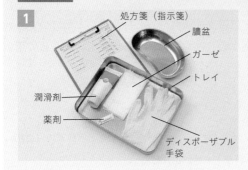

処方箋（指示箋）
膿盆
ガーゼ
トレイ
潤滑剤
薬剤
ディスポーザブル手袋

手順 1

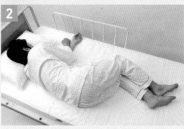

側臥位がとれる場合の直腸内与薬時の体位。

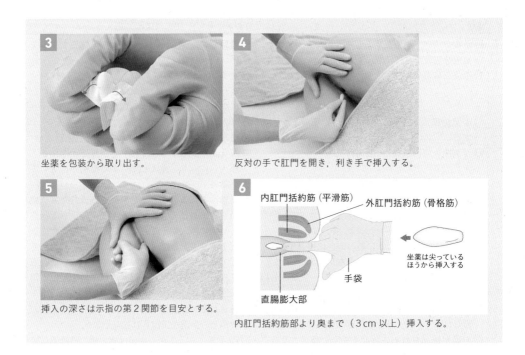

坐薬を包装から取り出す。

反対の手で肛門を開き，利き手で挿入する。

挿入の深さは示指の第2関節を目安とする。

内肛門括約筋（平滑筋）
外肛門括約筋（骨格筋）
直腸膨大部
手袋
坐薬は尖っている
ほうから挿入する

内肛門括約筋部より奥まで（3cm以上）挿入する。

C 皮膚用製剤の塗布，貼付

1. 皮膚用製剤とは

　皮膚用製剤には，塗布剤，皮膚貼付剤などがある。いずれも経皮的にゆっくりと薬剤を吸収させる持続製剤である。

　皮膚局所作用を目的としたものが多いが，気管支拡張薬や狭心症治療薬としてつくられた貼付剤のように，薬剤に脂溶性を与えて経皮吸収性を高め，全身作用を目的として用いられるものもある。

1 塗布剤

　塗布剤には，軟膏剤（半固形剤），クリーム剤，ローション剤（粉末薬と水性液の混合剤），リニメント剤（液状または泥状の外用剤），ゲル剤などの種類がある。

▶ 塗り方　塗布剤は，皮膚割線に沿って塗る。一般にステロイド薬は薄く塗るのが基本である。虫刺されなどでは発赤部分だけに，また湿疹は湿疹部分だけに塗り，それを全体に薄く延ばすようにする。抗真菌薬の塗布は，感染部分を拡大させないために，外側から中心に向かって塗るようにする。一方，皮膚保護剤の白色ワセリンは厚めに塗る。

▶ 塗布回数　塗布剤は指定された回数以上塗っても効果が得られないばかりか，なかには副作用が現れやすい薬剤もある。

第
5
編

診療に伴う技術

呼吸・循環を
整える技術

創傷管理技術

3
技術・輸血の
与薬

看護技術
検査に伴う

救命救急処置
技術

2 皮膚貼付剤

皮膚貼付剤は，主にテープ剤（経皮吸収型製剤）とパップ剤に分けられる。

▶ **貼り方** 貼付剤では皮膚障害のない部位を選んで貼る。同じ場所に繰り返し貼ると，発赤やかゆみ，かぶれなどを起こしやすいので，前回とは違う部位に貼る。

▎2. アセスメントのポイント

- （治療目的以外の症状として）皮膚の発赤・腫脹・損傷・発疹などの有無，疼痛，瘙痒感，冷感・熱感，分泌物
- 皮膚の汚れ，落屑
- 発汗や入浴後などで皮膚がぬれていないか
- 前回の薬剤が残っていないか

▎3. 方法

1 与薬前の準備

塗布剤や貼付剤の吸収は，皮膚・粘膜の状態に影響を受けるため，与薬の前には患部を清潔にする。また皮膚に汗や水分がある場合は，乾いたタオルで拭いておく。

2 軟膏（塗布剤）の塗布の方法

軟膏（塗布剤）の塗布の方法を以下に示す（薬物療法を受ける患者の援助の共通事項は省略する）。

〈使用物品〉
処方箋あるいは指示箋，薬剤，トレイ，ディスポーザブル手袋，ガーゼ　必要時：軟膏用滅菌ヘラ（舌圧子），包帯，はさみ，絆創膏など

	手順	技術のポイント（根拠・留意点）
1	**与薬** ❶ 塗布する部位を清潔にする。 ❷ 皮膚を観察し，患部の状態，前回観察時からの変化を確認する。 ❸ 手袋を装着し，指示された部位に軟膏を塗布する。 ❹ 寝衣，体位を整える。 ❺ 後かたづけをする。	❶ 皮膚が汚染されていると薬剤の効果を損なうことになる。古い軟膏が残っている場合も効果が薄れる。できれば入浴後か清拭後に行うとよい。 ❸ 軟膏は指の腹で擦り込むように塗布すると，汗腺や毛根からの吸収を高める。爪を立てて強く摩擦し過ぎて皮膚を傷つけないようにする。 ● 患部が感染するおそれがある場合は，滅菌手袋あるいは滅菌ヘラなどで塗布する。
2	**観察** ❶ 期待される薬剤の効果あるいは副作用の有無のほか，アレルギー反応（皮膚の瘙痒感や発赤，痛み，蕁麻疹など）の出現の有無を観察する。	

皮膚貼付剤の貼付の方法を以下に示す（薬物療法を受ける患者の援助の共通事項は省略する）。

〈使用物品〉
処方箋あるいは指示箋，薬剤，トレイ，油性ペン

	手順	技術のポイント（根拠・留意点）
1	**与薬** ❶寝衣を脱がせ，塗布する部位（胸部，上腹部，背部など）を清潔にする。 ❷発赤，発疹，かぶれなど皮膚に異常がないか確認する。 ❸皮膚貼付剤に日時を油性ペンで記し，前回貼付した部位とは異なる部位に貼る **1**。 ❹寝衣，体位を整える。 ❺後かたづけをする。	❶前回貼付していた貼付剤ははがす。貼付部位を乾いたタオルで拭き，汗や水分を取り除く。発汗が強い部位ははがれてしまう可能性があるので，適切な部位を選ぶ。 ❸同じ部位に続けて貼ると，発赤やかゆみ，かぶれなどを起こす危険性がある。また，関節運動などの影響を受けない，はがれにくい部位，および理解力に乏しい患者の場合は手が届きにくい部位を選択する。
2	**観察** ❶期待される薬剤の効果あるいは副作用の有無のほか，アレルギー反応（皮膚の瘙痒感や発赤，痛み，蕁麻疹など）の症状の出現の有無を観察する。	

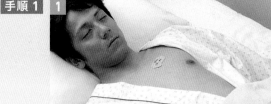

手順1 **1**

皮膚貼付剤に日時を油性ペンで記し，前回と部位を変えて貼る。

D 点眼・点入法

1. 点眼・点入法とは

眼科用剤は，点眼薬と眼軟膏（がんなんこう）に大別される。

▶ 点眼薬　点眼薬は，薬物の溶液や懸濁液（けんだく）を結膜嚢（けつまくのう）に適用する無菌の製剤である。角膜の表面を潤（うるお）している涙は，眼球の上外側にある涙腺（るいせん）から分泌され，内眼角にある涙点から涙小管，涙嚢（るいのう），鼻涙管を経て鼻腔（びくう）に排出される。点眼によって結膜嚢に滴下した薬液もこの経路で鼻腔に排出される。

▶ 眼軟膏　眼軟膏は，結膜嚢に塗布する（これを点入という）無菌の製剤である。

第5編 診療に伴う技術

1 呼吸・循環を整える技術

2 創傷管理技術

3 与薬・輸血の技術

4 検査に伴う看護技術

救命救急処置技術

2. アセスメントのポイント

- 頭部を後屈した体位がとれるか
- コンタクトレンズを装着していないか
- 開眼状態
- 眼脂など眼からの分泌物(ぶんぴつ)の有無

3. 方法

1 | 与薬前の確認事項

事前に点眼・点入は両眼か片眼か，薬剤は1種類か複数種類か確認しておく。

2 | 点眼・点入の方法

点眼・点入の方法を以下に述べる。点入は下眼瞼(がんけん)結膜への点入を例に述べる（薬物療法を受ける患者の援助の共通事項は省略する）。

ディスポーザブル手袋を着用して行う。

〈使用物品〉
処方箋あるいは指示箋，点眼薬あるいは眼軟膏，トレイ，ディスポーザブル手袋，清潔なガーゼまたはティッシュペーパー，拭き綿，眼軟膏を塗布する場合は，必要に応じガラス棒，滅菌綿棒など

	手順	技術のポイント（根拠・留意点）
1	**与薬** ＜点眼の場合＞ ❶患者の体位を仰臥位または頭部を後屈した座位とする。 ❷患者に少し上を向いてもらい，下眼瞼を引く。 ❸容器の先端が眼瞼，睫毛(しょうもう)に触れないよう1滴点眼する **1** 。 ❹点眼後，瞼(まぶた)を閉じ，軽く目頭を押さえる **2** 。 ❺眼から溢れた薬液は清潔なガーゼ，ティッシュペーパーなどで拭き取る。 ❻複数の点眼薬を使用する場合は，次の点眼までの間隔を5分程度あけて行う。 ❼後かたづけを行う。 ＜点入の場合＞ ❶患者の体位を仰臥位または頭部を後屈した座位とする。	❸眼瞼に触れると，涙液の逆流により容器内の細菌汚染が起こりやすい。点眼液は1滴30〜53μL，結膜嚢は25〜30μL。涙液は8μL存在するので，実際には1滴でも溢れる。 ❹涙液はまばたきによって涙小管から速やかに排(のう)出される。点眼後はまばたきをしないように瞼を閉じる。 ・目頭の圧迫により，涙小管から鼻腔(びくう)への薬剤の排出を抑える。これにより薬剤の全身移行を抑え，全身性副作用を減少させる。 ・眼球を強く圧迫し過ぎない。 ❺薬液による接触性皮膚炎などを予防する。 ❻薬剤が角膜上皮細胞内に取り込まれるのに5分(かくまくじょうひ)程度かかるため。懸濁点眼剤は非水溶性のため，結膜嚢から吸収されにくくなる場合があるので，最後に用いる。

	手順	技術のポイント（根拠・留意点）
1	❷滅菌ガラス棒または滅菌綿棒の先端に眼軟膏をつける。 ❸患者に少し上を向いてもらい，下眼瞼を引く。 ❹上記❷を静かに目頭（内眼角）から目尻（外眼角）に向けて，下眼瞼の結膜円蓋部に沿って，平行に塗布する ❸ 。 ❺塗布後，しばらく閉眼してもらう。余分な軟膏は拭き綿で拭き取る。 ❻後かたづけを行う。	❷医師の指示によるが，軟膏の1回量は約1cm（小豆大）とする。 ❹両眼の場合，ガラス棒は反対側の先端を使う，あるいは，左右別のものを用いる。 ❺閉眼している間に軟膏が溶けて全体に広がりやすくなる。
2	観察 ❶点眼・点入後しばらく周囲が見えにくい，眩しいなどの反応が起こる薬剤もあるため，患者に説明し事故を防止する。 ❷期待される薬剤の効果あるいは副作用，アレルギー反応の有無を観察する。	❶点眼薬によって眼の屈折率が変わったり（薬液がレンズの役目をする），瞳孔径が変化することがある。

手順1 〈点眼の場合〉

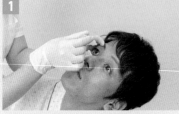

容器先端が眼瞼，睫毛に触れないよう点眼。

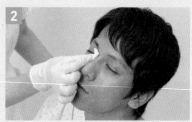

点眼後，瞼を閉じ，軽く目頭を押さえる。

手順1 〈点入の場合〉

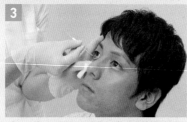

ガラス棒で目頭から目尻に向けて塗布する。

E 吸入法

1. 吸入法とは

　吸入とは，気体（吸入麻酔薬など）または薬物を微粒子にしたものを吸気とともに経鼻または経口的に気道に作用させる方法である。薬物を微粒子にした吸入には噴霧吸入と蒸気吸入がある。ここでは噴霧吸入について述べる。

第
5
編

診療に伴う技術

呼吸・循環を
整える技術

創傷管理技術

3
技術　与薬・輸血の

検査に伴う
看護技術

技術　救命救急処置

▶ **噴霧吸入**　噴霧吸入は，噴霧器を用いて薬液のエアロゾル（気体中に微細な固体または液体の粒子が浮遊している状態）を上気道から肺胞まで浸透させる方法である。図 3-6 のように，ネブライザーによって作られた粒子の大きさによって，到達する部位が異なる。

　局所作用を目的とした吸入薬に，洗浄・湿潤薬，気管支拡張薬，痰溶解薬などがある。一方，肺胞を透過して血液中に吸収された吸入薬は全身に作用する。吸収速度は血液中での溶解度および拡散速度によって異なるが，概して速い。

▶ **噴霧器の種類と特徴**　下記のような種類のものが使用されている。

❶**超音波ネブライザー**（図 3-7 ① a）：超音波の振動によって液体をエアロゾル化し，気道の末梢にある細気管支，肺胞などに着床可能な 1 ～ 5 μm 前後の粒子を多量に発生させることができる。用途は広く，少量の薬液を吸入したい場合にも使用できる。機器はスタンド型（図 3-7 ① b）と卓上型がある。

❷**コンプレッサー型ネブライザー（ジェット・ネブライザー）**（図 3-7 ②）：ガラス製あるいはプラスチック製のネブライザーに薬液をセットすると，毛細管現象により薬液が吸い上げられる。吸い上げられた薬液は，コンプレッサーから高圧の空気を送ることでネブライザー球内にジェット気流を生じ，エアロゾルを発生させる（1 ～ 10 μm）。

❸**定量式携帯吸入器**（図 3-7 ③）：液化ガスと薬液の混合体が小さなボンベ式容器に高圧で充填されており，ボンベの底を押すと噴霧される（浮遊微粒子の直径 2 ～ 7 μm）。気管支拡張薬やステロイド薬などを瞬時に鼻咽頭などから一定量吸入できる。ドライパウダータイプもある。

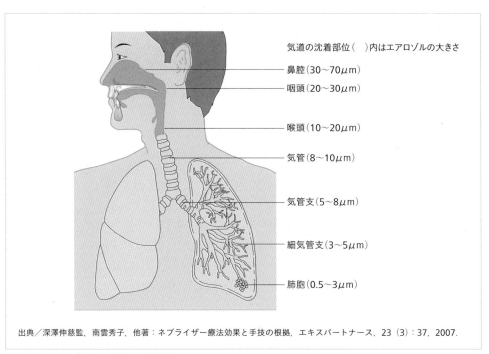

気道の沈着部位（　）内はエアロゾルの大きさ

鼻腔（30～70μm）
咽頭（20～30μm）
喉頭（10～20μm）
気管（8～10μm）
気管支（5～8μm）
細気管支（3～5μm）
肺胞（0.5～3μm）

出典／深澤伸慈監，南雲秀子，他著：ネブライザー療法効果と手技の根拠，エキスパートナース，23（3）：37，2007.

図3-6　エアロゾルの気道内沈着部位とその径

①a 超音波ネブライザーのしくみ

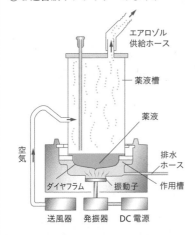

エアロゾル
供給ホース

薬液槽

薬液

排水
ホース

空気

作用槽

ダイヤフラム　振動子

送風器　発振器　DC電源

①b 超音波ネブライザーの外観（スタンド型）

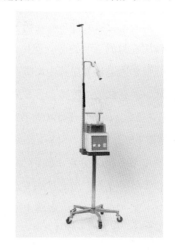

② コンプレッサー型ネブライザーのしくみ

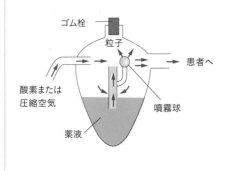

ゴム栓

粒子

患者へ

酸素または
圧縮空気

噴霧球

薬液

③ 定量式携帯吸入器のしくみ

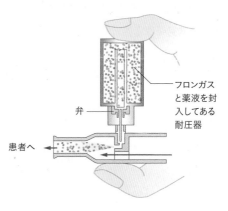

フロンガス
と薬液を封
入してある
耐圧器

弁

患者へ

図3-7 吸入器の種類

2. アセスメントのポイント

- 呼吸状態：肺野の聴診，咳嗽・喀痰の自己喀出ができるかなど

- 深呼吸および2～3秒の息こらえができるか

- 吸入器が自己で把持できるか

- 座位または端座位がとれるか

- 悪心・嘔吐の有無

診療に伴う技術

第5編

1 呼吸・循環を整える技術

2 創傷管理技術

3 与薬・輸血の技術

4 検査に伴う看護技術

5 救命救急処置技術

3. 方法

1 | 与薬前の確認事項

①患者の呼吸状態，全身状態。

②指示内容（1回の吸入量，吸入方法など）。

③噴霧器が正しく作動するか。

2 | 超音波ネブライザーを用いた吸入の援助の方法

超音波ネブライザーを用いた吸入の援助の方法を以下に示す（薬物療法を受ける患者の援助の共通事項は省略する）。

〈使用物品〉
処方箋あるいは指示箋，超音波ネブライザー，蛇管，吸入用マウスピースまたはマスク，薬剤（吸入剤），薬剤を吸うための注射針と注射器，蒸留水，タオル，含嗽用に水の入ったコップあるいは吸い呑み，ガーグルベースン，ティッシュペーパーなど

手順	技術のポイント（根拠・留意点）
1 物品の準備 ❶ 吸入器の作用槽に蒸留水を指示線まで注入し，薬液槽を作用槽に取り付ける。 ❷ 指示量の薬液を注射器で吸い上げ（無菌操作で行う），薬液槽に注入する。 ❸ 蛇管と吸入用マウスピース（マスク）を取り付ける。 ❹ 患者のもとに超音波ネブライザーを運び，環境を整える（ティッシュペーパーやガーグルベースンは患者の手の届く位置に置く）。	❶ 超音波は作用槽内の水を通って薬液槽に伝わるため，蒸留水が不足すると噴霧されない。
2 与薬 ❶ 電源を入れて噴霧状態を確認し，電源を切る。 ❷ 効果的に行えるように座位，起座位あるいは半座位をとる。 ❸ 患者の胸部にタオルをかける。 ❹ 患者には口を軽く開くようにしてマウスピースは軽くくわえるか，口から2〜3cm離して保持してもらう。 ❺ ゆっくりと（1分間に8〜10回程度）深く吸い込むようにして呼吸するように，また吸気の終末に2〜3秒止めるように，痰や口腔内にたまった薬液はティッシュペーパーで拭くかガーグルベースンに吐き出すように指導する。 ❻ 電源を入れて吸入を開始する。 • タイマーのある機器では指示された時間を設定する。	❷ 上体を挙上することで横隔膜が下がるため，深呼吸がしやすくなる。 ❸ 超音波ネブライザーによる噴霧は大量なので，寝衣が吸入剤でぬれないようにする。 ❹ 患者が自分でマウスピースを保持できない場合は，看護師が保持する，または蛇管固定具を使用し，適切な位置に設置する。 ❺ 急に吸い込むとむせることがある。吸気の終末に2〜3秒止めると薬液の組織への沈着が増す。 ❻ 効果的に薬物が適用できるように噴霧量や濃度を調整する。一般的に噴霧時間は数分〜10分程度とする。

	手順	技術のポイント（根拠・留意点）
2	❼吸入中の顔色や呼吸状態を観察し，悪心，呼吸困難が生じた場合は吸入を中止する。 ❽薬液がなくなったら電源を切る。 ❾吸入後は含嗽をしてもらう。 ❿体位を元に戻し，寝衣を整える。 ⓫後かたづけを行う。 • 作用槽，薬液槽，蛇管，マウスピースまたはマスクなどは消毒薬に浸した後，洗浄して乾燥させる。	❼多量のエアロゾルを吸入することによる呼吸困難に注意する。 ❾薬液の味やにおいなどの口腔内の不快感を取り除く。また，口腔粘膜からの余分な薬液の吸収を防ぐ。 ⓫吸入器具からの細菌感染により交差感染を起こす危険があるため消毒する。
3	観察 ❶期待される薬剤の効果あるいは副作用，アレルギー反応の有無のほか，患者の呼吸・循環状態，全身状態に変化がないか，観察する。	

3 | 定量式携帯吸入器を用いた吸入の援助の方法

　定量式携帯吸入器を用いた吸入の援助の方法を以下に示す（薬物療法を受ける患者の援助の共通事項は省略する）。

　初めてこのタイプの吸入器を扱う患者には，あらかじめ吸入方法を見学する，吸入練習器で練習する，などの機会をもってもらうとよい。

〈使用物品〉
　処方箋あるいは指示箋，定量式携帯吸入器，必要時：含嗽用として水の入ったコップあるいは吸い呑み，ガーグルベースンなど

	手順	技術のポイント（根拠・留意点）
1	与薬 ❶座位または半座位とする。薬剤が気管支に到達しやすいように背筋を伸ばす。 ❷患者に吸入口をくわえる（クローズドマウス法）1 か，または口から 3〜4 cm 離した状態（オープンマウス法）2 で，容器を把持してもらう。 ❸患者には軽く息を吐き出した後，容器の所定場所（ボンベの底）を押して薬液を噴霧すると同時に息を吸ってもらう。 ❹そのまましばらく（数秒〜10 秒程度）息を止めてもらい，鼻からゆっくり息を吐く。薬液を何回押し出すかは医師の指示に従う。 ❺吸入後は含嗽をしてもらう。	❶頸部が前屈し過ぎると，薬剤が咽頭部に沈着しやすくなるので注意する。 ❷クローズドマウス法では薬剤が口腔内に噴射されているだけで上手に吸入できていない場合がある。オープンマウス法では，エアロゾル噴霧後，口の周囲にある空気とともにゆっくり深く吸い込む必要がある。ただし小児や高齢者など，うまく吸入できない患者にはクローズドマウス法にて行う。 ❺吸入後含嗽を行い，口腔内に付着した薬剤を除去する。ステロイド薬は口腔内カンジダの原因になることがある。
2	観察 ❶期待される薬剤の効果あるいは副作用，アレルギー反応の有無のほか，患者の呼吸・循環状態，全身状態に変化がないか，観察する。	

第5編 診療に伴う技術

1 呼吸・循環を整える技術

2 創傷管理技術

3 与薬・輸血の技術

検査に伴う看護技術

救命救急処置技術

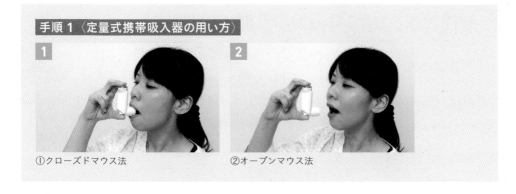

手順1〈定量式携帯吸入器の用い方〉

①クローズドマウス法　②オープンマウス法

Ⅳ 注射法

Ⓐ 注射法の基礎知識

1. 注射法とは

注射（injection）とは，薬物を生体組織や血管内に直接体内に注入し，局所または全身に作用させる薬物投与方法である。その効果はほかの方法と比較して吸収が確実で，救命救急や多くの治療場面で用いられている。その一方で，注射に伴う痛みや副作用の頻度が高いこと，注射手技に関連した危険性もあり，実施者は薬物の知識と適切な手技，判断力が求められる。

▶ 適用　注射が適用されるのは，①内服などでは十分な効果が得られない，②意識障害や嚥下（えんげ）障害など患者側の要因で経口与薬が困難，③緊急時，または治療上速やかな薬効が必要な場合である。

▶ 種類　薬液を注入する方法は治療の目的によって異なり，皮下注射，皮内注射，筋肉内注射，静脈内注射*，点滴静脈内注射*，動脈内注射などがある。

＊ **静脈注射に関する厚生労働省の見解**：静脈注射に関して厚生労働省は，1951（昭和26）年に看護師の業務の範囲を超えるものであるとの通知を出し，以後この見解をとってきた。しかし，2002（平成14）年の通知では，これを保助看法第5条に規定する診療の補助行為の範疇（はんちゅう）として取り扱うものとすると改め，今日に至っている 321頁 Column「看護師が行う静脈内注射」参照。

2. 注射法における看護師の役割

1 | 看護師の法的位置づけ

　注射は，医師法第17条で規定される「医業」にあたる。看護師が実施する注射は，保健師助産師看護師法の第5条で規定される「診療の補助」の範囲内の行為である。

2 | 患者・家族の理解と不安軽減の支援

　注射はほかのすべての治療と同じく，医師からの説明と患者（または家族）の同意が前提となる。注射を安全に実施できるように，インフォームドコンセントの実施状況を医師に確認した後，患者・家族の認識やその程度を把握し，不安や疑問に対して解決できるよう援助を行う必要がある。

3 | 安全な注射の実施

　使用する薬物について正確な知識と注射に関する確かな技術をもち，患者の適切なアセスメントを行うことが必須である。さらに，注射による事故を予防するには，医師の処方箋（または指示箋）に基づき"6R"（本章-Ⅰ-C-2「指示内容・薬物・患者の確認と正確な与薬の実施」参照）を確実に行うことが重要である。

3. 注射法を受ける患者の援助

1 | 実施前の患者の状態把握と実施の判断

▶ 問診　薬物に対する生体の反応は，アレルギー体質や体形，年齢，疾患の重症度などで異なる。また，常用中の薬物によっては処方された薬物との拮抗作用や相乗作用を起こすことがある。そのため事前に，薬物アレルギーの有無や常用薬の薬物名と薬理作用あるいは使用目的などを把握しておく。さらに，医師のカルテから診断名や既往歴を確認し，患者から病状について情報収集する。

▶ 観察　注射方法に適した生体組織や血管の状態を観察し，目的を達成できるか判断する。薬物の作用が患者の全身状態に影響すると予測される場合は，事前にバイタルサインを測定する。処方された薬物が実際の患者の状態に照らして適用が可能か改めて確認し，医師への相談も必要なときがある。

2 | 不安軽減の支援

　注射による薬物療法は確実な効果が得られることから，患者の期待は高い。しかし一方で，副作用が発現しやすいことや苦痛を伴うため，不安を抱えていることも少なくない。同意が得られていたとしても，その状況に応じて心理的な変化を観察し，薬物療法の目的

が達成できるよう支援することが必要である。

3 | 実施後の状態把握

注射実施後は，薬物療法の効果，および有害作用など，全身状態への影響について問診と観察を行う。

▎4. 注射に必要な器具とその取り扱い

注射の種類によって使用する器具は異なるため，適切な器具を選択する。

1 | 注射器

▶ 素材　注射器にはガラス製とプラスチック製がある。ガラス製のものは使用した後に滅菌処理を行って再使用することが可能であるが，ガラス製であるため破損しやすいという欠点がある。一方，プラスチック製の注射器は，製造過程で滅菌処理されたディスポーザブル製品であるため感染予防効果は大きく，破損のおそれは少ない。

▶ 構造　注射器は，図3-8のように，外筒とその内側に入る内筒（吸子ともいう）からなり，すり合わせるとスムーズな動きが可能である。外筒の先端には注射針を接続するための筒先があり，筒先は注射針のサイズに関係なく接続できるように同じ太さとなっている。注射器の大きさ（容量）は，1mLから100mLまであり，用途に応じて選択する。

2 | 注射針

▶ 構造　注射針は針基と針管，刃先（針先）からなる。針基は注射器を接続する部分で，金属製と合成樹脂製がある。金属製は再生使用が可能であるが，内部が細いため洗浄が困難という欠点がある。合成樹脂製のものはディスポーザブル製品で，広く使用されている（図3-9）。

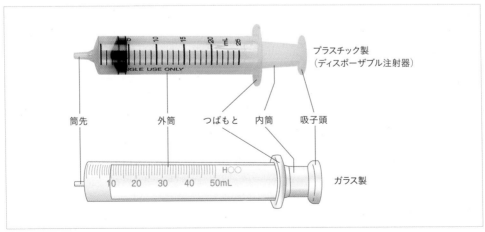

プラスチック製
（ディスポーザブル注射器）

ガラス製

筒先　　外筒　　つばもと　内筒　　吸子頭

図3-8　注射器の構造

第5編　診療に伴う技術

1 呼吸・循環を整える技術

2 創傷管理技術

3 与薬・輸血の技術

4 検査に伴う看護技術

5 救命救急処置技術

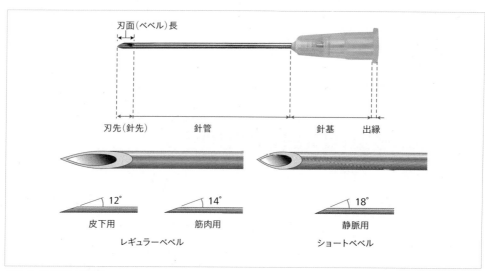

図3-9 注射針の構造

表3-6 使い捨てタイプの注射針の種類

太さ (G)*1	外径mm	内径mm	針基の色	針の長さ インチ（cm）	針先角度	用途（カッコは使用可能）
18	1.20	0.94	ピンク	11/2（3.8）	SB*2	輸血
					RB*3	（輸血）
19	1.10	0.78	クリーム	11/2（3.8）	SB	輸血
					RB	（輸血）
20	0.90	0.66	黄	11/2（3.8）	SB	輸血　静脈内注射・点滴
					RB	（輸血）（静脈内注射・点滴）
21	0.80	0.57	濃い緑	11/2（3.8）	SB	静脈内注射・点滴・採血
					RB	（筋肉内注射）油性
				5/8（1.6）	RB	（筋肉内注射）油性
22	0.70	0.48	黒	11/2（3.8）	SB	静脈内注射・点滴・採血
					RB	筋肉内注射　皮下注射
				11/4（3.2）	SB	静脈内注射・採血
					RB	筋肉内注射　皮下注射
				1　（2.5）	RB	筋肉内注射　皮下注射
23	0.60	0.40	濃い青	11/4（3.2）	SB	静脈内注射・採血
					RB	筋肉内注射　皮下注射
				1　（2.5）	RB	筋肉内注射　皮下注射
24	0.55	0.37	うす紫	11/4（3.2）	RB	筋肉内注射　皮下注射
				1　（2.5）	RB	皮下注射
25	0.50	0.32	オレンジ	1　（2.5）	RB	皮下注射
				5/8（1.6）	RB	皮下注射
26	0.45	0.27	茶	1/2（1.3）	SB	皮内注射
27	0.40	0.22	グレー	1/2（1.3）	SB	皮内注射
				3/4（1.9）	RB	皮内注射

＊1 ゲージ（gauge）：針の大きさの規格。ゲージ数と注射針の内径・外径は米国の規格による。
＊2 short bevel
＊3 regular bevel
出典／深井喜代子，前田ひとみ編：基礎看護学テキスト，南江堂，2006，p.380．任和子，他：根拠と事故防止からみた基礎・臨床看護技術，医学書院，2014，p.471．より作成．

第5編 診療に伴う技術

呼吸・循環を整える技術

創傷管理技術

3 与薬・輸血の技術

検査に伴う看護技術

救命救急処置技術

表3-7 ディスポーザブル注射針の開封方法と注射針の汚染率

	A菌液		B菌液	
	めくり法	つき破り法	めくり法	つき破り法
検体数(本)	50	50	48	50
陽性数(本)	2	26	5	45
陽性率(%)	4.0	52.0	10.4	90.0

出典／小笠原みどり，松岡淳夫：ディスポーザブル注射針の開封方法と汚染について；めくり法とつき破り法の場合，日本看護研究学会雑誌，10（1），98-102，1987．

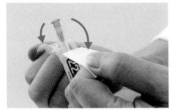
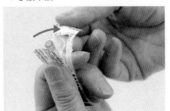

めくり法   つき破り法

※実施時にはディスポーザブル手袋を装着して行う。

図3-10 ディスポーザブル注射針の開封方法

▶ 刃面　刃先（針先）は組織や血管内に刺入する部分であり，刃の断面を刃面（bevel）といい，用途によって角度が異なる。角度が小さくなると刃面が長く（regular bevel；RB），大きくなると刃面は短く（short bevel；SB）なる。血管内への刺入にはSBのほうが適している。

▶ 内径　針の太さはゲージ（gauge；G）で表示され，内径が太くなるほどゲージ数は小さくなる。針の長さはインチで表示され，注射の種類や注射部位の状況によって選択する。さらにディスポーザブル針は太さによって針基がカラーコード化されている（表3-6）。

▶ 取り出し方　注射針を取り出すときは，めくり法とつき破り法があるが，めくり法のほうが針基の汚染が少ない[1]（表3-7，図3-10）。

5. 各種注射に共通する実施方法

1 誤薬防止

▶ 6Rの確認　注射薬は処方箋（指示箋）との一致を確認（本章-Ⅰ-C-2-1「指示内容の確認」参照）することが重要である。

▶ 本人確認　注射を実施する前に患者が，処方箋の人物と同一であるか，患者自身に氏名を名乗ってもらい，さらにネームバンドやベッドネームを照合することにより，本人確認を行う。時に同姓同名がいるため，注意を喚起する工夫が必要である。

▶ 3回確認　薬物の名称と量に関しては，「薬物を棚から取り出すとき」「注射器に吸い上げる直前」「薬物の容器を廃棄するとき」の3回，処方箋と照合しながら，声を出して確

認する。

2 | 感染予防

▶ **清潔な環境の確保**　人通りや粉塵が少なく，清潔な環境で実施する。

▶ **手洗い**　使用する物品を清潔に取り扱うため，石けんと流水で手洗いを実施し，ディスポーザブル手袋を装着する。

▶ **無菌操作**　薬物は体内に直接注入されるため，無菌的に行い，感染を予防しなければならない。注射による感染は，準備，実施中，実施後のどの段階からも発生し得るが，特に準備段階では，注射器と注射針の接続の際，また薬物を吸い上げる際の無菌操作を厳守する。

▶ **注射部位の皮膚消毒**　注射の準備や皮膚の消毒には，消毒用エタノール（アルコール）76〜82％を使用する。アルコールは速効性および速乾性があり，毒性は低いため，採血や注射の刺入部位の消毒に適している。作り置きのアルコール綿は感染源となるため，単包を使用する。ただし，アルコールに対してアレルギーがある患者には，ほかの消毒液を使用する。

3 | 薬液の吸い上げ方

▶ **アンプル**　アンプルにはガラス製とプラスチック製がある。薬液の用量によってサイズは様々である。薬液は無菌操作で吸い上げるため，アンプルのカット部位は清潔に取り扱う。また，アンプル内にガラスの破片や異物が混入していないことを確認する（図 3-11）。

▶ **バイアル**　バイアルはガラスびんにゴム栓が固定された密閉容器である。バイアル内は陰圧になっていることが多く，液体，固形，粉末状の薬剤が入っており，固形や粉末状の場合は，溶解液を注入して液体状にして吸い上げる。溶解液を注入したら，注入した量と同量の空気を注射器内に吸引しておき，薬剤を溶解した後，再度，抜き取った空気をそのまま注入し，薬液を吸い上げる（図 3-12）。バイアルのゴム栓を刺した注射針は刃先（針先）がつぶれており，これを皮膚に刺入すると痛みが増すため，注射針を交換する。なお，バイアルに注射針を刺すとき，注射針はゴム栓に対して垂直に刺入する*。

4 | 使用した注射器具の処理

針刺し事故や院内感染予防のため，注射針は使用，未使用に関係なく，キャップをしないで注射針専用の注射針廃棄容器に廃棄する（図 3-13）。また点滴静脈内注射後の針は，ルートもすべて一括して所定の容器に廃棄する。

＊ **バイアルへの刺入角度**：垂直に刺入するのはコアリングを防ぐため。コアリングは注射針によりゴム栓からゴムの一部が剝離すること。バイアルから薬液を吸い上げるとき，注射針を斜めに刺したり，ひねりながら刺したり，ゴム栓の同一箇所に頻回に穿刺を繰り返したりすると，ゴム栓の一部が削り取られて，ゴム片（コア）としてバイアル内に落下することがある。特に太い注射針を使用するときに発生することが多い[2]〜[5]。

第
5
編

診療に伴う技術

1 呼吸・循環を整える技術

2 創傷管理技術

3 与薬・輸血の技術

4 検査に伴う看護技術

救命救急処置技術

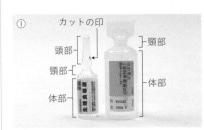

アンプルの種類と名称

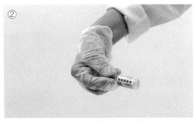

頭部を持って薬液を体部に振り落とす

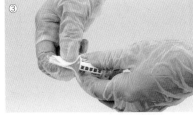

頸部をアルコール綿で消毒する

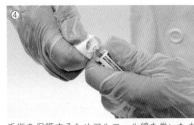

手指を保護するためアルコール綿を巻いたままカットの印を上にして頭部を折る

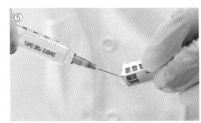

薬液を頸部に集めて吸い上げる方法

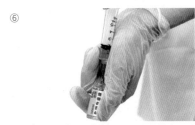

アンプルと注射器を把持して，もう片方の手で内筒を引き，吸い上げる方法

図3-11 アンプルの吸い上げ方

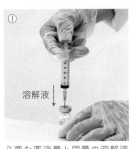

必要な薬液量と同量の溶解液を注入する

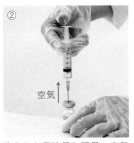

注入した薬液量と同量の空気を吸い上げる

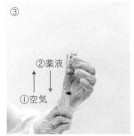

吸い上げた空気を注入し薬液を吸い上げる

図3-12 バイアルの吸い上げ方

6. 注射による合併症

　注射による主な合併症とその予防・対策を表3-8 に示す。

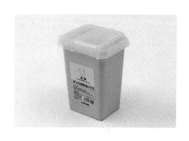

図3-13　注射針廃棄容器

表3-8　注射による主な合併症

副作用・合併症	原因	症状	予防・対策
感染	• 関連器具の保管環境 • 不潔な手技 • 刺入部位の消毒不十分	• 発熱などの全身症状	• 薬物や注射器具類を清潔に保管 • 適切な手技の徹底
神経損傷	• 注射針が神経に接触	• 灼熱疼痛，知覚過敏，皮膚冷感，異常発汗，チアノーゼなど	• 注射針刺入時の痛み，しびれ感の確認，自覚症状の観察
薬剤過敏反応	• 体質	• 発熱や悪寒，頭痛，悪心・嘔吐，発疹，血圧低下，意識障害	• 事前の問診 • 注射後の観察，患者の訴えによる早期発見
以下は，主に点滴静脈内注射の場合			
空気塞栓	• 輸液管理の不備 • エア針から気泡の輸液ルートへの混入など	• 空気量，閉塞血管部位で異なる • 肺：咳嗽，呼吸困難，頻脈など	• 輸液ルート内の空気を確実に抜く • 輸液中の細やかな観察
静脈炎	• 注射針の材質 • 注射針の長期間留置 • 高浸透圧液	• 静脈沿いの疼痛，熱感，発赤，腫脹	• 注射針の抜去・輸液速度を遅くする • 炎症に対する処置 • 初期症状：冷罨法

B　皮下注射

1. 皮下注射とは

　皮下注射（subcutaneous injection）は，薬液を皮下組織内に注入し，リンパ管から吸収させる方法である。皮下組織の多くは皮下脂肪であり，筋肉内注射や静脈内注射よりも薬液の吸収速度は遅い。そのため，比較的長時間の薬物の効果を期待するときに適用される。薬液は等張性，非刺激性，非粘稠性のものが用いられる。

▶ 注射部位　注射部位は，下記に示すような神経と血管の少ない皮膚と筋肉間の皮下組織を選択し，皮下脂肪の厚さによって注射針の刺入深度を決定する。浮腫がみられる部位や皮下組織の乏しい部位は避ける。

　皮下注射の部位（図3-14）は広範囲に選択でき，患者自身が行う自己注射も可能である。皮下脂肪の厚さは性別や体格，からだの部位によって異なるが，確実に皮下組織内に注射

第5編 診療に伴う技術

呼吸・循環を整える技術

創傷管理技術

3 与薬・輸血の技術

検査に伴う看護技術

救命救急処置技術

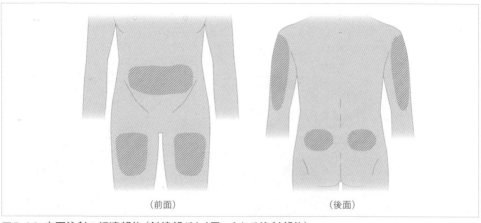

（前面）　　　　　　　　　　　　　（後面）

図3-14　皮下注射の好適部位（斜線部がよく用いられる注射部位）

するためには，少なくとも 5mm 以上の皮下脂肪厚が必要といわれている[6]。どの部位であれ，皮膚をつまみ上げて，皮下脂肪厚を確認して注射部位に適しているかを判断しなければならない。一般には下記の部位が用いられる（図 3-14）。

❶**肩峰と肘頭を結ぶ正中線上の下 1/3 の部位**：正中線から内側に寄れば尺骨神経や上腕動静脈に，外側に寄れば橈骨神経本幹に接近するため，上腕後面の正中線上を選択する（図 3-15 ①）。

❷**三角筋部**：肩峰から三横指下の三角筋部の皮下組織を選択する。三角筋部には腋窩神経の筋枝が，後上腕回旋動脈と伴走しながら後方から前方に走行し，ほぼ中央を横切るように分布しており，注意を要する（図 3-15 ②）。

❸**大腿四頭筋外側広筋の上層部の皮下**：大転子と膝蓋骨中央を結んだ線上の 1/2 周辺の皮下組織を選択する（図 3-15 ③）。

▶ 刺入方法　皮下組織は可動性であるため，注射部位をつまみ皮下組織厚を推測する。次につまんだ状態でアセスメントし，皮膚に対して 10 ～ 30°の角度で注射針を刺入する（図 3-15 ④）。

2. アセスメントのポイント

本章‐Ⅰ‐C‐1「患者のアセスメント（①，②）」に加え，患者の希望する注射部位の皮下組織をつまんで厚さを観察する。インスリン注射など定期的に注射を受けている患者の場合は，同一の注射部位を避けるため計画的に注射部位を選定する。すでに計画書のある患者は，計画書に沿って患者自身に注射部位を確認してもらう。

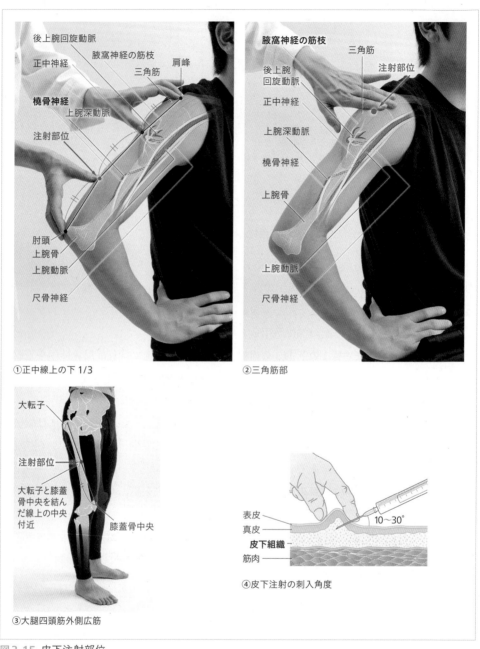

①正中線上の下 1/3

②三角筋部

③大腿四頭筋外側広筋

④皮下注射の刺入角度

図3-15　皮下注射部位

3. 方法

　上腕部への皮下注射を例に，その方法を以下に示す。

診療に伴う技術 | 第5編

呼吸・循環を整える技術

創傷管理技術

3 与薬・輸血の技術

検査に伴う看護技術

5 救命救急処置技術

〈使用物品〉**1**
トレイ，処方箋，注射薬，注射器（2.5mL または 5mL），注射針（22〜 25G），アルコール綿，膿盆（のうぼん），ディスポーザブル手袋，注射針廃棄容器

手順	技術のポイント（根拠・留意点）
1 **患者の準備** ❶患者の状態を把握し，注射の目的に沿って実施できるかを判断する。 ❷注射の目的や方法を説明し，協力を得る。	
2 **物品の準備** ❶処方箋を確認する（6R の確認）。 ❷手洗いをする。 ❸ディスポーザブル手袋を装着する。 ❹取り出した薬液と処方箋の一致を，声を出して確認する。 ❺薬液量に応じて注射器と注射針を用意する。 ❻薬液，注射器，注射針の汚染，破損，有効期限を確認する。 ❼アルコール綿でトレイを拭く。 ❽注射器と注射針を袋から取り出し，注射針の刃面と注射器の目盛りを一致させ接続する。	 ❸感染予防のために着用する。 ❹誤薬を防止するための 1 回目の確認 **2**。 ❻感染などの医療事故を予防するため。 ❼注射器を清潔に保持するためにトレイを使用する。 ❽接続は無菌操作で行う。 ・刃面と目盛りの一致：注射を実施するとき注入量を確認できるように **3**。
3 **薬液を吸い上げる**（図 3-11 参照） ❶薬液と処方箋を，声を出して，照合する。 ❷アンプルのカット部位をアルコール綿で拭き，カット部位を折る。 ❸注射針をアンプルの中央から入れる。 ❹薬液は指示量よりも少し多めに吸い上げる。 ❺針基にアルコール綿を当て，筒先を上に向けて空気を出す **4**。 ❻薬液を指示量に合わせる。 ❼キャップを付けて，トレイに置く。 ❽薬液と処方箋を，声を出して，照合し，アンプルを廃棄する **5**。 ❾トレイに，使用する物品を入れ，注射針廃棄容器とともに患者のもとに運ぶ。	❶誤薬を防止するための 2 回目の確認。 ❷アンプルの中へのほこりや異物の混入を防ぐ。 ❸無菌的に操作し，アンプルの周囲に触れない。 ❹空気を抜くとき，薬液が漏れることがあるため。 ❺空気を抜くとき，薬液が漏れて注射器を汚染するのを防ぐ。 ❻正確な薬液量を準備するために行う。 ❽誤薬を防止するための 3 回目の確認。
4 **注射の実施** ❶患者に氏名を告げてもらい，ネームバンドと照合する。 ❷注射部位を選定する（図 3-14 参照）。 ❸安楽な体位を整え，注射部位を露出する。 ❹アルコール綿で注射部位を中心から外側に向かって広く（約 7×5 cm）拭く **6**。 ❺注射部位の皮膚をつまみ，注射針の刃面を上に向けて，10〜 30°の角度で刺入する **7**。	❶患者の誤認防止のため。 ❷皮膚の炎症・損傷部を避け，皮下脂肪厚を確認する。 ❸上肢に行う場合は手を腰骨にあててもらうと注射部位が安定し，筋の緊張も軽減する。 ❹残存菌やほこりなどを取り除く。 ❺皮膚をつまむことで皮下組織と筋肉を区別しやすい。 ・刃面を上に向けると刺入しやすい。

	手順	技術のポイント（根拠・留意点）
4	❻激しい痛みやしびれの有無を聞く。 ❼注射器を把持している手の一部を患者の皮膚に固定する。 ❽吸子を少し引く。 ❾薬液をゆっくり注入する。 ❿注入を終了したらアルコール綿を軽く当て，注射針を素早く抜く。 ⓫注射部位をマッサージする **8** 。 ⓬注射針は注射針廃棄容器に入れる。 ⓭寝衣とかけ物を整え，ナースコールを手元に置く。ねぎらいの言葉をかけ，安楽な体位にする。 ⓮注射後の自覚症状の有無を観察する。	❻神経の損傷の有無を確認するためである。痛みやしびれを生じたときには，直ちに針を抜き，医師に報告し，観察を継続する。 ❼注射針の針先を固定するために行う。 ❽針先が血管内に刺入していないことを確認する。 ❾早く注入すると，苦痛が大きい。 ❿素早いほうが苦痛が少ない。 ⓫薬液の浸透がよく，苦痛が少ない。ただし，インスリンのように薬効によってはマッサージを行わない。 ⓬抜針した注射針による感染を予防する。 ⓮異常があれば早期発見し，適切な対処を行う。
5	後かたづけ ❶廃棄物は所定のルールに従って廃棄する。 ❷そのほかの物品は所定の場所に戻す。	❶注射器や使用したアルコール綿は血液や体液が付着する可能性があるため，感染性廃棄物として処理する。
6	観察・記録 ❶薬品名，量，実施時間，注射部位と方法と，薬物の効果と副作用の有無を観察し記録する。患者の訴えに注意する。	❶注射による効果や副作用の出現を観察・記録することで，事後の資料とする。

留意点

手袋装着のタイミングは①注射針刺入の前に行う方法と，②薬液の準備段階から行う方法がある。たとえば薬液への曝露（ばくろ）によって看護師が炎症などの被害を受ける可能性がある場合は必ず②の方法で実施する。

使用物品

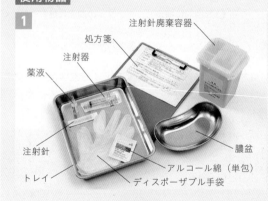

- 注射針廃棄容器
- 処方箋
- 注射器
- 薬液
- 注射針
- トレイ
- 膿盆
- アルコール綿（単包）
- ディスポーザブル手袋

手順2

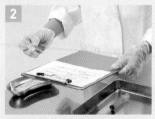

薬液と処方箋を照合する。

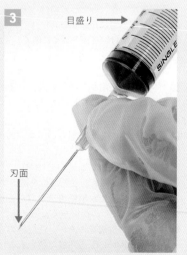

- 目盛り →
- 刃面

刃面と目盛りを一致させて接続する。

第 5 編

診療に伴う技術

呼吸・循環を
整える技術

創傷管理技術

3
与薬・輸血の
技術

検査に伴う
看護技術

救命救急処置
技術

手順3

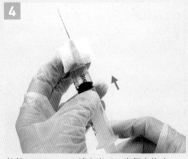
針基にアルコール綿を当て，空気を抜く。

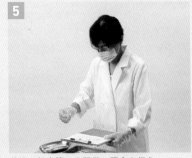
薬液と処方箋の3回目の照合を行う。

手順4

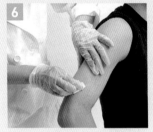
アルコール綿で注射部位を拭く。

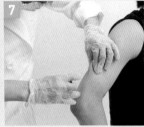
10 ～ 30°の角度で刺入する。

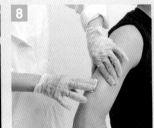
注射部位をマッサージする。

技術のエビデンス

薬液を吸い上げる（▶手順3）関連事項

● 薬液を吸い上げた後の注射針へのリキャップの方法

①それぞれの手に注射針を接続した注射器とキャップを持って両手首を接触させて固定化したＡ医式，②「へ」の字式，③市販のキャップ固定器具使用と3通りあるが，Ａ医式は両手首を固定しているため安定感と容易さが確認されており，安全性が高いとされる[7]。

注射の実施（▶手順4）関連事項

● 皮膚の消毒

皮膚の消毒には，一般に 60～ 80%のアルコール水溶液が使用されている。アルコールは水溶液によって皮膚組織内に作用する。100%アルコール（無水アルコール）は水を含まないので細胞内に浸透できず，殺菌効果は低くなる。また，50%以下ではブドウ球菌の発育抑制作用や死滅力が減弱する[8]。

アルコール綿による消毒方法は，1970 年代には中心から外に向かって渦巻き状に拭く方法が推奨されていた[9]。その後，渦巻き方法や上下の往復方法に差はないという報告も出た[10]。また，皮下注射の場合，事前に消毒する・しないにかかわらず感染はみられないという結果もあり，さらに検証が必要である[11]。

● 三角筋部への皮下注射

三角筋部皮下組織厚をエコーによって測定した結果，男性では約 6mm，女性では約 7mm であったという報告がある[12]。皮下注射に必要な皮下組織厚は少なくとも 5mm であることを前提とすれば，三角筋部皮下組織部でも実施可能であるが，実際には個人差があることを考慮しなければならない。

応用の視点

● インスリン療法を受けている患者への応用

インスリン注射のように薬の吸収を維持したい薬物の場合はマッサージをしない。

● 長期間，注射による薬物療法を受けている患者への適用

長期にわたって繰り返し注射を継続する場合は，薬物による硬結や疼痛が発現するため，同一部位へ

の注射を避け，注射部位の間隔を空ける，左右の四肢を交互に使用するなどの工夫をするとよい。

● **半身麻痺がある患者への応用**

麻痺のある部位は，リンパ組織液の循環不全が生じており，薬液の吸収はスムーズではない。注入した組織内に薬液が停滞することで硬結や炎症による疼痛が生じるおそれがあるため，麻痺側への注射は避けなければならない。

C 皮内注射

1. 皮内注射とは

皮内注射（intracutaneous injection）は，表皮と真皮の間の皮内に微量の薬液を注入する方法である。皮内には組織間液の流れはほとんどないため，薬液の吸収は遅い。ツベルクリン反応やアレルゲンテストで抗原抗体反応を調べたいときに適用される。

▶ 注射部位　注射部位は，皮内反応が判定しやすく，圧迫や接触刺激が少ない部位が適している。そこで，角質層が薄く，体毛の少ない，そして発赤や発疹，炎症のない，色素沈

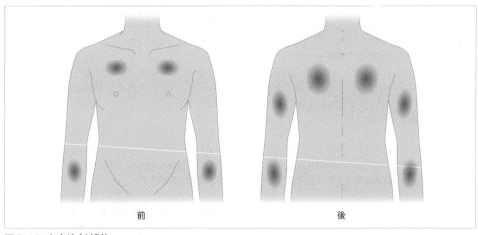

図3-16 皮内注射部位

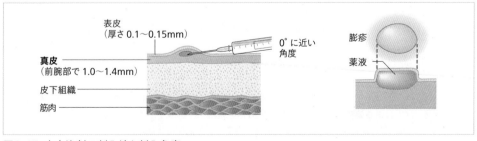

図3-17 皮内注射の刺入法と刺入角度

第5編 診療に伴う技術

呼吸・循環を整える技術 1

創傷管理技術 2

与薬・輸血の技術 3

検査に伴う看護技術 4

救命救急処置技術 5

着していない部位を選ぶ。通常は，**前腕内側上 1/3** に実施することが多い。ほかにも図3-16 に示すとおり，実施可能な範囲は広い。

▶ 刺入方法　皮膚の構造は，表皮の厚さが 0.1 ～ 0.15mm，真皮が前腕部で 1.0 ～ 1.4mm と薄い。皮内注射の針先は，皮膚にほぼ平行して，皮内に 1 ～ 3mm 程度刺入するのが目安である（図 3-17）。皮下に入った場合，隆起の輪郭は明瞭に現れない。

2. アセスメントのポイント

本章 - Ⅰ -C- 1 「患者のアセスメント（①，②）」に加え，注射部位は，患者の希望する部位で注射後に皮膚反応を判定しやすい部位を選定する。また，アレルギー反応に関連するアナフィラキシーショック発生時の対応ができているか確認してから開始する。

3. 方法

前腕部への皮内注射の方法を以下に示す（「患者の準備」「物品の準備」「薬液を吸い上げる」「後かたづけ」「観察・記録」の過程は，皮下注射と同様であるため省略する）。

〈使用物品〉 **1**
トレイ，処方箋，注射薬，皮内注射用注射器（目盛りの単位：0.01～ 0.02mL），注射針（26 ～ 27G），アルコール綿，膿盆（のうぼん），ディスポーザブル手袋，注射針廃棄容器

VIDEO

手順	技術のポイント（根拠・留意点）
注射の実施	
❶ 患者に氏名を告げてもらい，ネームバンドと照合する。	❶ 皮下注射と同じ。
❷ 安楽な体位を整え，注射部位を露出する。	❷ 体位は座位，臥位（がい）とも可能である。
❸ 注射部位を選定する。	❸ 皮膚の炎症，損傷などがないことを確認する。
❹ アルコール綿で注射部位を中心から外側に向かって広く（約7×5cm）拭く。	
❺ 注射部位の皮膚を伸展させるように持ち，刃面を上に向け，注射針を皮膚にほぼ平行に刺入する **2**。	❺ 皮膚を伸展させると針を真皮に刺入しやすくなる。刺入角度をつけると皮下に刺入するおそれがある。
❻ 注射器を把持（はじ）している手の一部を患者の皮膚に固定する。	❻ ～❽皮下注射と同じ。
❼ 薬液をゆっくり注入する。	
❽ 注入を終了したらアルコール綿を軽く当て，注射針を素早く抜く。	❾ 皮膚反応を正しく判定するために，注射部位に刺激を加えない。刺入部位に出血がある場合はアルコール綿で軽く拭き取る。
❾ 注射部位は圧迫やマッサージをしない。	
❿ 注射針は注射針廃棄容器に入れる。	❿ 皮下注射と同じ。
⓫ 寝衣とかけ物を整え，ナースコールを手元に置く。	⓫ 寝衣で注射部位を圧迫したり，摩擦（まさつ）しないように注意する。
⓬ 注射後の自覚症状の有無を観察する。	⓬ 皮下注射と同じ。

手順	技術のポイント（根拠・留意点）
⓫判定日時と，判定が終わるまで注射部位を圧迫したり刺激したりしないように説明する。	⓫正しい判定を行うために行う。アレルギー反応を起こすこともあるので，注射後の観察を注意深く行う。

使用物品

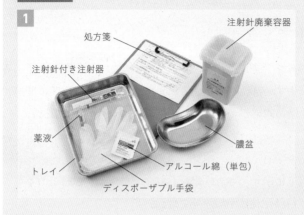

処方箋
注射針廃棄容器
注射針付き注射器
薬液
トレイ
膿盆
アルコール綿（単包）
ディスポーザブル手袋

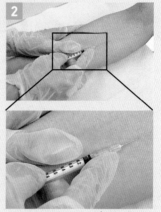

皮膚にほぼ平行に刺入する。

D 筋肉内注射

1. 筋肉内注射とは

　筋肉内注射（intramuscular injection）は筋肉内に薬液を注入し薬液を毛細血管から吸収させる方法であり，薬剤の吸収速度は皮下注射よりも速い。成長期にある乳幼児では筋肉の発達に障害となることもあり，必要最小限で適用される。

▶ 注射部位　注射部位は，筋肉層が厚く，太い血管や神経の分布が少ない殿部，上腕部，大腿部が選択される。筋肉は皮下組織のような可動性はほとんどみられず，皮下組織よりも太くて固いのが目安となる。

　❶殿部：坐骨神経が走行している大殿筋部を避けて，太い神経や動・静脈の少ない中殿筋部を選択する。しかし，中殿筋の周辺には上殿神経と下殿神経および上殿動・静脈，下殿動・静脈が中殿筋方向に走行している枝があることに注意しなければならない。これらを考慮した中殿筋の注射部位として，クラークの点，ホッホシュテッターの部位，四分三分法の3つの選択方法がある（図3-18）。

　❷上腕部：上腕部では，比較的太い筋肉層の三角筋に実施する。三角筋の筋長中央付近には，腋窩神経から伸びている枝と上腕回旋動脈が近接している。また，三角筋の先端の下方には橈骨神経が浅く走行しており注意を要する。これらを考慮した結果として，

第
5
編

診療に伴う技術

呼吸・循環を整える技術

創傷管理技術

3
与薬・輸血の技術

検査に伴う看護技術

救命救急処置技術

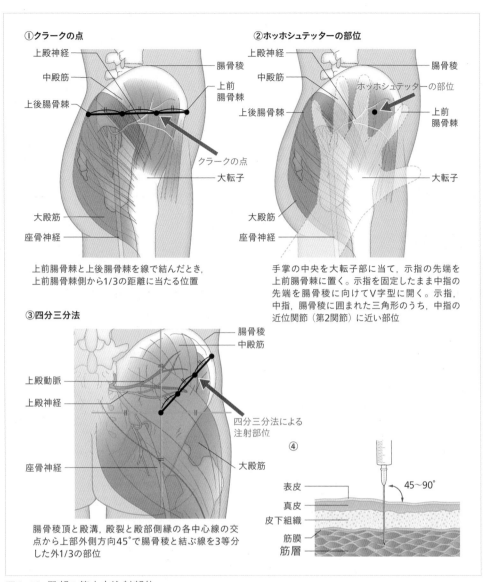

①クラークの点

上殿神経
中殿筋
上後腸骨棘
大殿筋
座骨神経
腸骨稜
上前腸骨棘
クラークの点
大転子

上前腸骨棘と上後腸骨棘を線で結んだとき，上前腸骨棘側から1/3の距離に当たる位置

②ホッホシュテッターの部位

上殿神経
中殿筋
上後腸骨棘
大殿筋
座骨神経
腸骨稜
ホッホシュテッターの部位
上前腸骨棘
大転子

手掌の中央を大転子部に当て，示指の先端を上前腸骨棘に置く。示指を固定したまま中指の先端を腸骨稜に向けてV字型に開く。示指，中指，腸骨稜に囲まれた三角形のうち，中指の近位関節（第2関節）に近い部位

③四分三分法

腸骨稜
中殿筋
上殿動脈
上殿神経
座骨神経
四分三分法による注射部位
大殿筋

腸骨稜頂と殿溝，殿裂と殿部側縁の各中心線の交点から上部外側方向45°で腸骨稜と結ぶ線を3等分した外1/3の部位

④

45〜90°
表皮
真皮
皮下組織
筋膜
筋層

図3-18 殿部の筋肉内注射部位

注射部位の決定は「肩峰から約三横指下」が目安にされているが，約三横指の幅には看護師により個人差があり曖昧である。さらに，三角筋の厚さも，性別，年齢，体形によって異なる。このため，皮膚をつまみ，筋層を確認して，部位，針の刺入角度と深さを判断する（図3-15 ②参照）。

❸大腿部：大腿部の後面は，殿部から下肢へ坐骨神経が走行し，大腿動脈，大腿静脈もあるため注射に適さない。大腿側面にある大腿四頭筋外側広筋は太い筋層で，神経や動脈は近接していないため注射部位に適している。しかし，筋肉の発育途上にある小児の場合は，大腿四頭筋拘縮症を発症することがあり，極力，筋肉内注射は避けなければならない[13]（図3-15 ③参照）。

2. アセスメントのポイント

本章-Ⅰ-C-1「患者のアセスメント（①，②）」に加え，注射部位は，患者の希望する部位のうち動脈と神経の走行を確認し，選定する。注射部位の筋肉の厚さを観察し，注射針を刺入する深さと角度を推測する。

3. 方法

筋肉内注射の方法[*]を以下に示す（前後の過程は皮下注射と同じであるため省略する）。

〈使用物品〉**1**
トレイ，処方箋，注射薬，注射器（2.5mLまたは5mL），注射針（21～23G），アルコール綿，膿盆，ディスポーザブル手袋，注射針廃棄容器

手順	技術のポイント（根拠・留意点）
注射の実施	
❶ 患者に氏名を告げてもらい，ネームバンドと照合する。	❶ 皮下注射と同じ。
❷ 安楽な体位を整え，注射部位を露出する。	❷ 注射部位が安定し，筋の緊張も軽減できるような姿勢を工夫する。
〈三角筋の場合〉	
• 手掌を腰に当て，腕をくの字にする **2**。	• 三角筋を弛緩させることができる。
〈中殿筋の場合〉	
• クラークの点，ホッホシュテッターの部位は，側臥位で行う。	• プライバシーの保持のために，露出は最少にして保温にも配慮する。
• 四分三分法による場合は，腹臥位になり両足の母趾を内側に向ける **3**。	• 母趾を内側にすることで殿筋が弛緩する。
❸ 注射部位を選定する。三角筋の場合は，三角筋中央部が接種部位である。	❸ 三角筋では，接種部位が上方すぎると肩間接障害を，下方すぎると橈骨神経障害を起こすリスクがある。
❹ アルコール綿で注射部位を中心から外側に向かって広く（約7×5cm）拭く。	❸～❹ 皮下注射と同じ。
❺ 注射部位の筋層をつまみ，刃面を上に向け，45～90°の角度で注射針を刺入する **4**。	❺ 筋肉をつまむことで筋層の太さ，厚さを判断できる。
❻ 激しい痛みやしびれの有無を聞く。	• 筋萎縮・筋拘縮症，注射部位の硬結などを起こすことがあるため，同一部位への頻回の注射は避ける。
❼ 注射器を把持している手の一部を患者の皮膚に固定する。	• 刃面を上に向けることで皮膚の刺入が容易になる。
❽ 吸子を少し引いて血液の逆流がないことを確かめる。	❻～❿ 皮下注射と同じ。
❾ 薬液をゆっくり注入する。	

---

[*] **筋肉内注射の方法**：2021年新型コロナウイルスワクチン接種が開始された。ワクチン接種は，日本では皮下注射が主流であるが，海外の多くは筋肉内注射が実施されている。このたび使用されているワクチンは，海外から輸入され，臨床試験（治験）は筋肉内注射で実施するという条件で承認されている。ワクチンの筋肉内注射の手技は，下記の情報を参照する。
● 日本プライマリ・ケア連合学会ワクチンチーム製作・監修：新型コロナワクチン より安全な新しい筋注の方法 2021年3月版，https://www.youtube.com/watch?v=tA96CA6fJv8（最終アクセス日：2021/11/22）
● 仲西康顕：奈良県立医科大学臨床研修センター，研修医用 筋肉注射手技マニュアル v1.7, https://www.nmu-resident.jp/info/files/intramuscular17.pdf（最終アクセス日：2021/11/22）

第
5
編

診療に伴う技術

1 呼吸・循環を整える技術

2 創傷管理技術

3 与薬・輸血の技術

4 検査に伴う看護技術

救命救急処置技術

手順	技術のポイント（根拠・留意点）
⑩ 注入を終了したらアルコール綿を軽く当て，注射針を素早く抜く。	
⑪ 注射部位をマッサージする。	⑪ 薬液の浸透を促すために十分にマッサージを行い，疼痛を緩和し，また硬結が起こらないようにする。
⑫ 注射針は注射針廃棄容器に入れる。	⑫ ～⑭ 皮下注射と同じ。
⑬ 寝衣とかけ物を整え，ナースコールを手元に置く。	
⑭ 注射後の自覚症状の有無を観察する。	

使用物品

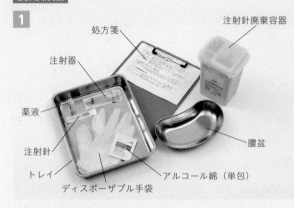

1

処方箋
注射針廃棄容器
注射器
薬液
注射針
トレイ
腰盆
アルコール綿（単包）
ディスポーザブル手袋

三角筋の場合

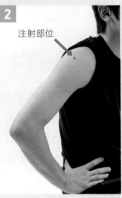

2

注射部位

手掌を腰に当てる。肘頭は体側中央に位置するようにおく。

中殿筋の場合

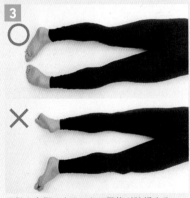

3

○

×

母趾を内側にすることで殿筋が弛緩する。

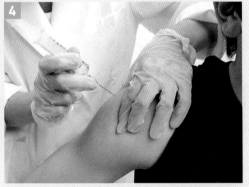

4

筋層をつまみ 45 ～ 90°の角度で注射針を刺入する。

技術のエビデンス

● 殿部の注射部位

クラークの点とホッホシュテッターの部位は近似しており，注射針が中殿筋に到達しやすく，血管や神経損傷の危険性が少ないことから，四分三分法よりも好適部位として推奨されている[14), 15)]。

● 手背部の皮膚痛

温罨法，冷罨法，マッサージの実施前後での手背部感覚点分布密度を比較したところ，冷罨法が最も効果的であることが明らかにされた[16)]。ただ，冷罨法は血管平滑筋や骨格筋を反射的に収縮させるため，注射後の除痛に使用する場合は工夫が必要である。

● 皮膚刺激による鎮痛効果

皮膚刺激による鎮痛効果は，刺激範囲が広く（空間的加重）刺激時間が長い（時間的加重）ほど大きくなる。この現象を利用して，創傷などのためにマッサージできる面積が狭いときはマッサージを長時間行い，時間がないときはマッサージ面積を広くすると鎮痛効果は高まる[17)]。

E 静脈内注射

1. 静脈内注射とは

　静脈内注射（intravenous injection）は，静脈内に薬液を直接注入する方法で，薬液は確実に吸収される。そのため薬物の効果は即効的で，救急時の緊急処置や，血中濃度を速やかに上昇させ，早期に治療効果が現れることを期待するときに適用される。

▶ 注射部位　注射部位は，表在性の静脈であり，なおかつ注射針が刺入できる太さの血管で，注入時の注射器を固定できる部位を選択する（図3-19）。通常は，肘正中皮静脈または橈側皮静脈を用いることが多い。

2. アセスメントのポイント

　本章- Ⅰ -C- 1「患者のアセスメント（①，②）」に加え，注射部位の選定は，患者の希望する部位のうち動脈と神経の走行を確認し，注射部位の静脈血管の太さと皮膚上からの深さを観察する。静脈内注射はほかの注射と比べて効果が速効的なので，患者の急変に備えができていることを確認する。

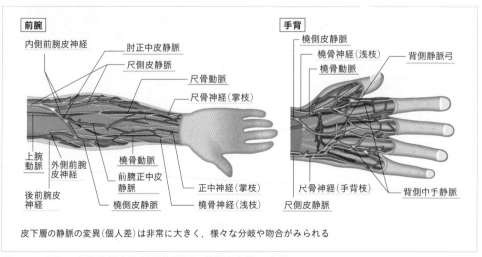

皮下層の静脈の変異（個人差）は非常に大きく，様々な分岐や吻合がみられる

図3-19 上肢の点滴静脈内注射部位周辺の神経と血管の走行

第5編 診療に伴う技術

1 呼吸・循環を整える技術

2 創傷管理技術

3 与薬・輸血の技術

4 検査に伴う看護技術

5 救命救急処置技術

3. 方法

肘正中皮静脈または橈側皮静脈への静脈内注射の方法を以下に示す（事前準備や事後観察・記録の過程は皮下注射の場合と同じであるため省略する）。

表中 **1** の駆血帯（くけつたい）とは，静脈血の血流を止め，血管を怒張（どちょう）させる目的で使用する。丸いゴム製（ゴム管式）と帯状のゴム製タイプ（ベルト式）がある。

〈使用物品〉
トレイ，処方箋，注射薬，注射器（薬液量による），注射針（21～23G），アルコール綿，駆血帯，肘枕，処置用防水シーツ，絆創膏，膿盆（のうぼん），ディスポーザブル手袋，注射針廃棄容器

VIDEO

	手順	技術のポイント（根拠・留意点）
1	**注射の実施** ❶患者に氏名を告げてもらい，ネームバンドと照合する。 ❷安楽な体位を整え，注射部位を露出する。 ❸処置用防水シーツを敷き，肘枕（ひじ）の上に肘関節部を置く。 ❹注射部位から7～10cm中枢側に駆血帯 **1** を巻き，母指を中にして手を握ってもらう **2**。 ❺血管の走行を確認する。 ・アルコール綿で注射部位を中心から外側に向かって広く（約7×5cm）拭く。 ❻目的部位より5mmくらい手前から，血管の走行に沿って，10～20°の角度で刺入する **3 4**。 ・激しい痛みやしびれの有無を聞く。 ❼注射器を把持（はじ）している手の一部を患者の皮膚に固定する。 ❽吸子を少し引いて血液の逆流があることを確かめる。針が血管に入ったら，駆血帯をゆるめ，手を開いてもらう。 ❾薬液をゆっくり注入する。 ❿注入を終了したらアルコール綿を軽く当て，注射針を素早く抜く。 ⓫注射部位を圧迫する。止血を確認してから絆創膏を貼る。 ⓬注射針は注射針廃棄容器に入れる。 ⓭寝衣とかけ物を整え，ナースコールを手元に置く。 ⓮注射後の自覚症状の有無を観察する。	❶皮下注射と同じ。 ❷体位は座位，臥位（がい）のどちらでもよい。注射部位が安定するような姿勢を工夫する。 ❸血液などによる寝具など周辺の汚染を予防する。 ❹皮下注射と同じ。 ❺静脈を怒張させるために行うが，駆血帯は締め過ぎない。 ❺消毒のしかたは，皮下注射と同じ。 ❻注射針を血管に沿って刺入するため，実施者は患者の正面に立つほうが実施しやすい。 ・痛みやしびれの有無の確認は，皮下注射と同じ。 ❼皮下注射と同じ。 ❽血液の逆流によって，針先が血管内に留置したことがわかる。 ❾注入中の異常の早期発見をするために，薬液は患者の反応を見ながら注入する。 ❿皮下注射と同じ。 ⓫出血傾向のある患者は特に注意し，止血を確実に行う。 ⓬～⓮皮下注射と同じ。
2	**観察** ❶薬物の効果と副作用に沿って観察した内容，患者の訴え。	❶薬物の副作用の出現が即時的であるため注射後の観察が重要である。

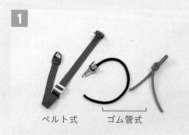

1

ベルト式　　ゴム管式

駆血帯には2種類のタイプがある。

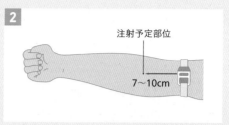

2

注射予定部位

7〜10cm

注射予定部位から7〜10cm中枢側に駆血帯を巻く。

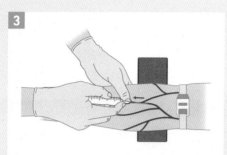

3

目的部位の5mmほど手前から血管の走行に沿い，10〜20°の角度で刺入する。

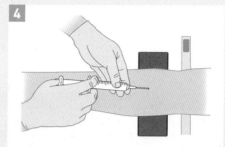

4

注射器の持ち方は刺入時と同じで，持ち換えても持ち換えなくてもよい。注入量が多い場合は，持ち換えて針先をしっかり安定させる。

技術のエビデンス

● 注射部位

静脈内注射時の注射針の刺入は，尺側皮静脈と肘正中皮静脈の分岐部を避けた肘正中皮静脈，および橈側皮静脈が安全である。肘正中皮静脈は伴走する皮神経が少ない。また，皮静脈の分岐部には伴走する神経が多いため刺入部位として安全ではない[18]。

● 駆血圧と静脈の怒張度

駆血帯を用いて静脈を怒張させるためには，ゴム管の場合で約70〜95mmHg，ニットゴム製駆血帯（ベルト）で45〜95mmHgの駆血圧が必要である。駆血圧をそれ以上強くしても怒張度は増加せず，苦痛が増すだけである[19]。

● 静脈の怒張度と肥満

駆血帯を用いて静脈を怒張させた場合の怒張度と，体重，BMI，上腕三頭筋皮脂厚（TSF）および上腕周囲径と怒張度との関係を調べた研究では，この関係に逆相関がみられた。すなわち肥満の人は怒張を確認しにくい[20]。

応用の視点

● 半身麻痺がある患者への応用

麻痺のある部位は循環不全によって，麻痺側が全体的に腫脹気味で，浮腫が生じている患者が多い。速やかな吸収を期待する静脈注射は麻痺側で実施してはならない。

診療に伴う技術

第
5
編

呼吸・循環を
整える技術

2
創傷管理技術

3
技術 与薬・輸血の

4
検査に伴う
看護技術

救命救急処置
技術

F 点滴静脈内注射

1. 点滴静脈内注射とは

点滴静脈内注射（intravenous drip infusion）は，薬液を持続的に末梢静脈内に注入する方法である。脱水症状，栄養低下，出血時などの補給や，治療薬の持続投与などを目的に行う。

▶ 注射部位　静脈内注射の部位と同様であるが，点滴静脈内注射は長時間継続的に行うため，活動性を妨げるような関節部位は避ける。

▶ 使用する物品　注射の目的を達成できるように，注射針と輸液セットを用いる。

注射針は，長時間血管内に留置できるような構造になっている（図 3-20）。翼状針は，金属製で静脈用の注射針を皮膚に固定できるように翼が付いており，輸液セットに接続する細いチューブが連結している。短時間の輸液注入や血管が細い患者の採血でも用いられる。針が金属製であるため体動時に血管を傷つけやすいので長時間の輸液注入には不向きである（図 3-20a）。

薬液を長時間（24 時間以上）注入する場合は，静脈留置針を用いる。これは，外側が外針という軟らかいプラスチック製のカテーテル，内側に内針という金属針の二重構造になっている。血管内に針を刺入した後，内針を引き抜き，外針を血管内に留置するしくみになっている（図 3-20b）。

薬液ボトルから注射針までの導管（チューブ）として，輸液セットを用いる。チューブ上にある点滴筒を薬液が滴下する際の 1 滴当たりの薬液量は，一定量となるよう設計され

Column 看護師が行う静脈内注射

2002（平成 14）年 9 月に厚生労働省は「看護師等による静脈注射は診療補助行為の範疇である」という法解釈に関する通達を出した。これを受けて日本看護協会は，看護師等が安全に静脈注射を実施するための指針に「静脈注射を安全に実施するための判断基準」の中に実施範囲として，1～4 のレベルをまとめた。

レベル 1 では「臨時応急の手当てとして看護師が実施できる」，レベル 2 では「主に点滴静脈内注射の実施」，レベル 4 では「看護師は実施しない」とした。レベル 3 では「一定以上の臨床経験を有しかつ，専門の教育を受けた看護師のみが実施できる」内容として，末梢静脈留置針（カテーテル）の挿入，抗がん薬などの細胞毒性の強い薬物の静脈注射および点滴静脈注射，循環動態への影響が大きい薬物の静脈注射および点滴静脈注射，麻薬の静脈注射および点滴静脈注射をあげている。

つまり，看護師にとって静脈内注射は「診療補助行為の範疇である」であるが，その実施については，高度な知識と判断力，技術力を有していることが求められている。

a　翼状針

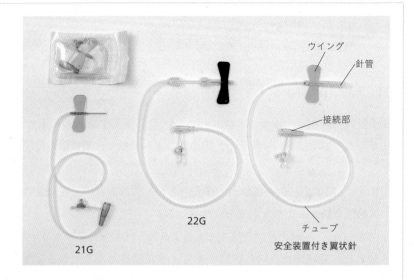

安全装置付き翼状針の構造

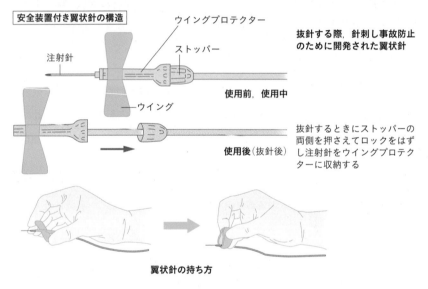

抜針する際，針刺し事故防止のために開発された翼状針

使用前，使用中

使用後（抜針後）

抜針するときにストッパーの両側を押さえてロックをはずし注射針をウイングプロテクターに収納する

翼状針の持ち方

b　留置針

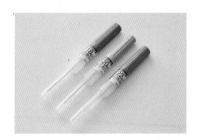

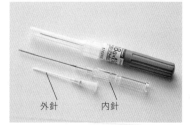

図3-20　翼状針と留置針

診療に伴う技術

第5編

呼吸・循環を整える技術

創傷管理技術

3 与薬・輸血の技術

技術

検査に伴う看護技術

救命救急処置技術

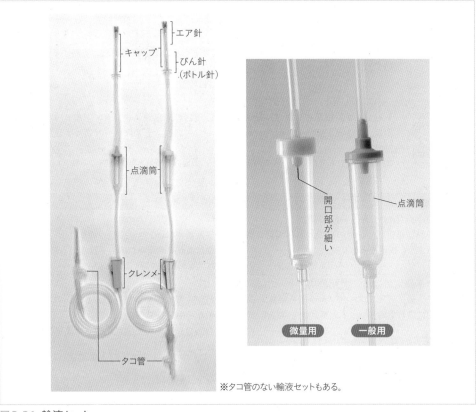

図3-21 輸液セット

ている。この滴下の速度を，クレンメの操作によって調節することで，薬液の注入速度を
コントロールする。薬液の血中濃度を保持するため，注入速度は医師の指示を確実に実行
する必要がある。輸液セットには成人用と小児用があり，下記のとおり1mLの滴下数が
異なる。微量の薬液を長時間注入するときは，小児用の輸液セットを用いる（図3-21）。1
分間の滴下数の求め方は次のとおりである。

> 1分間の滴下数＝1mLの滴下数×輸液量（mL）／必要時間（分）
> ● **一般用（成人用）輸液セットの場合**：1mLの滴下数＝20滴
> ● **微量用（小児用）輸液セットの場合**：1mLの滴下数≒60滴

2. アセスメントのポイント

　本章‐Ⅰ‐C‐1「患者のアセスメント（①，②）」に加えて，注射部位は患者の日常生活
の活動に支障の少ない部位を選定する。また，注射針は患者の血管の太さや点滴静脈注射
の所要時間によって翼状針または静脈内留置針のどちらかを選択する。実施前または点滴
開始直後に点滴実施中の注意点を説明しておく。

3. 方法

点滴静脈内注射の方法を以下に示す（前後の過程で皮下注射との共通事項は省略する）。

VIDEO 〈使用物品〉**1**
トレイ，注射指示書，薬液，輸液セット，翼状針，点滴スタンド，アルコール綿，絆
創膏，はさみ，駆血帯，肘枕，処置用シーツ，膿盆，ディスポーザブル手袋，注射針
廃棄容器
※静脈内留置針を用いる場合：静脈内留置針，フィルムドレッシング材，油性ペン（以下，静脈内留置
　針を用いた操作の場合は※を記す）。

	手順	技術のポイント（根拠・留意点）
1	**患者の準備における「特記事項」** ❶所要時間を告げ，排泄の必要がある場合は済ませるように説明する。	❶薬液量が多いときは尿意が近くなる。点滴中は体動によって点滴漏れのおそれがあるため，事前に排泄を済ませておくほうがよい。
2	**物品の準備における「特記事項」** ❶手洗い後，ディスポーザブル手袋を装着する。 ❷目的に応じて輸液セットと翼状針を準備する。	❶抗がん薬などを用いることも多いので，この段階から手袋を装着する。 ❷点滴の滴下速度と血管の太さによってそれぞれ選択する。
3	**薬液と輸液セットの準備** ❶薬液と注射指示書を，声を出して，照合する。 ❷薬液ボトルの外蓋をはずし，ゴム栓をアルコール綿で拭く**2**。 ❸輸液セットを包装から（接続部の無菌状態を損なわないように）取り出し，クレンメを点滴筒から約10cm下方に移動し，クランプする（締める）。 ❹翼状針を包装から（接続部の無菌状態を損なわないように）取り出し接続する。 ※①静脈内留置針を用いる場合は，接続はない。 ❺薬液ボトルのゴム栓の指定位置にびん針を刺入する**3**。 ❻エア針が必要であれば，びん針と平行に，かつびん針よりも高く刺入する**4**。 ❼薬液をスタンドにつるす。 ❽輸液ルートをU字にして，点滴筒の1/3～1/2を薬液で満たす**5**。 ❾針先を下げて，クレンメをゆっくり開放し，針先を薬液で満たす**6**。 ❿輸液ルート内の空気が完全に抜けたらクレンメを止め点滴スタンドにかける。 ⓫薬液と注射指示書を，声を出して，照合する。 ⓬手袋をはずす。	❶皮下注射と同じ。 ❷❸接続部については無菌操作を行う。 ❸点滴滴下のコントロールと点滴筒を観察しやすくするためにクレンメを移動させる。 ❹輸液セットと薬液ボトル，注射針の接続部がはずれないようにしっかりさし込む。 ❻ボトルがガラス製やハードプラスチック製の場合は，エア針が必要である。 ● びん針より低い位置にあると，エア針からボトル内に入ってくる空気がびん針から輸液ルートを介して体内に流入するおそれがある。 ❽点滴筒から滴下速度を観察するため液面が見えるようにする。点滴筒内の薬液は，点滴筒を押して満たしてもよい。U字にするのは，クレンメのゆるみなどで，万が一にも薬液が急速に流れ落ちることのないようにするため。 ❾血管内に空気が流入しないように，輸液ルート内の空気は完全に抜く。 ⓫皮下注射と同じ。
4	**注射の実施** ❶患者に氏名を告げてもらい，ネームバンドと注射指示書を照合する。 ❷患者の希望を確認し，実施部位を決める。 ❸注射針を固定する絆創膏は，あらかじめ切っておく。	❶皮下注射と同じ。 ❷患者の生活に支障がないようにする。 ❸注射をしてからでは片手がふさがり，絆創膏を切りにくい。

第5編 診療に伴う技術

1 呼吸・循環を整える技術
2 創傷管理技術
3 与薬・輸血の技術
4 検査に伴う看護技術
5 救命救急処置技術

手順	技術のポイント（根拠・留意点）
4 ④手指消毒を行い，ディスポーザブル手袋をはめる。	
⑤肘部の下に処置用シーツを敷き，必要であれば肘枕を置く。	⑤寝具や寝衣の汚染を予防する。
⑥駆血帯を巻いて母指を中にして握ってもらい，静脈を怒張させて刺入部位を探す。駆血帯は注射部位より 7～10cm 中枢側に巻くようにする。	⑥駆血帯を注射部位近くに巻くと，駆血帯をはずすときに，ゴムの振動で針先が動くおそれがある。
⑦刺入部位をアルコール綿で消毒する。	
⑧血管の走行に沿って，針を 10～20°の角度で刺入する。	⑧刺入する角度は血管の深さによって異なり個人差がある。
※②留置針の刺入は，翼状針と同様である。その後，血液の逆流を確認したら，針を少し寝かせて，2～3mm 挿入する。次に内針を固定し，外針（カテーテル）のみ針基近くまで血管内に押し進める ７ ８ 。	
⑨針が血管に入ったら，駆血帯をゆるめ，手を開いてもらう。	⑨静脈内注射の⑨と同じ。
●針が血管内に入っているか，針基に血液の流入があるか，あるいは輸液ルートのゴム管を指でつまんで血液の逆流があるかを確認する。	
※③駆血帯をはずした手で外針の延長線上の皮膚を圧迫し，針基を抑えて内針を引き抜く。	※③皮膚を圧迫するのは，刺入した血液が漏れ出てこないようにするためである。
※④外針と輸液ルートを接続する ９ 。	
⑩クレンメを開放し，少しずつ滴下する。	⑩注射針内の凝血を予防するため。
⑪輸液ルートにループをつくり絆創膏で固定する ⑩ 。	⑪体動したとき針先が引っ張られないように，輸液ルートにたるみをもたせる。
※⑤フィルムドレッシング材を無菌的に取り扱い，貼付する。次にルートにたるみをもたせ，絆創膏で固定する。最後に実施日を油性ペンで記入する ⑪ 。	※⑤感染予防のため，ドレッシング材は，48～72 時間ごとに交換することが推奨されている。
⑫指示された滴下数に調節する ⑫ 。	⑫滴下数は事前に計算しておく。
⑬寝衣とかけ物を整え，ナースコールを手元に置く。	⑬皮下注射と同じ。
⑭点滴中の注意すべき身体的な異常，設定された滴下数の変動の有無，可動範囲などについて説明する。	

使用物品

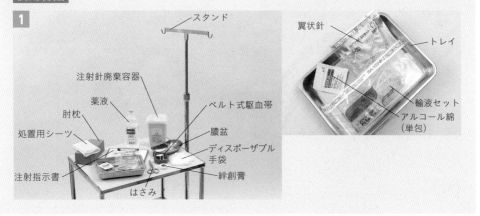

1

スタンド
注射針廃棄容器
薬液
ベルト式駆血帯
肘枕
膿盆
処置用シーツ
ディスポーザブル手袋
注射指示書
絆創膏
はさみ

翼状針
トレイ
輸液セット
アルコール綿（単包）

手順3

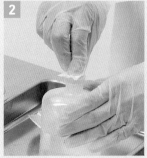

2 輸液ボトルのゴム栓をアルコール綿で拭く。

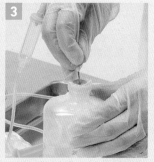

3 ゴム栓の指定位置にびん針を刺入。

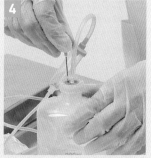

4 エア針が必要な場合，刺入する。

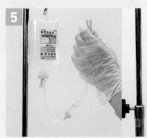

5 点滴筒の1/3〜1/2を薬液で満たす。

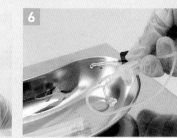

6 針先まで薬液で満たす。

手順4

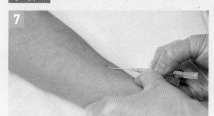

7 針を10〜20°の角度で刺入する。

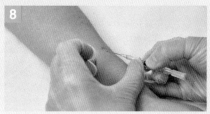

8 外針を2〜3mm押し進める。

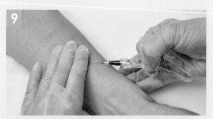

9 内針を引き抜き，外針と輸液ルートを接続する。

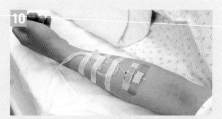

10 輸液ルートでループをつくり，絆創膏で固定する。

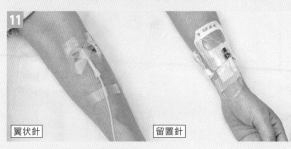

11 翼状針　　留置針

12 滴下数を調節し，患者の体調を観察する。

第5編 診療に伴う技術

呼吸・循環を整える技術

創傷管理技術

3 与薬・輸血の技術

検査に伴う看護技術

救命救急処置技術

技術のエビデンス

物品の準備（▶手順2）関連事項

● 輸液ルートの感染多発部分

点滴静脈内注射に関連した細菌感染は，準備中や調合中，輸液ルート接続部から発生することが多いので，無菌操作を徹底することが重要である[21]。

注射の実施（▶手順4）関連事項

● 下肢の穿刺部位

静脈穿刺の多くは上肢に実施されるが，次に多いのが点滴静脈内注射の際の足背部である。第1趾と第2趾の趾間から深腓骨神経に第1背側中足動脈が伴走しており，十分な怒張がない場合は穿刺を避けなければならない[22]。

そのほか

● 薬物の血管漏れ

抗がん薬以外の薬物の血管漏れに対しては，20℃前後で30分間の冷罨法は効果的である[23]。しかし，抗がん薬の点滴漏れは難治性となり，その有効な対処法は明らかではない[24]。

　薬物の血管漏れに対してアクリノール湿布は日常的に用いられているが，動物実験においてその効果は認められていない。さらに適用方法や時期の検討が必要と思われる[25]。

応用の視点

● 半身麻痺がある患者への応用

麻痺のある部位は，循環不全によって麻痺側が全体的に腫脹気味で，浮腫が生じているため，麻痺側で実施してはならない。

G 輸液ポンプの操作

　点滴静脈内注射による輸液の注入は，薬液の作用機序や注射を受ける患者の身体状況によっては循環動態に影響することがある。したがって輸液の量と注入速度は，医師の指示に基づいて実施しなければならない。電源に接続して使用するが，非常事態や移動時でも使用できるように本体にはバッテリーが内蔵されている。

▶ 目的　薬液を一定の速度で一定の量を正確に，かつ持続的に血管内に注入する。

▶ 適用　①長時間の持続点滴で手動での調整が困難な場合，②インスリン，鎮痛・鎮静薬，昇圧薬，抗がん薬などで一定時間に一定量を注入する必要がある場合，③体液量の増減が循環動態に影響を与える心不全患者などで一定の速度で注入する必要がある場合に，輸液ポンプを使用する。

〈使用物品〉
輸液ポンプ，電源コード，ポンプ用輸液セット，注射指示書，輸液，点滴スタンド，アルコール綿，擦式消毒用アルコール製剤，ディスポーザブル手袋

	手順	技術のポイント（根拠・留意点）
1	**輸液ポンプの準備**	
	❶擦式消毒用アルコール製剤で手指を消毒し，ディスポーザブル手袋をつける。ポンプ専用の輸液セットを用いて輸液ルートに薬液を満たす。	❶方法は，点滴静脈内注射の準備に準ずる。
	❷輸液ポンプを点滴スタンドに設置する。	❷輸液ポンプの重さは約2 kgあり，点滴スタンドの転倒を防ぐため，床から約1mの位置に設置する。またスタンドの安定のため，5脚の点滴スタンドを選択する ▮。
	❸輸液ポンプに電源コードを差し込み，コンセントに接続する。このとき必ずアースを使用する。	
	❹ドアロックレバーを解除して電源を入れる。	❹表示ランプやブザー機能が作動するか確認する。
	❺❶でつけた手袋をいったん外して破棄し，衛生的手洗いを行う。	❺❶でつけた手袋をいったん外して破棄し，衛生的手洗いを行う。
2	**患者の準備と輸液の開始**	
	❶注射指示書の患者であることを確認し，目的，所要時間，注意事項を説明し了解を得る。	
	❷再度手指を消毒し，ディスポーザブル手袋を装着する。留置針の注入部の消毒を行い，輸液ルートを接続する。	
	❸ドアロックレバーを解除して，輸液ポンプ内の溝に輸液ルートをたるまないようにセットする。このとき，クレンメは輸液ポンプの下側に移動させておく。	❸輸液ルートにたるみがあると正確な薬液注入ができないことがある ▮2。
	❹ドアロックレバーで，確実にドアをロックする。	
	❺注射指示書に基づき輸液の流量（1時間当たりの滴下量：mL/時）と予定量を設定する。	❺流量と予定量の設定を間違わないように気をつける ▮3。
	❻クレンメを全開にして，点滴筒内の滴下がないことを確認する。	
	❼開始スイッチを押して，点滴を開始する。	
3	**輸液中の観察**	
	❶輸液の滴下状況と患者の状態を定期的に観察する。	❶輸液ポンプの誤作動が発生する可能性もあり，定期的な観察が必要である ▮4。
	• 設定どおりに輸液ポンプは作動しているか。	
	• 設定どおりに滴下しているか，点滴ボトルの残量は予定どおりか。	
	• 輸液ルートが閉塞していないか。	
	• 点滴刺入部の腫脹や発赤，疼痛はないか。	
	❷アラームが発生したときは原因を確認し，適切に対処する。	❷アラームの発生は，輸液ルートの閉塞，ルート内の気泡，電圧低下などのトラブルが考えられる。
4	**輸液の終了と後かたづけ**	
	❶停止・消音スイッチを押して，クレンメを閉める。	❶クレンメを開いたままで輸液ルートを取りはずすと，薬液が一気に注入され，患者に危険が及ぶこともある（フリーフローという）。
	❷ドアロックレバーを解除して輸液ポンプ内の輸液ルートを取りはずす。	
	❸電源を切る。	
	❹使用しないときは，定期的に点検し，いつでも使用できるように管理する。	

第５編 診療に伴う技術

1 呼吸・循環を整える技術

2 創傷管理技術

3 与薬・輸血の技術

4 検査に伴う看護技術

5 救命救急処置技術

手順1

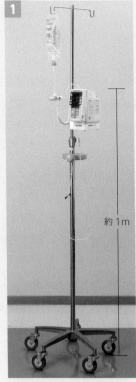

約1m

点滴スタンドは，転倒防止のため5脚の点滴スタンドを選択する。

手順2

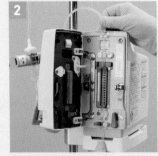

輸液ルートをたるまないようにセットする。

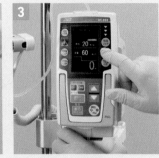

輸液の流量と予定量をセットする。

手順3

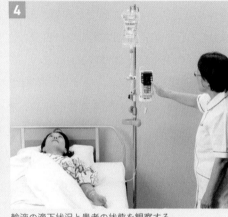

輸液の滴下状況と患者の状態を観察する。

V 輸血療法

A 輸血療法の基礎知識

▶ 目的　輸血は，血液中の赤血球などの細胞成分や凝固因子などのたんぱく質成分が量的に減少したときや成分の機能低下があるときに，それらの量的および成分を補充し，症状の改善を図ることである[26]。

　近年，輸血に対する事前検査の発展によってその安全性は著しく向上したが，輸血による副作用や合併症の根絶には至っていない。そのため，医師は輸血療法の必要性や感染症などのリスクを患者や家族にわかりやすく説明することが求められている。患者や家族は

十分に理解したうえで自己決定する権利がある。患者（または家族）の同意があれば医師は同意書を作成し，診療録に添付する。看護師は患者や家族の理解を助け，不安を軽減できるように対応する必要がある。

1. 輸血療法の適用と種類

▶ 適用 　①外傷や手術などによる失血で循環血液量の減少，②身体各組織への酸素運搬能の低下，③血小板の減少や凝固因子欠乏による出血傾向，④膠質浸透圧の低下，⑤免疫体補給による感染防御機能の低下，⑥有害物質を含む血液の除去後の血液の補充などの必要があるときに実施される。

▶ 同種血輸血と自己血輸血 　輸血療法は大別すると他人の血液を用いる同種血輸血と自分の血液を使用する自己血輸血に分類される。同種血輸血は他人の血液を用いるため，誤って異型輸血をした場合に生命にかかわる甚大な影響がある。また，副作用が生じやすく，輸血感染症のおそれもある。一方，自己血輸血では自分の血液を輸血するため，異型輸血のような免疫反応や感染症の発生はまれである。

▶ 全血輸血と成分輸血 　血液中の各成分は，必要量や体内での寿命，産生される割合はそれぞれ異なる。全血輸血では不必要な成分まで体内に入るため，目的以外の成分による副作用や合併症，循環系の負担が生じる。このような問題を最小にするため，今日では全血

表3-9 主な輸血用製剤の種類

	一般名（略語）	組成・性状	目的・適応	貯法・有効期間
全血製剤	人全血液 （WB-LR）	血液保存液を混和した血液から白血球の大部分を除去したもの	赤血球不足と循環血漿量不足の同時補充に用いるが（大量出血がある場合），特殊な場合を除き，適応はない	2～6℃ 採血後21日間
血液成分製剤	人赤血球液 （RBC-LR*1）	白血球および血漿の大部分を除去した赤血球層に赤血球保存用添加液を混和したもの	血中の赤血球不足やその機能が低下している場合に用いる（末梢循環系へ十分な酸素を供給する）	2～6℃ 採血後21日間
	洗浄赤血球液 （WRC-LR）	白血球および血漿の大部分を除去した赤血球層を生理食塩水で洗浄した後，同液を加えたもの		2～6℃ 製造後48時間
	解凍人赤血球液 （FTRC-LR）	白血球および血漿の大部分を除去した赤血球層に凍害保護液を加えて凍結保存したものを解凍後，凍害保護液を洗浄除去したもの		2～6℃ 製造後4日間
	新鮮凍結人血漿 （FFP-LR）	白血球の大部分を除去し分離した新鮮な血漿を凍結したもの	凝固因子や血小板成分を補充することにより止血を図る。また，出血を防止する場合に用いる	－20℃以下 採血後1年間
	人血小板濃厚液 （Ir*2-PC-LR）	血漿に浮遊した血小板で，血液成分採血により，白血球の大部分を除去して採取したもの		20～24℃ 採血後4日間

*1 LR（Leukocytes Reduced）：保存に伴う凝集塊（マクロアグリゲート等）の発生，発熱反応や同種免疫反応等の輸血関連副作用の予防や低減のため保存前白血球除去を行う。
*2 Ir（Irradiated）：輸血による移植片対宿主病（GVHD）を予防する目的で15Gy以上50Gy以下の放射線を照射する。
資料／日本赤十字社ホームページ：輸血用血液製剤一覧表（令和2年4月1日現在），https://www.bs.jrc.or.jp/hkd/hokkaido/special/files/bloodproducts20200401.pdf（最終アクセス日：2021/6/17）。日本赤十字社ホームページ：輸血用血液製剤取り扱いマニュアル（2018年12月改定版），https://www.jrc.or.jp/mr/relate/info/pdf/handlingmanual1812.pdf（最終アクセス日：2021/6/17）を参考に作成.

第5編 診療に伴う技術

呼吸・循環を整える技術

創傷管理技術

3 与薬・輸血の技術

検査に伴う看護技術

救命救急処置技術

輸血を避け，成分輸血を行うのが原則である（表 3-9）。

▶ 輸血用血液製剤と血漿分画製剤　血液製剤には輸血用血液製剤と血漿分画製剤がある。輸血用血液製剤は，赤血球製剤，血漿製剤，血小板製剤があり，血漿分画製剤は，血漿を原料として作られるアルブミン製剤，免疫グロブリン製剤がある。

2. 輸血に関する事前検査

輸血検査は，不適合輸血や免疫反応による溶血，感染症など輸血に伴う副作用を予防する目的で行われる。

1 血液型検査（ABO 血液型検査，RhD 抗原検査）と不規則抗体スクリーニング検査

ABO 血液型は，赤血球の細胞膜の表面にある A 抗原と B 抗原の有無により判定する。また，血漿中には赤血球には存在しない抗原に対する自然抗体が存在する。この自然抗体が規則抗体である。

そのほか，血液型には 400 種類以上あるが，臨床的に問題となるのが Rh 血液型である。Rh 血液型の検査では，最も抗原性の強い D 抗原をもつ人を陽性，もたない人を陰性に判定する。Rh 抗原には規則抗体は産生されないが，輸血や妊娠などによって他人の血液が体内に入ると，その血液に反応して抗体が産生される。この抗体を不規則抗体という。不規則抗体があると輸血による抗原抗体反応が生じる危険性が高くなる。したがって，不規則抗体スクリーニング検査で不規則抗体が検出された場合は，抗体の特異性を調べるために不規則抗体同定検査を行う。

2 交差適合試験（クロスマッチテスト）

交差適合試験の目的は，最も重篤な副作用の一つである抗原抗体反応による溶血反応を予防することである。検査には「主試験」と「副試験」があり，試験の結果で溶血・凝集がなければ適合（陰性）と判定される。なお，血液型検査と交差適合試験に用いる検体（患者の血液）は，それぞれ別々に採血し，患者の誤認を防止するためにダブルチェックを行う[27]。

3. 輸血療法を受ける患者の援助

1 開始前の患者の状態把握と開始の判断

輸血が行われる際には，バイタルサイン，および経皮的動脈血酸素飽和度（SpO_2）を測定し，それらの関連情報を観察する。また，輸血による副作用は蕁麻疹や発疹，顔面紅潮，瘙痒感などの皮膚症状や悪心・嘔吐，呼吸困難などの全身症状が出現しやすい。輸血開始前の身体的状況を把握しておくことは，輸血中・後と比較して副作用の早期発見に生かす重要な情報となる。

2 | 不安軽減の支援

　患者や家族は輸血療法に同意したとはいえ，安全に終了するまでは不安は継続するものと思われる。患者や家族の心理的状況を理解し，その状況に応じてアセスメントし，目的が達成できるよう支援する必要がある。

3 | 開始後の観察（副作用の早期発見と早期対策）

　輸血の副作用は，生命の危機を招く重篤なものから軽症のものまで，輸血用製剤や輸血方法などにより異なるため様々である。最も問題となるのは，血液型不適合による溶血性輸血副作用や，細菌に感染した血液の輸血によるものである。これらはいずれも輸血後5分以内に発症し，速やかな救命措置が必要となる。しかし，輸血終了後24時間たってから発症する遅発型副作用もある。いずれも早期発見，早期対応が必要となるので，輸血中

表3-10　輸血の副作用

	副作用	原因	自覚症状	対策
即時型副作用（開始直後～終了数時間以内）	溶血性輸血副作用	• 血液型不適合	• 輸血部位の熱感，疼痛，不安感，顔面紅潮，悪心，腹痛，悪寒，戦慄，血圧低下によるショック症状，腎不全による乏尿，出血傾向など	• 直ちに輸血を中止 • 輸血セットを交換して生理食塩水に切り替える • 血液型の再検査 • バイタルサイン測定と全身状態の観察
	非溶血性反応・発熱・蕁麻疹・アナフィラキシーショック	• 多くは不明 • 血小板濃厚液や新鮮凍結血漿の輸血によることが多い	• 発熱，蕁麻疹，全身倦怠感，皮膚紅潮，かゆみ，腹痛，呼吸困難，悪心・嘔吐，喘鳴，頻脈，血圧低下	• 輸血を中止し，バイタルサイン測定と全身の観察 • 医師の指示による薬物療法など
	輸血関連急性肺障害（TRALI）[*1]	• 輸血血液に存在する抗白血球抗体が関与している可能性あり • 輸血中の脂質－サイトカイン，IL-6，IL-8の疑いあり	• 1～6時間以内，多くは2時間以内に起こる非心原性の肺水腫を伴う呼吸困難，重篤な非溶血性副作用，低酸素血症，発熱，血圧低下	• 輸血を中止し，バイタルサイン測定と全身の観察 • 特異的な薬物療法はない • 早期より適切な全身管理を行う
	そのほか（クエン酸中毒・高カリウム血症・細菌感染）	• 輸血に添加されているクエン酸など • 輸血の保存管理	• 口唇のしびれ，痙攣，悪心・嘔吐，重篤な場合は意識消失，不整脈など	• バイタルサイン測定と全身の観察 • 早期より適切な全身管理を行う
遅発型副作用	遅発型溶血性輸血副作用	• 赤血球抗原に対する既往抗体による	• 24時間以降に発症 • 発熱，ヘモグロビンの低下，黄疸，血色素尿	• バイタルサイン測定と全身の観察 • 医師の治療方針に沿って早期より適切な全身管理を行う
	輸血感染・輸血後肝炎・ヒト免疫不全ウイルス感染	• 供血者がウインドウ期[*2]にあることによる	• 感染症によって異なる	
	輸血後移植片対宿主病（PT-GVHD）[*3]	• 輸血血液由来のリンパ球が定着して増殖し，患者の組織を攻撃・破壊することによる	• 輸血後7～14日頃に発症する発熱，発疹，下痢，肝機能障害，消化管出血，汎血球減少症など	• 放射線照射により改善 • 2000年以降確定症例はない

[*1] TRALI（transfusion-related acute lung injury；輸血関連急性肺障害）
[*2] ウインドウ期：ウイルスまたは抗原・抗体が検出限界を下回っている時期（核酸増幅検査［NAT］のウインドウ期）で，検査できるようになるまでの空白期間をいう。
[*3] PT-GVHD（post transfusion-graft versus host disease；輸血後移植片対宿主病）

第 5 編

診療に伴う技術

呼吸・循環を 整える技術

創傷管理技術

3 技術 与薬・輸血の

看護技術 検査に伴う

技術 救命救急処置

の観察は特に重要である（表 3-10）[28]。

B 輸血療法の方法

1. 知っておくべき事項

　輸血療法で発生する輸血ミスは甚大な医療事故に発展しやすく，その多くは輸血開始までの準備段階の確認不足で発生している。輸血療法を安全に実施するためには，必要書類，輸血製剤の照合，患者の確認，輸血中の観察を確実に行うこと，および輸血事故防止のためのシステムの整備も必要である。

▶ 使用する物品　専用の輸血セットと血液加温器がある。

　輸血セットは，点滴筒が網状の濾過筒と濾過筒のない滴下筒の 2 つの部分からなる。濾過筒は血液製剤中のフィブリン塊や大凝集塊（マクロアグリゲート：赤血球や白血球とフィブリンなどの塊），微小凝集塊を除去するために用いられる。濾過筒のない滴下筒は，滴下状況を観察するためにある。輸血セットには，赤血球製剤用と血小板製剤用の 2 種類がある（図3-22）。

　血液加温器は，血液を体温程度に加温するために用いられる電熱器である。通常の輸血は加温の必要はないが，急速な輸血で低体温が起こると予測されるときに輸血用血液を温

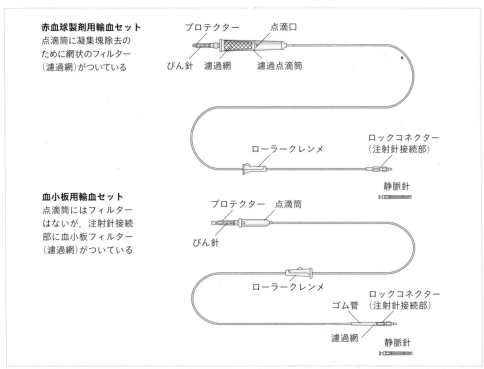

図3-22　輸血セット

める目的で用いる。

2. アセスメントのポイント

　本章 - Ⅰ-C- 1「患者のアセスメント（①,②）」に加え，過去の輸血歴およびその時の副作用の有無について聴取する。また，血圧と心拍数を測定し，急変時に備えて全身状態を把握しておく。実施前に異型輸血を避けるため，複数のスタッフで輸血パックと輸血伝票を確認する。

　注射部位は，患者の希望する部位のうち動脈と神経の走行と，静脈血管の太さ，および皮膚上からの深さを観察，選定する。また，副作用の出現に対して早期に発見できるよう対処方法を講じておく。

3. 方法

　輸血の方法を以下に示す。

〈使用物品〉
輸血伝票，血液製剤（血液バッグ），各製剤に適した輸血セット（図3-22参照），注射針（静脈内留置針あるいは 18〜 20G 翼状針），駆血帯，肘枕，処置用シーツ，ディスポーザブル手袋，アルコール綿，絆創膏（必要時にはドレッシング剤），生理食塩水（20mL），注射器（20mL）と注射針 20G，点滴スタンド

	手順	技術のポイント（根拠・留意点）
1	**輸血の準備と確認**	
	❶同意書，血液型などの検査書類，指示書，輸血申し込み伝票を確認する。	❶確実な輸血を実施し，事故を防止するため。
	❷手洗い後，ディスポーザブル手袋を装着する。	❷感染を予防するために装着する。
	❸輸血部門の担当者と 2 名以上で血液バッグおよび書類などを，声を出して確認し，血液バッグの外観も確認してからサインする。	❸搬送には 1 患者 1 搬送バッグで持ち運ぶ。
	❹受領した血液バッグを確認事項に沿って医師あるいは看護師 2 人以上で声を出して確認し，サインする。	❹各施設のマニュアルに沿って確認する。受領後速やかに使用することが原則である。 ●輸血の準備から終了まで 1 人の看護師が責任をもって指示する。
2	**輸血セットの準備**	
	❶輸血セットを包装から取り出しクレンメを閉じる。	❶点滴静脈内注射と同じ。
	❷血液バッグを静かに左右上下に振って混和する。	❷血液と保存液を均等に混和させるために行う。新鮮凍結血漿はバッグ破損予防のためにビニール袋に入れて微温湯（36〜 37℃）で融解し，直ちに使用する。
	❸血液バッグを処置台に置き，輸血のプロテクターをはずす **1**。	
	❹血液バッグに対し水平に輸血セットのプラスチック針を挿入する **2**。	❹プラスチック針は根元まで確実にさし込む。エア針は不要である。
	❺点滴スタンドに血液バッグをつるして，クレンメを閉じた状態で濾過筒を指で押し，血液で満たす **3**。	
	❻点滴筒を押して血液を 1/2 程度に満たす **4**。	❻滴下数を観察できるようにする。

	手順	技術のポイント（根拠・留意点）
2	❼ルート内を血液で満たし，空気を排除する。 ❽注射器に生理食塩水 20mL を吸い上げる。	❼体内に空気が入るのを予防する。 ❽血管に注射針が確実に入ったことを確認するために用いる。
3	**患者の準備** ❶バイタルサイン，SpO₂ を測定し，全身状態を観察する。 ❷必要時，事前に排泄を済ませるように説明する。 ❸患者に氏名と血液型を言ってもらい，リストバンドと照合する。 ❹輸血実施部位を決めたら，安楽な体位を工夫する。	❶全身状態を把握と輸血開始後の観察の基準として異常の早期発見に努める。 ❷輸血中の体動を少なくするため。 ❸患者の取り違えによる異型輸血を防止する。 ❹輸血は単独の静脈路の実施が原則である。輸血用の注射針は太いので太い血管を選択する。
4	**輸血の実施** ❶翼状針あるいは留置針の刺入。 ❷翼状針あるいは留置針を血管に刺入したら生理食塩水入りの注射器を接続し，血管内に入っていることを確認する 5 。 ❸注射器を取り除き，輸血ルートを接続する 6 。 ❹注射針を固定し，次にクレンメをゆるめて滴下速度を調節する。 ❺輸血開始から5分間はベッドサイドにとどまり，状態の観察を行う 7 。 ❻副作用がなければ，次に10分後，15分後に状態の観察を行う。	❶点滴静脈内注射「手順4」−❸〜❼と同じ。 ❷生理食塩水入りの注射器であれば血液の逆流を確認できる。注射針の接続部位は感染防止のため無菌的に操作する。 ❹開始直後から 10〜15 分間は 1mL/分の速さで滴下し，異常がなければ医師の指示どおりの滴下数に調整する。 ❺重度の副作用は，輸血開始 15 分以内に異常症状が発現する。血液型不適合輸血では，輸血開始直後から血管痛，不快感，胸痛，腹痛などの症状がみられるので，開始直後から 5 分間は特に注意を要する。
5	**観察・記録・後かたづけ** ❶輸血ルート内の血液が体内に入った時点でクレンメを止め，抜針する。 ❷全身状態を観察し，身の回りを整える。 ❸血液バッグは感染性廃棄物として処理する。 ❹患者名，血液型，血液製剤番号，輸血単位数，観察経過などを記録し，サインする。	❶抜針したら圧迫して止血を確認する。 ❷気分不快があればバイタルサインを測定し，自覚症状をよく聞いて医師に報告する。また，輸血終了後も TRALI や感染症などの副作用が出現することがあるので適宜，観察を継続する。 ❸スタンダードプリコーションに沿って感染予防に努める。

手順 2

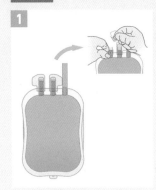

血液バッグのウイングを持ってプロテクターをはずす。

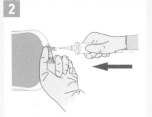

処置台に置いた血液バッグに輸血セットのプラスチック針を挿入する。

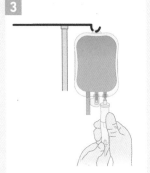

クレンメを閉じた状態で濾過筒を指で押し，血液で満たす。

手順4

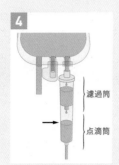

濾過筒

点滴筒

点滴筒を押して血液を
1/2程度に満たす。

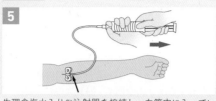

生理食塩水入りの注射器を接続し，血管内に入っていることを確認する。

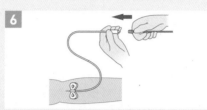

注射器を取り除き，輸血ルートを接続する。

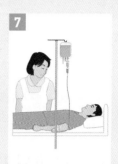

輸血開始から5分間は
ベッドサイドにとどまり，
状態を観察する。

技術のエビデンス

輸血セットの準備（▶手順2）関連事項

● 血液バッグと輸血セットの接続

点滴スタンドに吊り下げて行うと，輸血セットをさし込んでいるときに，その隙間から輸血が漏れ出すおそれがあり，血液バッグと輸血セットは，処置台に置いて，しっかりと深く刺し込んで接続する[29]。

● 2人の患者の同時準備の危険性

2人以上の患者の輸血を受け持っている場合，患者誤認を避けるため，1人の患者の輸血の準備をしているときに，同時にほかの患者の準備を行ってはならない[30]。

輸血の実施（▶手順4）関連事項

● 自己血輸血

自己血輸血は，ほかの輸血製剤と比較して安全であると思われるが，自己血採血や輸血準備段階での手技によって感染が発生することもあるので，徹底した予防策が重要である[31]。

応用の視点

● 救命救急で緊急輸血を受ける患者への応用

急速輸血を必要とする患者は，意識が明瞭でないこともあり，異常を訴えることもできないことが多い。血液型不適合輸血による異常の早期発見のためにも，輸血開始5分間は細やかな身体状況の変化とともに，溶血の有無を確認するために留置カテーテルの内の尿の色調など総合的に観察する。

診療に伴う技術

第5編

呼吸・循環を整える技術 1

創傷管理技術 2

与薬・輸血の技術 3

検査に伴う看護技術 4

救命救急処置技術

<table>
<tr><td rowspan="2">Column</td><td colspan="2"><h1>抗菌薬/インスリン製剤/医療用麻薬の
与薬時・与薬後の留意点</h1></td></tr>
</table>

　ここでは，臨床でよく用いられる代表的な薬剤を取り上げ，それぞれの薬剤の特徴や与薬時あるいは与薬後の留意点を述べる。いずれの薬剤も重大な副作用を発現しやすいため，初期症状に注意し早期に対応することが重要となる。

抗菌薬	▶ **抗菌薬とは**　抗菌薬は，微生物（単細胞植物）から作られる物質で，細胞壁を合成阻害することにより病原微生物の発育を阻害する薬である。 ▶ **与薬にあたっての留意点**　抗菌薬は，血中薬物濃度をある程度一定以上に保つことにより，効果が期待できるので，原則として食事に関係なく一定時間ごとに与薬する。症状が軽減しても指示量を最後まで服用することで起炎菌を確実に抑制あるいは死滅させ，再発を防ぐことになる。 ▶ **副作用の観察点**　副作用には，アナフィラキシーショックや薬疹，偽膜性腸炎などがあるが，抗菌薬の種類によって，そのほかの副作用も出現するので，注意が必要となる。 ▶ **不適切な用法の悪影響**　また，不適切な与薬（長期与薬）により細菌の耐性化が進み，菌交代現象*が起きることがある。
インスリン製剤	▶ **インスリン製剤とは**　インスリン製剤は，糖尿病の治療薬として，血中のインスリン濃度を調整する薬である。 ▶ **与薬にあたっての留意点**　皮下注射や静脈内注射の与薬法で用いる。作用時間により，超速効型，速効型，2相型，中間型，持続型に分類される。どの製剤も100単位/mL に国際的に統一されており，単位を間違えないようにする。 ▶ **副作用の観察点**　副作用では低血糖に注意する。脱力感，高度の空腹感，発汗，動悸，振戦，頭痛，知覚異常，不安，興奮，集中力低下，精神障害，意識障害，痙攣などの症状が現れる。低血糖症状を認めたときは，ショ糖を経口摂取させる。経口摂取が不可能な場合はブドウ糖を注射する。
医療用麻薬	▶ **医療用麻薬とは**　がん患者の痛みを緩和する目的で，モルヒネなど医療用に用いる麻薬を医療用麻薬という。 ▶ **与薬にあたっての留意点**　医療用麻薬の剤形は，錠剤や注射剤，坐薬，貼付剤，水剤などがある。各製剤の剤形により，効果発現時間や効果持続時間が異なるため，それぞれの違いを理解し，与薬後の観察を行う必要がある。 ▶ **副作用の観察点**　特に，モルヒネの副作用には，悪心・嘔吐，便秘，眠気などのほか，呼吸抑制，排尿障害，瘙痒感，口腔内乾燥，幻覚・妄想などがある。便秘や悪心・嘔吐など副作用の発現頻度が高い症状への対策は予防的に対応する必要がある。 ▶ **管理，取り扱い**　麻薬は適正に使用されれば医療上有益であるが，強い依存性があるため薬物乱用が問題となる。麻薬の管理，取り扱い規定については，283〜285頁を参照のこと。

*　**菌交代現象**：抗菌薬を長期投与することによって，通常は無害な常在菌が減ってしまい，その結果，それまで繁殖を抑えられていた菌が異常繁殖して生体に害をもたらす現象をいう。

文献

1) 小笠原みどり，松岡淳夫：ディスポーザブル注射針の開封方法と汚染について；めくり法とつき破り法の場合，日本看護研究学会雑誌，10（1）：98-102，1987.
2) 高橋修二，仲川義人：輸液上の問題点；コアリングをどう防ぐか，エキスパートナース，15（10）：28-31，1999.
3) 高橋修二，他：輸液セットで比較したコアリング減少の実際，エキスパートナース，14（11）：64-66，1998.
4) 田口晃子，他：高頻度に発生するプラスチックボトルの中栓薄膜コアリング，日本薬学会年会要旨集，128（4）：179，2008.
5) 塩月篤史，他：注射バイアル製剤におけるゴム栓穿刺方法によるコアリング発生リスク評価，Pharmacy Today，18（5）：24-29，2005.
6) 半田聖子，他：確実な皮下注射・筋肉注射に関する一考察，看護研究，14（4）：43-50，1981.
7) 一條明美，他：注射準備時における新リキャップ法の有効性の検討，日本看護技術学会誌，8（1）：76-83，2009.
8) Morton, H.E.: The relationship of concentration and germicidal efficiency of ethyl alcohol, Ann. N.Y. Acad. Sci., 53：191-196, 1950.
9) 杉野佳江，他：消毒用エタノール綿による皮膚消毒に関する実験，愛知県立看護短期大学雑誌，3：61-66，1972.
10) 村中陽子，稲光禮子，他：注射時のエタノール綿の消毒効果，第16回看護総合：147-150，1985.
11) 羽倉綾子，西澤由美子：インスリン注射は服の上からでも安全，エキスパートナース，15（14）：36-38，1999.
12) 菊池和子，他：科学的根拠に基づく筋肉内注射の注射針刺入深度に関する研究，日本看護技術学会誌，8（1）：66-75，2009.
13) 吉野奈三，他：ナース・ドクターのための注射法マニュアル，南江堂，1991，p.50.
14) 前掲書12).
15) 佐藤好恵，他：殿部筋肉内注射部位における中殿筋表層血管および神経損傷の危険性の検討，日本看護技術学会誌，8（2）：91-96，2009.
16) 深井喜代子，大名門裕子：注射痛に対する看護的除痛法の効果の実験的検討；マッサージ，温罨法，冷罨法の手背部皮膚痛覚閾値に及ぼす影響，日本看護研究学会雑誌，15（3）：47-55，1992.
17) 深井喜代子：Q＆Aでよくわかる！看護技術の根拠本，メヂカルフレンド社，2004，p.134-140.
18) 堀美保，他：ヒト上肢の皮静脈と皮神経の位置的関係の形態学的研究，日本看護技術学会誌，8（2）：20-28，2009.
19) 加藤昌子，森將晏：静脈穿刺に用いる駆血帯装着時の駆血圧と静脈怒張度との関係；上腕周囲径に対する駆血帯の締めつけ割合を指標として，日本看護技術学会誌，8（3）：10-15，2009.
20) 加藤昌子，森將晏：静脈穿刺に用いる駆血帯装着時の駆血帯の張力と静脈怒張度との関係および怒張度に影響する身体的要因についての検討，日本看護技術学会誌，8（3）：42-47，2009.
21) 洪愛子編：院内感染予防必携ハンドブック〈Primary Nurse Series〉，中央法規，2004，p.121-127.
22) 寺嶋美帆，木村明彦：足背を走行する静脈の特徴と安全領域，臨牀看護，34（1）：19-25，2008.
23) 炭田恵，西島こずえ：高齢者への輸液剤の血管外漏出に対する冷罨法の効果，日本看護技術学会第4回学術集会講演抄録集，2005，p.91.
24) 武田利明：抗がん剤漏出時のケアの特性について〈深井喜代子編：ケア技術のエビデンスⅡ〉，へるす出版，2010，p.145-148.
25) 石田陽子，他：薬剤漏出による皮膚組織障害に対するアクリノール湿布の効果に関する実験研究，日本看護技術学会，3（1）：58-65，2004.
26) 厚生労働省医薬・生活衛生局血液対策課：輸血療法の実施に関する指針（平成17年9月［令和2年3月一部改正］），2021，p.2.
27) 前掲書26)，p.4-9.
28) 前掲書26)，p.15-28.
29) 村上美好監：写真でわかる輸血の看護技術，インターメディカ，2008，p.22-25.
30) 血液製剤の使用にあたって，第4版，じほう，2011，p.31.
31) 東谷孝徳，他：細菌汚染自己血による輸血事故の一症例，Japanese Journal of Transfusion Medicine，49(5)：678-682，2003.

参考文献

・池田義雄，他編：薬の作用・副作用と看護へのいかしかた，第3版，医歯薬出版，2001.
・医療情報科学研究所：薬がみえるvol.4，メディックメディア，2020
・折井孝男：説明力UP！臨床で役立つ薬の知識，学研，2006，p.12.
・柳澤輝行編著：新薬理学入門，改訂第3版，南山堂，2008，p.1-19.
・山岸昌一監：ナースのための読み解く薬理学，メディカルレビュー社，2009.

第4章

検査に伴う看護技術

この章では

● 検査における看護師の役割を説明できる。

● 排泄物および体液の検査の種類と方法，およびその実施の際の留意点をまとめられる。

● 静脈血採血の方法を演習で行える。

● 腰椎穿刺，胸腔穿刺，腹腔穿刺，骨髄穿刺の方法と実施の際の留意点をまとめられる。

● 各種生体検査を実施する際の留意点を説明できる。

● 洗浄の意義と目的を説明できる。

● 胃洗浄，膀胱洗浄の方法と実施の際の留意点を説明できる。

I 検査に伴う看護の役割

　検査は，患者の病態の把握，疾病の活動性や程度の判定，治療の効果や副作用の把握，予後の推測のために必要な情報を提供するものである。さらには，地域で生活する人の疾病の早期発見や健康診断にも必要となる。検査で得られたデータは，医師の診断のみでなく，看護師が患者の状態を把握するうえで，またそれを踏まえて看護診断を行ううえでも重要なデータとなる。

　目的どおりの正しいデータを得るためには，検査が適切に行われるように図ることが不可欠である。また看護師は，検査を受ける患者の不安や苦痛を取り除き，検査がスムーズに行えるよう援助する必要がある。さらに，からだへの侵襲が大きい検査では，QOLを高め，健康な生活に復帰するための看護援助も必要となる。

Ⓐ 検査場面における看護師の役割

　検査にあたって，看護師には次のような役割がある。

1 検査方法の理解と患者の状態観察

　看護師は検査の介助にあたって，検査の方法やその意味を理解しておかなくてはならない。そして，患者に身体的・心理的にどのような影響が生じるのか（痛みの有無，バイタルサインの変化，不安など）についても熟知し，それを踏まえ適切に検査が行われるようにする。

　また，患者が安全・安楽に検査が受けられるように図る。患者の表情，言動，バイタルサインなどの観察から，検査前・中・後の患者の状態把握に努める。

2 患者に対する検査の十分な説明と同意

　患者は検査の重要性について理解していても，苦痛や拘束感の強い検査では，大きな不安を抱くものである。したがって医師や看護師など医療者は，検査の意義や目的を十分に説明し，患者（または家族）の同意のもとに検査を行わなければならない。患者が検査を受けることを自己決定するには，十分な説明と理解しやすい資料が必要となる。医療者と患者の信頼関係の維持に配慮しながら，適切な時期に，適切な内容で患者の反応を観ながら説明していく必要がある。

3 患者の本人確認と情報保護

　検査を受けようとしている患者が検査を指示されている患者本人であることを，患者自身に名乗ってもらうことと，ネームバンドによって確認する。また，患者の受けた検査の内容や結果が本人以外に漏洩しないように注意する。

診療に伴う技術

第5編

呼吸・循環を整える技術

創傷管理技術

与薬・輸血の技術

4 検査に伴う看護技術

救命救急処置技術

4 | 患者のセルフケア能力回復に向けての援助

検査のなかには危険性や日常生活の規制を伴うものもあるので，このような検査を受けた患者に対しては，早期に日常生活への復帰を可能とするよう，セルフケア能力回復に向けての援助が必要となる。

5 | 他部門との協力と患者への援助

検査は，臨床検査部門や放射線部門など他部門と連携して行うため，看護師は検査の前処置，時間，場所などの調整を行い，検査が正確に迅速に実施され，かつ患者への苦痛や不安が軽減するように援助しなければならない。

6 | 環境の整備

看護師は，検査のための環境の調整と必要物品の整備を行い，患者のプライバシーが保護された状況で検査が受けられるように配慮する。

Ｂ 検査介助の基本

検査介助，検体（検査材料）採取の基本となる点を以下に示す。

❶ 患者が検査の主体となるように準備し配慮する

- 検査の目的，意味，方法（体位，時間，プロセス）を，患者の理解度に合わせて説明する。
- 患者が感じる不安や苦痛について情報を与え，不安の軽減を図る。

❷ 患者の安全・安楽に配慮し，苦痛や危険を最小限にするよう熟練した技術を提供する

- 検査に応じた適切で安楽な体位を保持する。
- 検査中に予測される危険や副作用を熟知し，予防と対策を行う。
- からだの露出を少なくし，プライバシーへの配慮を行う。
- 検査中は時々声をかけて不安を表出させるようにし，適切な対応をする。

❸ 検体を正確に取り扱い，正確な検査データが得られるようにする

- 検体採取の十分な知識をもち，時刻，方法，分量，容器，保存方法を守り正しく取り扱えるようにする。
- 検体にはラベルを貼り，検査名，氏名，所属などを記入し，検査室に迅速に届ける。
- 検体を無菌的に取り扱う場合は，無菌操作を確実に行う。

❹ 患者に適切な指導を行う

- 正しいデータを得るための検査前の注意事項などを説明する。
- 検査の患者への悪影響を避けるために，検査終了後の安静度や，体位，食事，排泄（はいせつ），入浴などの方法を指導する。

II 排泄物の検査

A 尿の検査

1. 尿の検査とは

▶ **目的** 物質代謝の終末産物である尿を検査することにより，腎機能の障害，尿路障害，内分泌や代謝の異常を発見できる。

▶ **看護師の役割** 看護師の役割は，患者に尿の採取方法や検査方法を説明・指導すること，尿検体を正しく採取して保管し検査室に提出すること，ならびに尿量，尿比重，簡易な定量検査，性状の観察を行い，異常を早期に発見することである。

▶ **種類** 尿検査の種類には，一般検査，尿成分分析と定量，細菌検査がある（表4-1）。

尿の採取法には新鮮尿と蓄尿（24時間尿）がある。新鮮尿の採取には，早朝起床後1回目の尿が適切である（表4-2）。

看護師がベッドサイドで行う尿検査には，尿比重測定と尿たんぱく定性検査法がある。尿比重は，腎機能が正常な濃縮能力をもっているかどうかをみるもので，測定方法には，

表4-1 尿検査の種類と留意点

種類	留意点
尿潜血・尿沈渣	早朝起床直後の中間尿を採取する
ウロビリノーゲン，ビリルビン	ウロビリノーゲンやビリルビンは変化しやすいので採尿後すぐ検査室に提出する
尿たんぱく	早朝空腹時採尿し，すぐに検査室に提出する。運動後や多量の肉食後は避ける
尿糖	空腹時尿糖：早朝尿は避け，朝食までの尿を採取する 食後尿糖：食前に排尿し食後2時間に採取する
尿中の細菌	尿道口を消毒し，滅菌尿コップで中間尿を自分で採取するか，導尿を行う

表4-2 尿の採取

種類	目的	採取方法
新鮮尿（早朝尿）	食事や運動に影響されず，一定条件で比較が可能である	早朝起床後1回目の尿を最初少量は採取対象とせずトイレに排尿し，その後コップの1/3程度採取する（月経時や造影剤使用時は避ける）
中間尿	細菌検査が可能である	手をよく洗い，女性は外陰部を，男性は陰茎の先端を十分に消毒し，最初の尿は尿道周辺の雑菌が入りやすいので採取対象とせずトイレに排尿する。その後，滅菌のコップに20〜50mL採取し，すぐに試験管に入れて検査室に提出する
蓄尿	24時間の尿量と尿中の成分を検査する	開始と終了の時刻を明確にし，開始時は排尿し，終了時は採尿する。この間すべての尿を採取する。蓄尿は涼しく日の当たらない場所（防腐剤を使用）で行い，尿の全量を測定記録する。成分を検査する際は，よく攪拌して採取する
分画尿	時間当たりの尿量と尿中の成分を検査する	

第
5
編
診療に伴う技術

1
呼吸・循環を
整える技術

2
創傷管理技術

3
与薬・輸血の
技術

4
検査に伴う
看護技術

5
救命救急処置
技術

簡易尿比重計によるものと屈折計によるものがある。尿たんぱく定性検査法では試験紙を用いる。

2. 尿比重測定の方法

1 簡易尿比重計による測定法

▶ **しくみ**　簡易尿比重計（浮きばかり，ウロスペック）は，図4-1 のような構造になっている。浮子が尿中で浮くのは，浮子の重さ（沈み込もうとする力）と浮子が押す尿によって生じた浮力によりバランスを保っているためである。浮子は非常に軽い物質で作られており，尿比重の差によって浮子の尿中に漬かる部分の長さが決まる[1]。

▶ **測定法**　測定法を以下に示す。

　①全尿をよく攪拌する。
　②液面が泡立っているときは濾紙でとる。
　③圧迫したゴム球をゆっくり離しながら比重計の中に尿を吸引する。
　④目の位置は液面と同じ高さにして，液面の示す目盛りを読む。
　⑤標準温度 15℃で補正して計算する。

$$比重＝測定値＋0.001\times\frac{尿温－15}{3}$$

2 屈折計による測定法

▶ **しくみ**　屈折計は図4-2 のような構造になっている。プリズムの面上に尿を 1 ～ 2 滴を滴下すると，尿の比重により屈折率が変化するので，その数値を読む[2]。

▶ **測定法**　測定法を以下に示す。

　①精製水を 1 滴プリズムの上に落とし，蓋をかぶせる。

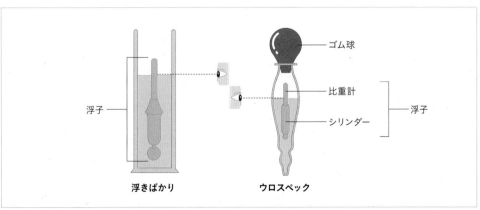

浮子　　　浮きばかり　　　ウロスペック

ゴム球
比重計
シリンダー
浮子

図4-1 簡易尿比重計による測定法

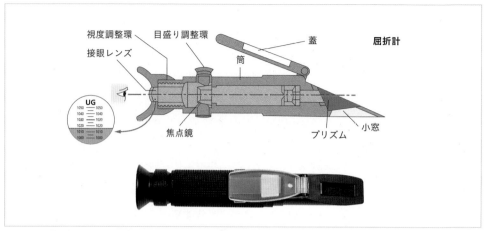

図4-2 屈折計による測定法

②屈折計を明るいほうに向け，接眼レンズからのぞきながら，比重の目盛りが0になるように調節する。

③精製水を拭き取り，尿を1滴プリズムの上に落とし蓋（ふた）をかぶせる。

④屈折計を明るいほうに向け接眼レンズからのぞき，比重の目盛りを横切る白と青の境界線の数値を読む。

⑤使用後は尿をきれいに拭き取る（先端は水洗いしてよい）。

3. 尿たんぱく定性検査法

　試験紙による尿たんぱく定性検査法では，試験紙を尿に浸し，一定時間後，試験紙の色調を比色表と照合して，色調からたんぱく，糖，pH，潜血（せんけつ）などを推定する。検査の方法は図4-3に示すとおり。試験紙の有効期限に注意が必要である。

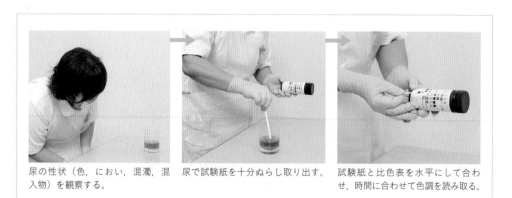

尿の性状（色，におい，混濁，混入物）を観察する。

尿で試験紙を十分ぬらし取り出す。

試験紙と比色表を水平にして合わせ，時間に合わせて色調を読み取る。

図4-3 試験紙による検査法

診療に伴う技術

第5編

呼吸・循環を整える技術

創傷管理技術

与薬・輸血の技術

4 検査に伴う看護技術

救命救急処置技術

B 便の検査

▶ **目的** 外観（におい，形状，色，量など）の観察をしたうえで，潜血反応，寄生虫卵，細菌の有無を調べ，消化器の病変や寄生虫病の診断の根拠とする。

▶ **看護師の役割** 羞恥心（しゅうちしん）を伴う検査なので十分に配慮して，患者に便検体を正しく採取して保管し検査室に提出すること，検査方法について説明・指導する。また便・排便状況に関して観察する。採取後の手洗いなどの感染予防を行う。

▶ **方法** 便の検査の方法を以下に示す。

❶**潜血反応**：実施前3日間は潜血反応が陽性になる肉類，魚類などの食物や鉄剤などの薬品を避ける。均一に採取し，検査室にすぐ提出する。

❷**蟯虫卵検査**：早朝覚醒（かくせい）時に粘着テープのシールを肛門部に指で押し当て，粘着面を内側に2つ折りにして検査室に提出する。

❸**培養検査**：消毒した便器に排便し，滅菌シャーレに病原菌の多い膿瘍（のうよう）部や粘液部を採取する。採便管を用いるときは，棒の先端を水でぬらし，粘膜を傷つけないように肛門部から6cm挿入し，棒を2回転させ，抜いて採便管に入れる。

C 喀痰検査

▶ **目的** 痰（たん）の量・性状の観察と併せ，細菌検査や細胞診検査によって，気管，気管支，肺の病変の診断を行う。

▶ **看護師の役割** 患者に喀痰（かくたん）検体を正しく採取して速やかに，検査室に提出するよう説明・指導する。また，喀痰喀出が困難な場合，安楽にスムーズに喀出できるように支援する。

▶ **方法** 喀痰検査の方法を以下に示す。

❶**細菌検査**：早朝起床時の喀痰が適している。よく口をすすぎ，滅菌シャーレに直接喀出する。乾燥しないよう，速やかに検査室に提出する。

❷**細胞診検査**：2%ホルマリン液，2%ポリエチレングリコールなどの入った蓋付きびんに直接喀出（かくしゅつ）する。

喀出によるほかに気管支鏡による採取法もある。喀出が困難なときは，温かい水分の補給，吸入法，体位ドレナージ，スクイージングなどを試みる。

Ⅲ 体液・組織の検査

体液の2/3は細胞内液で，残りの1/3が細胞外液である。細胞外液は，さらに血管外にある水分である間質液（組織液）と，血管内にある水分である血漿（けっしょう）に分けられる。前者が

細胞外液の 2/3，後者が 1/3 の量を占める。血漿は血液成分の 55％を占めている。

間質液（組織液）は全身に存在するが，脳脊髄液もこの範疇に入る。腹水，胸水は間質液（組織液）が特定部位に偏って貯留したものである。

A 血液検査

1. 血液検査とは

血液は沈殿すると，血球と血漿に分かれる。血球には赤血球，白血球，血小板が含まれる。血漿の大部分は水であり，そのなかに生化学的物質（たんぱく質，糖質，脂質，アミノ酸，電解質，尿素，尿酸など）が含まれている。

▶ 目的　血液検査を調べることにより，からだの各種機能の変化の指標とし，診断などに役立てる。

▶ 看護師の役割　血液検査の目的と採取方法について，ていねいに説明し同意を得る。血液の採取には痛みと不安が伴う。そのため，注射部位，時間，血液量，採取方法，採血後の処置について，ていねいに説明をする。また，感染予防のため，皮膚の消毒や注射器・針などの無菌操作を厳重に行う。

▶ 種類　血液検査の種類には，次のものがある。

①一般血液検査：血液の形態，赤血球沈降速度，赤血球数，白血球数，血小板数など。

②血液凝固検査：出血凝固時間。

③微生物学的検査：血液型，梅毒反応，感染症血清反応，非特異的血清反応など。

④臨床化学検査：糖，たんぱく，脂質，電解質，酵素，ホルモン，血液ガスなど。

2. アセスメントのポイント

血液検査を行うために採血をする場合，血液の性状から，動脈血なのか静脈血なのかを確認する。次に採血の部位が表在し，太くて弾力がある血管を選ぶ。そして採血方法として，真空管を用いた方法か，注射器を用いた方法（ロックの有無）か，毛細血管を穿刺する方法かを選択する。

採血後は止血が重要であり，凝固機能が低下しているかを確認する。

3. 採血の方法

1 | 踏まえておくべき事項

▶ 使用する血管　採血には，毛細血管から行う方法，静脈から行う方法，動脈から行う方法の3つの方法がある。頻回に検査を行う血糖値測定には毛細血管採血が行われる（動脈血，静脈血，少量の組織液が採取される）。多量の血液が必要な検査の場合，一般にはより安全に行

第5編 診療に伴う技術

呼吸・循環を整える技術

創傷管理技術

与薬・輸血の技術

4 検査に伴う看護技術

5 救命救急処置技術

うことができる静脈血採血が行われるが，血液ガス分析や細菌の陽性率を調べる場合には動脈血採血が行われる。

▶ 採血についての留意事項

①正しいデータが得られるよう，検査の目的と内容を理解し，血液の取り扱いに注意する。

②無菌操作を守る。

③患者の苦痛軽減のため，1回で採取できるよう習熟する。

④採血後，止血を確実に行う。

2 注射器を用いた静脈血採血の方法

注射器を用いた静脈血採血の方法を以下に示す。

一般的には静脈血で採血する場合が多く，その部位は肘正中皮静脈，橈側皮静脈で，これらの血管からの血液採取が困難な場合には，まれに手背および足背の皮静脈が選択されることもある **1** が，末梢側ほど痛覚に敏感である。

〈使用物品〉

トレイ，滅菌注射器（採取量より大きめ），滅菌注射針（21・22G*でSB*針。細過ぎると溶血を生じる），ディスポーザブル手袋，スピッツ（検査項目と氏名記入），70％アルコール綿，駆血帯，肘枕，滅菌ガーゼ，絆創膏，膿盆，注射針廃棄容器

	手順	技術のポイント（根拠・留意点）
1	**術者と物品の準備** ❶術者は手洗いを行い，ディスポーザブル手袋を装着する。 ❷必要物品の確認をし，清潔なトレイに使用しやすいように並べる。 ❸注射器と針を滅菌された袋から取り出し注射器と針を接続する。	❸接続の際，注射器の先と針基が不潔にならないように持ち，針先の刃面と注射器の目盛りを合わせる。
2	**患者の準備** ❶患者に，検査の目的，採取する部位，手順を説明する。 ❷患者と術者が共にリラックスできる体位を整える。 ❸注射部位を露出し，部位の下に処置用シーツ，肘枕またはタオルを置く。 ❹穿刺予定の部位の約10cm心臓側で駆血帯を締め，穿刺予定側の母指（第Ⅰ指）を中にして手を握るように説明する。 ❺アルコール綿で穿刺部位を中心に円を描くように消毒する **2**。穿刺部位はより清潔に保つように先に拭き，清潔なアルコール綿で2回は拭く。	❶採血は「針を刺す」というイメージから恐怖や不安が伴うため，十分な説明を行い，緊張を和らげる。 ❷採血する側の上肢が伸ばせるようにスペースを作る。 ❸穿刺時や抜去時に血液が漏れシーツ類を汚染するのを防ぐため処置用シーツを敷く。肘枕やタオルを肘関節の下に置くのは，肘関節を曲げないようにして血管走行がよく見えるようにするためである。 ❹静脈が見えないときは，腕を下げる，穿刺予定部位を軽くたたく，末梢側から心臓部に向かって腕をこすり上げる，などする。必要時穿刺部に温罨法を行う。

＊ G：ゲージ。アメリカ連邦規格による注射針の太さ（第5編-第3章表 3-6 参照）。
＊ SB：ショートベベル。針先の角度が18°のもの（第5編-第3章図 3-9 参照）。

手順	技術のポイント（根拠・留意点）
3 静脈血を採取する ❶ 注射針の刃面を上にし，注射器の目盛りが見えるように注射器を保持する。 ❷ 注射器を把持しない側の手の母指で静脈の末梢側の皮膚を軽く押さえ，手前に引くことで，穿刺する静脈と皮膚を固定する。 ❸ 穿刺部位の皮膚面と注射針との角度が 10～ 20°になるように，皮膚に針を刺す **3**。 ❹ 針先を静脈の走行に沿って進め静脈に刺入する。 ❺ 注射器の内筒を少し引き，血液の逆流を確認する。 ❻ 静脈の血管内を約 1cm 進め，針先が動かないようにゆっくりと反対側の手で持ち替え，注射器を固定する。 ❼ 自由になった利き手で注射器の内筒を引き，必要量の血液を採取する。 ❽ 必要量が得られたら，注射器を保持する手を安定させたまま，駆血帯を静かにはずす。	❶ 利き手の第 2 指（示指）で針基を指示し，第 1 指と第 3・4・5 指で注射器をはさむように把持する。 ❸ 使用する静脈が皮膚の表面に近い場合は角度を少なくする。 ❹ 皮膚の刺入部と静脈の刺入部を少しずらすと，止血するときに血液が皮膚に出にくい。 ❺ 注射器の内筒を引いて血液の逆流がない場合は静脈血管内に入っていない場合があるので少し針を進めるか，少し引いて確認する。 ❼ 注射器の内筒を引くときは針先が動かないように注射器をしっかり固定し，ゆっくりと引く。
4 採血後の処置 ❶ 穿刺部位から針をゆっくりと抜いた後，直後に素早くアルコール綿でしっかり押さえる。 ❷ アルコール綿を 3 分間しっかり押さえるように患者に説明する。 ❸ 穿刺部の止血を確認し，滅菌ガーゼで圧迫気味に絆創膏を貼る。 ❹ 完全に止血したことを確認する。 ❺ 患者をねぎらい，衣服や体位を整え安静にし，状態を観察する。 ❻ 血液検体は提出専用試験管に血液を必要量注入し，必要事項を記入し，抗凝固剤と混和する。 ❼ 使用した針はキャップをせず，注射針廃棄容器に捨てる **4**。 ❽ 血液検体は採取後すぐに検査伝票と共に検査室に提出する。 ❾ 使用物品の後かたづけをする。	 ❷ 細静脈圧は 10～ 20mmHg であり，3 分間圧迫すると止血する。 ❸ 穿刺部位からの再出血と衣服の汚染を防ぐ。

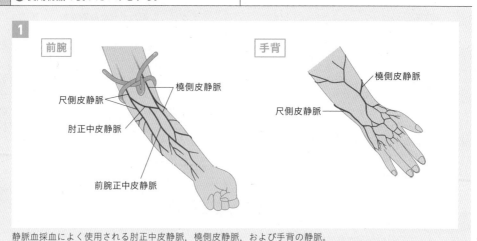

1

前腕 ── 橈側皮静脈 ／ 尺側皮静脈 ／ 肘正中皮静脈 ／ 前腕正中皮静脈

手背 ── 橈側皮静脈 ／ 尺側皮静脈

静脈血採血によく使用される肘正中皮静脈，橈側皮静脈，および手背の静脈。

第
5
編

診療に伴う技術

呼吸・循環を
整える技術

創傷管理技術

与薬・輸血の
技術

4
検査に伴う
看護技術

救命救急処置
技術

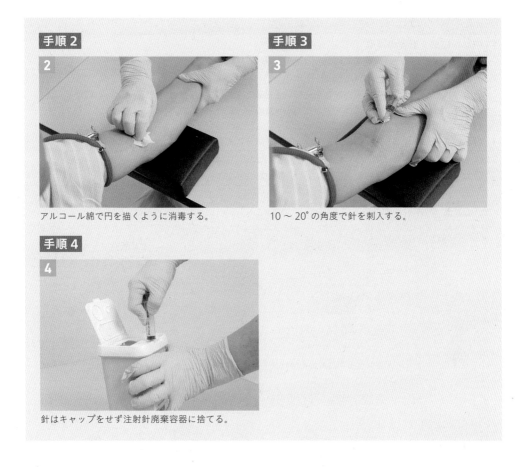

手順2
アルコール綿で円を描くように消毒する。

手順3
10～20°の角度で針を刺入する。

手順4
針はキャップをせず注射針廃棄容器に捨てる。

3 | 真空採血用ホルダーを用いた静脈血採血の方法

真空採血用ホルダー（図4-4）を用いた静脈血採血の方法を以下に示す（準備，事後処置など，注射器を用いた場合と共通する事項は省略する）。

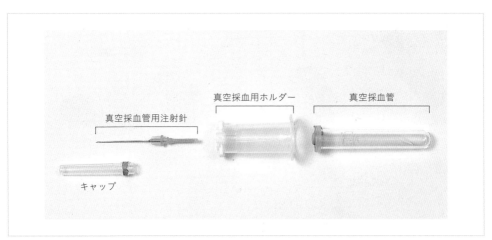

真空採血管用注射針　　真空採血用ホルダー　　真空採血管

キャップ

図4-4　真空採血用ホルダーと真空採血管

	手順
1	**術者・物品・患者の準備** ❶注射器を用いた静脈血採血と同様の方法で準備する。
2	**真空採血用ホルダーを用いた採血** ❶真空採血用ホルダーと真空採血管用注射針を接続し **1**，静脈採血と同様の方法で行う **2** **3** **4**。 ❷真空採血管用注射針が静脈内に入ったら，1cm 針を進め，針先が動かないようにする **5**。 ❸真空採血用ホルダーに，真空採血管をまっすぐに完全に差し込む **6**。 ❹必要な採血量が得られたら，真空採血管を引き抜き，差し替える。
3	**採血後の処置** ❶真空採血管を抜いてから駆血帯をはずし，採血針つきホルダーを抜き，止血する **7** **8**。

手順 2

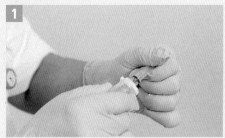

真空採血用ホルダーと真空採血管用注射針を接続する。

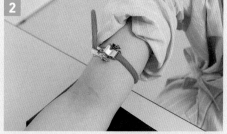

穿刺予定の部位の約 10cm 心臓側で駆血帯を締め，母指を中にして手を握るように説明する。

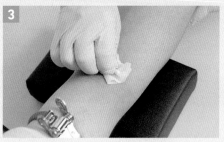

アルコール綿で穿刺部位を中心に円を描くように消毒する。

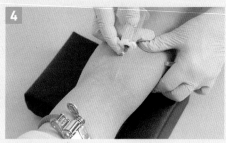

穿刺部位の皮膚面と注射針との角度が 10 〜 20°になるように皮膚に針を刺す。

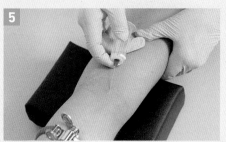

注射針が静脈内に入ったら，1cm 針を進め，針先が動かないようにする。

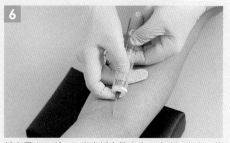

採血用ホルダーに真空採血管をまっすぐに完全に差し込む。

診療に伴う技術 第5編

1 呼吸・循環を整える技術

2 創傷管理技術

3 与薬・輸血の技術

4 検査に伴う看護技術

5 救命救急処置技術

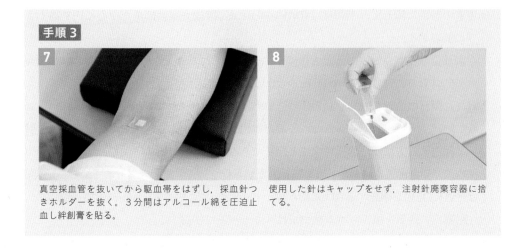

手順3

7 真空採血管を抜いてから駆血帯をはずし，採血針つきホルダーを抜く。3分間はアルコール綿を圧迫止血し絆創膏を貼る。

8 使用した針はキャップをせず，注射針廃棄容器に捨てる。

4 | 動脈血採血の方法

　動脈血採血を行うのは一般に医師である。その方法については，静脈血採血と異なる点のみ列記するにとどめる。

▶ **採血部位**　一般的には上肢の上腕動脈，橈骨動脈で採血する場合が多く，まれに鼠径部の大腿動脈も用いる（図4-5）。

▶ **使用物品**　皮膚の消毒にアルコール綿でなく，消毒薬（ポビドンヨード液）を用いた消毒綿球とする（より高い殺菌力が必要なため）。また，採血した動脈血の凝固を防ぐためのヘパリン，採血した後，注射器を密封するためのゴム栓を用意する。

▶ **手順**　静脈血採血の場合と異なる点を中心に，以下列記する。

　①術者と物品の準備の最後に，ヘパリンで注射器の内管を湿らせる（採血した動脈血の凝固を予防する）。

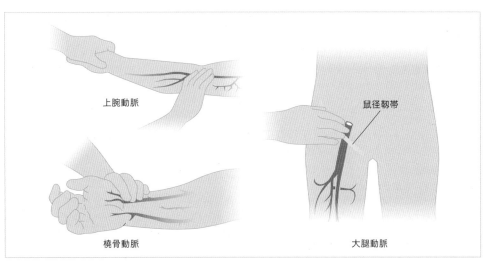

上腕動脈

鼠径靱帯

橈骨動脈

大腿動脈

図4-5　動脈血採血部位

②患者の準備に際して，消毒薬（ポビドンヨード液）綿球で穿刺部位を中心に円を描くように消毒する。

③穿刺部位の皮膚面と注射針との角度が，45 〜 90°になるようにする（針先は動脈に直角に入るように刺すと動脈血管壁の損傷が少ない）。

④針先は動脈の血管を触知し刺入する（注射器の内筒を引かなくても血液の逆流があるので，動脈の血管に入ったかどうかがよくわかる。注射針が動かないようにしっかり固定する）。内筒を引いて採血する方法は，静脈血採血と同じである。

⑤採血後，穿刺部位を滅菌ガーゼで圧迫しながら針を抜く。滅菌ガーゼで圧迫し，5 分間は押さえ，止血を確認する（細動脈圧は 80 〜 100mmHg なので，最低 5 分間圧迫すると止血する）。

⑥注射器内の空気を抜き，ゴム栓またはストッパーで密封する。

⑦密封した注射器をゆっくり振り，ヘパリンと血液を混和させる。

⑧検体の温度を低く保つように，冷蔵庫に入れるか，氷水の中で保管する。

5 ｜ 簡易血糖検査の方法

指腹の毛細血管を用いる簡易血糖検査の方法を以下に示す。

〈使用物品〉
簡易血糖測定器，機種に合ったチップ（試験紙），穿刺針，穿刺用具，70％アルコール綿，膿盆，注射針廃棄容器，ディスポーザブル手袋

手順
1 術者と物品の準備 ❶ 術者は手洗いを行い，ディスポーザブル手袋を装着する。 ❷ 必要物品の確認をする。採血した血液のデータが正確に評価されるように，チップ（試験紙）の有効期限を確認する。 ❸ 簡易血糖測定器の電源を入れ作動を確認する。 ❹ 本体と測定用チップを正しく接続する **1**。 ❺ 穿刺用具に穿刺針を接続する **2**。
2 患者の準備 ❶ 患者に，検査の目的と方法，採取する部位，手順を説明する。 ❷ 患者と術者が共にリラックスできる体位を整える。 ❸ 穿刺部位の指腹を出してもらい，部位の下に処置用シーツを敷く。 ❹ 穿刺予定の部位をアルコールで消毒する。穿刺部位を，より清潔に保つように先に拭く。
3 血液を採取する ❶ 穿刺部位に穿刺針を当て，穿刺用具のスイッチを押し，指腹に軽く押し当てて刺す **3**。 ❷ 穿刺部の周囲を軽く押し，血液を 5 mm 程度にじみ出させる。
4 採血後の処置 ❶ チップの先端を血液に当て，吸い込ませる **4**。 ❷ 本体が測定を開始するので終了の合図まで待ち，測定値を読む。 ❸ 穿刺部位の消毒を行い，止血を確認する。 ❹ 使用物品の後かたづけをする。測定用チップはアルミパックでつまんでとる。穿刺針も手に触れないように注射針廃棄容器に捨てる **5**。 ❺ 数値を記録する。

第
5
編

診療に伴う技術

呼吸・循環を
整える技術

創傷管理技術

与薬・輸血の
技術

4
検査に伴う
看護技術

救命救急処置
技術

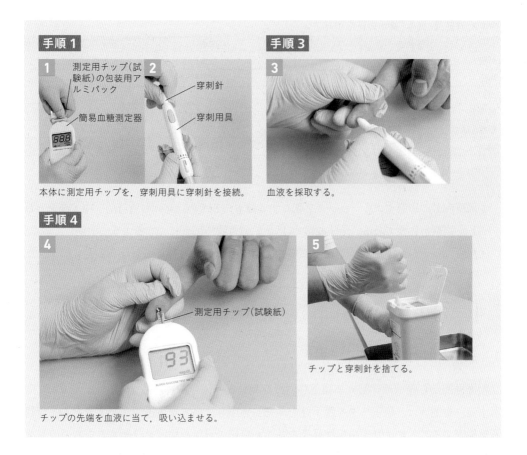

手順1

1 測定用チップ(試験紙)の包装用アルミパック

簡易血糖測定器

2 穿刺針

穿刺用具

本体に測定用チップを，穿刺用具に穿刺針を接続。

手順3

3

血液を採取する。

手順4

4 測定用チップ(試験紙)

チップの先端を血液に当て，吸い込ませる。

5

チップと穿刺針を捨てる。

Ｂ 穿刺液の検査

▶ **穿刺液の検査とは** 穿刺とはからだに針を刺し，体内から体液や細胞などを採取することであり，穿刺により採取した体液を穿刺液という。穿刺液としては，①漿液，血液，膿などが腹腔，胸膜腔，心膜腔，関節腔などの体腔内や組織内に貯留したものを採取する場合と，②脊髄液や骨髄液などを採取する場合がある。

▶ **目的** 穿刺液の細菌検査や病理学的検査を調べることで疾病の診断，治療の目的で体液を採取，排出する。

　ここでは，腰椎穿刺（脊髄液の採取），胸腔穿刺（胸水の採取），腹腔穿刺（腹水の採取），骨髄穿刺（骨髄液の採取）について述べる。脊髄液，胸水，腹水の正常所見を表4-3に示す。

▶ **看護師の役割** 患者に目的と穿刺方法について説明し，同意を得る。穿刺は医師が行い，看護師はそれを補助する。そのときに共通する看護師の役割は以下のとおりである。

　①体腔や組織内は基本的に無菌状態である。穿刺による感染を防止するため，無菌操作を行う。

　②無理な体位は緊張を強めるので，穿刺部位に応じた安楽な体位の工夫を行う。

表4-3 脊髄液・胸水・腹水の正常所見

	脊髄液		胸水	腹水
外観	水様透明	外観	淡黄色透明	淡黄色
初圧	60〜180mmH$_2$O	量	10〜15mL	20〜50mL
pH	7.34〜7.43	pH	7.6	7.4
細胞数	5個/mm^{2}以下	比重	1.015〜1.018	1.015〜1.018
総たんぱく	10〜45mg/dL	たんぱく	110mg/dL	2.5g/dL
糖	同時採血血糖の1/2〜2/3	糖	血中同様	血中同様

③局所麻酔の影響によるショックを起こす危険もあるため，穿刺の施行前・中・後をとおした観察が必要である。予防に努め，応急処置も臨機応変にできるように準備しておく。
④患者には十分説明をし，不安や疼痛の緩和，出血への対処などを行うとともに安楽な体位を保つ。

1. 腰椎穿刺

1 腰椎穿刺とは

腰椎椎間から腰椎部脊髄クモ膜下腔内に穿刺針を刺入し，脊髄液（脳脊髄液，髄液）を採取する。脊髄液は，脳室やクモ膜下腔を満たし循環している無色透明な液体である。脊髄液を検査することにより，中枢神経系や髄膜の疾患の有無や程度を診断するための情報を得る。適用となる症状は，頭痛，悪心・嘔吐，頸部硬直，意識障害がある。
また，腰椎穿刺は，排液による頭蓋内圧の減圧，造影剤や薬物の注入の際にも行われる。

2 方法

すでに述べたように，穿刺を行うのは医師である。看護師はそれを補助しながら，患者の安全・安楽を守り，穿刺の目的が果たされるようにする。
腰椎穿刺に際しての看護の方法を以下に示す。

〈使用物品〉
腰椎穿刺セット（腰椎穿刺針，麻酔用滅菌注射器［5〜10mL］，21・22Gカテラン針，液圧測定用ガラス管3本，有鉤鑷子，滅菌手袋，ガーゼ），消毒薬（ポビドンヨード液），ハイポエタノール，1〜2％プロカイン塩酸塩，アンプルカット，消毒用アルコール綿，膿盆，絆創膏，穴あきシーツ，滅菌試験管，試験管立て，処置用シーツ，ディスポーザブル手袋

手順	技術のポイント（根拠・留意点）
1 穿刺前 ❶患者に検査の必要性や体位などについて説明する。 • 約3時間前から禁食とする。 • 排泄は済ませておいてもらう。	❶穿刺後，穿刺に伴う有害事象として，頭痛，背部痛，悪心・嘔吐，耳鳴りなどがある。消化器症状を抑える意味からも，穿刺の約3時間前から禁食とする。また，感染防止のため無菌操作を徹底する。

第
5
編

診療に伴う技術

呼吸・循環を
整える技術

創傷管理技術

与薬・輸血の
技術

検査に伴う
看護技術

救命救急処置
技術

	手順	技術のポイント（根拠・留意点）
1	❷ 検査の前に手を洗い，ディスポーザブル手袋を装着する。 ❸ 必要物品を準備し，患者のプライバシーを守るため，スクリーンかカーテンを使用する。バイタルサインのチェックを行う。 ❹ 術者（医師）が右利きならば，患者は左側臥位にし，両手を膝の下に回して膝を抱え，自分の臍を見るように頭を曲げ，背骨を丸めた体位をとってもらう 1。	❹ 穿刺終了後は，水平位で臥床させる必要があるため，肩幅分の小枕を頭部に当て，頭部と脊椎を水平にする。 • 側背部にすき間があれば，そこにも小枕を入れて，安定させる。
2	穿刺の実施 ❶ 医師は手洗いをして，滅菌手袋を着用する。 ❷ 穿刺部の第3～5腰椎を中心に，広範囲に消毒薬（ポビドンヨード液）とハイポエタノールで消毒を行う。 ❸ 医師は穴あきシーツをかけ（ずれを防ぐため四隅を固定する），穿刺部位の局所麻酔（1～2％プロカイン塩酸塩）を行う。 • 看護師は1～2％プロカイン塩酸塩びんを持って，医師が吸い上げるのを補助する。 ❹ 看護師は患者の体位を安定させ，頸部と殿部を引き寄せ，抱きかかえるようにして穿刺部の第3～5腰椎を広げ，背中が垂直になるように，患者の体位を安定させ固定する。 ❺ 医師が穿刺針を穿刺部位に刺入したら，ガラス管を渡し，髄圧の初圧を測定する。次に，クェッケンステット現象を観察するため，医師の指示により頸静脈を圧迫する。 ❻ 医師の指示に従い滴下する髄液を滅菌試験管に受ける。 ❼ 医師は終圧の測定を行う。 ❽ 医師が穿刺針を抜去後，穿刺部位を消毒する。 ❾ 穴あきシーツを取り除き，ガーゼで圧迫固定をして絆創膏を貼る。	❷ 2度消毒を行うのは，脳脊髄炎などの感染症を予防するためである。 • 消毒薬（ポビドンヨード液）にはヨウ素が含まれているため，皮膚に着色がある。ハイポエタノールを使用することによりヨウ素の脱色と消毒効果が得られる。 ❸ 局所麻酔はショックなどを生じることがあるので，よく観察する。 ❺ クェッケンステット現象：髄液検査の際に，両側頸静脈を平手で圧迫すると正常者は液圧が上昇し，手を離すと下降する。腫瘍などがあると上昇しない現象のこと。 ❻ 糖濃度が急激に低下するので，検体は直ちに検査室に提出するか，冷蔵庫（4～10℃）で保管する。 • ただし，髄膜炎菌は寒冷にさらすと死滅するため注意する。 ❾ 穿刺部からの髄液漏れを防ぐため，圧迫固定を行う。
3	穿刺後 ❶ 頭部を挙上しないように注意して衣服を整え，枕をはずす。 • 頭部を挙上せず1～2時間水平位で安静に保つようにしてもらう。 • 当日の入浴は避けてもらう。 ❷ 穿刺針抜去後，バイタルサイン，悪心・嘔吐，頭痛，穿刺部のガーゼ汚染（脊髄液の漏出）のチェックを行う。 ❸ 記録をする（施行時刻，施行医師名と介助者名，検査名，採取液の量と性状，髄液圧，一般状態，その他）。	❶ 頭部を挙上すると，脳から穿刺部位までの脊髄液の重みが穿刺部位を圧迫し，脊髄液が漏出するおそれがある。このため穿刺孔が完全に閉鎖するまで頭部を挙上しないほうがよい。 ❷ 脊髄液の採取による圧の変化のため，頭痛や痙攣などの症状がみられる場合がある。

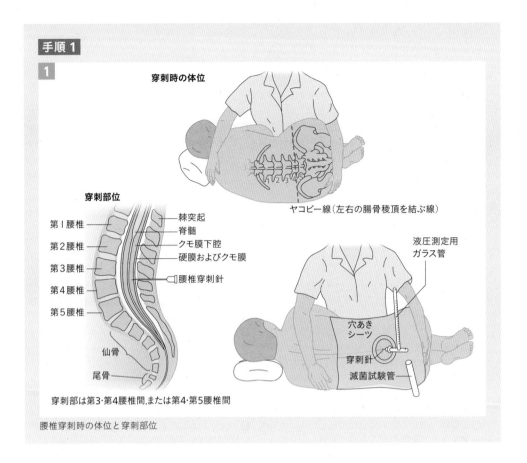

手順1

1

穿刺時の体位

ヤコビー線（左右の腸骨稜頂を結ぶ線）

穿刺部位

第1腰椎 ── 棘突起
　　　　── 脊髄
第2腰椎 ── クモ膜下腔
　　　　── 硬膜およびクモ膜
第3腰椎
第4腰椎 ── 腰椎穿刺針
第5腰椎

仙骨

尾骨

穿刺部は第3・第4腰椎間，または第4・第5腰椎間

液圧測定用
ガラス管

穴あき
シーツ

穿刺針

滅菌試験管

腰椎穿刺時の体位と穿刺部位

2. 胸腔穿刺

1 ┃ 胸腔穿刺とは

　肺の外側を覆う臓側胸膜と胸郭の内側を覆う壁側胸膜の間を胸膜腔というが，呼吸運動を円滑にするため，ここには正常でも少量の漿液が存在する。この漿液が様々な原因で増加した状態が胸水貯留である。

　胸腔穿刺は，診断のため胸水を少量採取し，細胞培養，細胞診，生化学的検査などに提供する目的で，または治療のため胸水を体外に排除し肺などへの圧迫を取り去る目的で行う。

　適用となる症状は，呼吸困難，咳嗽，胸痛などの胸部圧迫症状である。

2 ┃ 方法

　胸腔穿刺検査に際しての看護の方法を以下に示す（患者への説明，物品の準備，事後の記録などは，腰椎穿刺と同じであるため省略する）。

　なお，準備として，咳嗽が激しいときは，前もって鎮咳薬を与薬することもある。

診療に伴う技術

第5編

呼吸・循環を整える技術

創傷管理技術

与薬・輸血の技術

4 検査に伴う看護技術

救命救急処置技術

〈使用物品〉

胸腔穿刺セット（胸腔穿刺針，麻酔用滅菌注射器［5〜10mL］，21・22G カテラン針，接続排液管，メスシリンダー，滅菌手袋，ガーゼ），消毒薬（ポビドンヨード液），ハイポエタノール，1〜2％プロカイン塩酸塩，アンプルカット，消毒用アルコール綿，膿盆，絆創膏，穴あきシーツ，滅菌試験管，試験管立て，処置用シーツ，ディスポーザブル手袋

	手順	技術のポイント（根拠・留意点）
1	穿刺前における「特記事項」 ❶上半身裸か片肌脱ぎで，座位またはバックレストや椅子にもたれてもらい，穿刺側の上肢を挙上してもらう 1 。 ❷医師は，胸部 X 線写真や超音波像を参考にし，聴打診により穿刺部位を決定する 2 。 ❸検査を行う前に手洗いを行い，ディスポーザブル手袋を装着する。	❶胸腔穿刺時の体位には，左記の体位以外にも，オーバーベッドテーブルに上体をもたれかけるようにして肋間腔が広がるようにする体位もある。患者の状態により両者とも不可能な場合，仰臥位で上肢を挙上させて行うこともある。
2	穿刺の実施 ❶医師は手洗いをし，滅菌手袋を着用する。 ❷穿刺側の胸部の広い範囲を，消毒薬（ポビドンヨード液）とハイポエタノールで二重に消毒する。 ❸医師は穴あきシーツをかけ，穿刺部位の局所麻酔（1〜2％プロカイン塩酸塩）を行う。 ❹看護師は1〜2％プロカイン塩酸塩びんを持って，医師が吸い上げるのを補助する。 ❺医師は胸腔穿刺針を穿刺部位に刺入するので，患者に息を止めてもらう。 ❻痛み，咳嗽，顔色，冷汗，脈拍などに注意する。 ❼穿刺針の針基に注射器を接続し，穿刺液を抜き取り，滅菌試験管に入れる。 ❽穿刺液を観察（漿液性，血性，膿性など）し，排液量を測定する。 ❾医師は抜針した後，穿刺部位を消毒し，圧迫ガーゼを当て，絆創膏で固定する。	❷穿刺部位には一般に，前腋窩線上の第5〜6肋間，後腋窩線と肩甲線の中間の第7〜9肋間，肩甲線上の第9〜10肋間が選ばれる。 ❸穴あきシーツがずれないように四隅を固定する。 ❺その後も深呼吸は避けるように指導する。 ❼それ以上の量を排出する場合は，穿刺針の針基に管を接続し，メスシリンダーに受ける。 ❾圧迫ガーゼを当て絆創膏で固定し，気胸や感染など生じないように注意する。
3	穿刺後における「特記事項」 ❶体位と衣服を整え，ベッドに安静にする。 ❷バイタルサイン，胸痛，咳嗽，血痰，呼吸困難，SpO$_2$，穿刺部からの漏出がないかを観察する。検査後2時間は安静にするよう指導する。 ❸検体は直ちに検査室に提出する。	❶病室に戻って休む場合も，ファーラー位に保つ。

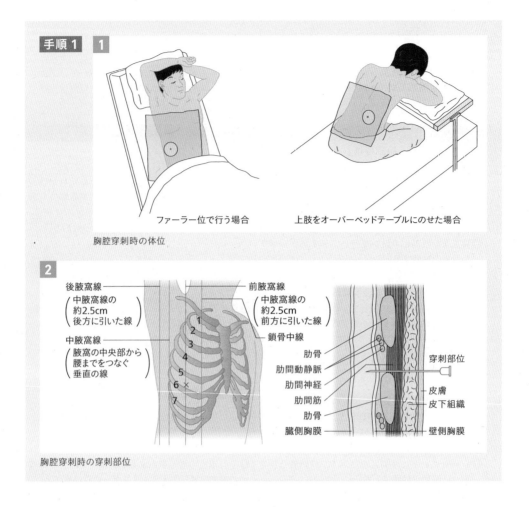

手順1 1

ファーラー位で行う場合　　上肢をオーバーベッドテーブルにのせた場合

胸腔穿刺時の体位

2

後腋窩線
（中腋窩線の
約2.5cm
後方に引いた線）

中腋窩線
（腋窩の中央部から
腰までをつなぐ
垂直の線）

前腋窩線
（中腋窩線の
約2.5cm
前方に引いた線）

鎖骨中線

肋骨
肋間動静脈
肋間神経
肋間筋
肋骨
臓側胸膜

穿刺部位

皮膚
皮下組織

壁側胸膜

胸腔穿刺時の穿刺部位

3. 腹腔穿刺

1 腹腔穿刺とは

　腹腔穿刺とは，腹水が貯留していると考えられる部位に穿刺針を刺入し，腹水の性質（炎症性か漏出性かなど）を検査するための試料を採取する目的で，または腹水の排除により腹腔内の圧迫を除去する目的で，さらに腹腔内に薬液を注入する目的などで行われる。腹腔穿刺は医師が行い，看護師はそれを補助する。

　適用となる症状は，横隔膜の圧迫，胃部への圧迫などの腹部圧迫症状である。

2 方法

　腹腔穿刺検査に際しての看護の方法を以下に示す（患者への説明，物品の準備，事後の記録などは，腰椎穿刺と同じであるため省略する）。

診療に伴う技術

第5編

呼吸・循環を整える技術

創傷管理技術

与薬・輸血の技術

4 検査に伴う看護技術

救命救急処置技術

〈使用物品〉
腹腔穿刺セット（穿刺針2本，接続排液管，三方活栓，メスシリンダー，50mL滅菌注射器，麻酔用滅菌注射器［5～10mL］，21・22Gカテラン針，滅菌手袋，ガーゼ），消毒薬（ポビドンヨード液），ハイポエタノール，1％プロカイン塩酸塩，アンプルカット，消毒用アルコール綿，膿盆，絆創膏，穴あきシーツ，滅菌試験管，試験管立て，排液用容器，処置用シーツ，腹帯，メジャー

	手順	技術のポイント（根拠・留意点）
1	**穿刺前における「特記事項」** ❶ 腹部を露出してファーラー位とし，腹囲を計測する。	
2	**穿刺の実施** ❶ 穿刺部位を中心に，消毒薬（ポビドンヨード液）とハイポエタノールで二重に消毒を行う。 ❷ 医師は手洗いをし，滅菌手袋を着用する。穿刺部位を中心に穴あきシーツを開き，穿刺部位に局所麻酔（1％プロカイン塩酸塩）を行う。 ❸ 医師が穿刺部に穿刺針を刺入している間，看護師は脈拍，呼吸，顔色，チアノーゼ，失神などを観察する。 ❹ 穿刺針の三方活栓に滅菌注射器を接続して腹水を抜き，試験管に移して，速やかに検査室に提出する。 ❺ 三方活栓に排液管を接続し，排液管の先端が，排液容器の排液につかないように固定し，1日に1000～2000mL以内を抜く。 ❻ 針を抜去したら，ガーゼを当て絆創膏で固定し，衣服を整え，安楽な体位にする。 ❼ 腹囲測定，バイタルサイン測定を行い，腹帯を締めておく。	❶ 穿刺部位は一般に，臍窩と左右上前腸骨棘を結ぶ直線上で外1/3の部位，または臍窩と恥骨結合とを結ぶ線で中央より上，などが選ばれる **1**。 ❸～❺ 腹圧低下が急激に起こると，また内臓下垂をきたすと，ショックを起こすことがある。そのため，看護師は一般状態の観察を常に怠らないようにする。
3	**穿刺後における「特記事項」** ❶ バイタルサイン測定は，終了後2時間は30分ごとに行い，次の4時間は1時間ごとに，その後の24時間は4時間ごとに行う。 ❷ 腹水の観察は，性状（血性，膿性，胆汁性，乳糜性，粘液性など）と量を観察する。	

手順2

1

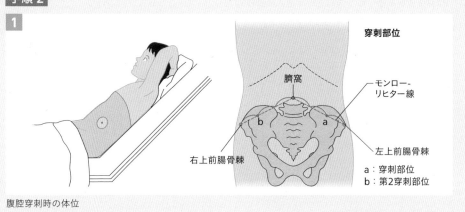

腹腔穿刺時の体位

4. 骨髄穿刺

1 | 骨髄穿刺とは

骨髄穿刺とは，骨髄腔に穿刺針を刺して骨髄液を吸引し，造血細胞の状態を調べる方法であり，各種血液・造血器疾患を診断するうえで重要な検査である。骨髄穿刺は医師が行い，看護師はそれを補助する。

骨髄穿刺により採取した骨髄液から塗抹標本を作成し，染色のうえ，細胞の形態を観察する。また，白血球表面形質解析，染色体分析などを行う。

2 | 方法

穿刺には，胸骨，腸骨，腰椎棘突起などが用いられるが，胸骨で行うことが多い。皮膚の化膿創や先天的な骨の異常の有無を確認する。骨粗鬆症や骨腫瘍などで骨折が起こりやすい部位は避ける。

胸骨に穿刺する場合を例に，骨髄穿刺に際しての看護の方法を以下に示す（患者への説明，物品の準備，事後の記録などは，腰椎穿刺と同じであるため省略する）。

なお，血友病患者または類縁の血液凝固障害のある患者には，骨髄穿刺は絶対禁忌である。そのため，穿刺前に血液凝固能のテストを行う。

〈使用物品〉
骨髄穿刺セット（骨髄穿刺針2本，骨髄針キャップ，乾燥注射器，麻酔用滅菌注射器［5～10mL］2本，滅菌注射針［23G］，滅菌手袋，ガーゼ，鑷子），消毒薬（ポビドンヨード液），ハイポエタノール，1％プロカイン塩酸塩，アンプルカット，消毒用アルコール綿，膿盆，絆創膏，穴あきシーツ，スライドガラス，カバーガラス，チュルク液*，処置用シーツ，メランジュール（小ピペット），時計皿，ドライヤー，ディスポーザブル手袋

手順	技術のポイント（根拠・留意点）
1 **穿刺前における「特記事項」** ❶検査自体は危険のないものなので，患者に恐怖心を抱かせないように十分説明する。 ❷骨髄液採取後，標本作成を行う臨床検査技師を数名集めておく。 ❸腸骨穿刺が一般的となり，後腸骨稜のときは腹臥位，前腸骨稜のときは側臥位にする。 ❹また，脛骨で採取するときは仰臥位とする。 ❺胸骨で採取するときの体位は仰臥位とする。	❶必要時目隠しをする，または鎮静薬を与薬する。 ● 検査は食直後を避け，食後2～3時間以降とする。 ❸圧迫されるので，安楽に行うことができるように枕で工夫する。
2 **穿刺の実施** ❶検査の前に手を洗い，ディスポーザブル手袋を装着する。 ❷穿刺部を中心に消毒薬（ポビドンヨード液）とハイポエタノールで二重消毒を行う。	

* **チュルク（Turk）液**：骨髄液を希釈する液（50～20倍）。

第5編 診療に伴う技術

呼吸・循環を整える技術

創傷管理技術

与薬・輸血の技術

4 検査に伴う看護技術

救命救急処置技術

	手順	技術のポイント（根拠・留意点）
2	❸医師は手洗いをし，滅菌手袋を着用する。穴あきシーツを穿刺部の中心に開き，局所麻酔（1％プロカイン塩酸塩）を行う。 ❹医師が穿刺部に穿刺針を刺入している間，かなり圧迫がかかるので，声をかけ不安を取り除く。 •脈拍，呼吸，顔色，チアノーゼ，失神などを観察する。 ❺医師は骨髄液を吸引する（吸引量0.2mL）。このとき，痛みがあるので声をかけ，患者が動かないよう，しっかり固定する。 ❻医師が抜針したら，清潔なガーゼを当て，用手で圧迫する。完全に止血した後，再消毒し絆創膏で固定する。 ❼骨髄液採取後，すぐに時計皿に入れ，メランジュール（小ピペット）で吸引する。スライドガラスに乗せ，カバーガラスではさんで広げ，塗抹標本を作り，ドライヤーで乾燥させる。	❹大出血の危険性を踏まえ，ショックに対応できる準備を常に怠らないことが必要である。
3	穿刺後における「特記事項」 ❶検査後は，バイタルサイン，出血，疼痛，気分のチェックを行い，2時間は観察する。	

手順2

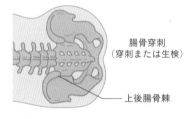

腸骨穿刺

腸骨穿刺
（穿刺または生検）

上後腸骨棘

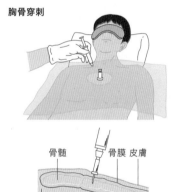

胸骨穿刺

骨髄　骨膜 皮膚

胸骨柄　胸骨体

骨髄穿刺時の体位と穿刺部位

C 分泌物機能検査（胃液・十二指腸液検査）

　分泌物機能検査が対象とする分泌物は，主に消化液であり，胃液，十二指腸液，膵液，胆汁などがある。

▶ 目的　胃液検査は胃の機能を調べ，胃潰瘍，胃がん，胃炎，十二指腸潰瘍の診断に，十

二指腸液検査は膵液と胆汁の状態を調べ，胆道系疾患の診断に活用される。

▶ **看護師の役割**　患者に目的と採取方法について説明し，同意を得る。採取方法は患者の苦痛や不快感を伴うため，体位やカテーテルの挿入方法，長時間かかることについて説明する。採取中に声をかけ不安を軽減させる。採取された液の観察と管理を行い，速やかに検査室に提出する。

▶ **方法**　胃液検査・十二指腸液検査のための消化液の採取は，医師が，または医師の指示のもとで看護師が行う。看護師が行う場合，患者の安全・安楽を守りながら，目的とする消化液を，検査に適した状態で得られるよう採取を行う。その方法を次に示す。

〈使用物品〉
胃カテーテル（十二指腸カテーテル），試験管 20 本，試験管立て，滅菌注射器（20mL），舌圧子，膿盆，タオル，胃液分泌刺激薬，ディスポーザブル手袋

手順
1　検査前
❶患者に検査の必要性や注意事項などについて前日から説明する。前夜の夕食後の飲食を禁じ，翌朝空腹時に検査を行う。検査直前に排泄を済ませておく。
❷腹部の衣服の圧迫をゆるめ，椅子またはベッド上で座位にする。肩の力を抜き，楽に呼吸をするように言う。
❸検査中は唾液を飲み込まないように説明する。
❹検査を行う前に手洗いを行い，ディスポーザブル手袋を装着する。
2　検査中＜胃液検査の場合＞
❶胃カテーテルを舌根へ入れると同時に，患者に嚥下運動をしてもらいながら，ゆっくり奥へ挿入する。そして患者に口を閉じるように促し，下顎を引いた位置で飲み込んでもらう。
❷胃カテーテルが 55～ 60cm まで挿入されたら，可能な限り多くの胃液を採取するため，患者に左側臥位になってもらう **1**。
❸胃カテーテルの手元側の端に接続した注射器から胃液を吸引する。初めに胃内に貯留した胃液を吸引排除する。その後，10～ 15 分間隔で 60 分まで採取する。（または，胃液分泌刺激薬［テトラガストリン，ヒスタミン］を注射し，10～ 15 分間隔で 60 分まで採取する［ガストリン法］。）
❹施行中，患者の顔色やバイタルサイン，胃液の性状（血液の混入など）を観察する。
検査中＜十二指腸液検査の場合＞
❶十二指腸カテーテルを，少量の水とともに 40cm まで挿入し，さらに 55cm まで挿入する。次いで右側臥位にしてゆっくりと 65cm まで，30 分～ I 時間ほどかけて挿入する。
❷十二指腸カテーテルが十二指腸（65cm）まで挿入されたら，メルツァー・リオン法*により，A胆汁，B胆汁，C胆汁を 10 分ごとに分割的に採取する **2**。
● まず，十二指腸カテーテルの先端に接続した注射器から，最初は十二指腸液，膵液，胆管胆汁の混ざった淡黄色液が吸引される（A胆汁）。
● 25％硫酸マグネシウム溶液 40mL を十二指腸カテーテルから注入すると，胆嚢内の濃縮した暗黄褐色の粘稠な胆汁が排出される（B胆汁）。
● さらにB胆汁が出つくすと，肝臓から直接胆汁が排出される（C胆汁）。

---

* **メルツァー・リオン（Meltzer-Lyon）法**：経口または経鼻的にチューブを挿入し，先端を十二指腸下行脚に位置するようにし，胆汁排泄促進剤として硫酸マグネシウム液をチューブから注入し，その後チューブからサイフォンの原理で流出する胆汁を分画採取して黄疸指数，沈渣，細菌などを検査する[3]。

診療に伴う技術

第5編

呼吸・循環を整える技術

創傷管理技術

与薬・輸血の技術

検査に伴う看護技術

救命救急処置技術

手順

3	検査後

❶採取が終了したら胃カテーテル（十二指腸カテーテル）を抜去する。
❷使用物品の後かたづけをし，記録・報告する。

手順2

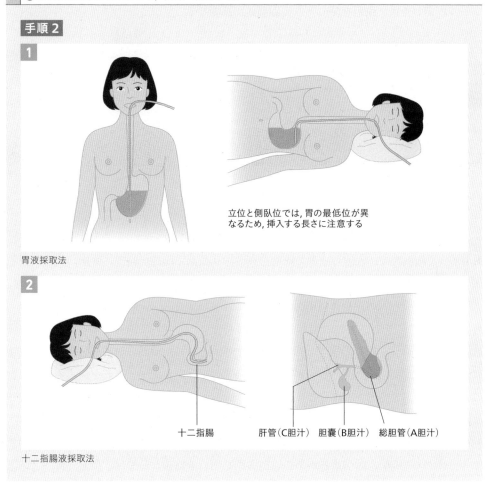

1

立位と側臥位では，胃の最低位が異なるため，挿入する長さに注意する

胃液採取法

2

十二指腸

肝管（C胆汁）　胆嚢（B胆汁）　総胆管（A胆汁）

十二指腸液採取法

D 組織検査・生検・細胞診

▶ **組織検査・生検**　組織検査とは，手術摘出した組織を顕微鏡で観察できる程度に切り取って標本を作成し，組織診断を行うことである。生検（バイオプシー，biopsy）とは，生体から直接切り取った組織小片または穿刺をして採取した組織小片を検査することである。

　手術や穿刺などにより採取した組織は，からだから離れた瞬間から自己融解を始め，組織のもつ本来の構造が壊れ，診断が困難になる。そのため普通10％ホルマリン固定液を用いて速やかに組織を固定する。

▶ **生検の方法**　臓器の生検には，肝生検，腎生検，肺生検などがある。検査前日には入浴や除毛を行い，当日の朝食からは絶食とする。検査中は局所麻酔をして，合併症の予防と

早期発見のため，バイタルサイン，顔色，冷汗，穿刺部の出血などの観察が重要である。

▶ 細胞診　細胞診は，からだから自然に離れた組織を診断するもので，主に喀痰，腟分泌物，尿，胸水，腹水などから採取したものである。これらはスライドガラスに直接塗抹しメタノール固定した後，染色を施したうえ顕微鏡で診断する。

Ⅳ 生体検査

A X線検査

1. X線検査全般

▶ X線検査とは　X線を用いて人体の内部構造を撮影するものである。

▶ 目的　X線検査は，人体の内部の構造を調べ，頭頸部，胸部，腹部，骨格，乳腺，甲状腺などの組織の状態の診断を目的とする。また，造影剤を使用して，食道，胃，十二指腸，大腸などの消化器系の診断に活用される。

▶ 看護師の役割　患者にX線検査の目的と方法について説明して同意を得る。X線は被曝の影響があるので，患者の検査の回数を配慮するとともに，周囲の患者や医療者への被曝に対して注意する。検査室の環境が閉鎖的であるので声をかけて，不安を軽減する。撮影の映像が明瞭になるように体動，体位など配慮する。造影剤などの使用による副作用などを観察し，緊急時に対応を行う。

▶ 種類　造影剤を使用しない検査として単純撮影（頭頸部，胸部，腹部，骨格），軟線撮影（乳腺や甲状腺の軟部組織），断層撮影がある。造影剤を用いる検査としては，食道，胃，十二指腸，大腸などの消化器系の撮影がある。

▶ 留意点　検査は医師の指示のもとで技師が行うが，看護師は必要に応じ，受持ち患者の安全・安楽が守られ，かつ検査の目的が果たされるよう援助を行う。その際，X線検査を行ううえでの留意点を以下に示す（説明と同意，記録などの一般的内容は省略する。以下，特に断りのない場合も同様）。

❶検査前

- 女性患者には被曝の影響があるので妊娠の有無を確認する（妊娠16週までに被曝すると胎児に影響がある場合がある）。
- 検査する部位に金属製の装身具や衣服がないかを確認し，はずしておく。
- 造影剤を使用する場合は事前にアレルギーテストを行い，使用時には造影剤の種類を確認する。
- 全身状態を十分観察し，アレルギー反応に素早く対応できるようにしておく。

診療に伴う技術

第5編

呼吸・循環を整える技術

創傷管理技術

与薬・輸血の技術

4 検査に伴う看護技術

救命救急処置技術

❷検査中

- 検査は検査技師により行われるが，検査中の患者の苦痛，立位の状況，感染症（HBV，HCV，MRSAなど），難聴はないかなどについて確認する。
- 検査室での更衣場所はスクリーンやカーテンを使用して患者のプライバシーを十分に確保する。
- X線検査中，患者の状態により看護師が介助に入る場合，看護師は必ず専用のプロテクターを着用する。看護師が妊娠中の場合，介助はほかの看護師と交代する。

2. 上部消化管造影（胃透視）

▶ 上部消化管造影とは　一般的に硫酸バリウムと発泡薬（空気）を使用した二重造影法により，食道や胃・十二指腸の形態や運動状況，粘膜の微細な変化などを診断するもので，食道がん，食道静脈瘤，胃がん，胃潰瘍などの発見に役立てる。

▶ 留意点　検査は医師の指示のもとで技師が行うが，看護師は必要に応じ，患者の安全・安楽を守り，検査の目的が果たされるように図る。その際，下記のような点に留意する。

❶検査前

- 検査前日の夕食以後は禁飲食とし，指示以外の内服は中止する。検査当日は歯磨きをしてよいが，飲水は禁止する（食事をすると造影剤による消化管の粘膜面が正確に撮影できない）。

❷検査当日

- 下着による腹部の圧迫は，胃を変形させ，気分を悪くするので，検査衣に着替えてもらう。
- 胃の蠕動抑制のため，前与薬（鎮痙薬）の筋肉内注射を行う（行わない場合もある）。ただし，抗コリン薬の与薬は，緑内障，前立腺肥大，心筋梗塞や狭心症の重症心疾患のある患者では禁忌となる。その場合，グルカゴンを用いるが，褐色細胞腫の患者には禁忌であり，ショックや低血糖症状に注意する。

❸検査後

- 前与薬の反応（動悸・めまいなど）の有無を確認する。
- 検査後は食事を普通に摂ってよいことを説明する。
- 指示された下剤を1杯以上の水（200～400mL）で服用し，水分を多めに摂り，2～3日間はバリウム便が排泄されるかを確認することを指導する（今日では下剤をバリウムの中に入れてから飲ませる場合もある）。

3. 下部消化管造影（注腸造影）

▶ 下部消化管造影とは　上部消化管造影と同様にバリウムを使用し，大腸や直腸の形態や運動状況，粘膜の微細な変化を診断する。二重造影法で肛門にバリウムを注入し，次いで空気を入れる。小腸・大腸がん，結核，クローン病，潰瘍性大腸炎，虚血性大腸炎などの発見に役立てる。

▶ 留意点　検査は医師の指示のもとで技師が行うが，看護師は必要に応じ，患者の安全・安楽を守り，検査の目的が果たされるように図る。その際，下記のような点に留意する。

❶検査前

- 検査2日前から低残渣食による食事制限を行い，腸内を空にするため，数回の下剤を服用する。前日の夕食以後は禁飲食とする（食事をすると造影剤による消化管の粘膜面が正確に撮影できない）。それらのため，患者は空腹感，脱力感，睡眠不足，疲労感のある状態となっている場合がある。
- 医師から指示された薬剤以外の内服は中止する。
- 大腸内に便が残っていると便の陰影が診断の支障になるので，検査前の排便状態を確認する。必要時浣腸を行う。

❷検査当日

- 下着による腹部の圧迫は，腸を変形させ，気分を悪くさせるので，検査衣に着替えてもらう。
- 腸蠕動抑制のため，胃透視と同様に前与薬（鎮痙薬）の筋肉内注射を行う。注意事項は，上部消化管造影の項と同様である。
- 脱力感，疲労感などがあるので，患者の状態を観察し励ますことが大切である。

❸検査後

- 検査終了後，すぐトイレに行くことを勧め，バリウムと空気の排泄を促す。与薬による腸蠕動の抑制があるので排泄も制限される。指示された下剤と多めの水分を摂り，バリウム便が排泄されるかを確認するよう伝える。
- 検査後は食事を摂ってよいが，絶食後であるので消化のよいものを勧め，消化管に刺激となる炭酸飲料水は避けるように説明する。

B X線断層撮影

▶ X線断層撮影とは　X線断層撮影（computed tomography：CT）（図4-6）は，X線を患者のまわりに多方向（180〜360°）から照射しながら回転させて，X線管球の反対側に設置された検出器が受けた透過X線の量をコンピュータで計算して人体の横断像を濃淡のある画像として作成するものである。

▶ 目的　X線断層検査は，人体の内部の横断像の濃淡画像を調べ，頭頸部，胸部，腹部，骨格，乳腺，甲状腺などの組織の状態を診断する。また，造影剤を使用することで臓器の血流および血管との関連をみて，食道，胃，十二指腸，大腸などの消化器系の診断に活用される。

▶ 看護師の役割　X線断層検査の目的と方法について説明して同意を得る。X線の照射時間が長くなるので被曝の影響が増大するため，患者の検査の回数を配慮するとともに，周囲の患者や医療者への被曝に対して注意する。撮影機器や環境が閉鎖的であるので声をか

診療に伴う技術

第5編

呼吸・循環を整える技術

創傷管理技術

与薬・輸血の技術

4 検査に伴う看護技術

救命救急処置技術

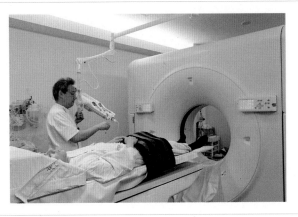

図4-6 X線断層撮影

けて，不安を軽減する。撮影の映像が明瞭になるように体動，体位など配慮する。造影剤などの使用による副作用などを観察し，緊急時に対応を行う。

▶ **種類**　造影剤を使用しない単純撮影と造影剤を使用する造影撮影がある。

▶ **留意点**　X線断層撮影は医師の指示のもとで技師が行うが，看護師は必要に応じ，患者の安全・安楽を守り，検査の目的が果たされるように図る。その際，下記のような点に留意する。

- 造影剤を使用するときは，ヨードによるアレルギー反応に注意する。
- 苦痛は少ないが大きなドームに入るため，圧迫感や不安感を抱く患者もいるので，事前に説明し不安を除去する。

C MRI検査

▶ **MRIとは**　MRI（magnetic resonance imaging, 磁気共鳴画像）（図4-7）は，特定の周波数の電磁波をからだに照射し，共鳴現象によって体内の各部位から放出された電磁波を受信し，画像化するもので，非侵襲的に体内の諸器官の状態を知ることができる。

▶ **目的**　MRI検査は，電磁波を人体の各部位に照射し，共鳴現象により画像化することで，脳血管性病変，動静脈奇形，血栓，塞栓，脳腫瘍，胸部，腹部，内部などの画像を調べ，脳腫瘍，呼吸器系疾患，消化器系疾患の診断に活用される。

▶ **看護師の役割**　MRI検査の目的と方法について説明して同意を得る。MRI検査は磁気による検査であり，金属製品の検査室への入室は避けるように注意する。検査室の機器や環境が閉鎖的であるので声をかけて，不安を軽減する。撮影の映像が明瞭になるように体動など配慮する。造影剤などの使用による副作用などを観察し，緊急時の対応を行う。

▶ **留意点**　MRI検査は医師の指示のもとで技師が行うが，看護師は必要に応じ患者の安全・安楽を守り，検査の目的が果たされるように図る。その際，下記の点に留意する。

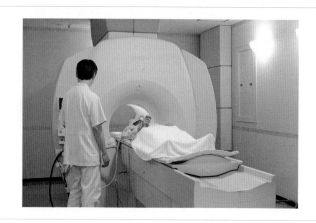

図4-7 MRI検査

なお，既往疾患のためにペースメーカー，脳動脈瘤クリップ，人工呼吸器などを使用している患者には，この検査は行うことができない。

❶検査前

- 磁気による検査であるため金属製のものを身につけないよう患者に指導する（義歯，時計，ネックレス，指輪，財布，メガネ，磁気カードなど）。磁気が作用しているときは，医師，看護師，技師も金属製のものを身につけたり持ち込んだりしない。
- 検査時間（30～60分）の間，同一体位で臥床するため苦痛やドームに入る圧迫感，音による恐怖感もあるので，事前に十分説明し，不安の除去に努める。また，ヘッドホン，耳栓などで音を遮断するという配慮も必要である。

❷検査中

- 肩呼吸でからだの力を抜いて安静にしているように促す。
- 単純撮影と造影剤を使用する造影撮影があり，ガドリニウム（Gd）造影剤を使用するときは副作用に注意する。

  副作用には，軽度のものに悪心・嘔吐，局所熱感，動悸，頭痛，眩暈，かゆみ，発疹があり，重度では呼吸困難，気管支痙攣，喉頭痙攣，頻脈，不整脈，血圧低下，蕁麻疹がみられる。気分が悪くなったりする場合はすぐに報告してほしいと伝え，観察する。

❸検査後

- 全身状態を十分観察する。

D 血管造影検査

▶ 目的　血管造影（アンギオグラフィ，angiography：AG）（図4-8）は，目的とする血管に穿刺針やカテーテルを用いて造影剤を注入し，連続的に撮影を行うもので，血管の形態的変

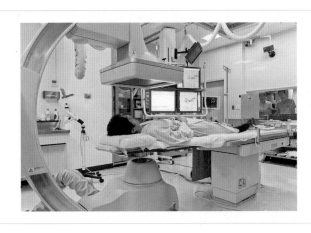

図4-8 血管造影

第5編 診療に伴う技術

呼吸・循環を整える技術

創傷管理技術

与薬・輸血の技術

4 検査に伴う看護技術

救命救急処置技術

化による疾病の診断に用いる。

▶ **看護師の役割**　血管造影検査は，患者に苦痛や体動制限などの侵襲のある検査であるため，目的と方法について説明と同意が必要である。特に方法として穿刺部位と体動制限時間，前後の処置について説明し，理解できたかを確認して同意を得る。また，造影剤の使用による観察や対応，処置に対する感染予防に留意して行う。検査の環境は緊張感が強く，不安が伴うので声をかけて，身体の安全と体位の安楽などに留意し検査の目的が達せられるように支援する。

▶ **種類**　直接穿刺法には，脳血管造影の頸動脈造影，門脈造影があり，経皮的血管内カテーテル挿入法（セルジンガー法）には，脳血管，気管支動脈，肺血管，腹部血管，大動脈，上下肢動脈造影などがある。

▶ **留意点**　血管造影検査は医師を中心としたチームで行うが，患者には体動制限や苦痛がある侵襲の大きい検査である。穿刺による出血が伴う観血的検査であり，無菌操作が重要となる。また，造影剤を使用するので観察や対処が重要である。看護師はこれらの点を踏まえ，患者の安全・安楽を守り，検査の目的が果たされるように図る。主な留意点は下記のとおりである。

　❶**検査前**
- 当日は禁飲食とし，指示以外の内服は中止する。
- 造影剤のヨード過敏テスト（皮内にヨード剤を0.1mL注射してその反応をみる皮内反応テストや，静脈注射テスト）を行い，陰性・陽性を調べる。注入時の灼熱感があることや検査後の安静の必要性を説明する。
- 必要時，穿刺部の除毛を行う。

　❷**検査当日**
- 検査前3～4時間の禁飲食を守るよう指導する。
- 前与薬の後，移送車で検査室に運ぶ。前与薬は，鎮痛，鎮静，アレルギー予防，血管

攣縮予防の目的で行われるので，動悸や口渇が出現するが心配ないことを説明する。

- 必要時，膀胱留置カテーテルを挿入する。
- 検査前，検査中はバイタルサインおよび使用薬品や副作用の観察を行う（副作用は，MRI の項で述べた内容と同様）。
- 撮影後，穿刺針やカテーテルを抜去するとき，医師により圧迫止血が行われる。止血確認後，弾力包帯を用いた止血綿球やロールタオルで穿刺部を 12 時間くらい圧迫固定する。

❸検査後

- 検査終了後，バイタルサインを測定し，穿刺部の出血，疼痛，足背動脈の触知，冷感の有無，皮膚の色などを観察する。
- 24 時間は絶対安静にするが，穿刺部が動脈か静脈かにより異なるので，穿刺部位に応じた安静を指導する。圧迫で使用した砂囊は 5 ～ 6 時間で除去し，圧迫絆創膏は翌日除去する。
- 悪心・嘔吐がなければ，飲食を許可する。
- 造影剤排泄のため水を十分摂取するように説明する。

Ｅ 内視鏡検査

▶ 目的　内視鏡検査（endoscopic examination）は，グラスファイバーを束ねて柔軟性をもたせたファイバースコープを用いて，食道，胃，大腸，小腸，気管，気管支など体腔内の病巣を直接肉眼やモニターテレビで観察し，疾患のスクリーニングや組織学的診断，治療を行う検査である。

▶ 看護師の役割　内視鏡検査は，患者に苦痛や体動制限などの侵襲のある検査であるため，目的と方法について説明と同意が必要である。特に方法としてファイバースコープの挿入時の苦痛，体動制限，前後の処置について説明し，理解できたかを確認して同意を得る。また，診断・治療を目的として，組織の切除も行われるため，検査後の出血などに観察が必要である。身体の安全と体位の安楽などに留意し検査の目的が達せられるように支援する。

▶ 留意点　検査は医師が行うが，看護師は必要に応じ，患者の安全・安楽を守り，検査の目的が果たされるように図る。以下に，上部消化管内視鏡検査の場合を例に，留意点をまとめる。

❶検査前

- 患者の状態や既往歴（高血圧，前立腺肥大，緑内障，心疾患の有無），感染症（HBV，HCV，HIV，梅毒）の有無を把握する。
- 検査前 12 時間の絶飲食（喫煙も禁止）とする。
- 上部消化管検査の場合の前処置は，前与薬として，消泡薬を服用し，咽頭麻酔（塩酸リドカイン溶液）を 5mL をめどにとどめ，はき出す。必要に応じて塩酸リドカインス

第5編 診療に伴う技術

呼吸・循環を整える技術

創傷管理技術

与薬・輸血の技術

4 検査に伴う看護技術

救命救急処置技術

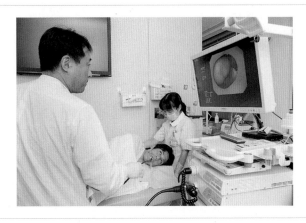

図4-9 内視鏡検査

プレーを噴霧する。

❷検査中

- バイタルサイン，一般状態の観察を行い，異常の早期発見に努める。
- 塩酸リドカインによるショックの徴候を早期に発見する。
- 進行状況の説明と医師の指示に従うように声をかける。
- 検査中は体位変換の介助（左側臥位が基本）を行う（図4-9）。

❸検査後

- 上部消化管の場合，喉頭や咽頭周辺を局所麻酔しているため誤嚥しやすいので，1時間は含嗽せず，口腔内のみすすぐ。
- 安静度は，前与薬の副作用を考慮し1時間は安静にする。ただし，生検，止血術の場合は医師に確認する。
- 症状として上部消化管の場合は，咽頭不快と腹部膨満感がみられるが，時間がたつと軽減する。
- 強い腹痛，消化管出血の徴候があったときは直ちに安静にし，帰宅後であれば病院に連絡するように指導する。

F 超音波検査

▶ 目的　超音波検査（ultrasonography）（図4-10）は，超音波探触子（プローブ）から発する超音波を利用して，臓器の様子を断層像として観察し，組織の形態や機能，腫瘍の有無，出血やがんなどの診断などを行う。対象臓器は，心臓，腹部，腎泌尿器，卵巣，子宮，甲状腺，乳房，関節などである。

▶ 看護師の役割　超音波検査は，患者の皮膚にゲルを密着させ超音波探触子を触れるので，羞恥心に配慮する。また臓器の観察が正確に観察できるように，体位や皮膚の露出に配慮

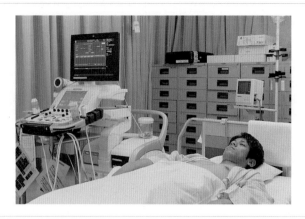

図4-10 超音波検査

する。検査室の環境を整備し，声をかけ不安を軽減する。

▶ 種類　パルス反射法（エコー法），ドップラー法，透過法がある*。

▶ 留意点　検査は医師が行うが，看護師は必要に応じ，患者の安全・安楽を守り，検査の目的が果たされるように図る。その際，下記のような点に留意する。

❶検査前

• 腹部の場合は，医師の指示があったとき，検査前日 21 時以降，絶食指導を行う。また，泌尿器の場合は，膀胱（ぼうこう）に尿を充満させるほうがよいときは排尿を我慢するように指導する。

❷検査中

• カーテンを閉め，部屋を少し暗くし，ゲルがからだに密着したときに冷たい感触があるのを説明する。
• 生検（せいけん），穿刺（せんし）がある場合は，その補助をする。

G 心電図検査

1. 踏まえるべき事項

▶ 心電図検査とは　心臓は，電気的な興奮と心筋の収縮によって全身に血液を循環させるポンプとして機能している。心電図（electrocardiogram）は，その際生じる電位変動を体表面に置いた電極を介して検出し，図形として記録したものである。

＊ 超音波検査の種類：パルス反射法は，超音波が密度の変化のある境界で反射する現象を利用して，返ってくるエコーを受信し，画像を作る方法である。ドップラー法は，超音波が運動物体により反射されると，その反射波は運動物体の速度に比例した変化を受けるという性質を生かしたもの。胎児血流の聴取に用いられる。透過法は，反射させるのではなく，生体を透過した超音波を反対側で受信するものである。

第5編 診療に伴う技術

1 呼吸・循環を整える技術

2 創傷管理技術

3 与薬・輸血の技術

4 検査に伴う看護技術

5 救命救急処置技術

▶ 目的 心筋の状態を知り, 心筋梗塞, 狭心症, 心筋炎, 心筋症, 心膜炎, 心筋細胞のカルシウムやカリウム異常, 心房負荷, 心室肥大の判定を行う。また, 電気的興奮の起こり方や伝わり方を知り, 不整脈, 房室ブロックなどの伝導障害の判定とともに心臓の位置, 肥大, 拡張など, 電解質異常, 自律神経系の緊張状態の判定, 薬物の効果・副作用の判定と評価, 心疾患の予後の評価などを行う。

▶ 看護師の役割 心電図検査は医師の指示のもとで行われるが, 看護師は必要に応じ, 電極の装着などの役割をとりながら, 患者の安全・安楽を守り, 検査の目的が果たされるように図る。入院中の患者の心電図を緊急にとる場合もあるが, 看護師はそのような場合, いつでも正確に電極を装着できるよう習熟しておく必要がある。

▶ 種類 種類には, 12誘導心電図, モニター心電図, 運動負荷心電図, ホルター心電図がある*。

2. 方法

12誘導心電図検査の場合を例に, 心電図検査の方法を以下に示す。

〈使用物品〉
心電計, アースコード, 電源コード, 電極コード, 四肢用はさみ電極, 胸部用吸着電極, 電導用クリーム, おしぼり, ティッシュペーパー, 心電計用記録用紙, 綿毛布

VIDEO

	手順	技術のポイント（根拠・留意点）
1	**検査前** ❶患者に対し, 検査の目的, 方法, 所要時間, 注意事項, 苦痛がないことを説明する。リラックスさせるため深呼吸などを行わせる。 ❷室温の調節をする。 ❸腕時計, ストッキング, ネックレスなどをはずす。ラジオ, 電気毛布の電源は切っておく。排泄を済ませる。 ❹電極をつける部位の皮膚を清潔にする。必要に応じ清拭, 除毛を行う。 ❺電導用クリームのついた電極を正しい部位に装着する **1**。	❶緊張していると正確なデータがとれないため, 十分説明する。 ❷室温が低いと悪寒が生じ, 筋電図が混入する。 ❸金属類は, 交流障害（ハム）の原因になる。 ❹電極を皮膚に密着させ, 固定するために除毛を行う。男性の場合, 胸部に毛が多いため注意する。
2	**検査中** ❶静かな呼吸でからだの力を抜いて安静にしているように促す。 ❷心電計を操作し, 心電図を記録する **2**。	❶緊張による影響を受けないようにする。

＊ **心電図検査の種類**：12誘導心電図は, 四肢と胸壁に設置した電極から12種類の心電図をとる方法。モニター心電図は, 一定期間, 常時モニター上に心電図波形そのほかの情報を表示させる方法。運動負荷心電図は, 冠動脈疾患の診断のため, ある一定の負荷を心臓に与えた状態での心機能をみる方法。ホルター心電図は, 小型で携帯できる心電計により長時間の記録を行う方法。

手順	技術のポイント（根拠・留意点）
3 検査後 ❶ 電極をはずし，クリームを十分拭き取る。 ❷ 記録した用紙に，対象者名，年月日，血圧，症状などを書き込んでおく。 ❸ 使用物品の後かたづけをする。	❶ 皮膚にクリームなどを残すと発赤などを生じる可能性があるので，おしぼりなどで拭く。 ❷ 測定したときの血圧や症状，移動の状況は心電図に影響するため，記録しておく。

手順 1 〈心電図検査の電極の位置〉

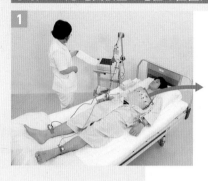

V₁：第4肋間胸骨右縁 ❶

V₂：第4肋間胸骨左縁 ❷

V₃：V₂とV₄の中間 ❸

V₄：第5肋間鎖骨中線 ❹

V₅：V₄と同じ高さの前腋窩線 ❺

V₆：V₄と同じ高さの中腋窩線 ❻

手順 2 〈心電図の波形〉

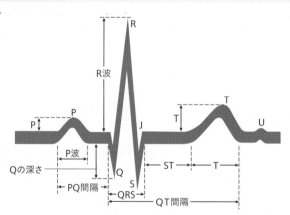

正常値

P波	PQ間隔	QRS	T波	QT間隔	U波
幅＜0.1秒 高さ＜2.5mm	0.12〜 0.20秒	幅＜0.12秒 高さ－RV₅＜25mm	幅0.1〜0.25秒 高さ－変動が多い	$QT = 0.39\sqrt{R \cdot R} \pm 0.04$ （または判定グラフを用いる）	
両心房の興奮 （収縮）	房室伝導 時間	両心室の興奮 （収縮）	心室の興奮からの 回復過程	電気的収縮時間	不明

（記録紙の送り速度は2.5cm/秒に規定されている。）

第5編 診療に伴う技術

呼吸・循環を整える技術

創傷管理技術

与薬・輸血の技術

4 検査に伴う看護技術

救命救急処置技術

3. 心電図の正常と異常

心電図に異常の現れる疾患，ならびにその波形については，本シリーズの別の巻などで学習する必要があるが，ここでは対応を要する異常波形として表4-4を示しておく。特に

表4-4 心電図の異常波形

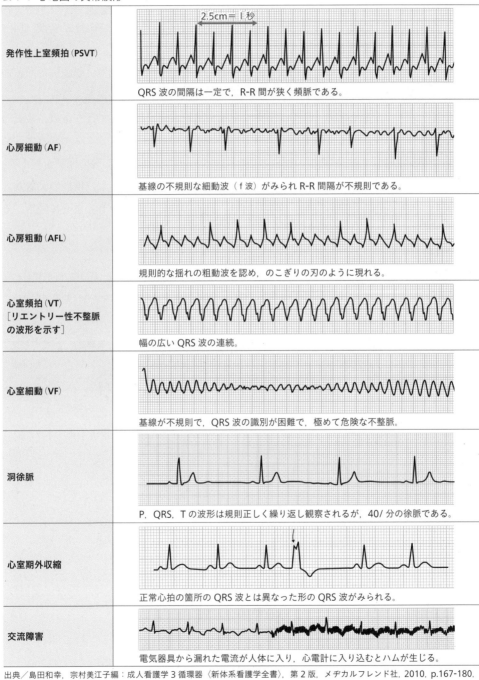

発作性上室頻拍（PSVT）	QRS波の間隔は一定で，R-R間が狭く頻脈である。
心房細動（AF）	基線の不規則な細動波（f波）がみられR-R間隔が不規則である。
心房粗動（AFL）	規則的な揺れの粗動波を認め，のこぎりの刃のように現れる。
心室頻拍（VT）[リエントリー性不整脈の波形を示す]	幅の広いQRS波の連続。
心室細動（VF）	基線が不規則で，QRS波の識別が困難で，極めて危険な不整脈。
洞徐脈	P，QRS，Tの波形は規則正しく繰り返し観察されるが，40/分の徐脈である。
心室期外収縮	正常心拍の箇所のQRS波とは異なった形のQRS波がみられる。
交流障害	電気器具から漏れた電流が人体に入り，心電計に入り込むとハムが生じる。

出典／島田和幸，宗村美江子編：成人看護学3 循環器〈新体系看護学全書〉，第2版，メヂカルフレンド社，2010，p.167-180，一部改変．

心室性不整脈である心室頻拍（VT），心室細動（VF）などでは，一刻を争って除細動や胸骨圧迫（本編-第5章-Ⅱ-B-2「一次救命処置の方法」参照）を行う必要がある。

Ⓗ 脳波検査

▶ **脳波検査とは**　頭皮に電極を密着させ（まれに針電極を皮下に刺入して），脳細胞の電気活動により生じる脳波を記録するものである。正常成人はα波（8〜13Hz）とβ波（14〜30Hz）が混在した基礎律動が認められる。

▶ **目的**　脳の機能を把握することにより，てんかんの有無や病型の判別，脳腫瘍や頭蓋血腫などの局在診断，ならびに意識障害，脳疾患などの脳の全体機能を診断する。

▶ **看護師の役割**　脳波検査は，患者の頭皮に電極を密着させ安静状態で行うため，検査の目的や方法について説明し同意を得る。検査室の環境を整備し，リラックスできるように声をかけ不安を軽減する。検査後の頭皮の電極用クリームなどを除去し髪の保清を整える。

▶ **留意点**　検査は医師の指示のもとで行われるが，看護師は必要に応じ，電極の装着などの役割をとりながら，患者の安全・安楽を守り，検査の目的が果たされるように図る。その際，下記のような点に留意する。

❶検査前

- 脳波に影響を与える薬剤の服用の有無を確認する（抗痙攣薬, 鎮痛薬, 鎮静薬, 睡眠薬など）。
- 必要時，洗髪かアルコール洗髪を行う（頭皮に油や痂皮が付着している場合は電気抵抗が強くなり正確に測定できない）。
- 排泄を済ませ，交流障害（ハム）の原因になるもの（ヘアピンなどの金属製品）をはずして，安静臥床する。室温を調節し，リラックスできるように配慮する。
- 小児や安静が保てない患者には，医師の指示により鎮静薬を使用する（トリクロホスナトリウム）。
- 国際10－20（テン–トゥエンティ）法（図4-11）の配置で頭皮上に電極を貼り付ける。

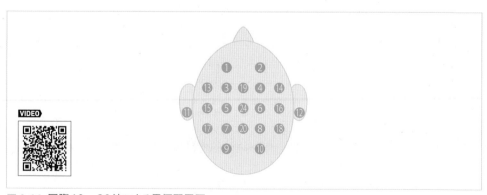

図4-11 国際10－20法による電極配置図

第5編

診療に伴う技術

1 呼吸・循環を整える技術

2 創傷管理技術

3 与薬・輸血の技術

4 検査に伴う看護技術

5 救命救急処置技術

❷検査中

- 緊張や体動，眼球・眼瞼の動きが波形記録の障害にならないようにする。

❸検査後

- 患者の髪に付着した電極用クリームを十分拭き取り，髪の毛の保清に努める。クリームは，よく拭き取らないと肌荒れの原因になる。
- 鎮静薬を使用した場合は，状態観察を続け，鎮静薬の効果時間を測定する。
- 眠気，発作の状態を記録し，後始末をする。

Ⅰ 核医学検査

▶ **核医学とは**　核医学とは，放射性同位元素（radioisotope；RI）*を用いた診断，および治療を行う部門である。体内に入った放射性同位元素は放射線を放出して自然に減少すると同時に，排泄することにより減少する。ここでは核医学検査のうち，RI 検査について述べる。

▶ **目的**　RI 検査は，同位元素から出る放射線を検出することにより，その元素の位置を確認し，臓器の形態・機能，物質代謝のしかたなどを調べるものである。

▶ **看護師の役割**　核医学検査は，放射線同位元素を患者の体内に注入するので，検査の目的と方法について説明し同意を得る。検査前からの食生活や検査後の排泄にまでの指導を行う。検査室の環境を整備し，リラックスできるように声をかけ不安を軽減する。

▶ **種類**　検査には，生体内検査と生体外検査がある。生体内検査で用いられるのは，テクネチウム（99mTc，半減期6時間），ガリウム（67Ga，同約3.3日），ヨード（131I，同約8日）などである。これらの使用量，半減期，投与方法，排泄経路および排泄方法などの知識が重要である。

▶ **留意点**　検査は医師の指示のもとで行われるが，看護師は必要に応じ，患者の安全・安楽を守り，検査の目的が果たされるように図る。その際，下記のような点に留意する。

- 金属製品を身につけないように指導する。
- RI 検査でヨウ素を用いるときは，1週間前からヨウ素（海藻，ルゴール，ヨウ素造影剤，甲状腺ホルモンなど）の摂取制限をする。
- ガリウムが使用されるときは，腸管で排泄されるので緩下剤の服用と浣腸を行う。
- RI 検査は放射線管理区域内で行う。排泄物に含まれる RI の量が微量であれば区域外で排泄してよいが，使用した物品を廃棄する場合は放射性廃棄物として扱う。

＊ **放射性同位元素**：原子核の構造上不安定なものが時間とともにエネルギーの一部を放射線として放出し安定したものに変化する（この現象を崩壊という）性質をもった元素。放射性同位元素が崩壊して 1/2 になる期間を半減期という。

▶ **肺機能検査とは** 　呼吸器障害の有無や程度，パターンから特徴を分類し，疾患の重症度を判定するために行われる検査の総称で，換気機能検査，肺胞機能検査，肺循環機能検査に分けられる。

　換気機能検査は，スパイロメーター（図4-12）を用いて，肺から力いっぱい呼出させたときの呼気量の変化を，時間軸で描いたスパイログラム（図4-13）により示すものである。肺活量，努力肺活量，最大換気量比，全肺気量，1秒率，％肺活量，1回換気量などが測定できる。

▶ **目的** 　肺機能検査により，呼吸機能を測定し，呼吸器障害が拘束性障害か閉塞性障害かが判定され，両方の障害がある場合を混合性障害と判定する（図4-14）。

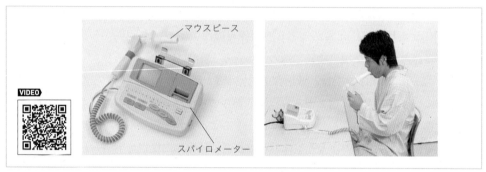

図4-12 スパイロメーターと検査方法

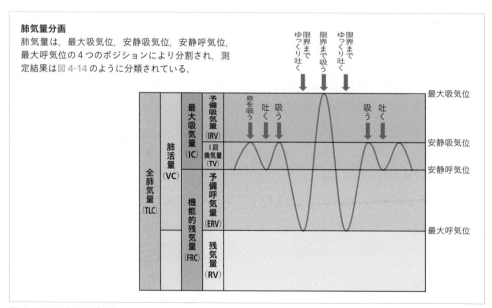

図4-13 スパイログラム

診療に伴う技術　第5編

呼吸・循環を整える技術

創傷管理技術

与薬・輸血の技術

4 検査に伴う看護技術

救命救急処置技術

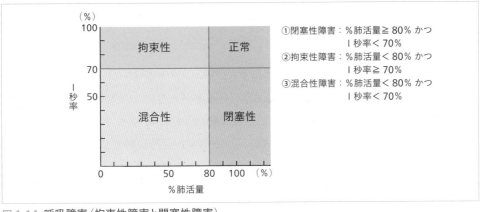

図4-14　呼吸障害（拘束性障害と閉塞性障害）

①閉塞性障害：％肺活量≧80％ かつ
　　　　　　　１秒率＜70％
②拘束性障害：％肺活量＜80％ かつ
　　　　　　　１秒率≧70％
③混合性障害：％肺活量＜80％ かつ
　　　　　　　１秒率＜70％

▶ 看護師の役割　肺機能検査は，患者の呼気量を測定するため，検査の目的や方法について説明し同意を得る。呼気量の排出を正確に出す方法や吸気の方法，体位について十分説明し，１回で正確に測定できるようにする。

▶ 留意点　スパイロメーターを使用する際には，マウスピースをくわえて，呼吸を鼻や口から漏らさないように深呼吸して一息で呼気するので，幼児や高齢者には十分に説明することが大切である。

Ⓚ パルスオキシメトリー

▶ パルスオキシメトリーとは　パルスオキシメーターを用い，非侵襲的に動脈血中の末梢の酸素飽和度（SpO_2）を測定する検査方法。正常値は96％以上。

▶ 留意点　事前にパルスオキシメーター（図4-15）の作動を確認すること，指先の爪が発光面の赤外線に当たるようにプローブ（センサー）にはめること，爪にマニキュアをしていたり発光面が汚れていたりすると正しく測定できないので除去することなどが留意点である。

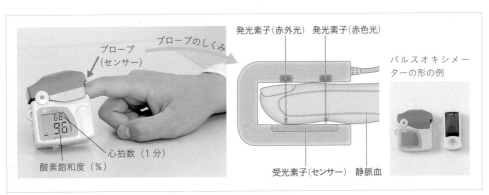

図4-15　パルスオキシメーター

L 生体情報モニター

　生体情報モニターとしては，心電図モニター，パルスオキシメーターモニター（SpO₂モニター），観血的動脈モニター，中心静脈モニターなどがある。

▶ **心電図モニター**　心電図モニターは，心拍数（徐脈や頻脈），不整脈（整脈か不整脈か，P波，PQ時間，ST変化，QT時間，T波など）の心臓の電気的現象を常時観察できる。

▶ **パルスオキシメーターモニター**　パルスオキシメーターモニターは，動脈血酸素飽和度（SpO₂）や脈拍数を継時的に計測し，ヘモグロビンと酸素がどれくらいの割合で結合しているのかを示している。

▶ **観血的動脈圧モニター**　観血的動脈圧モニターは，収縮期血圧／拡張期血圧，脈圧，動脈血ガス分析を測定するために行う。適応は，厳密な血圧コントロールが必要な，大量出血，循環器（糸）手術，外傷，熱傷など循環動態が不安定な患者の場合に使用する。セッティングは，加圧バッグ内の生理食塩水にヘパリンが加えられ，加圧バックで加圧され，気泡がなく耐圧用のチューブの使用がされているかの確認が必要である。

　動脈ライン留置中は，血圧の変動をアセスメントする。動脈血ガス分析のために採血を行う必要があり，抜去後は止血のために固定用テープ付き圧迫帯で2時間程度固定する。

Ⅴ　洗浄

　洗浄とは，体腔内や創傷部を，水や各種薬液を用いて洗い流し，清浄な状態に戻すことである。主な対象部位として胃，膀胱，大腸，眼，耳，鼻腔，咽喉，気管支あるいは創傷部などがある。洗浄は原則として医師が施行し，看護師が補助する。本項では，胃洗浄，膀胱洗浄について述べる。

A 胃洗浄

▶ **目的**　胃洗浄は以下に示すような目的で行われる。
　①胃内の消化物，腐敗物，毒物*の除去，中和，希釈，吸着を行う。
　②胃内の出血を止める（止血）。
　③胃部膨満の緩和を図る。
　④胃の手術または内視鏡検査の準備を行う。

＊ **毒物中毒の場合の胃洗浄**：胃洗浄が予後を改善するというエビデンスがないうえに，胃洗浄によって合併症が有意に増加するために，現在ではあまり行われていない。

第5編

診療に伴う技術

1 呼吸・循環を整える技術

2 創傷管理技術

3 与薬・輸血の技術

4 検査に伴う看護技術

5 救命救急処置技術

▶ **禁忌** 時に重篤な合併症を引き起こすことがあるため，次のような場合は禁忌である（催吐も禁忌である）。

①意識障害がある場合。ただし，気管挿管により気道確保していれば可能である。

②胃内の除去対象物が，強酸，強アルカリ，腐食性物質である場合（トイレ用洗剤，漂白剤，生石灰，クレゾールなど）。食道の傷害の悪化，誤嚥性肺炎などを起こすため。

③胃内の除去対象物が，揮発性物質である場合（石油，ガソリン，灯油，ベンジン，シンナーなど）。気化したガスで肺障害を起こすため。

④嘔吐が激しい場合，胃の生検や手術の直後である場合，食道静脈瘤がある場合，血小板減少症の患者の場合など。出血や穿孔の危険があるため。

▶ **合併症** 処置の際，誤嚥，食道・胃粘膜損傷などが起こる危険性がある。

▶ **原理** 胃洗浄はサイフォンの原理を応用して行う（図4-16）。洗浄液の入った漏斗を胃より高くすることで，洗浄液が胃内に流入し，漏斗を胃より低くすることで，胃内容物が漏斗に排出される。

洗浄液を流入させるとき，漏斗の高さにより流入速度が変化し，胃壁への刺激の強さが変化する。漏斗の位置が高過ぎると洗浄液は胃内に速く流入し，胃壁を刺激し，胃を拡張させる。このため，漏斗の高さは胃から50cm以内とする。

反対に漏斗を下げる際も，下げ過ぎると洗浄液の排出速度が速くなり，胃管の先端が胃壁に触れている場合，吸引力により胃壁を傷つけるおそれがあり，危険である。

▶ **方法** すでに述べたように，洗浄は原則として医師が施行し，看護師が補助する。胃洗浄の実施時の援助の方法を次に示す。

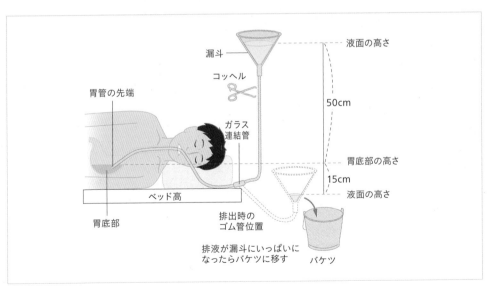

図4-16 胃洗浄の原理

〈使用物品〉
洗浄液，接続用チューブ2本，漏斗，排水用バケツ（あるいはビニール袋），嘔吐に備えてのガーグルベースンおよび吸引器，50mL注射器，防水エプロン，ディスポーザブル手袋，処置用シーツ，潤滑用ゼリー，咽頭麻酔薬（医師の指示による），舌圧子，（咽頭巻綿子）ガーゼ，洗浄用胃管，コッヘル*2本，ピッチャー，膿盆，絆創膏，聴診器，Y字管

手順	技術のポイント（根拠・留意点）
1 準備 ❶医師の指示を確認する。 ・洗浄液の種類，量。 ❷必要物品を準備する。手袋を装着する。 ・洗浄液は37～38℃に温める。（止血目的の場合は冷却水を用いる。） ❸患者・家族に必要性を説明し，不安を緩和するとともに理解・協力を得る。 ❹意識状態，バイタルサインを観察する。 ❺プライバシー保護のため，スクリーンまたはカーテンを引く。 ・ベッドの頭側に処置用シーツを敷く。 ❻患者の体位を左側臥位に整える。 ・可能であれば頭部側を15°程度低くする。 ・両下肢を屈曲位にする。 ❼患者の頸部から胸部を汚染しないようにシーツで覆う。 ❽意識が清明な場合は，スプレー式の局所麻酔剤などで咽頭部粘膜の表面麻酔を行う。 ❾床に防水シーツを敷き，排液用バケツを置く。	❶生理食塩水など医師の指示によるもの。1回量の目安200～400mL，総量4000～10000mL。 ❷洗浄液を温めることで低体温を防止できる。 ・冷却水は，胃粘膜の血管を収縮させ止血を図るためである。 ❸洗浄中に苦しくなったら手を上げて合図してもらうなど，事前に説明しておくとよい。 ❹必要時は排泄をすませてもらう。 ❺患者の羞恥心とプライバシーに配慮する。 ❻意識の有無にかかわらず，排出を図る胃内容物の腸内への移行を防ぐため，患者の体位は左側臥位にする（図4-16参照）。側臥位は嘔吐した場合の誤嚥防止にも有効である。頭部側を低くすればさらに効果的である（右側臥位にすると，胃内容物が十二指腸に流れやすくなり，薬物中毒の場合などは腸への吸収を促進してしまう）。 ・下肢の屈曲は，腹壁の緊張を緩和する。
2 実施時の援助 ❶医師は，胃管の先端に潤滑用ゼリーを塗布し，口から胃管を挿入する。 ❷医師は，胃管の先端が胃内に入ったことを確認してから，胃内容物を排出させ，コッヘルで胃管をクランプする（閉鎖する）。 ❸医師は，胃管に漏斗を接続し，漏斗に洗浄液を注入する。 ❹医師は，コッヘルをはずし，漏斗を胃の上約30cmの高さまでゆっくりと上げる。 ❺医師は，洗浄液が空になる前に注入を止め，胃の下約15cmまで漏斗を下げて注入液を逆流させる。排液がたまったら，コッヘルで胃管をクランプし排液を捨てる。 ❻医師は，排液がきれいになるまで，注入と排液を繰り返して行う。 ❼医師は，排液がきれいになったら内容物を完全に排出し，コッヘルで胃管をクランプして抜去する。 ❽患者に処置が終了したことを告げ，ねぎらう。	 ❷確認は，胃内容物の吸引，あるいは空気を少量注入しての気泡音の聴診により行う。 ❹重力により洗浄液を自然流入させる。 ❺漏斗の位置を低くし，サイフォンの原理を利用し胃内容物を排出する。 ❹❺漏斗を上げ下げする代わりに，胃管に三方活栓やY字コネクターを接続し，注射器で注入と排液を切り替えて洗浄する方法もある。 ❻看護師は，洗浄中は患者の表情やバイタルサインの変動に気をつける。 ❽患者に含嗽を促し，口の周囲や頸部など汚れたところを拭く。

＊ コッヘル：手術や外科的処置で用いられる鉗子の一つ。ドレーン鉗子とよぶこともある。先端に鉤があり，物を把持した状態を保つことができる。有鉤鉗子。

診療に伴う技術

第5編

呼吸・循環を整える技術

創傷管理技術

与薬・輸血の技術

4 検査に伴う看護技術

救命救急処置技術

手順	技術のポイント（根拠・留意点）
2	❾患者にかけていたシーツを取り除き，患者の体位や衣服を整える。 ❿後かたづけをする。	
3	観察・記録 ❶看護師は，患者のバイタルサインをチェックし，意識状態や一般状態を観察する。 ❷記録内容（実施時間，洗浄液の種類と量，排液の量・性状，処置前後の症状の変化）。	❶看護師は，胃洗浄の合併症として，胃内容物の逆流，誤嚥，胃管挿入による食道・胃腸粘膜の損傷の有無なども観察する。

Ⓑ 膀胱洗浄

▶ **目的**　膀胱洗浄には，次のような目的がある。

①尿路感染の予防（たとえば，感染予防を目的とした洗浄*などがある）と治療（膀胱にカテーテルを留置している患者，または種々の原因で残尿を認め，尿の停滞から尿路感染が起こりやすい状態にある患者，尿路感染が起こった患者に対して，尿中菌数の減少，殺菌を目的として洗浄を行う）。

②結石発生因子の除去，（薬液による）結石溶解。

③塩類，小結石，凝血塊，壊死組織などの除去。

④膀胱内視鏡検査の準備として。

▶ **留意点**　実施にあたって以下のような点に留意する。

①膀胱洗浄は，必ず導尿を終了した後に行う。

②膀胱への薬液注入は，洗浄後に行う。

③洗浄液の量は，性別，体格などにより多少異なるが，成人で50mL程度を数回繰り返す。

④洗浄液の温度は体温よりやや高い37〜38℃とする。

▶ **方法**　すでに述べたように，洗浄は原則として医師が施行し，看護師が補助する。膀胱洗浄の実施時の援助の方法を次に示す。

〈使用物品〉
トレイ，洗浄用注射器（カテーテルチップ付き）50mL，洗浄液（種類と濃度は医師の指示による），洗浄液を入れる滅菌容器，膿盆，消毒用綿球，コッヘル，導尿用カテーテル（膀胱留置カテーテルを使用していない場合），滅菌手袋，滅菌ガーゼ，処置用シーツ，洗浄後の液を入れる容器，バスタオル

手順	技術のポイント（根拠・留意点）
1	準備 ❶医師の指示を確認する。 ・洗浄液の種類，濃度，量。	

* **感染予防を目的とした洗浄**：膀胱留置カテーテルの先端には様々なものが付着している。膀胱洗浄は単にカテーテルの閉塞の改善，または沈殿物の排出に役立つだけで，カテーテルの付着物までは減少させない。必要以上の膀胱洗浄は，カテーテル先端の付着物を膀胱内に拡散させ，感染予防という目的に反する結果となる場合さえある。こうしたことから，感染予防を目的とするだけの洗浄なら，行わないほうがよいとの考え方がある。

	手順	技術のポイント（根拠・留意点）
1	❷ 必要物品を準備する。 ❸ 患者・家族に必要性を説明し，不安を緩和するとともに理解・協力を得る。 ❹ スクリーンまたはカーテンを使用し，患者の環境を整える。 ❺ 患者の状態を把握する。 • 尿の流出状況，尿意切迫，膀胱緊満感の有無を観察する。 ❻ 処置用シーツを敷き，寝衣を脱がせる。 ❼ 露出した両大腿部から下脚にかけてバスタオルを別々にかける。 • 上半身は下腹部まで綿毛布をかける。	❷ 洗浄液は 37〜 38℃で準備する。 ❹ 患者の羞恥心とプライバシーに配慮する。 ❻ 汚染防止のため処置用シーツを敷く。膀胱留置カテーテルと陰部が見えるようにする。 ❼ バスタオルは別々にかけたほうがかけやすい。 • 露出の必要がない部分は覆う。
2	実施時の援助 ❶ 洗浄液を滅菌容器に移し，洗浄用注射器をパックから出して準備する。 ❷ 膀胱留置カテーテルを挿入している場合は，膀胱内の尿を流出させる。 ❸ 医師は，滅菌手袋を装着する。 ❹ 医師は，膀胱留置カテーテルをコッヘルでクランプする。カテーテルと排尿バッグの連結部を消毒してからはずす。 ❺ はずした排尿バッグの連結部は滅菌ガーゼで先端を包み，汚染を防止する。 • 膀胱留置カテーテルも，コッヘルでクランプした状態のまま，滅菌ガーゼあるいは滅菌膿盆の上に置く。 ❻ 医師は，洗浄用注射器で洗浄液を 1 回分ごと（20〜 50mL）吸い上げ，カテーテルの注入口に接続しゆっくり注入する。 ❼ 排液は自然な流出に任せる。排液が注入量よりも少なかったり，なかったりする場合は，吸引するか，カテーテルをミルキング*してみる。 ❽ 医師は，排液がきれいになるまで洗浄を繰り返す。 ❾ 洗浄が終了したら，医師は，膀胱留置カテーテルと排尿バッグの連結部を消毒して接続する。 ❿ 後かたづけをする。	❶ 無菌操作にて行う。 ❷ 膀胱留置カテーテルを使用していない場合は，導尿を行う。 ❸ 感染防止のため。 ❹ 消毒は，接続部位からの細菌侵入を予防するため。 ❻ 洗浄液を注射器に吸い上げるとき，カテーテルより注入するときは空気を入れないようにする。 • 注射器は，先端が不潔にならないように取り扱う。 • 注入速度は 50ｍL 当たり 7〜 10秒かけゆっくり静かに注入する。 ❼ 排液が出にくい場合も，注射器での吸引圧をかけ過ぎないようにする（膀胱粘膜を傷つけ，出血の原因になるため）。 ❾ 看護師は，膀胱留置カテーテルを固定しなおす。
3	観察・記録 ❶ 看護師は，下腹部痛や不快感などの訴え，排液の量・性状（混濁，浮遊物，血液の混入など）を観察する。 ❷ 記録内容（実施時間，排液量・性状，症状の変化）。	❶ 洗浄後，看護師は，下腹部症状の変化だけでなく，尿の流出状況の変化も観察する。

文献
1）　平田雅子：New ベッドサイドを科学する；看護に生かす物理学，学習研究社，2000，p.157.
2）　前掲書1），p.158.
3）　竹内正：十二指腸採取法，medicina，23（13）：2444-2445，1986.

* **ミルキング**：チューブを小刻みに圧迫して内容物を粉砕し，通りをよくすること。

第 5 章

救命救急処置技術

この章では

● 救命救急処置の意義と目的，一次救命処置と二次救命処置の概要
を説明できる。
● 一次救命処置の方法，特に気道確保，人工呼吸，胸骨圧迫の方法を
演習で行える。
● AED を用いた除細動のしかたを演習で行える。
● 止血法の種類とその方法について説明できる。

Ⅰ 救命救急処置の意義と目的

　事故による受傷や急性の病態変化に遭遇した場合でも，看護職は慌てることなく対処できるよう救命救急処置の技術を身につけておく必要がある。救命救急処置の目的はどのような状況にあっても，合併症や障害が最小になるように努め，尊い生命を救うことである。

　大脳皮質が無酸素状態に耐えられるのは3～5分であるが，その時間内に救命救急処置を行えば救命が可能となる。図5-1は救命処置の有無によって救命効果を心肺停止から救命可能な時間を表したもので，時間経過に従って救命率は低下することが明らかである[1]。有病者の最も近くにいる看護職には，救命救急処置を必要とする場面に立ち会うことがほかの職種よりも多いと思われる。看護師の迅速で適切な対応は，患者やその家族の動揺や不安を軽減し，チーム医療を円滑に実践する要となる。

Ⅱ 救急蘇生法

Ⓐ 心肺蘇生とは

▶ **心肺停止と心肺蘇生**　何らかの原因によって呼吸と循環が停止した状態を心肺停止（cardiopulmonary arrest；CPA）という。心肺停止した患者や心拍停止が切迫している患者の呼吸と循環機能の回復を目的に行われる処置を，心肺蘇生（cardiopulmonary

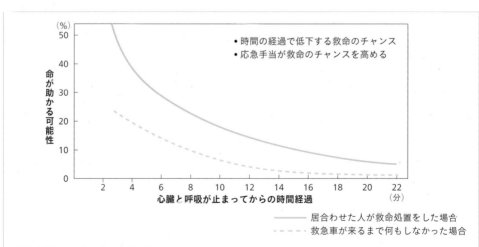

出典／Holmberg M. et al. : Effect of bystander cardiopulmonary resuscitation in out-of-hospital cardiac arrest patients in Sweden.Resuscitation, 47 : 59-70, 2000, 一部改変.

図5-1　生命曲線

第5編 診療に伴う技術

1 呼吸・循環を整える技術

2 創傷管理技術

3 与薬・輸血の技術

4 検査に伴う看護技術

5 救命救急処置技術

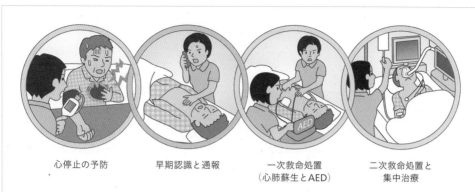

心停止の予防 　　早期認識と通報 　　一次救命処置 　　二次救命処置と
　　　　　　　　　　　　　　　　　　　（心肺蘇生とAED）　　集中治療

出典／日本救急医療財団心肺蘇生法委員会監：救急蘇生法の指針 2020（医療従事者用），改訂 6 版，へるす出版，2022，p.10. をもとに作成.

図 5-2　救命の連鎖

resuscitation；CPR）という。脳の酸素欠乏による不可逆的障害は時間の経過とともに進行するため，心肺停止した患者には速やかに CPR を実施しなければならない。CPR は，一刻も早く脳に酸素を送る処置であり，気道（airway）の確保，呼吸（breathing）と循環（circulation）の維持および除細動（defibrillation）で構成される。なかでも最も重要なのが循環であり，脳やほかの重要な臓器への血流を維持する目的で胸骨圧迫が行われる。

▶ 救命の連鎖　救命の連鎖とは，命の危機にある傷病者に対して救命から社会復帰へ「4つの輪」をつなぐ一連の行為をいう。第一の輪は「心停止の予防」で，不慮の事故やふだんからの疾病の予防および適切な治療を受けることが重要である。第 2 の輪は「心停止の早期認識と通報」で，意識のない人を発見したら心停止を疑い緊急の対応が必要となる。第 3 の輪は，CPR と AED（automated external defibrillation；AED，自動体外式除細動）を統合して「一次救命処置（Basic Life Support；BLS）」を行い，第 4 の輪では BLS に引き続き医療従事者が「二次救命処置（Advanced Life Support；ALS）と心拍再開後の集中治療」を行う（図 5-2）[2]。

　海外ではアメリカ心臓協会（American Heart Association；AHA）が，AHA ガイドライン 2020 において心停止から回復した患者に対して社会復帰までを含めてサポートする「回復」が追加された[3]。

B 心肺蘇生とAEDを用いた除細動

1. 一次救命処置と二次救命処置

1 一次救命処置

　救急蘇生法は，一次救命処置（BLS）と二次救命処置（ALS）に分類される。一次救命処

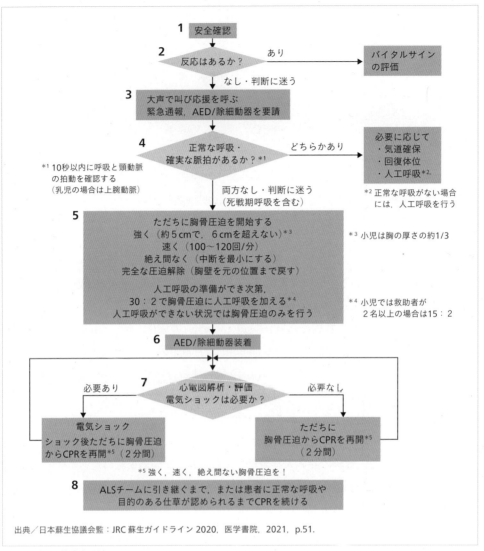

図5-3 一次救命処置

置は，一般市民用と医療従事者用のどちらにも求められる実施方法である[4]（図5-3）。救命処置で最初の行動は，意識状態の観察である。大きな声で声かけし，医療従事者の場合は呼吸の有無も確認し，どちらも応答がなければすぐにCPRとAEDを開始する。医療従事者は，医療環境が整備された状況下であること，医療上の知識と熟練，有資格者であることから，一般市民よりもより高度な技術が求められている。

2　二次救命処置

　二次救命処置は，一次救命処置に加えて医療機器や薬物投与による初期対応を行う方法である[5]（図5-4）。医療や介護施設に所属する医療者は，どのような救急場面に出会っても知識と手順を理解し実践できるようにトレーニングしておく必要がある。二次救命処置

診療に伴う技術

第
5
編

呼吸・循環を整える技術

創傷管理技術

与薬・輸血の技術

検査に伴う看護技術

救命救急処置技術

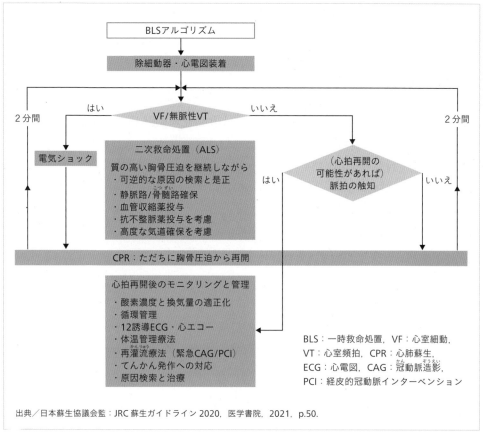

図5-4 二次救命処置

で実施される主な処置や注意点は以下のとおりである。

①一次救命処置は継続される。特に胸骨圧迫は，人工呼吸や心電図記録を行うとき，自己心拍再開を評価するとき，AEDを実施するとき以外は，中断することなく効果的に行われなければならない。

②複数のチーム員が協働して行うので，チーム員は共通の二次救命処置の流れを理解し，ふだんから訓練しておく必要がある。

③心拍停止となった原因究明とその治療が行われるため，絶えず**情報交換**を行うことが大切である。

④**静脈ルートの確保**は薬剤投与を開始するためにできるだけ早期に実施する。

⑤**気管挿管**は最も確実な気道確保の方法であり，できるだけ早期に実施する。

⑥自己心拍再開後は適切な酸素療法や循環管理，体温管理，血糖管理などの包括的な治療が行われる。

⑦心肺蘇生を終了させる指標はなく，個別的および総合的に考えて対応しなければならない。

⑧ターミナル期で心肺停止のリスクの高い患者は，心肺蘇生をどうするか患者や家族と

相談しておくことも必要である。事前の合意に基づき，蘇生を行わないことを DNAR（do not attempt resuscitation）という。DNAR の指示は，スタッフだれもがわかるようにカルテに記録される。

3 | AED の意義

心室細動（VF）や無脈性心室頻拍（VT）は，心拍停止の要因となる重症不整脈であり，対応には電気ショックが用いられる。電気ショックは，意識，呼吸，脈拍のいずれも認められない患者を対象に使用する。

AED は，心電図を自動的に解析し，電気ショックに必要なエネルギー量をコンピューターによって自動的に設定する機能がある。心停止から除細動を行うまでの時間が 1 分間延びるごとに，生存退院率は 7 〜 10％ずつ低下するといわれている[6],[7]。したがって除細動の適応となる場合は，AED 装着ができしだい可能な限り速やかに実施することが原則である。

AED は，医療従事者以外の一般市民も除細動を行うことができるように開発された機器である。心停止からの救命率を高めるためには，速やかな除細動の実施が重要であることから，日本では 2004（平成 16）年に AED が一次救命処置の流れのなかに組み込まれた。

2. 一次救命処置の方法

医療施設内の場合の一次救命処置の手順例を以下に示す。

救急蘇生法のガイドラインおよび指針の策定

アメリカ心臓協会（American Heart Association：AHA）は 1974 年に標準的な蘇生法を出版し，その後も改訂を繰り返しながら世界に向けて蘇生法ガイドラインを紹介した。さらに AHA は世界共通のガイドライン作成を目的に各地域の蘇生協議会の参加を促し，1992 年に国際蘇生連絡委員会（International Liaison Committee On Resuscitation：ILCOR）設立に至った。ILCOR の主要な使命は，①国際的レベルでの緊急心循環管理に関する科学・知識の発信，②CPR の教育，訓練の効率向上に関する情報発信，③新しい科学・知識が蓄積したらガイドラインを改訂すること，を謳っている。各地域の協議会は，それぞれの状況に応じてガイドラインの作成が可能である。

日本では，2002（平成 14）年に一般社団法人日本蘇生協議会（Japan Resuscitation Council：JRC）が設立された。JRC の使命は JRC 蘇生ガイドラインを世界共通レベルで作成・公表することであり，使命を達成するために救急蘇生に関する研究と教育の啓発・トレーニングの普及を目的とし，5 年ごとに改訂している。

また『JRC 蘇生ガイドライン』に準拠し，日本救急医療財団心肺蘇生委員会は，救急蘇生法の理解・実践・指導のために『救急蘇生法の指針』を「市民用」と「医療従事者用」として出版しており，それぞれ広く活用されている。

第5編 診療に伴う技術

呼吸・循環を整える技術

創傷管理技術

与薬・輸血の技術

検査に伴う看護技術

5 救命救急処置技術

〈使用物品〉

AED，バッグ・バルブ・マスク（BVM），ディスポーザブルマスク，ディスポーザブル手袋，背板（必要時）

VIDEO

	手順	技術のポイント（根拠・留意点）
1	**安全の確保** ❶ 安全な状況であるか周囲を見渡し確認する。 ❷ ディスポーザブルマスクと手袋を着用する。	❶ 危険な場所ではないか，危険物はないかなどを確認し，安全を確保する。 ❷ 感染予防のために行う。
2	**意識の確認，応援の要請** ❶ 肩を軽くたたいて「大丈夫ですか」と呼びかけ，反応をみる。	❶ 意識反応の有無によってその後の対処が異なるため。
	A　応答あり ❶ 意識レベルを評価する。	❶ 意識レベルによって適切な対応をアセスメントする。（『基礎看護技術 I』122 頁表 1-1，2 参照） • 緊急時であるため，アセスメントに時間をかけない。
	B　応答なし ❶ ナースコールで応援を求める。または大声で人を呼ぶ。 ❷ 応援が得られたら，人手の応援と救急カート，AED を持参するよう依頼する。 ❸ 頸椎を保護しながら患者を仰臥位にする 1 。 → 4 − B へ	❶ 1 人で救助するには限界がある。 ❷ 救命救急を一次救命処置から二次救命処置に迅速に切り替える準備をする。 ❸ 意識がない場合は筋弛緩によって頸椎を損傷するおそれがある。
3	**異物の除去** A　応答あり ❶ 窒息のサイン 2 を認めたら，気道内の異物を疑う。 ❷ **異物の除去**： • **背部叩打法**：立位または座位で患者の背後から左右の肩甲部を繰り返したたく 3 。 • **腹部突き上げ法（ハイムリック法）**：両腕で腰部を抱え，片方の手でこぶしを作り，もう片方の手をこぶしに重ねて，心窩部に向かって強く突き上げる 4 。 • 咳をすることができる場合は，咳によって異物を喀出させる。 ❸ 異物の除去ができたら，バイタルサインの測定と症状に関する情報を収集する。	❷ 背部叩打法は手技が容易であるため，最初に実施する。 ❷ 腹部突き上げ法は，腹部内臓の損傷を起こす可能性があるので，実施後は医師の診察を受ける必要がある。
4	**心肺蘇生** B　応答なし 心停止の有無を確認（呼吸と脈拍の確認） ❶ 胸と腹部の動きを見ながら呼吸状態を観察する 5 。呼吸していない場合は，心停止と判断する。 ❷ 呼吸の観察と同時に頸動脈の脈拍の有無を観察する。頸動脈は，示指と中指で甲状軟骨に触れ，そのまま横に左右いずれかの胸鎖乳突筋の手前までずらして触知する 6 。	❶❷❸ は 10 秒以内に確認する。一刻も早く胸骨圧迫を行うため，この段階では，気道確保はしない。

	手順	技術のポイント（根拠・留意点）
4	❸体動の有無なども観察する。	
	胸骨圧迫	
	❶患者の背部が柔らかいベッド上や床上の場合，硬い背板を背部に挿入する。	❶胸骨圧迫を効果的に行うため。
	❷衣服の上から「胸の真ん中」を暫定的な圧迫部位とし，圧迫開始後に，正確な位置に修正する **7**。	❷衣服を取り除くのに時間をかけない。
	❸両手を重ね，手掌基部で胸骨の下半分を圧迫する。手掌基部以外に力をいれない **8**。	❸指先で肋骨骨折を起こすおそれがある。胸骨圧迫中は，圧迫部位がずれないように圧迫部位から手を離さない。
	❹圧迫するときは肘を伸ばし，胸骨に対して垂直に体重をかける **8**。	❹圧迫する深さは，胸壁が約5cm沈む程度下方へ押し下げる。6cm以上になると，肋骨骨折などの外傷発生率が高まる。
	❺胸壁が完全に戻っていることを確認して次の圧迫を行う。	
	❻胸骨圧迫の速度は，1分間に100〜120回で行う。	❻「胸骨圧迫30回の後，10秒以内に人工呼吸2回」を1サイクルとして，5サイクルまたは2分間継続して行う。 ※胸骨圧迫の実施者は5サイクルまたは2分おきに交代し，CPRの質を維持する。交代は5秒以内にすることが望ましい。
	気道確保	• 筋弛緩によって舌根沈下による気道の閉塞を予防する **9**。
	❶**頭部後屈顎先挙上法**：一方の手で前額部を押さえて，頭部を後屈させ，もう一方の示指と中指を下顎部の顎先中央部に当て，下顎を引き上げる **10**。	
	❷**下顎挙上法**：両手の示指と中指で左右の下顎角をつかみ，下顎を前方に押し出すようにする **11**。	❷頸椎損傷などがある場合に行う。
	人工呼吸（バッグ・バルブ・マスク）	• 胸骨圧迫と組み合わせて行う。
	❶気道を確保し，フェイスマスクを口と鼻に密着させる **12**。	
	❷片手で患者の下顎とマスクを保持し，もう片方の手でバッグを押す。	❷送気が過剰に多い場合，胸腔内圧を上昇させて静脈還流を阻害し，胸骨圧迫の効果を損なうことになるので注意する。
	❸送気を2回行う。1回につき約1秒かけて送り，胸の上がりを確認する。	❸人工呼吸の時間が長くなると胸骨圧迫の中断時間が長くなる。
	❹2回目の送気は，胸が下がりきったのを確認してから行う。	❹呼気が十分に行われるようにするため。2回とも胸の上がりがなくても，胸骨圧迫を再開する。
5	**AED／除細動器**	
	AEDの点検と準備	
	❶AEDの電源を入れる。	❶電源を押すタイプと蓋を開けると電源が入るタイプがある。
	❷AEDの準備をしている間も，胸骨圧迫を続行する。	❷AEDの準備が整ったことを確認してから胸骨圧迫を中断する。
	患者の準備	
	❶通電を妨げるものは取り除く。	❶時計，ネックレスなどの金属は通電の妨げになるため取り除く。
	❷患者の前胸部の衣服を脱がせ，胸部を露出する。以下は通電を妨げるため適切に対処する。	

第 5 編 診療に伴う技術

呼吸・循環を整える技術 1

創傷管理技術 2

与薬・輸血の技術 3

検査に伴う看護技術 4

救命救急処置技術 5

	手順	技術のポイント（根拠・留意点）
5	• 胸部が水や汗でぬれている→水分を拭き取る。 • 胸毛が多い→パッドをしっかり押し付けるか，カミソリで胸毛を剃る。 • 貼付薬→剝がして残っている薬剤を拭き取ってから電極パッドを貼る。 • ペースメーカーの埋め込み→ペースメーカーから2～3cm離して電極パッドを貼る。 ❸ 患者の体格や年齢に合った電極パッドを選択する。 ❹ 電極パッドを胸骨の右上方部で鎖骨の下方に1枚貼る。もう1枚は左腋窩から5～8cm下で乳頭の左下に密着させて貼る**13**。 ❺ 電極パッドの接続ケーブルをAED本体に接続する。 AEDの実施 ❶ 音声メッセージと点滅ランプに従って操作する。 ❷ 「除細動適応です」という音声メッセージの後に，除細動を行う前に，だれも患者に接触していないことを確認する。 ❸ 点滅している操作ボタン（除細動）を押す。 心肺蘇生法の再開とAEDの再解析 ❶ 胸骨圧迫を5サイクル（約2分間）実施したらAED再解析を繰り返す。 ❷ 患者の意識反応や自発呼吸の再開，ALSチーム到着まで継続する。	❸ 電極パッドは，「小学生～大人用（従来の成人用）」と「未就学児用（従来の小児用）」の2種類がある。2022年に「JRC蘇生ガイドライン2020」にて電極パッドの呼称変更が報告された。 ❹ 電極パッドに貼る位置がイラストで示されており参照する。 ❺ 機種によってはあらかじめ接続されている。 ❶ 解析にかかる時間は5～15秒である。 ❷ 救助者の安全のために患者の身体に触れない。 ❸ 患者は一瞬筋肉が収縮し，からだが突っ張ったり，手足が跳ね上がったりすることがある。 ❶ ほとんどの場合，除細動後の心臓の状態は心静止か無脈性電気活動（PEA）であるため，直ちにCPR実施が重要となる。 ❷ 電極パッドははずさずに，AEDの電源は入れたままで応援を待つ。
6	効果の判定 ❶ 脈拍の有無を確認する。 ❷ 脈拍が触知されなければ，CPRを続行する。 ❸ 心拍が再開しても自発呼吸がなければ1分間に10回，人工呼吸のみ行う。 ❹ 脈拍と自発呼吸が認められたら，気道確保をしながら回復体位**14**に整える。 ❺ バイタルサインを測定する。	❷ 少なくとも2分おきに確実な脈拍の触知が得られることを確認しながら，二次救命処置を行う医療チームに引き継ぐまで続ける。 ❹ この体位により嘔吐時の誤嚥を予防できる。胸部を圧迫しないように注意する。 ❺ 意識レベルを判定し，特に血圧と脈拍に注意しショック状態にないか判断する。再度，心停止に陥らないように観察を行う。

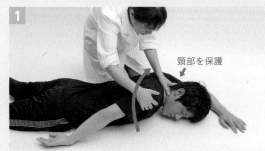

頸部を保護

意識応答のない人は，頸部を保護しながら仰臥位にする。

手順3　応答あり

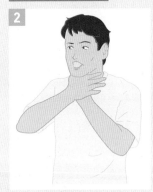

窒息時の特徴的なサイン。

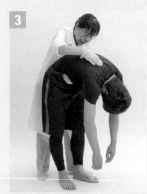

異物除去：背部叩打法

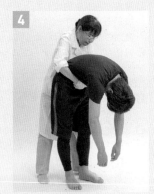

異物除去：腹部突き上げ法

手順4　応答なし

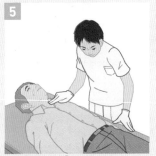

胸と腹部の動きを観察する。

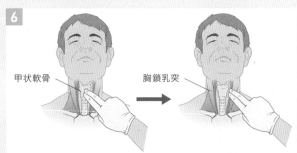

甲状軟骨　　　　胸鎖乳突

示指と中指で頸動脈を触知する。

胸骨圧迫

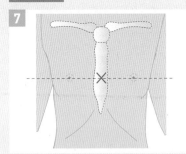

胸骨圧迫を行う部位

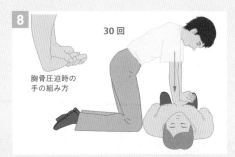

30 回

胸骨圧迫時の
手の組み方

「胸骨圧迫30回の後，10秒以内に人工呼吸2回」を
1サイクルとする。

診療に伴う技術

第5編

呼吸・循環を整える技術

創傷管理技術

与薬・輸血の技術

検査に伴う看護技術

5 救命救急処置技術

気道確保 9

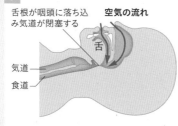

舌根が咽頭に落ち込み気道が閉塞する

空気の流れ

舌

気道

食道

意識がない場合，舌根沈下し気道が閉塞する危険がある。

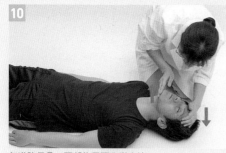

気道確保①：頭部後屈顎先挙上法

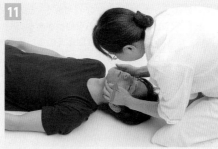

気道確保②：下顎挙上法

人工呼吸 12

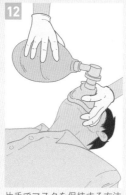

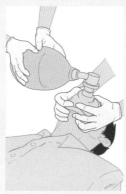

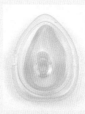

鼻と口を覆う人工呼吸用のポケットマスクもある。

片手でマスクを保持する方法　両手でマスクを保持する方法

手順5 13

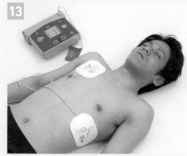

電極パッドの貼付部位

手順6 14

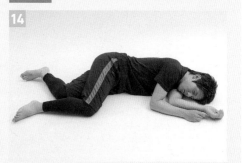

回復体位（嘔吐時の誤嚥を予防できる）

安全の確保（▶手順1）関連事項

● 手袋の必要性

スタンダードプリコーションではすべての体液を感染源とみなすとしているため，ディスポーザブル手袋を使用しなければならない（『基礎看護技術Ⅰ』第2編第4章Ⅰ-2「感染予防策の基礎知識」参照）。緊急を要するため手元にない場合は処置後に手洗いを行う。

気道確保と心肺蘇生（▶手順3）関連事項

● 気道内の異物の可能性

気道閉塞は舌根沈下，食物や吐物などの異物によって生じる。意識がなく呼気を吹き込んでも胸郭が上昇しない場合や，意識はあっても"窒息のサイン"が認められるときには気道内の異物が考えられる。

● 気道内の異物の除去

意識応答がなくて，口腔内に異物がなく，胸が上がらない場合でも胸骨圧迫を進める。胸骨圧迫によって異物が移動して除去できる可能性がある。

● 頸椎・頸髄損傷が疑われる意識応答のない患者の気道確保

第3，第4以上の頸椎損傷では，延髄の障害による呼吸抑制の可能性があるため，生命維持が危ぶまれる。また，それ以下の脊椎の損傷では，回復後に神経麻痺に関連した運動障害や内臓障害を残すおそれがある。そのため，気道確保を行うときには頭部を後屈させずに，下顎のみを前方に突き出すように挙上させる（下顎挙上法）。

AED の適用

● AED の適用となる患者

通常のCPRでは対応できない心室細動（VF）や無脈性心室頻拍（VT）の発症時にAEDは必須である。2007（平成19）年9月に総務省消防庁が発表した報道資料によると，一般市民による除細動が行われた場合の1か月後の生存率は，除細動を行われなかった場合と比較して3.8倍であり，救命救急時のAEDの効果は高いことを示している[8), 9)]。

【人工呼吸】関連事項

● 呼気中の酸素量

人の呼気中の酸素濃度は16〜17％，二酸化炭素濃度は4％であり，患者には十分な酸素濃度である。人工呼吸法は患者に酸素を迅速に供給できる方法である[10)]。

● バッグ・バルブ・マスク

本章Ⅱ-B-2「一次救命処置の方法」「使用物品」にあげたバッグ・バルブ・マスクは，フェイスマスクと自己膨張型の一方向弁付きのバッグを組み合わせた人工呼吸器具で，感染防護具としても有用である。アンビューバッグ（本編第Ⅰ章Ⅲ-B-4「気管切開・気管挿管している患者に行う一時的吸引の方法」内の写真参照）とジャクソンリースがこれにあたる。酸素の併用が可能で，リザーバーバッグを接続することによって，高濃度の酸素を供給することができる。

第
5
編

診療に伴う技術

呼吸・循環を
整える技術

創傷管理技術

技術 与薬・輸血の

看護技術 検査に伴う

技術 救命救急処置

III 止血法

1. 失血の影響

　人の循環血液量は体重の 7 ～ 8％（1/13）を占めている。一般に，全血液量の 20％が短時間に失われると出血性ショックが生じ，軽度の頻脈や血圧下降，四肢冷感が自覚される。また，30％以上が失われると，頻脈や血圧下降に加えて極度の顔面蒼白，意識混濁，無尿などが出現し，生命の危機的状態に陥る。

▶ 失血の種類と性質　出血は体外に流出する外出血と体腔内や組織内，臓器内に起こる内出血に分けられる。さらに出血の種類は，動脈性出血，静脈性出血，毛細血管性出血がある。**動脈性出血**では鮮紅色の血液が拍動性に噴出し，循環血液量を急激に減少させるため緊急の止血処置が必要である。動脈性出血は自然に止血することはない。**静脈性出血**でみられるのは暗紅色の血液で，細い血管からの出血は自然に止血するが，太い血管では大出血に陥ることもあり緊急の止血が必要となる。**毛細血管性出血**はじわじわとにじみ出すような微量の出血であり，自然に，または軽い圧迫で止血する。

2. 止血法の種類

　止血法は，出血によるショックの予防や上記のような症状の改善，出血による 2 次的合併症の予防を目的に実施する。止血法の種類は大別すると一次的止血法と永久的止血法がある（表 5-1）*。

1　一次的止血法

　一次的止血法は用手やガーゼ，バルーンなどを用いた圧迫による止血法である。表中の直接圧迫止血法（図 5-5）と間接圧迫止血法（図 5-6），止血帯法（図 5-7）は医療関係者はもとより一般市民でも実施可能で，身につけておくべき止血法である。間接圧迫止血法は，出血部位よりも中枢側の動脈を圧迫して一時血流を遮断する方法である。そのためによく使われる圧迫部位を図 5-8 に示す。止血帯法は止血帯を出血部位の中枢側に巻いて動脈圧以上の圧迫を加えることで止血を図る。

　外傷性止血の基本は直接圧迫止血法であるが，創部の大小や深さなどによって止血法は変わってくる。直接圧迫止血法だけでは効果を得られない場合は，実施可能なほかの止血法と組み合わせて実施する[11]。

＊ 一次的止血法と永久的止血法の組み合わせ：体内の出血部位は，診療によって適切な検査を受けなければ確定できない。これに対して，一次的止血法は目に見えて出血部位が確認できるときに適用される。このように両者は性格の異なるものとみなされてきたが，今日では，体内出血であっても諸検査により出血部位が確定されると，大動脈遮断バルーンによって 1 次的に圧迫遮断した後に手術的止血法を行うなど，両者の組み合わせによる止血法の開発が試みられている[12]。

表5-1 止血法の種類

一次的止血法
直接圧迫止血法
間接圧迫止血法
止血帯法
タンポン法：ベロックタンポン，S-B チューブ
血流遮断法：大動脈遮断バルーン法
永久的止血法
手術的止血術：血管結紮，血管縫合，血管吻合
内視鏡的止血術：薬物局所散布法，局注法，凝固法，クリップ法

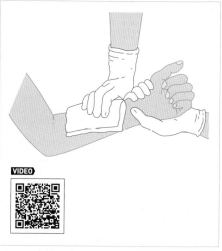

図5-5 直接圧迫止血法

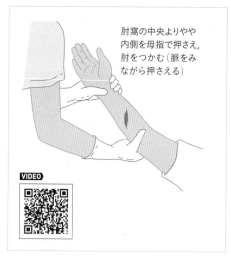

肘窩の中央よりやや内側を母指で押さえ，肘をつかむ（脈をみながら押さえる）

図5-6 間接圧迫止血法

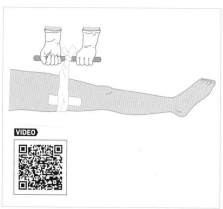

図5-7 止血帯法

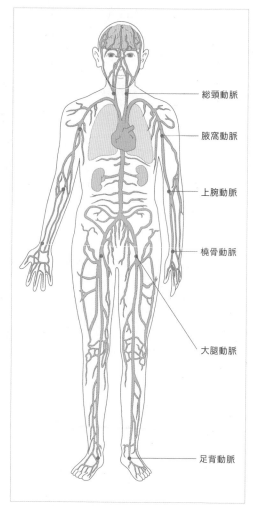

総頸動脈

腋窩動脈

上腕動脈

橈骨動脈

大腿動脈

足背動脈

図5-8 動脈圧迫部位

第5編 診療に伴う技術

呼吸・循環を整える技術

創傷管理技術

与薬・輸血の技術

検査に伴う看護技術

5 救命救急処置技術

ベロックタンポン法は，ガーゼやバルーンで出血部位を圧迫する方法で，鼻出血時に用いられる。圧迫による苦痛や血圧の変動などがあるため，入院が必要となる。S-B チューブ（Sengstaken-Blakemore tube）は止血用バルーンで，胃食道静脈瘤止血時に用いられる。大動脈遮断バルーン法は，腹腔内大量出血に対して中枢側の大動脈をバルーンで一時的に遮断する方法である[12]。

2 │ 永久的止血法

永久的止血法は臓器損傷などによる体内の出血に対して行うもので，手術的止血術と内視鏡的止血術がある。手術的止血術は，血管の損傷部位や損傷状況によって血管結紮，血管縫合，血管吻合が行われる。内視鏡的止血術は，近年，各種の止血法がめざましく発展してきており，主な止血術として薬剤局所散布法，局注法，凝固法，クリップ法がある。

3. 一次的止血法

出血量が多い場合には出血性ショックに陥ることもあるので，速やかに止血しなければならない。一次的止血法のなかでも実施することの多い**直接圧迫止血法**の手順を以下に示す。

〈使用物品〉
ディスポーザブル手袋，滅菌ガーゼまたは布類

手順	技術のポイント（根拠・留意点）
1 物品の準備 ❶ディスポーザブル手袋を着用する。 ❷滅菌ガーゼ，なければタオルや布類を用意する。	❶看護師の感染予防のため。 ❷創部からの感染予防のため，清潔なものを選ぶ。
2 患者の準備 ❶目的を説明するなど声かけをする。 ❷出血部位や程度・自覚症状によって，患者の体位を整える。 ❸ショック状態にある場合は，仰臥位とし，下肢を 15〜30cm 高くする。 ❹出血部位を十分に露出する。	❶精神的動揺や不安を軽減させる。 ❷圧迫するのに安定し，リラックスできる体位を工夫する。 ❸脳や心臓などに血流を増加させながら循環動態を維持する。 ❹創部の観察と適切な止血を行うため。
3 止血の実施 ❶創部を滅菌ガーゼ，なければ身近にあるタオルや布類で直接圧迫する 1 。 ❷出血が四肢の場合，出血部位を心臓よりも高く挙上する。 ❸出血部位を圧迫している間，自覚症状や心理状態を観察する。 ❹止血の有無を確認する。 ❺止血困難な場合は，間接圧迫止血法または止血帯法を併用する。 ❻さらに止血困難な場合は，手術的止血法を行う。	❶あて物に血液が染みてきたら圧迫部位のずれや圧迫の強さ不足が考えられる。 ❷出血量を軽減できる。 ❸ショック状態など異常の早期発見のため。 ❹確実に止血するまでは圧迫を保持する。

	手順	技術のポイント（根拠・留意点）
4	**実施後** ❶ 止血したら創部に滅菌ガーゼを当て包帯で固定する。 ❷ 血液による患者の身体や衣服の汚染を確認し清潔を保持する。 ❸ 必要時バイタルサインを測定する。	❶ 止血後のガーゼ固定に包帯を用いる場合，包帯を強く締めすぎると末梢の循環障害や運動神経の末梢神経麻痺（まっしょう）を生じることがある。包帯による疼痛（とうつう）やしびれ，チアノーゼ，運動障害の有無を，適宜，観察する必要がある[13]。 ❸ ショックなどの異常の早期発見に努める。

手順3 **1**

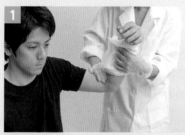

直接圧迫止血法

技術のエビデンス

止血の実施（▶手順3）**関連事項**

● **創部の挙上**

血圧は，血液自体の重さによる静水圧の影響を受けるため，高い位置にある部位ほど血圧値は低い。血圧値が低いと血流の勢いも穏やかになる。そのため，創部を心臓の高さより上に挙上することで，創部への血流を減少させ，出血量を軽減できる。

文献

1) Holmberg M. et al. ：Effect of bystander cardiopulmonary resuscitation in out-of-hospital cardiac arrest patients in Sweden. Resuscitation, 47:59-70, 2000.
2) 日本救急医療財団心肺蘇生法委員会監：救急蘇生法の指針2015　医療従事者用，改訂5版，へるす出版，2016，p.9-10.
3) American Heart Association（AHA）：HIGHLIGHTS of the 2020 AMERICAN HEART Association GUIDELINES FOR CPR AND ECC（日本語版），2020.
4) 前掲書2），p.18.
5) 前掲書2），p.40.
6) 日本救急医療財団心肺蘇生法委員会監，日本版救急蘇生ガイドライン策定小委員会編：救急蘇生法の指針《2005》医療従事者用，改訂3版，へるす出版，2007，p.27.
7) American Heart Association（AHA），日本蘇生協議会JRC-ITC，他：BLSヘルスケアプロバイダーマニュアル；AHAガイドライン2005準拠（日本語版），中山書店，2007，p.7.
8) 総務省，報道資料：様々な条件下での救急救命処置の生存率への効果に関する結果報告「ウツタイン様式調査オンライン処理システム」平成17年中登録データ（確定）概要・平成18年中登録データ（速報）概要，消防庁，2007.
9) 中村聡，他：駅構内にてCPAとなった傷病者に対してAED実施され救命された事例，ICUとCCU，33（11）：943-945，2009.
10) 前掲書2），p.18.
11) 丸山征四郎編：実践救急ナーシング，永井書店，2010，p.79-80.
12) 村岡孝幸，他：大動脈閉鎖バルーンが有効であった外傷性破裂の1例，日本臨床外科学会雑誌，71（5）：1305-1308，2010.
13) 深井喜代子，他編：基礎看護学テキスト，改訂第2版，南江堂，2015，p.256-257.

1 医療法施行規則で規定されているのはどれか。 　102回AM38

1. 病室の室温
2. 病室の照度
3. ベッドの高さ
4. 1床あたりの床面積

2 自力での摂取が困難な臥床患者の食事介助で適切なのはどれか。 　106回AM18

1. 水分摂取の介助を控える。
2. 仰臥位の姿勢を保持するよう介助する。
3. 食事内容が見える位置に食器を配置する。
4. 患者の下顎が上がるよう上方からスプーンで介助する。

3 中心静脈栄養法（TPN）で高カロリー輸液を用いる際に，起こりやすい合併症はどれか。 　109回PM43

1. 高血圧
2. 高血糖
3. 末梢静脈炎
4. 正中神経麻痺

4 排泄行動が自立している入院中の男性高齢者が，夜間の排尿について「夜は何度もトイレに行きたくなります。そのたびにトイレまで歩くのは疲れます」と訴えている。
　この患者の看護で適切なのはどれか。 　107回AM31

1. おむつの使用
2. 夜間の尿器の使用
3. 寝前の水分摂取の制限
4. 膀胱留置カテーテルの挿入

5 成人女性に膀胱留置カテーテルを挿入する方法で適切なのはどれか。 　109回PM42

1. 水溶性の滅菌潤滑剤を用いる。
2. カテーテルは外尿道口から15cm挿入する。
3. 固定用バルーンを膨らませた後，尿の流出を確認する。
4. 固定用バルーンにはクロルヘキシジングルコン酸塩液を注入する。

6 車椅子による移送で適切なのはどれか。 106回PM34

1. エレベーターの中で方向転換する。
2. 急な下り坂では前向きに車椅子を進める。
3. ティッピングレバーを踏み，段差を乗り越える。
4. 移乗する前にフットレスト（足のせ台）を下げる。

7 夜間の睡眠を促す方法で適切なのはどれか。 108回AM39

1. 朝，起床後に日光を浴びる。
2. 2時間以上昼寝をする。
3. 夕食後，カフェインが含まれる飲み物を摂取する。
4. 就寝前に過ごす部屋の照明は1,000ルクスとする。

8 入浴の温熱作用はどれか。 109回PM20

1. 筋緊張が増す。
2. 末梢血管が拡張する。
3. 慢性疼痛が増強する。
4. 循環血液量が減少する。

9 口腔ケアの効果として正しいのはどれか。 102回PM37

1. プラークの形成
2. 唾液分泌の促進
3. 口腔内のpHの酸性化
4. バイオフィルムの形成

10 成人の気管内吸引の方法で適切なのはどれか。 109回AM80

1. 実施前に咽頭部の分泌物を吸引する。
2. 吸引圧は-40kPa（300mmHg）に調整する。
3. 気管チューブと同じ内径のカテーテルを用いる。
4. カテーテルの挿入開始から終了まで30秒で行う。
5. カテーテルは気管分岐部より深い位置まで挿入する。

11 1回換気量に関係なく吸入酸素濃度を調節できる器具はどれか。 108回PM37

1. 鼻カニューレ
2. フェイスマスク
3. ベンチュリーマスク
4. リザーバー付酸素マスク

12 3L/分で酸素療法中の入院患者が，500L 酸素ボンベ（14.7MPa で充填）を用いて移動した。現在の酸素ボンベの圧力計は 5MPa を示している。

　酸素ボンベの残りの使用可能時間を求めよ。

　ただし，小数点以下の数値が得られた場合には，小数点以下第 1 位を四捨五入すること。

107 回 AM90

解答：□□分

13 冷罨法の目的はどれか。　　　　　　　　　　　　　　　　105 回 AM42

1. 腸蠕動の促進
2. 筋緊張の除去
3. 機能訓練の前処置
4. 局所の炎症の抑制

14 温罨法の作用で正しいのはどれか。　　　　　97 回 AM77，102 回 PM19

1. 平滑筋が緊張する。
2. 局所の血管が収縮する。
3. 知覚神経の興奮を鎮静する。
4. 細胞の新陳代謝を抑制する。

15 褥瘡の洗浄液で適切なのはどれか。　　　　　　　　　　101 回 PM25

1. エタノール
2. 生理食塩液
3. ホルマリン
4. クロルヘキシジン

16 薬剤の血中濃度の上昇が最も速い与薬方法はどれか。　　105 回 AM22

1. 坐　薬
2. 経口薬
3. 筋肉内注射
4. 静脈内注射

17 点滴静脈内注射中の刺入部位の腫脹を確認したときに，最初に実施するのはどれか。　　　　　　　　　　　　　　　　　　　　　　　　106 回 AM22

1. 体位を変える。
2. 注入を中止する。
3. 刺入部位を挙上する。
4. 周囲のマッサージを行う。

18 500mLの輸液を50滴／分の速度で成人用輸液セットを用いて順調に滴下し，現在80分が経過した。

　このときの輸液の残量を求めよ。

　ただし，小数点以下の数値が得られた場合には，小数点以下第1位を四捨五入すること。　　　　　　　　　　　　　　　　　　　　　105回AM90

解答： □□□ mL

19 輸液ポンプ使用の主目的はどれか。　　　　　　98回AM15，103回追AM19

1. 異物の除去
2. 感染の防止
3. 輸液速度の調整
4. 薬物の効果判定

20 成人に自動体外式除細動器（AED）を使用する際の電極パッドの貼付で正しいのはどれか。　　　　　　　　　　　　　　　　　　　　　　　109回PM44

1. 小児用電極パッドが代用できる。
2. 右前胸部に縦に並べて貼付する。
3. 貼付部の発汗は貼付前に拭き取る。
4. 経皮吸収型テープ剤の上に貼付する。

21 静脈血採血時に使用する器具の取り扱いで適切なのはどれか。　108回AM37

1. 真空採血管で採血する場合は素手で行う。
2. 抜針した採血針はキャップをして破棄する。
3. 針専用の廃棄容器は実施者の手の届く範囲に置く。
4. 針専用の廃棄容器は廃棄物が投入口まで達したら交換する。

22 生体検査はどれか。　　　　　　　　　　　　　　　　　　104回AM45

1. 尿検査
2. 血液検査
3. 心電図検査
4. 脳脊髄液検査

1　　　　　　　　　　　解答 **4**

×1, 2, 3：これらに法的な規定はない。

〇4：医療法施行規則とは，医療法を運用するために具体的に定められた規則である。この規則の第16条に，病室の床面積は患者1人当たり6.4m² 以上とすることと定められている。

2　　　　　　　　　　　解答 **3**

×1：水分摂取は必要であり，介助する。

×2：仰臥位では誤嚥しやすく，胃食道逆流を起こしやすいため，臥床患者へも可能な範囲でベッドアップする。もしくは，右側臥位での食事介助が望ましい。

〇3：患者に食事内容が見えることで，食欲を増進させることができる。

×4：下顎を上げると頸部が伸展し，口腔と気道が直線的になるため，誤嚥しやすくなる。

3　　　　　　　　　　　解答 **2**

×1：中心静脈栄養法の合併症には該当しない。

〇2：中心静脈栄養法は，栄養補給を目的として，高張液を中心静脈から点滴静脈内注射する方法である。糖の過剰投与に加え，患者の耐糖能が低下していることで高血糖が発生しやすい。

×3：中心静脈とは，血管が太く血液量が多い大静脈のことで，上大静脈，下大静脈を指す。中心静脈栄養法では末梢静脈は用いないので，末梢静脈炎を起こすことはない。

×4：正中神経は上肢を走行する神経であり，中心静脈栄養法の実施とは関係しない。

4　　　　　　　　　　　解答 **2**

×1：排泄行動が自立している場合は，おむつの使用は不適切である。

〇2：高齢者では転倒のリスクを考慮し，夜間の尿器，ポータブルトイレの使用は適切である。

×3：就寝前に水分の多量摂取やカフェインを含む飲料は控える必要があるが，水分制限は不

適切である。

×4：膀胱留置カテーテルの適応は，萎縮膀胱，100mL 以上の残尿，尿路の通過障害である。

5　　　　　　　　　　　解答 **1**

〇1：適切である。

×2：女性の尿道は約3〜4cm であるため，カテーテルは外尿道口から5〜7cm 挿入する。

×3：尿の流出により膀胱内にカテーテルが挿入されたことを確認したうえで，固定用バルーンを膨らませる。

×4：固定用バルーンに注入するのは，滅菌蒸留水である。滅菌蒸留水を用いる理由は，万一膀胱内でバルーンが破損し膀胱内にバルーン内の液体が拡散したとしても感染させず，また，尿と混和しても沈殿物が発生しないからである。

6　　　　　　　　　　　解答 **3**

×1：エレベーター内の空間は狭いため，方向転換は危険である。

×2：急な下り坂では，後ろ向きにゆっくりと車いすを進める。前向きでは，患者が前方に転落する危険性がある。

〇3：ティッピングレバーを踏んで，キャスター（前輪）を浮かせて持ち上げ，その後，後輪を持ち上げ段差に乗せてから前に進む。

×4：移乗時はフットレスト（足のせ台）を上げておく。

7　　　　　　　　　　　解答 **1**

〇1：起床時に太陽光を浴びることで，1日25時間とされる体内時計を修正し，睡眠・覚醒のリズムを整えることができる。

×2：昼寝は脳の疲労を回復させるが，長時間になると逆効果である。身体状況にもよるが，20分程度が望ましい。

×3：カフェインは睡眠を妨げるため，夕食後は控える。

×4：病室の推奨照度は，75〜150ルクスである。

×1：温熱作用により筋緊張は減る。
○2：末梢血管は拡張する。
×3：慢性疼痛は緩和する。
×4：循環血液量は増加する。

×1：プラーク（歯垢）は，口腔内を不潔にしておくことで蓄積される。
○2：唾液には，口腔内の細菌を破壊する酵素が含まれている。適切な口腔ケアの実施は，唾液の分泌を促進する。
×3：食物残渣があると，細菌がそれを分解して口腔内の pH が低下（酸性に傾く）する。口腔ケアを行うことで pH のコントロールができる。
×4：口腔内を不潔にしておくことで，細菌が繁殖し，バイオフィルムが形成される。

○1：気管内吸引の実施前には，口腔または鼻腔を介して咽頭部に貯留した唾液などの液体をあらかじめ吸引除去する。気管吸引に伴う咳嗽の際にこれらの液体が下気道に流れ込むと肺炎を起こす原因になる。
×2：気道内の分泌物の粘稠度によって吸引圧を調整するが，吸引圧は 20kPa（150mmHg）を基準にこれを超えないように調整する。
×3：気管内チューブから吸引を行う場合，カテーテルの外形は気管チューブの内径の 1/2 以下のものを選択する。1/2 以上になるとガスの吸引量が多く，肺胞虚脱の可能性が高くなる。
×4：吸引時間は，低酸素血症を予防するため 10 秒以内にとどめる。
×5：カテーテル挿入の長さは，カテーテルの先端が分岐部に当たらない位置までがよい。気管分岐部を超えると無気肺などの合併症を引き起こす危険がある。

×1：鼻カニューレは，酸素投与量が低流量のため，患者自身の換気量に左右されやすい。また呼吸や鼻閉塞時には酸素濃度が上がりにくくなる。
×2：フェイスマスクは，高濃度の酸素を得ることができる。1〜4L/分で使用するとマスク内に呼気が貯留しやすく，その呼気を再度取り込むことにより $PaCO_2$ が上昇する危険性が生じる。
○3：ベンチュリーマスクでは，ダイリュータとよばれるアダプタ部分がベンチュリー効果（流体の流れが狭いところを通過するとき速度が増し圧力が低くなる効果）を生み出し，酸素と空気の混合比率を 24〜50％ の酸素濃度に調節できる。吸入酸素濃度は換気パターンに左右されにくく，一定に保つことができる。
×4：リザーバー付酸素マスクは，呼気時にリザーバー内に酸素を貯え，吸気時にリザーバー内の酸素とチューブから出てくる酸素，マスク内のガスを吸入する方法。通常の酸素マスクに比べ 60％ 以上の高濃度の酸素を投与することができるが，リザーバーバッグ内の空気がある程度新しくなるよう酸素流量を調節する必要がある。

　酸素ボンベ内の酸素を消費しても，ボンベ自体の大きさは変わらず，ボンベの圧が低下する。このことを踏まえて，まず，5MPa になったボンベ内の酸素残量を比例式で算出すればよい。
500：14.7 ＝ X：5　→X ≒ 170.07（L）
残量を，3L/分で使用するので，
170.07 ÷ 3 ≒ 56.68
小数点以下第 1 位を四捨五入すると，57 分になる。

×1, 2, 3：温罨法の目的である。
○4：寒冷刺激によって局所の血管が収縮することで炎症が抑制される。

| 14 | 解答 3 |

×**1, 2**：平滑筋は血管壁にも存在する。温罨法では血管が拡張するため，平滑筋は弛緩する。
○**3**：温まることで快感覚が生じ，副交感神経優位となる。これらにより知覚神経の緊張・興奮も低下するため，疼痛が緩和される。
×**4**：細胞の新陳代謝を促進する。

| 15 | 解答 2 |

×**1**：エタノールは組織刺激性があり，褥瘡などの創部には用いない。
○**2**：褥瘡を洗浄する目的は，治癒の妨げとなる滲出液や排泄物，汗などを取り除き，皮膚の清潔と湿潤を適切に調整することである。そのための洗浄は生理食塩液あるいは蒸留水で十分である。
×**3**：ホルマリンは希釈して生物の組織標本作製のための固定・防腐処理に広く用いられるものである。生体に有害であり，創の洗浄に用いることはない。
×**4**：クロルヘキシジンは創部の消毒に用いることがあるが，褥瘡の洗浄に消毒の必要はない。

| 16 | 解答 4 |

×**1, 2, 3** ○**4**：
　静脈内注射された薬液は，速いスピードで全身の血管に送られ，速やかに効果が発現する。なお，選択肢の与薬方法による薬物の血中濃度の上昇速度は，静脈投与＞直腸投与＞筋肉内投与＞経口投与の順に速い。

| 17 | 解答 2 |

×**1**：刺入部位の腫脹と体位との直接の関係はない。
○**2**：点滴静脈内注射中の刺入部位の腫脹で考えられることは，点滴薬の血管外への漏れである。その際は，直ちに注入を中止する。
×**3**：刺入部位の挙上は対応策としては考えられるが，最初に実施することではない。

×**4**：周囲のマッサージは行わない。もし血管外に薬液が漏れていた場合，マッサージすることでかえって炎症症状を悪化させることがある。

| 18 | 解答 300mL |

　比を用いて考える。なお，成人用輸液セットは 20 滴 /1mL として計算する。
　まず，500mL の輸液を 50 滴 / 分の速度で滴下すると，1 分間の投与量は何 mL となるかを求める。
　　1mL：20 滴＝ x mL：50 滴
　　50 ＝ 20 x
　　x ＝ 2.5mL で，1 分間の投与量は 2.5mL となる。
　次に現在まで（投与開始から 80 分後）の投与量を求める。
　　80 分× 2.5mL ＝ 200mL となる。
　最後に，輸液の残量を求めると，
　　500mL － 200mL ＝ 300mL で，輸液の残量は 300mL である。

| 19 | 解答 3 |

×**1, 2, 4**
○**3**：輸液ポンプは輸液速度を調整するために使用する装置である。接続チューブがはずれている場合もあるので，定期的に確認することが大切である。

| 20 | 解答 3 |

×**1**：小児用電極パッドはエネルギー量が落ちるため成人には使用できない。
×**2**：電極パッドは右前胸部と左側胸部に貼付する。その際，皮膚と電極パッドの間に隙間があると熱傷の原因になるため，密着させる。
○**3**：皮膚が濡れていると正しく電気ショックが伝わらないため，電極パッドを貼付する前に汗を拭きとる。また，水は電気を通すため，患者が濡れていると電流が流れ衝撃や熱傷を受ける可能性がある。
×**4**：経皮吸収型テープ剤の上に電極パッドを

貼付すると，心臓への通電効果が遮断され熱傷を起こす可能性があるため，経皮吸収型テープ材があれば，電極パッドを貼付する前に除去する。

21 　　　　　　　　　　　解答 3

×1：採血者の感染予防のため，採血後の採血管取り扱いまで手袋を着用する。
×2：抜針した採血針は，針刺し事故防止のためキャップをせずに注射針廃棄容器に捨てる。
○3：選択肢のとおり。
×4：針が廃棄容器の外に飛び出すことのないように，余裕をもって容器を交換する。

22 　　　　　　　　　　　解答 3

　生体検査は電子工学などの技術を用いて，人体を直接調べる検査である。これに対し，血液や尿などの検体を採取して行う検査は検体検査という。

×1, 2, 4：尿，血液，脳脊髄液（髄液）から採取した検体を対象とする検体検査である。
○3：心電図検査は，直接人体に接触して行われる検査である。このほか，Ｘ線撮影，腹部超音波検査，聴力検査，マンモグラフィ，眼底検査なども生体検査である。

索引

新体系看護学全書

基礎看護学❸

基礎看護技術II

2007年12月10日	第1版第1刷発行	定価（本体3,200円＋税）
2012年 1 月20日	第2版第1刷発行	
2014年12月15日	第3版第1刷発行	
2017年12月15日	第4版第1刷発行	
2021年12月20日	第5版第1刷発行	
2024年 1 月31日	第5版第3刷発行	

編　集｜深井喜代子Ⓒ　　　　　　　　　　　　　　　　　　　　〈検印省略〉

発行者｜亀井　淳

発行所｜**株式会社 メヂカルフレンド社**

https://www.medical-friend.jp
〒102-0073 東京都千代田区九段北3丁目2番4号 麹町郵便局私書箱48号
電話｜（03）3264-6611　振替｜00100-0-114708

Printed in Japan　落丁・乱丁本はお取り替えいたします
ブックデザイン｜松田行正（株式会社マツダオフィス）
DTP｜タクトシステム（株）　印刷・製本｜シナノ書籍印刷（株）
ISBN978-4-8392-3382-2　C3347　　　　　　　　　　　　000612-011

■■■■■■■■■■ 新 体 系 看 護 学 全 書 ■■■■■■■■■